Querschnitt Rehabilitation, Physikalische Medizin und Naturheilverfahren

Ein fallorientiertes Lehrbuch

Herausgegeben von

Matthias Morfeld, Wilfried Mau,
Wilfried H. Jäckel, Uwe Koch

ELSEVIER
URBAN & FISCHER

URBAN & FISCHER
München · Jena

Zuschriften und Kritik an:
Elsevier GmbH, Urban & Fischer Verlag, Lektorat Medizinstudium, Karlstraße 45, 80333 München
e-mail: Medizinstudium @elsevier.de

Wichtiger Hinweis für den Benutzer
Die Erkenntnisse in der Medizin unterliegen laufendem Wandel durch Forschung und klinische Erfahrungen. Herausgeber und Autoren dieses Werkes haben große Sorgfalt darauf verwendet, dass die in diesem Werk gemachten therapeutischen Angaben dem derzeitigen Wissensstand entsprechen. Das entbindet den Nutzer dieses Werkes aber nicht von der Verpflichtung, anhand weiterer schriftlicher Informationsquellen zu überprüfen, ob die dort gemachten Angaben von denen in diesem Buch abweichen und seine Verordnung in eigener Verantwortung zu treffen.

Wie allgemein üblich wurden Warenzeichen bzw. Namen (z. B. bei Pharmapräparaten) nicht besonders gekennzeichnet.

Bibliografische Information der Deutschen Nationalbibliothek
Die Deutsche Nationalbibliothek verzeichnet diese Publikation in der Deutschen Nationalbibliografie; detaillierte bibliografische Daten sind im Internet über http://dnb.d-nb.de abrufbar.

1. Auflage 2007

Der Urban & Fischer Verlag ist ein Imprint der Elsevier GmbH.

07 08 09 10 11 5 4 3 2 1

Um den Textfluss nicht zu stören, wurde bei Patienten und Berufsbezeichnungen die grammatikalisch maskuline Form gewählt. Selbstverständlich sind in diesen Fällen immer Frauen und Männer gemeint.

Planung und Lektorat: Kerstin Popp, Christina Nussbaum
Redaktion: Gabi Schmid, München
Herstellung: Peter Sutterlitte
Satz: Mitterweger & Partner, Plankstadt
Druck und Bindung: LegoPrint, S.p.A., Lavis (TN)
Umschlaggestaltung: SpieszDesign, Neu-Ulm

Printed in Italy

ISBN 978-3-437-41178-6

Morfeld, Mau, Jäckel, Koch

Querschnitt Rehabilitation, Physikalische Medizin und Naturheilverfahren

Vorwort

Mit der 9. Revision der Approbationsordnung für Ärzte, die 2003 in Kraft trat, wurde ein neuer Querschnittsbereich „Rehabilitation, Physikalische Medizin und Naturheilverfahren" eingerichtet, der in einer Pflichtveranstaltung gelehrt wird und für den zweiten Abschnitt der Ärztlichen Prüfung relevant ist. Das vorliegende Lehrbuch greift die neuen Anforderungen in der Lehre auf und stellt den gesamten Lehrstoff für den neuen Querschnittsbereich zusammen. Dabei orientiert es sich an den Lernzielempfehlungen, die dazu von den beiden wissenschaftlichen Fachgesellschaften Deutsche Gesellschaft für Rehabilitationswissenschaften und Deutsche Gesellschaft für Physikalische Medizin und Rehabilitation mit maßgeblicher Beteiligung der Lehrbuchherausgeber publiziert wurden. Das Lehrbuch berücksichtigt dabei die bereits seit 2003 gemachten Erfahrungen im Umgang mit der neuen Approbationsordnung im Medizinstudium. Der Querschnittsbereich betrifft weit überwiegend die Untersuchung und Versorgung von Menschen mit chronischen Krankheiten und Behinderungen mit den genannten Methoden und Verfahren. Durch die derzeitige und die weiter zu erwartende demografische Entwicklung wird der Stellenwert dieses Bereiches innerhalb des Gesundheitsversorgungssystems weiter zunehmen.

Um den sich daraus ergebenden Anforderungen an das humanmedizinische Studium zu erfüllen, bietet das Lehrbuch einen umfassenden Überblick über die beteiligen Fachgebiete. Es ist gelungen, für diese ambitionierte Aufgabe ausgewiesene Experten aus den verschiedenen klinischen Bereichen und aus den Rehabilitationswissenschaften als Autoren zu gewinnen.

Im ersten Abschnitt des Buches werden die Grundlagen der Rehabilitation vermittelt, wobei besonderer Wert auf Indikationsstellung, Zugangswege und Inhalte gelegt wurde. Dies soll dem angehenden Arzt Kenntnisse vermitteln, die er später bei der Versorgung von Patienten mit chronischen Krankheiten dringend benötigt. Dabei haben wir auch die aktuellen Entwicklungen in der Rehabilitation, wie z.B. den Ausbau der ambulanten Rehabilitation, die Intensivierung der Rehabilitationsnachsorge, die Vernetzung mit anderen Versorgungsbereichen und die neue Internationale Klassifikation der Funktionsfähigkeit, Behinderung und Gesundheit (ICF) berücksichtigt. Im zweiten und dritten Abschnitt werden die Grundlagen der Physikalischen Medizin und der Naturheilverfahren mit konkreten klinischen Bezügen dargestellt. Anschließend werden im vierten Abschnitt für die wichtigsten Indikationsbereiche die krankheitsspezifischen Rehabilitationskonzepte einschließlich der Physikalischen Medizin und der evidenzbasierten Naturheilverfahren ausführlich erläutert. Zum besseren Verständnis werden hierbei in Fallbeispielen für die häufigsten in der Rehabilitation behandelten Patientengruppen konkrete und praxisnahe Hinweise zur Indikationsstellung und zum Ablauf der Rehabilitation gegeben.

Die Herausgeber wünschen sich, dass das vorliegende Buch mit anschaulicher Vermittlung von prüfungs- und praxisrelevantem Wissen dazu beiträgt, die Studierenden der Medizin für die Themengebiete des neuen Querschnittsbereichs zu interessieren und Ärztinnen und Ärzten in Klinik und Praxis eine wichtige Hilfestellung zu den verschiedenen Themengebieten zu geben. Nicht zuletzt wird den Dozentinnen und Dozenten an den medizinischen Fakultäten auf der Basis der Lernzielempfehlungen vielfältiges Material für die fundierte Gestaltung praxisnaher Lehrveranstaltungen zur Verfügung gestellt. Wir erhoffen uns damit letztlich, einen Beitrag zu einer weiteren Verbesserung der Versorgungsqualität bei Menschen mit chronischen Krankheiten und Behinderungen zu leisten.

Abschließend danken wir den Autoren für die geleisteten Beiträge, Herrn Dr. Schliehe für die konstruktive Durchsicht des Buches sowie vielen weiteren Experten für kritische Rückmeldungen zu den Manuskripten und dem Verlag für die engagierte und konstruktive Zusammenarbeit.

Stendal, Halle,
Freiburg und Hamburg,

im Mai 2007

Matthias Morfeld
Wilfried Mau
Wilfried H. Jäckel
Uwe Koch

Die Autorinnen und Autoren

Augustin, Matthias, Prof., Dr. med., Universitätsklinikum Hamburg-Eppendorf, Klinik für Dermatologie und Venerologie, E-Mail: m.augustin@uke.uni-hamburg.de

Arlt, Andreas Christoph, Dr. med., Neurologie, Rheumaklinik Bad Bramstedt, E-Mail: acarlt@r-on-klinik.de

Beck, Larissa, Dipl.-Psych., Institut für Rehabilitationsmedizin, Martin-Luther-Universität Halle-Wittenberg, E-Mail: larissa.beck@medizin.uni-halle.de

Bengel, Jürgen, Prof. Dr. phil., Dr. med., Institut für Psychologie, Abteilung für Rehabilitationspsychologie, Albert-Ludwigs-Universität Freiburg, E-Mail: bengel@psychologie.uni-freiburg.de

Bergelt, Corinna, Dr. phil., Universitätsklinikum Hamburg Eppendorf, Institut und Poliklinik für Medizinische Psychologie, E-Mail: bergelt@uke.uni-hamburg.de

Berliner, Michael N., Prof., Dr. med., Klinik für Physikalische Medizin, Rehabilitation und Naturheilverfahren, HELIOS Klinikum Berlin-Buch, E-Mail: michael.berliner@helios-kliniken.de

Fischer, Jürgen, Prof. Dr. med., Klinik Norderney der LVA Westfalen und Lehrstuhl für Klinische Rehabilitationswissenschaften der Universität Witten/Herdecke, E-Mail: fischer-norderney@t-online.de

Gerdes, Nikolaus, Dr., Hochrhein Institut für Rehabilitationsforschung, E-Mail: gerdes@hri.de

Glattacker, Manuela, Dipl.-Psych., Universitätsklinikum Freiburg, Abteilung Qualitätsmanagement und Sozialmedizin, E-Mail: manuela.glattacker@uniklinik-freiburg.de

Gülich, Michael, Dr. med., Universitätsklinikum Freiburg, Abteilung Qualitätsmanagement und Sozialmedizin, E-Mail: michael.guelich@uniklinik-freiburg.de

Jäckel, Wilfried, Prof. Dr. med., Universitätsklinikum Freiburg, Abteilung Qualitätsmanagement und Sozialmedizin, E-Mail: wilfried.jaeckel@uniklinik-freiburg.de

Knisel, Werner, Dr. med., Saale-Klinik, Rehabilitations-Zentrum Bad Kissingen der Deutschen Rentenversicherung, E-Mail: dr.w.knisel@t-online.de

Koch, Uwe, Prof. Dr. phil., Dr. med., Universitätsklinikum Hamburg-Eppendorf, Institut und Poliklinik für Medizinische Psychologie, E-Mail: koch@uke.uni-hamburg.de

Mau, Wilfried, Prof. Dr. med., Institut für Rehabilitationsmedizin, Martin-Luther-Universität Halle-Wittenberg, E-Mail: wilfried.mau@medizin.uni-halle.de

Mayer, Hermann, Dr. med., Fachklinik Hochried, Murnau, E-Mail: mayer@klinikhochried.de

Morfeld, Matthias, Prof. Dr. PH, Hochschule Magdeburg-Stendal (FH), Fachbereich Angewandte Humanwissenschaften, Rehabilitationspsychologie, E-Mail: matthias.morfeld@hs-magdeburg.de

Preiss, Carsten, Albertinen-Haus, Zentrum für Geriatrie und Gerontologie, Universität Hamburg, E-Mail: carsten.preiss@albertinen.de

von Renteln-Kruse, Wolfgang, Prof. Dr. med., Albertinen-Haus, Zentrum für Geriatrie und Gerontologie, Universität Hamburg, E-Mail: w.renteln-kruse@albertinen.de

Rösler, Alexander, PD, Dr. med., Albertinen-Haus, Zentrum für Geriatrie und Gerontologie, Universität Hamburg, E-Mail: alexander.roesler@albertinen.de

Schäperkötter, Dorothea, Albertinen-Haus, Zentrum für Geriatrie und Gerontologie, Universität Hamburg, E-Mail: dorothea.schaeperkoetter@albertinen.de

Schliehe, Ferdinand, Dr., Osnabrück, E-Mail: fam.schliehe@t-online.de

Schmeling-Kludas, Christoph, Prof., Dr. med., Krankenhaus Ginsterhof, Abteilung für Psychotherapeutische Medizin und Psychosomatik, E-Mail: schmeling-kludas@ginsterhof.de

Steinmetz, Jochen, Dr. med., Neurologie, Rheumaklinik Bad Bramstedt, E-Mail: steinmetz@r-on-klinik.de

Sulek, Constanze, Fachreferat Grundsatzfragen, DRÄGER & HANSE BKK, Lübeck, E-Mail: Constanze.Sulek@draegerhanse.de

Traber, Ursula, Dr. med., Rheumaklinik Bad Säckingen, E-Mail: ursula.traber@rheumaklinik.com

Völler, Heinz, Prof. Dr. med., Klinik am See, Fachklinik für Herz- und Kreislauferkrankungen in Rüdersdorf bei Berlin, E-Mail: heinz.voeller@klinikamsee.com

Welk, Hansjürgen, Dr. med., Universitätsklinikum Hamburg-Eppendorf, Institut und Poliklinik für Medizinische Psychologie

Inhaltsverzeichnis

1 Rehabilitation

1.1 Einführung in die Rehabilitation

MATTHIAS MORFELD, UWE KOCH

In der ursprünglichen Wortbedeutung heißt Rehabilitation „eine Person wieder (re-) in ihren alten Stand einsetzen (habilitare)". Im deutschen Sprachraum wurde der Begriff der Rehabilitation erstmals 1846 von Franz Joseph Buß aus dem Französischen in die deutsche Staatsrechtslehre eingeführt und beschrieben: „Das sittliche Recht des Hilfsbedürftigen erstreckt sich vielleicht weiter, als man gewöhnlich glaubt. Es bezweckt nicht bloß für den Armen die Linderung seiner wirklichen Leiden zu erlangen ..., sondern ihm auch die Mittel zu verschaffen, sich im Augenblick der Gefahr davor zu sichern, sondern denjenigen, welcher ihnen erlegen ist, rehabilitieren." (Buß, 1843). Im Mittelpunkt dieser frühen Definition von Rehabilitation stand eine armutsbedingte Teilhabestörung am gesellschaftlichen Leben.

In Deutschland gab es verschiedene frühe, zum Teil parallel verlaufende Ansätze, die die Entwicklung der Rehabilitation mitbestimmt haben und als Vorläufer der modernen medizinischen Rehabilitation gelten können. Einen bedeutenden Einfluss auf das Verständnis von Rehabilitation hatte die sogenannte „Krüppelfürsorge" bzw. „Krüppelmedizin". Auf der einen Seite gab es ein starkes Engagement kirchlich geprägter Sozialarbeit und auf der anderen Seite schon früh die Beteiligung der Orthopädie (Lotz, 1999). Auch die Kriegsopferversorgung ist in diesem Zusammenhang zu nennen. Bereits in den 1920er Jahren kann man zudem von den Anfängen einer Behindertenpädagogik und -psychologie sprechen, die die Bewältigung von Krankheitsfolgen (Kap. 1.4) als Bestandteil der Rehabilitation begriff (Seidler, 1988). In der deutschen Sozialgesetzgebung wurde der Begriff der Rehabilitation – im Unterschied zu anderen Ländern – allerdings erst 1957 (Gesetzesbegründung zum Rentenversicherungs-Neuregelungsgesetz) ausdrücklich erwähnt (Welti, 2005: 117 ff. sowie Kap. 1.3).

Neben der Tuberkulosebehandlung hat auch die Kurortmedizin in Deutschland (Stichwort: „ortsgebundene Heilmittel") einen Einfluss auf die Entwicklung der medizinischen Rehabilitation gehabt. Mit zunehmender Professionalisierung sind jedoch Kur- und Rehabilitationsmedizin – besonders von den jeweiligen Behandlungszielen her – zu unterscheiden. Nach Kolenda (2005) ist der wichtigste Unterschied darin zu sehen, dass eine „Kur" vor allem vorbeugende Maßnahmen bei noch gesunden, jedoch von einer Teilhabestörung gefährdeten Menschen umfasst. Demgegenüber ist bei Rehabilitationsmaßnahmen ein Gesundheitsschaden bereits eindeutig vorhanden und die gesellschaftliche Teilhabe in Beruf und Gesellschaft erkennbar gefährdet oder sogar erheblich gefährdet bzw. gemindert. Bei der medizinischen Rehabilitation spielen neben der ärztlichen Behandlung und Betreuung verschiedene andere Maßnahmen wie Ergotherapie, Logopädie, Psychotherapie u. a. ein erhebliche Rolle. Die umfassende Betreuung durch ein interdisziplinäres Team steht im Mittelpunkt. Dabei setzt die medizinische Rehabilitation die Bereitschaft des Patienten zur aktiven Teilnahme an den therapeutischen Interventionen voraus. Der im Krankenversicherungsrecht vorkommende Begriff der Kur wurde mit dem GKV-Gesundheitsreformgesetz aus dem Sozialgesetzbuch V herausgenommen und (teilweise) durch den Begriff der Vorsorge ersetzt.

Aus international vergleichender Perspektive stellt sich das deutsche Rehabilitationssystem als einmalig dar. Dies gilt sowohl für seine eigenständige sozialrechtliche Verankerung als auch für die Form der Leistungserbringung, die außerhalb Deutschlands enger mit der akutmedizinischen Versorgung verbunden ist (Hohmann, 1998). Eine weitere sozialrechtliche Besonderheit der Rehabilitation in Deutschland liegt in der Trägervielfalt und -zuständigkeit.

Merke!

Eine Rehabilitationsmaßnahme wird im Grundsatz von demjenigen Träger der sozialen Sicherung übernommen, der auch das Risiko des Scheiterns der Maßnahme trägt (Prinzip der einheitlichen Risikozuordnung).

Scheitert beispielsweise die Rehabilitation einer rentenversicherten Person, hat die Rentenversicherung zum einen – bei Vorliegen sonstiger Voraussetzungen – Rentenleistungen für den Versicherten zu erbringen, und zum anderen entfallen Beiträge zur Rentenversicherung, wenn dieser aufgrund der krankheitsbedingten Minderung seiner Erwerbsfähigkeit aus dem Erwerbsleben ausscheidet.

Trotz der Besonderheiten ist das deutsche Rehabilitationssystem in internationale Entwicklungen eingebunden und an diesen beteiligt. Das trifft beispielsweise für die von der Weltgesundheitsorganisation (WHO) entwickelten Konzepte zum Rehabilitationsverständnis oder zu Klassifikationen zu. So hat diese nicht zuletzt vor dem Hintergrund des sich verändernden Krankheitsspektrums hin zu chronischen Erkrankungen besonders in den entwickelten Industrienationen die Initiative für ein übergreifendes Verständnis von Rehabilitation übernommen (World Health Organization, 1998). Chronische Erkrankungen zeichnen sich dadurch aus, dass die Betroffenen oftmals Jahrzehnte in einer dauerhaften Auseinandersetzung mit ihrer Erkrankung leben (Kap. 1.2). Daraus resultieren Auswirkungen, die nicht nur die Betroffenen, sondern auch die Angehörigen und nicht zuletzt das gesamte Versorgungssystem berühren. Vor diesem Hintergrund hat die WHO folgende Definition von Rehabilitation entwickelt:

„Rehabilitation umfasst alle Maßnahmen, die das Ziel haben, den Einfluss von Bedingungen, die zu Einschränkungen oder Benachteiligungen führen, abzuschwächen und die eingeschränkten und benachteiligten Personen zu befähigen, eine soziale Integration zu erreichen. Rehabilitation zielt nicht nur darauf ab, eingeschränkte und benachteiligte Personen zu befähigen, sich ihrer Umwelt anzupassen, sondern auch darauf, in ihre unmittelbare Umgebung und die Gesellschaft einzugreifen, um ihre soziale Integration zu erleichtern." (Delbrück, Haupt, 1996; United Nations, 1994).

Dieses weit gefasste Verständnis von Rehabilitation steht in Übereinstimmung mit dem deutschen Rehabilitationsrecht. So wird bereits im Sozialgesetzbuch I ein umfassendes Recht auf Hilfe für Betroffene festlegt. (Kap. 1.3). Danach hat Rehabilitation das Ziel, die Teilhabe am gesellschaftlichen und beruflichen Leben zu erhalten oder wiederherzustellen und insbesondere die Einschränkungen der Erwerbsfähigkeit oder Pflegebedürftigkeit zu vermeiden und generell Verschlimmerungen zu verhüten. Das Sozialgesetzbuch IX umfasst zudem ausdrücklich den Abbau von Barrieren, die einer Teilhabe am normalen Leben entgegenstehen. Daher hat auch die Prävention im Rahmen der Rehabilitation eine herausragende Bedeutung (Kap. 1.3).

Merke!

Rehabilitation legt ein Verständnis zugrunde, das Gesundheit und Krankheit als komplexes Ineinandergreifen von physiologischen, psychologischen und sozialen Vorgängen begreift und dies bei den entsprechenden Interventionen berücksichtigt (biopsychosoziales Krankheitsmodell). Dies stellt an die Maßnahmen zur medizinischen Rehabilitation besondere konzeptionelle Anforderungen.

Dieses umfassende Rehabilitationsverständnis geht in Deutschland mit der Besonderheit einher, dass die Leistungen zur medizinischen Rehabilitation bisher überwiegend in speziellen stationären Einrichtungen erbracht werden. Die Einrichtungen sind in aller Regel indikationsspezifisch ausgelegt, können auch mehrere Indikationen umfassen und sind besonders geeignet multimodale und professionenübergreifende Leistungsangebote anzubieten. Das stationäre Paradigma wird aber zunehmend durch ambulante Rehabilitationszentren ergänzt.

Rehabilitation stellt in Deutschland einen eigenständigen Versorgungszweig dar, der sich zwar institutionell (Planung, Organisation, Finanzierung und Zugang u. a.) von anderen Versorgungsbereichen unterscheidet. Eine strikte Trennung zwischen Akutmedizin (ambulante Krankenbehandlung, Krankenhausbehandlung) und medizinischer Rehabilitation ist jedoch weder sinnvoll noch möglich. Unterschiede liegen in erster Linie in den konkreten Behandlungszielen: Während die Kuration die Behandlung bzw. Heilung (restitutio ad quo ante) von (akuten) Krankheiten in den Vordergrund stellt, sind die vorrangigen Ziele der Rehabilitation die Stabilisierung und Besserung, der Abbau von Risikofaktoren, die Anregung zu Lebensstiländerungen sowie die Wiederherstellung der Leistungsfähigkeit bzw. der Teilhabe des Betroffenen.

1.2 Chronisch Kranke und Alterung

MATTHIAS MORFELD, UWE KOCH

Zentraler Gegenstand der Rehabilitationswissenschaften ist die Frage, wie der Bedarf an Leistungen zur medizinischen Rehabilitation qualitativ und quantitativ einzuschätzen ist (Heon-Klein, Raspe, 2000). Einigkeit besteht darin, dass dieser wesentlich durch chronische Krankheitsprozesse sowie Alterung bestimmt wird. Deshalb stehen chronisch kranke und alte Menschen Mit ihren Bedürfnissen im Mittelpunkt der Betrachtungen. Sie stellen für die medizinische Rehabilitation eine besondere Herausforderung dar. Einerseits nehmen chronische, häufig irreversible Erkrankungen ständig zu, zum anderen steigt das Risiko an einer chronischen Erkrankung zu leiden, mit dem Lebensalter stark an.

Der Versuch, Gesundheit und Krankheit voneinander abzugrenzen, hat eine lange Tradition. Die WHO-Definition von Gesundheit gibt hierzu eine Orientierung:

Merke!

„Gesundheit ist ein Zustand vollkommenen körperlichen, geistigen und sozialen Wohlbefindens und nicht allein das Fehlen von Krankheit und Gebrechen" (World Health Organization, 1946).

Demnach ist Krankheit als das Fehlen von Gesundheit definiert und gekennzeichnet durch das Vorhandensein von subjektiv empfundenen und/oder objektiv feststellbaren körperlichen, geistigen und/oder seelischen Veränderungen bzw. Störungen (Grigoleit, Schliehe, Wenig, 1998). Dabei wird im Zusammenhang mit diesen Störungen von Abweichungen normaler Vorgänge in Organen oder Organsystemen gesprochen. Dies steht dann in Verbindung mit der normalen Leistungsfähigkeit und einer subjektiven Beeinträchtigung des Wohlbefindens. Eine ähnlich weite Definition legt die WHO auch dem Behinderungsbegriff zugrunde (Kap. 1.4). Für die Anwendung im deutschen Gesundheitssystem sind diese Begriffe jedoch zu allgemein.

Kennzeichen akuter und chronischer Erkrankung

Für die Rehabilitation ist eine Differenzierung in akuter und chronischer Krankheit von besonderem Interesse. Während akute Erkrankungen durch einen rasch abklingenden Verlauf gekennzeichnet sind, haben chronische Erkrankungen folgende Kennzeichen (nach Koch, Bengel, 2005):

- Die Ursachen für chronische Erkrankungen sind oft multikausal, wobei die Pathogenese sowie die Wirkung von Einzelfaktoren und das Zusammenwirken mehrerer Faktoren häufig unbekannt sind.
- Als Ursachen für chronische Erkrankungen werden Aspekte der Lebensführung angesehen (Risikoverhalten, Stress etc.).
- Die Folgen einer chronischen Erkrankung manifestieren sich oft erst mit erheblicher Latenz zu ihrer Verursachung.

- Eine kausale Therapie existiert oft nicht und es kann deshalb nicht davon ausgegangen werden, dass eine vollständige Heilung erreicht wird.
- Die Krankheitsverläufe chronischer Erkrankungen sind oft progredient, dauern die gesamte Lebenszeit an, verkürzen diese jedoch nicht zwangsläufig (z. B. Rückenschmerz).
- Es besteht meistens eine dauerhafte Minderung der körperlichen und/oder geistigen Leistungsfähigkeit.
- Die Krankheitsfolgen können die Selbstversorgung des Betroffenen und die Lebensperspektive beeinträchtigen.
- Die Betroffenen sind im besonderen Maße auf dauerhafte familiäre und/oder professionelle Unterstützung angewiesen.
- Die Normabweichung birgt das Risiko einer Diskriminierung in sich und gefährdet die soziale Integration.

Insbesondere die letzten drei Aspekte weisen konkret auf Folgen hin, die aus einer chronischen Erkrankung und ihrem Verlauf resultieren können. In Verbindung mit chronischen Erkrankungen kommt dem Begriff der Behinderung eine wichtige Bedeutung zu. In § 2 Abs. 1 SGB IX heißt es hierzu: „Menschen sind behindert, wenn ihre körperliche Funktion, geistige Fähigkeit oder seelische Gesundheit mit hoher Wahrscheinlichkeit länger als sechs Monate von dem für das Lebensalter typischen Zustand abweichen und daher ihre Teilhabe am Leben in der Gesellschaft beeinträchtigt ist. Sie sind von Behinderung bedroht, wenn die Beeinträchtigung zu erwarten ist." (Sozialgesetzbuch IX, Rechtsstand 1. Mai 2005).

Chronische Erkrankung und Behinderung

Die oben genannte Definition macht deutlich, dass eine strikte Trennung zwischen chronischen Erkrankungen und Behinderungen nicht möglich und auch gar nicht sinnvoll ist. Dies ist auch dadurch bedingt, dass in der allgemeinen Behinderungsdefinition nicht auf den Aspekt der ursächlichen Schädigung eingegangen wird, sondern vielmehr auf die Folgen, die daraus resultieren. Zu beachten ist hier, dass Behinderte und von Behinderung Bedrohte gleichgestellt sind. Die Ebenen „Körper", „Geist" und „Seele" entsprechen dabei dem Gesundheitsbegriff der WHO und nehmen konkret Bezug auf das Individuum und seine Lebenswelt.

Epidemiologie

Als Ursachen für die Zunahme chronischer Erkrankungen werden die gravierende Alterung der Gesellschaft, der Wandel in der Lebensführung (z. B. Ernährungsgewohnheiten, Arbeitsbedingungen), der technische Fortschritt in der Akutmedizin (früher kurz- und mittelfristig tödliche Krankheitsverläufe sind heute besser beherrschbar, z. B. Myokardinfarkt) sowie ungünstige ökonomische Rahmenbedingungen angenommen, die einen erheblichen Einfluss auf die Lebensführung des Einzelnen ausüben können.

Die Komplexität in der Beschreibung chronischer Krankheiten lässt eine Schätzung der Prävalenz schwierig werden. Das Gutachten des Sachverständigenrates aus dem Jahr 2001 geht davon aus, dass ungefähr die Hälfte aller ambulant und stationär behandelten Patienten in Deutschland an einer chronischen Krankheit leiden (Sachverständigenrat für die Konzertierte Aktion im Gesundheitswesen, 2001).

Internationale Daten und die von einzelnen Krankenversicherungen in Deutschland weisen darauf hin, dass es sich bei chronisch Kranken um Dauer- und Vielnutzer des Gesundheitssystems handelt. Daten aus den USA fassen für das Jahr 1995 zusammen, dass auf chronisch Kranke 80 % der Krankenhaustage, 66 % der ambulanten Arztkontakte sowie 83 % der Arzneimittelverschreibungen entfielen (Sachverständigenrat für die Konzertierte Aktion im Gesundheitswesen, 2001). Abrechnungsdaten von hausärztlichen Internisten aus Deutschland zeigen wiederum, dass ein kleiner Teil (27 %) von chronisch Kranken 55 % der Jahresbehandlungskosten der in diesen Praxen behandelten Patienten verursacht. Aus den Ergebnissen des Arzneimittelreports der Schwäbisch Gmünder Ersatzkasse (GEK) geht hervor, dass 50 % der Ausgaben für Arzneimittel auf 4 % der Versicherten entfielen (Sachverständigenrat für die Konzertierte Aktion im Gesundheitswesen, 2001).

Chronische Erkrankungen sind keinesfalls ein typisches Kennzeichen der älteren Generation. Diese weist zwar oft mehrere chronische Erkrankungen auf, jedoch sind von chronischen Erkrankungen ebenso jüngere Menschen und selbst Kinder und Jugendliche betroffen (Hoeppner-Stamos, 1999). Hervorgehoben werden soll darüber hinaus der Stellenwert, der psychosomatischen Krankheitsbildern und Suchterkrankungen im Spektrum chronischer Erkrankungen zukommt (Neun, 1996). Diese stellen mittlerweile einen bedeutsamen Anteil der chronischen Erkrankungen insgesamt und bedürfen einer besonderen Diagnostik und Therapie. Psychische und Suchterkrankungen beanspruchen in der Regel eine deutlich längere Dauer der Rehabilitation als eher körperlich ausgeprägte chronische Erkrankungen.

Besondere Bedeutung kommt in diesem Zusammenhang auch der Erkenntnis zu, dass somatisch ausgeprägte chronische Erkrankungen wie beispielsweise Herz-Kreislauf- oder Krebserkrankungen oftmals mit einer psychischen Komorbidität wie Angst und Depression einhergehen, die wiederum im Rehabilitationsprozess besonderer Beachtung und Behandlung bedürfen (Härter, Bengel, 2002).

Demografische Situation in Deutschland

Eine Ursache für die Zunahme chronischer Erkrankungen liegt in der zunehmenden Alterung der deutschen Gesellschaft. Ließ sich die Bevölkerungsstruktur im Jahre 1910 noch in der klassischen Pyramidenform (Abb. 1.2.1, linker Teil) darstellen, so gleicht sie heute (Abb. 1.2.1, mittlerer Teil) eher einer „zerzausten Wettertanne" (Statistisches Bundesamt, 2002). In anderen europäischen Ländern ist dieser demografische Übergang ebenfalls zu beobachten.

Die Alterung der deutschen Gesellschaft lässt sich durch zwei komplementäre Trends charakterisieren: Auf der einen Seite steht die auf niedrigem Niveau stagnierende Geburtenhäufigkeit und auf der anderen Seite die steigende Lebenserwartung. Dies führt zu einer Verschiebung der Relationen zwischen Jungen und Alten sowie insgesamt gesehen zu einem „Schrumpfen" der Bevölkerung (Bundesministerium für Gesundheit und Soziale Sicherung, 2003). Auch durch Zuwanderung (Migration), die einen weiteren wichtigen Faktor in der Bevölkerungsentwicklung darstellt, kann der Alterungsprozess der Gesellschaft nicht entscheidend kompensiert werden.

In Folge der verbesserten Lebensbedingungen (Fortschritte im Gesundheitswesen, Hygiene, Er-

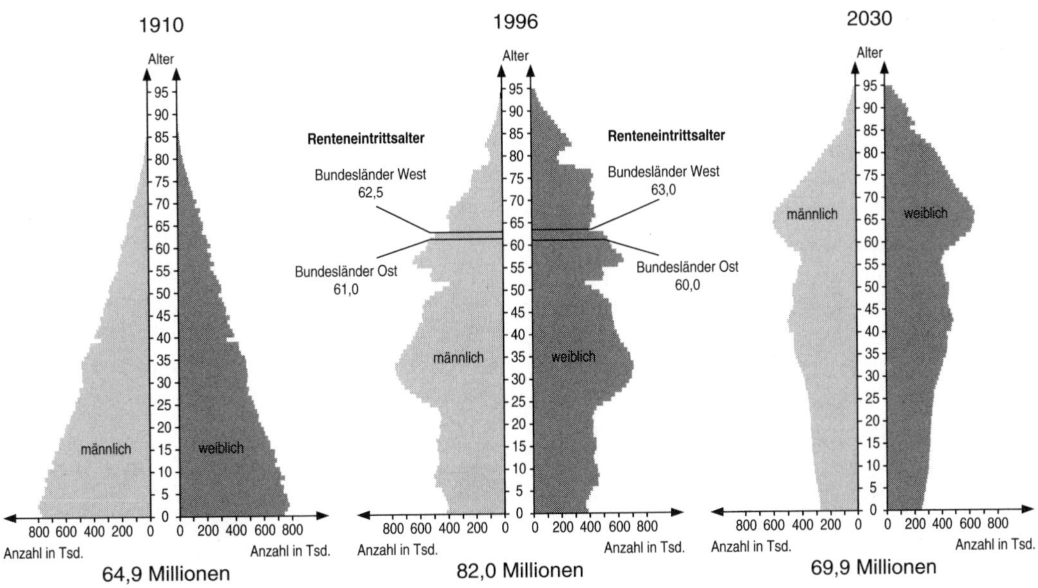

Abb. 1.2.1: Alterung der deutschen Bevölkerung

1

nährung, Wohnsituation und Arbeitsbedingungen sowie gestiegener materieller Wohlstand) nahm die Sterblichkeit der Menschen in Deutschland in den letzten 100 Jahren deutlich ab. Die Lebenserwartung der neugeborenen Kinder hat sich seit Anfang des 20. Jahrhunderts um etwa 30 Jahre erhöht. Während 1910 ein neugeborener Junge eine durchschnittliche Lebenserwartung von 47 Jahren und ein Mädchen eine Lebenserwartung von etwa 51 Jahren hatte, erwarten die von 1998–2000 geborenen Kinder 75 bzw. 81 Lebensjahre. Hinsichtlich der zukünftigen Entwicklung ist anzunehmen, dass sich der Trend der steigenden Lebenserwartung fortsetzen wird. Nach unterschiedlichen Schätzungen des Statistischen Bundesamtes liegt die Lebenserwartung für Neugeborene im Jahr 2050 zwischen 79 und 83 (Jungen) bzw. 86 und 88 Jahren (Mädchen).

Der Anteil der erwerbsfähigen Bevölkerung im Alter zwischen 15 und 64 Jahren lag im Jahr 2000 bei etwa 68 %. Zwischen 2020 und 2030 wird der Anteil dieser Altersgruppe weiter zurückgehen und nur noch bei 60 % liegen, was einem Rückgang um 4,7 Mio. entspricht.

Diese Entwicklung hat erhebliche Auswirkungen auf die Altersversorgung und die Inanspruchnahme des Gesundheitssystems. Die Anzahl der Rentenbezieher steigt an und der Ruhestand dauert länger. Während im Jahr 1965 der Ruhestand etwa 11 Jahre dauerte, betrug die Rentenbezugsdauer im Jahr 2001 schon über 16 Jahre. Neben der stetig steigenden Lebenserwartung wird nach 2020 ein weiterer Grund für die zunehmende Belastung der Rentenversicherung darin liegen, dass die geburtenstarken Jahrgänge das Rentenalter erreichen werden. Anhand des Altersquotienten, der den Anteil der Rentenempfänger zur Bevölkerung im erwerbsfähigen Alter in Beziehung setzt, lässt sich diese Verschiebung der Altersstruktur unserer Gesellschaft verdeutlichen. Im Jahr 2001 lag dieser bei 44, d.h. 100 Menschen im Erwerbsalter standen 44 Personen im Rentenalter gegenüber. Nach Prognosen des Statistischen Bundesamtes würde der Altersquotient bei einem Renteneintrittsalter von 60 Jahren zwischen 71 und 88 variieren, bei einem Renteneintrittsalter von 65 Jahren zwischen 49 und 62 (Statistisches Bundesamt, 2002).

Nicht zuletzt deshalb drehen sich aktuelle Diskussionen um die Erhöhung des Renteneintrittsalters. Dies hat einen erheblichen Einfluss auf den Anteil der Leistungsempfänger und Beitragszahler und ebenso auf die medizinische Rehabilitation. Denn damit würde sich nicht nur die potentielle Bezugsgröße möglicher Inanspruchnehmer rehabilitativer Maßnahmen erhöhen, sondern es würde sich auch das Altersspektrum erweitern und der Altersdurchschnitt der Rehabilitanden der gesetzlichen Rentenversicherung würde im Mittel ansteigen.

1.3 Rechtliche Grundlagen der Rehabilitation und Teilhabe

Ferdinand Schliehe, Constanze Sulek

Rehabilitation und Teilhabe sind Bestandteil des Sozialrechts, das die rechtlichen Grundlagen von Sozialleistungen zum Inhalt hat. Leistungen zur Rehabilitation und Teilhabe haben in der deutschen Sozialrechtsgeschichte eine lange Tradition und standen in einem engen Zusammenhang zur Entwicklung der Sozialgesetzgebung. Bereits die ersten deutschen Sozialgesetze gegen Ende des 19. Jahrhunderts enthielten mit der „Heilfürsorge" der gesetzlichen Unfallversicherung (seit 1884) sowie dem „Heilverfahren" der gesetzlichen Rentenversicherung (seit 1889) erste Ansätze der medizinischen Rehabilitation. Als Vorläufer der beruflichen Rehabilitation kann u. a. die „Berufsfürsorge" der Unfallversicherung (seit 1925) gesehen werden. Die Rehabilitation hat sich seitdem in den verschiedenen Zweigen und Trägerbereichen des Systems der sozialen Sicherung (Kranken-, Renten- und Unfallversicherung, Arbeitslosenversicherung, Versorgungs- und soziales Entschädigungsrecht, Sozialhilfe und öffentliche Jugendhilfe) entwickelt. Die Leistungen zur Rehabilitation sind je nach Aufgabe und Zielsetzung auf unterschiedliche Leistungsträger im System der sozialen Sicherung verteilt.

Merke!

Es besteht kein einheitlicher Träger der Rehabilitation, sondern ein gegliedertes System der Rehabilitation mit unterschiedlichen Trägern, Finanzierungsgrundlagen und Leistungsvoraussetzungen.

1.3.1 Allgemeine Grundlagen

Neben den für jeden Leistungsträger geltenden besonderen Sozialgesetzen ist als wichtigste gemeinsame rechtliche Grundlage aller Rehabilitationsträger das **Sozialgesetzbuch, Neuntes Buch, (SGB IX) mit dem Titel „Rehabilitation und Teilhabe behinderter Menschen“** hervorzuheben, das am 1.7.2001 in Kraft trat. Das SGB IX verdeutlicht nicht nur, dass das deutsche Rehabilitationsrecht eng mit dem Behinderten- bzw. Schwerbehindertenrecht verbunden ist. Mit der Aufnahme des Begriffs der Teilhabe (Partizipation) folgt das Rehabilitations- und Behindertenrecht in Deutschland auch internationalen Entwicklungen in der Gesundheitspolitik. So hat das **Konzept der „funktionalen Gesundheit“** der Weltgesundheitsorganisation (Kap. 1.4) Eingang in die deutsche Gesetzgebung gefunden.

Das geht Sie an!

Mit dem SGB IX wurde das gesamte Rehabilitationsrecht trägerübergreifend unter Beibehaltung des gegliederten Systems (also der Vielfalt der Trägergruppen) zuletzt grundlegend überarbeitet (neu kodifiziert). Es enthält diejenigen Rechtsvorschriften zur Rehabilitation und Teilhabe behinderter Menschen, die für alle Rehabilitationsträger gelten. Es sind dies vor allem Fragen der Zusammenarbeit der Träger untereinander, der Antragsbearbeitung und Verfahrensabläufe, der besonderen Rechte der Betroffenen (Wunsch- und Wahlrechte) sowie auch die Ziele und Inhalte von Leistungen, nicht jedoch die spezifischen Leistungsvoraussetzungen und Zuständigkeiten der einzelnen Träger. So richten sich die Zuständigkeit der Träger wie auch die Voraussetzungen für Rehabilitationsleistungen nach den für den einzelnen Träger maßgebenden Leistungsgesetzen (§ 7 SGB IX).

Generell beziehen sich die gesundheitspolitischen Ziele von Rehabilitation und Teilhabe auf „behinderte“ und „von einer Behinderung bedrohte Menschen“. Nach dem SGB IX sind „Menschen behindert, wenn ihre körperliche Funktion, geistige Fähigkeit oder seelische Gesundheit mit hoher Wahrscheinlichkeit länger als sechs Monate von dem für das Lebensalter typischen Zustand abweichen und daher ihre Teilhabe am Leben in der Gemeinschaft beeinträchtigt ist. Sie sind von Behinderung bedroht, wenn die Beeinträchtigung zu erwarten ist (§ 2 Abs. 1 SGB IX).“

Merke!

Die Begriffe „Behinderung“ und „drohende Behinderung“ schließen alle Folgen chronischer Erkrankungen ein, die zu Beeinträchtigungen der gesellschaftlichen Teilhabe einschließlich einer Erwerbstätigkeit führen können. Auch die weit überwiegende Anzahl der anerkannten Schwerbehinderten ist letztlich auf chronische Krankheiten zurückzuführen.

Im SGB IX ist zunächst das allgemeine und übergreifende Ziel der Rehabilitation und der Leistungen zur Teilhabe definiert. Sie sollen die **Selbstbestimmung und gleichberechtigte Teilhabe am Leben in der Gesellschaft** fördern und Benachteiligungen vermeiden oder ihnen entgegenwirken (§ 1 Satz 1 SGB IX). Der Gesetzgeber sieht in dieser Zielorientierung einen grundlegenden Paradigmenwechsel von der Fürsorge und Versorgung zu einer **selbstbestimmten Teilhabe**, die auch die Eigenverantwortung der Betroffenen einschließt. Zur Unterstützung dieses Ziels wurden die Wunsch- und Wahlrechte der Rehabilitanden bei der Entscheidung und Ausführung der Leistungen erweitert (z. B. bei der Auswahl von Gutachtern und Einrichtungen, persönliches Budget). Neben dem übergeordneten Ziel der Selbstbestimmung ist der **Vorrang der Prävention** besonders hervorgehoben (§ 3 SGB IX). Insbesondere chronisch verlaufende Krankheitsprozesse sollen durch rechtzeitige Intervention vermieden werden. Es gilt ferner der **Grundsatz**, dass Leistungen zur Rehabilitation und Teilhabe Vorrang haben vor Rentenleistungen sowie auch vor Pflege (§ 8 SGB IX).

Merke!

Um einen größtmöglichen Erfolg zu erzielen, sollten die Rehabilitations- bzw. Teilhabeleistungen so rechtzeitig wie möglich einsetzen.

Zur Erreichung der Ziele des SBG IX ist eine enge Zusammenarbeit der Rehabilitationsträger untereinander, aber auch mit den Leistungserbringern vorgesehen. Schnittstellen und Brüche zwischen den Leistungssektoren sollen vermieden werden. **Die Leistungen sollen möglichst wie aus einer Hand erbracht werden**. Die Kooperation und Abstimmung der Rehabilitationsträger soll durch **gemeinsame Empfehlungen** auf der Ebene der Bundesarbeitsgemeinschaft für Rehabilitation (BAR) unterstützt werden (§ 13 SGB IX). In der BAR wirken nahezu alle Rehabilitationsträger zusammen. Die Leistungserbringer und ihre Verbände, auch die Behindertenverbände, wirken ebenfalls auf dieser Ebene mit. Zugleich sollen die Belange der Betroffenen durch **gemeinsame Servicestellen der Rehabilitationsträger** unterstützt (§ 22 ff. SGB IX) und somit die möglich negative Folgen der Trägervielfalt kompensiert werden. Diese können auch von den behandelnden Ärzten zu Rate gezogen werden.

1.3.2 Leistungsgruppen und Rehabilitationsträger

Die Leistungen zur Rehabilitation und Teilhabe setzen sich aus folgenden **Leistungsgruppen** (Leistungsarten) zusammen (§ 5 SGB IX):

- Leistungen zur medizinischen Rehabilitation (Kap. 4 SGB IX)
- Leistungen zur Teilhabe am Arbeitsleben (früher: berufliche Rehabilitation; Kap. 5 SGB IX)
- unterhaltssichernde und andere ergänzende Leistungen (z. B. je nach Träger Kranken-, Verletzten- oder Übergangsgeld usw., Reisekosten oder Haushaltshilfe; Kap. 6 SGB IX)
- Leistungen zur Teilhabe am Leben in der Gemeinschaft (früher: soziale Rehabilitation, z. B. heilpädagogische Leistungen; Kap. 7 SGB IX).

Nähere Erläuterungen zu den Leistungsgruppen s. u. Die Auflistung ist nicht abschließend.

Die genannten Leistungsgruppen werden nicht von allen Rehabilitationsträgern gleichermaßen erbracht, sondern sind je nach gesundheits- und sozialpolitischer Funktion und Zielsetzung der Rehabilitation unterschiedlich auf die Rehabilitationsträger verteilt. Das SGB IX führt insgesamt sieben Gruppen von Rehabilitationsträgern auf und ordnet diesen die vier genannten Leistungsgruppen unterschiedlich zu (§ 6 SGB IX):

- Die gesetzlichen Krankenkassen erbringen Leistungen zur medizinischen Rehabilitation einschließlich unterhaltssichernde (Krankengeld) und andere ergänzende Leistungen.
- Die Bundesagentur für Arbeit erbringt Leistungen zur Teilhabe am Arbeitsleben und ebenfalls unterhaltssichernde und andere ergänzende Leistungen.
- Die Träger der gesetzlichen Unfallversicherung erbringen Leistungen zu allen vier genannten Leistungsgruppen.
- Die Träger der gesetzlichen Rentenversicherung erbringen Leistungen zur medizinischen Rehabilitation, Leistungen zur Teilhabe am Arbeitsleben sowie unterhaltssichernde (Übergangsgeld) sowie andere ergänzende Leistungen.
  Hinweis: Die Träger der Alterssicherung der Landwirte erbringen keine Leistungen zur Teilhabe am Arbeitsleben.
- Die Träger der Kriegsopferversorgung sowie die Träger der Kriegsopferfürsorge erbringen im Rahmen des Rechts der sozialen Entschädigung bei Gesundheitsschäden Leistungen zu allen vier genannten Leistungsgruppen.
- Die Träger der öffentlichen Jugendhilfe erbringen Leistungen zu allen Leistungsgruppen mit Ausnahme der unterhaltssichernden und anderen ergänzenden Leistungen.
- Die Träger der Sozialhilfe erbringen ebenfalls Leistungen zu allen Leistungsgruppen (im Rahmen der Eingliederungshilfen) mit Ausnahme der unterhaltssichernden und anderen ergänzenden Leistungen.

In der Vielfalt der Träger und den verschiedenen Leistungsarten kommen unterschiedliche Traditionen und Rechtsentwicklungen zum Ausdruck.

Merke!

Die genannten Rehabilitationsträger nehmen ihre Aufgaben jeweils selbstständig und in eigener Verantwortung wahr.

Art und Umfang der Leistungen richten sich nach dem für den jeweiligen Träger maßgebenden Leistungsgesetzen (überwiegend im Sozialgesetzbuch). Die trägerspezifisch zugeordneten Leistungen zur Rehabilitation und Teilhabe stehen häufig in einem engen Zusammenhang mit den anderen Aufgaben des Trägers (z. B. Vermeidung von Renten bei Erwerbsminderung in der gesetzlichen Rentenversicherung, Vermeidung von Pflege).

Folgende Sozialgesetzbücher, die Rehabilitationsträger unmittelbar betreffen, sind neben dem SGB

IX bisher erschienen (in der Reihenfolge der Bücher):

- für die **Bundesagentur für Arbeit**: Drittes Buch (SGB III) – Arbeitsförderung – (seit 1998)
- für die **gesetzlichen Krankenkassen** (Allgemeine Orts-, Betriebs-, Innungskrankenkassen, See-Krankenkasse, die Landwirtschaftlichen Krankenkassen, die Bundesknappschaft sowie die Ersatzkassen, vgl. § 4 Abs. 2 SGB V): Fünftes Buch (SGB V) – gesetzliche Krankenversicherung – (seit 1989)
- für die Träger der **gesetzlichen Rentenversicherung** (Deutsche Rentenversicherung Bund, Deutsche Rentenversicherung Knappschaft-Bahn-See, Deutsche Rentenversicherung Regionalträger (§ 126 SGB VI i.d.F. vom 1.10.05): Sechstes Buch (SGB VI) – gesetzliche Rentenversicherung – (seit 1989)
- für die Träger der **gesetzlichen Unfallversicherung** (u.a. gewerbliche und landwirtschaftliche Berufsgenossenschaften, Unfallkassen des Bundes, der Länder und der Gemeinden (§ 114 SGB VII): Siebtes Buch (SGB VII) – gesetzliche Unfallversicherung – (seit 1996)
- für die Träger der **öffentlichen Jugendhilfe** (u.a. Kreise und kreisfreie Städte, die überörtlichen Träger nach Landesrecht (§ 69 SGB VIII): Achtes Buch (SGB VIII) – Kinder- und Jugendhilfe – (seit 1990)
- für die Träger der **Sozialhilfe**: Zwölftes Buch (SGB XII) – Sozialhilfe – (seit 2004, vorher Bundessozialhilfegesetz – BSHG).

Soweit Gesetze noch nicht eingeordnet sind (z.B. Gesetze zum sozialen Entschädigungsrecht wie Bundesversorgungsgesetz) gelten sie dennoch als besondere Teile des SGB (§ 68 Nr. 11 SGB I).

Merke!

Die Pflegekassen sind kein eigener Rehabilitationsträger. Für die Pflegeversicherung führen die Krankenkassen – in Abweichung von dem sonst üblichen Grundsatz – die medizinische Rehabilitation durch. Die Pflegekassen können jedoch Rehabilitationsmaßnahmen anregen. Die Pflegeversicherung ist im Elften Buch (SGB XI) – Soziale Pflegeversicherung – (seit 1994) geregelt.

1.3.3 Ziele und Inhalte von Leistungen

Unabhängig von den fachlichen und wissenschaftlichen Grundlagen der Rehabilitation enthalten die gesetzlichen Grundlagen auch allgemeine Hinweise zu den Zielen und Inhalten der Leistungen zur Rehabilitation und Teilhabe. Diese sind sowohl im SGB IX (für alle Rehabilitationsträger) als auch in den trägerspezifischen Gesetzen enthalten.

Merke!

Die Leistungen zur medizinischen Rehabilitation werden vor allem erbracht, um Behinderungen und chronische Krankheiten abzuwenden und Einschränkungen der Erwerbsfähigkeit sowie Pflegebedürftigkeit zu vermeiden.

Zu den medizinischen Rehabilitationsleistungen gehören nach dem SGB IX über die ärztliche Behandlung sowie Behandlung durch Angehörige anderer Heilberufe unter ärztlicher Aufsicht oder auf ärztliche Anordnung u.a.:

- Früherkennung und Frühförderung von behinderten und von Behinderung bedrohten Kindern
- Versorgung mit Arznei- und Verbandsmitteln
- Heilmittel einschließlich physikalischer, Sprach- und Beschäftigungstherapie
- Psychotherapie
- Hilfsmittel (z.B. Seh- und Hörhilfen, Körperersatzstücke)
- Belastungserprobung und Arbeitstherapie (während einer medizinischen Rehabilitation).

Sofern im Einzelfall zur Zielerreichung erforderlich, gehören zu den medizinischen Leistungen auch psychologische und pädagogische Hilfen. Für arbeitsunfähige Leistungsberechtigte kann eine **stufenweise Wiedereingliederung** erfolgen, wenn dies nach ärztlicher Feststellung (mit Stufenplan) möglich erscheint und dadurch das Ziel der beruflichen Integration besser erreicht werden (kann für alle Rehabilitationsträger in Frage kommen) (§§ 26–32 SGB) (vgl. Kapitel 1.14).

Das geht Sie an!

Die Methoden und Inhalte der medizinischen Rehabilitation unterscheiden sich nicht grundsätzlich von denen der Krankenbehandlung. Entscheidend ist vielmehr die unterschiedliche Zielsetzung der Rehabilitation (Bewältigung von Krankheitsfolgen, aber Vermeidung von gesellschaftlichen Barrieren) und ihr multidisziplinärer Ansatz sowie das zugrunde liegende psychosoziale Krankheitsmodell.

1

Mit den **Leistungen zur Teilhabe am Arbeitsleben** soll die Erwerbsfähigkeit erhalten, verbessert oder wiederhergestellt und die Teilhabe am Arbeitsleben auf Dauer gesichert werden. Die Leistungen zur Teilhabe am Arbeitsleben sind insofern spezifischer als die medizinischen Leistungen zur Rehabilitation. Die zur Verfügung stehenden Leistungen und Maßnahmen sind sehr vielfältig und können je nach **Eignung, Neigung, bisheriger Tätigkeit und Arbeitsmarktsituation im Einzelfall** eingesetzt werden. Dazu gehören u. a.:

- Hilfen zur Erhaltung oder Erlangung eines Arbeitsplatzes einschließlich Leistungen zur Beratung und Vermittlung
- Maßnahmen zur Berufsvorbereitung, zur beruflichen Anpassung und Weiterbildung sowie zur beruflichen Ausbildung (von Jugendlichen).

Die Maßnahmen schließen medizinische, psychologische und pädagogische Hilfen ein, um die Eingliederungsziele zu erreichen. Neben weiteren Hilfen gehören dazu beispielsweise das Training lebenspraktischer Fähigkeiten sowie die Kraftfahrzeughilfe nach der Kraftfahrzeughilfe-Verordnung, spezielle Leistungen an Arbeitgeber oder Leistungen in Werkstätten für behinderte Menschen und die Kostenübernahme für die Arbeitsassistenz von schwerbehinderten Menschen (§§ 33–43 SGB IX).

Die **Leistungen zur Teilhabe am Leben in der Gemeinschaft** sind allgemein auf das Leben in der Gesellschaft bzw. Gemeinschaft ausgerichtet. Sie sollen auch so weit wie möglich die Selbstständigkeit und damit auch die Unabhängigkeit von der Pflege erhalten. Hierzu können u. a. gehören:

- Wohnungshilfen (z. B. Umbau einer Wohnung), betreutes Wohnen
- Kommunikationshilfen (z. B. für hörbehinderte Menschen, bei Beeinträchtigungen der Sprachfähigkeit)
- heilpädagogische Leistungen.

Im Unterschied zu den Leistungen zur medizinischen Rehabilitation und zur Teilhabe am Arbeitsleben ist der **berechtigte Personenkreis** für Leistungen zur Teilhabe am Leben in der Gemeinschaft **auf behinderte Menschen beschränkt.** Die Leistungen sind nachrangig (§§ 55–59 SGB IX).

Zu den **unterhaltssichernden und anderen ergänzenden Leistungen** gehören neben den verschiedenen Formen von Entgeltersatzleistungen (wie Krankengeld, Verletztengeld, Übergangsgeld u. a.), Beiträge bzw. Beitragszuschüsse zur Sozialversicherung, Reisekosten, Haushalts- oder Betriebshilfen, Kinderbetreuungskosten, u. a. auch ärztlich verordneter Rehabilitationssport in Gruppen unter ärztlicher Betreuung sowie ärztlich verordnetes Funktionstraining in Gruppen (§§ 44–54 SGB IX).

1.3.4 Trägerspezifische Ziele und Anspruchsvoraussetzungen (Auswahl)

Im Folgenden sollen nun die trägerspezifischen Ziele und Anspruchsvoraussetzungen für Rehabilitationsleistungen und Leistungsinhalte gegliedert nach den ausgewählten Zweigen der sozialen Sicherung behandelt werden. Sofern im Leistungsrecht des jeweiligen Trägers nicht ausdrücklich Abweichendes geregelt ist, gelten die Regelungen des SGB IX unmittelbar.

Grundsätzlich können nicht von mehreren Rehabilitationsträgern Leistungen bezogen werden. Es bestehen deshalb Vorrangigkeits- bzw. Nachrangigkeitsverhältnisse zwischen den Trägergruppen. Als **Faustregel** lassen sich diese wie folgend beschreiben:

- Leistungen nach dem Entschädigungsrecht gehen vor Leistungen anderer Träger (Ausnahme: Kriegsopferfürsorge)
- Versicherungsleistungen (der Kranken-, Unfall-, Renten-, Arbeitslosenversicherung) gehen vor Leistungen der Jugend- und Sozialhilfe
- Leistungen der Unfallversicherung (bei Arbeitsunfall einschließlich Schul- oder Wegeunfall, Berufskrankheit) gehen vor anderen Versicherungsleistungen
- Leistungen der Rentenversicherung gehen vor Leistungen der Krankenversicherung und der Arbeitslosenversicherung.

Über die Zuständigkeit und Vorrangigkeit der Rehabilitationsträger gibt es im Einzelnen genaue Regelungen. Die Regelungen sind so angelegt, dass es möglichst keine zuständigkeitsbedingten Verzögerungen bei der Leistungserbringung gibt.

Rehabilitationsleistungen der gesetzlichen Krankenversicherung

Grundlage für Leistungen zur medizinischen Rehabilitation der gesetzlichen Krankenkassen ist § 40 SGB V in Verbindung mit § 11 SBG V. Sie erbringen medizinische Leistungen zur Rehabilitation für ihre Versicherten und deren Angehörige (keine Vorversicherungszeiten).

Merke!

Die Krankenkassen haben nur dann Rehabilitationsleistungen zu erbringen, wenn kein anderer Sozialversicherungsträger (vor allem Unfall- und Rentenversicherung) zuständig ist (Subsidiaritätsklausel).

Die Krankenkassen sind in der Regel für Personenkreise zuständig, die nicht im Erwerbsleben stehen, also vor allem für Altersrentner und nicht berufstätige Personen. Ausnahmen davon sind ebenso zu beachten, wie Doppelzuständigkeiten (z. B. bei Rehabilitationsleistungen für Kinder und Jugendliche oder bei den onkologischen Nachsorgeleistungen für Rentner und Angehörige). Leistungen der aktivierenden Pflege sind von den Pflegekassen zu übernehmen.

Unter diesen allgemeinen Voraussetzungen besteht ein Anspruch auf Rehabilitationsleistungen gegenüber einer Krankenkasse, bei der eine Person versichert ist, **wenn eine ambulante Krankenbehandlung nicht ausreicht**, um eine Behinderung oder Pflegebedürftigkeit „abzuwenden, zu beseitigen, zu mindern, auszugleichen, ihre Verschlimmerung zu verhüten oder ihre Folgen zu mindern" (§ 11 Abs. 2 SGB V). Die Krankenkasse kann dann Rehabilitationsleistungen in ambulanten (einschließlich mobilen) oder stationären (zertifizierten) Einrichtungen erbringen, mit denen ein Versorgungsvertrag (sog. Vertragseinrichtungen) besteht. Seit dem 1.4.2007 können Versicherte auch Einrichtungen ohne Versorgungsvertrag in Anspruch nehmen, wenn diese zertifiziert sind und sie die Mehrkosten tragen.

Merke!

Im Recht der Krankenversicherung hat die ambulante Krankenbehandlung Vorrang vor ambulanten Rehabilitationsleistungen, diese wiederum vor einer stationären Rehabilitationsleistung.

Die Krankenkassen haben ein weitgehendes Entscheidungsrecht (unter Berücksichtigung der Wunsch- und Wahlrechte des Versicherten nach dem SGB IX). So können sie nach den medizinischen Erfordernissen im Einzelfall Art, Dauer, Umfang, Beginn und Durchführung bestimmen. Ambulante Leistungen sollen für längstens 20 Behandlungstage, stationäre Leistungen für längstens 3 Wochen erbracht werden. Eine Verlängerung der Leistungen ist möglich, wenn dies aus medizinischen Gründen dringend erforderlich ist. Durch entsprechende Vereinbarungen (der Spitzenverbände der Krankenkassen) kann auch eine abweichende Regeldauer festgelegt werden, wenn indikationsspezifische Leitlinien vorliegen. Zu beachten ist ferner, dass Rehabilitationsleistungen nicht vor Ablauf von vier Jahren nach Durchführung (einschließlich entsprechender Leistungen anderer Träger) erneut erbracht werden dürfen. Eine Ausnahme gilt dann, wenn eine vorzeitige Leistung aus medizinischen Gründen dringend erforderlich ist.

Die (erwachsenen) Versicherten haben sowohl für ambulante als auch stationäre Rehabilitationsleistungen Zuzahlungen zu leisten. Für die Anschlussrehabilitation (Rehabilitation im unmittelbaren Anschluss an eine Krankenhausbehandlung mit Beginn innerhalb von 14 Tagen) gelten besondere Zuzahlungsvorschriften. Im Übrigen können die Spitzenverbände der Krankenkassen indikationsspezifische Festlegungen treffen.

Als weitere Rehabilitationsleistung kennt die Krankenversicherung die „medizinische Rehabilitation für Mütter und Väter" in Einrichtungen des Müttergenesungswerkes oder in gleichartigen Einrichtungen (sog. Mutter- bzw. Vater-Kind-Maßnahmen) (§ 41 SGB V). Es bestehen ähnliche Voraussetzungen wie für die übrigen Leistungen zur medizinischen Rehabilitation (Vertragseinrichtung, keine andere Zuständigkeit, Zuzahlung).

Zu den ergänzenden Leistungen zur Rehabilitation können neben den im SGB IX genannten Leistungen auch Patientenschulungsmaßnahmen für chronisch Kranke sowie weitere, nicht näher genannte Maßnahmen gehören, wenn Art und Schwere der Behinderung dies für die Zielerreichung erfordern (§ 43 SGB V). Für versicherte Kinder sind ferner „nichtärztliche sozialpädiatrische Leistungen" unter ärztlicher Verantwortung zu erwähnen, um eine

Krankheit früh zu erkennen und eine Behandlungsplan aufzustellen (§ 43a SGB V).

Rehabilitationsleistungen der gesetzlichen Rentenversicherung

Die Grundlagen und Voraussetzungen für die Leistungen zur Teilhabe der gesetzlichen Rentenversicherung sind im Ersten Abschnitt des Zweites Kapitels des SGB VI niedergelegt (§§ 9–32 SGB VI). Das grundlegende Ziel dieser Leistungen besteht darin, den **Auswirkungen einer Krankheit oder Behinderung auf die Erwerbsfähigkeit des Versicherten entgegenzuwirken oder zu überwinden**, um Beeinträchtigungen der Erwerbsfähigkeit oder ein vorzeitiges Ausscheiden aus dem Erwerbsleben zu verhindern oder möglichst dauerhaft in das Erwerbsleben wiedereinzugliedern.

Merke!

Rehabilitationsleistungen haben Vorrang vor Rentenleistungen (§ 9 SGB VI).

Leistungen kommen allerdings nur dann in Betracht, wenn die persönlichen (sozialmedizinischen) und versicherungsrechtlichen Voraussetzungen (Vorversicherungszeiten) erfüllt sind (§§ 10 und 11 SGB VI). Rehabilitationsleistungen der gesetzlichen Rentenversicherung sind im Unterschied zu Rentenleistungen Ermessensleistungen.

Zu den persönlichen Voraussetzungen gehört zunächst, dass die Erwerbsfähigkeit wegen Krankheit oder Behinderung **erheblich gefährdet** oder bereits **gemindert** ist. Bei erheblicher Gefährdung der Erwerbsfähigkeit muss durch die Rehabilitationsleistungen eine Erwerbsminderung **abgewendet** werden können. Bei einer bereits eingetretenen Erwerbsminderung muss diese durch die Leistungen **voraussichtlich wesentlich gebessert** werden können. Für die Rehabilitationsleistungen der gesetzlichen Rentenversicherung ist somit eine hinreichende Erfolgsaussicht gefordert, wobei unter „voraussichtlich" eine überwiegende Wahrscheinlichkeit (mehr als 50 %) verstanden wird. Leistungen zur Teilhabe am Arbeitsleben können auch dann erbracht werden, wenn zwar durch medizinische Rehabilitationsleistungen keine wesentliche Besserung zu erwarten ist, aber dadurch der Arbeitsplatz erhalten werden kann. Für im Bergbau Beschäftigte gelten Sonderregelungen.

Neben diesen persönlichen Voraussetzungen sind auch die versicherungsrechtlichen Voraussetzungen zu erfüllen. So gibt es in der Rentenversicherung im Unterschied zur Krankenversicherung oder Unfallversicherung Vorversicherungszeiten, die zu erfüllen sind, um einen Anspruch zu haben. Sie sind für Leistungen zur medizinischen Rehabilitation sowie für Leistungen zur Teilhabe am Arbeitsleben nicht identisch. Ein Anspruch auf Leistungen zur Teilhabe am Arbeitsleben gegenüber der Rentenversicherung besteht vor allem für langjährig Versicherte (Versicherungs- bzw. Wartezeit von 15 Jahren ist erfüllt), Bezieher einer Rente wegen Erwerbsminderung sowie auch dann, wenn dadurch eine Rente wegen verminderter Erwerbsfähigkeit vermieden werden kann oder sie für eine erfolgreiche Rehabilitation im unmittelbaren Anschluss an Leistungen zur medizinischen Rehabilitation der Rentenversicherung erforderlich ist (§ 11 Abs. 2a SGB VI). Letztere findet in der Praxis zunehmende Bedeutung.

In der Rentenversicherung gibt es trotz Vorliegens persönlicher und versicherungsrechtlicher Voraussetzungen auch **Ausschlussgründe**. Diese liegen u. a. vor, wenn

- das Rehabilitationsziel der Rentenversicherung nicht mehr erreicht werden kann, weil der Versicherte dauerhaft aus dem Erwerbsleben ausgeschieden ist (z. B. bei Vorruhestandsregelungen oder der passiven Phase im Altersteilzeitmodell)
- ein anderer Träger vorrangig zuständig ist (bei Arbeitsunfall oder Berufskrankheit oder bei Zuständigkeit der Versorgungsverwaltung)
- ein Versicherter eine Altersrente bezieht (mindestens zwei Drittel einer Vollrente)
- eine Person Ansprüche nach beamtenrechtlichen oder vergleichbaren Vorschriften hat (§ 12 Abs. 1 SGB VI).

Wie in der Krankenversicherung werden Leistungen zur medizinischen Rehabilitation nicht vor Ablauf von vier Jahren nach Durchführung vergleichbarer Leistungen erbracht, es sei denn, die Leistungen sind aus gesundheitlichen Gründen dringend erforderlich.

Zum Umfang der Leistungen gelten folgende Grundsätze: Wie in der Krankenversicherung bestimmt der Träger der Rentenversicherung im Einzelfall Art, Dauer, Umfang, Beginn und Durchführung von Rehabilitationsleistungen. Die Grundsätze der Wirtschaftlichkeit und Sparsamkeit sind dabei ausdrücklich zu beachten (§ 13 Abs. 1 SGB VI). Dies gilt im Übrigen auch für die Krankenversicherung. Neben den oben genannten Ausschlussgründen werden im Gesetz folgende sachliche (medizinische) **Ausschlussgründe** für die Übernahme von Rehabilitationsleistungen durch die Rentenversicherung genannt:

- in der Phase akuter Behandlungsbedürftigkeit einer Krankheit, wenn diese nicht erst während der Durchführung einer Rehabilitationsleistung (sog. interkurrente Erkrankung) auftritt oder
- wenn anstelle der Rehabilitationsleistung sonst eine Krankenhausbehandlung erforderlich wäre.

Zur genaueren Abgrenzung haben die Spitzenverbände der Krankenkasse und Rentenversicherung Vereinbarungen getroffen. Leistungen können auch dann nicht übernommen werden, wenn diese nicht dem allgemeinen Stand der medizinischen Erkenntnisse entspricht (§ 13 Abs. 2 SGB VI).

In der gesetzlichen Rentenversicherung ist die Dauer der stationären Rehabilitation ebenfalls begrenzt. Sie soll nur für längstens drei Wochen erbracht werden. Um die Rehabilitationsziele zu erreichen, kann dies auch für einen längeren Zeitraum erfolgen. In der Praxis liegt die durchschnittliche Behandlungsdauer für alle Indikationen insgesamt über drei Wochen. In der Rentenversicherung gibt es ferner indikationsspezifische Festlegungen. Für ambulante Leistungen zur Rehabilitation in der Rentenversicherung gibt es keine explizite gesetzliche Regelung über die Dauer der Behandlung. In der Praxis findet jedoch eine Orientierung an den durchschnittlichen Behandlungstagen in der stationären Rehabilitation statt. Zudem haben die Rehabilitationsträger auf der Ebene der BAR Rahmenempfehlungen zur ambulanten Rehabilitation entwickelt, die neben indikationsspezifischen Konzepten auch Hinweise zur Dauer der ambulanten Rehabilitation enthalten.

Die volljährigen Versicherten haben bei Leistungen zur medizinischen Rehabilitation ebenfalls **Zuzahlungen** zu leisten, die mit der in der gesetzlichen Krankenversicherung vergleichbar sind. Keine Zuzahlung haben Bezieher von Übergangsgeld zu leisten. Außerdem gibt es in der Rentenversicherung **Härtefallregelungen**.

Der Inhalt der medizinischen Leistungen zur Rehabilitation und Leistungen zur Teilhabe am Arbeitsleben in der gesetzlichen Rentenversicherung richtet sich im Wesentlichen nach dem SGB IX (s. o.). Bei den medizinischen Leistungen zur Rehabilitation sind Leistungen zur Früherkennung und Frühförderung bei Kindern und Jugendlichen ausgenommen. Die Rentenversicherung kann verschiedene **sonstige Leistungen** nach § 31 SGB VI erbringen. Dazu gehören:

- **Nachsorgeleistungen** zur Sicherung des Rehabilitationserfolgs
- **onkologische Nachsorgeleistungen** an Versicherte, Rentner und deren Angehörige zur Stabilisierung oder Besserung ihrer Gesundheit (also nicht auf Erwerbsfähigkeit begrenzt), zur Sicherung der Erwerbstätigkeit bei besonders gesundheitsgefährdenden Beschäftigungen (ohne dass Erwerbsfähigkeit bereits erheblich gefährdet ist)
- **Kinderheilbehandlungen**, wenn die Gesundheit erheblich gefährdet ist (wie bei den onkologischen Nachsorgeleistungen gleichrangig zu entsprechenden Leistungen der Krankenversicherung).

Bei den Kinderheilbehandlungen der Rentenversicherung soll letztlich die spätere Erwerbsfähigkeit gesichert werden. Es gibt dazu Richtlinien, die relevante Indikationen benennen. Die Maßnahmen sollen für vier Wochen erfolgen, Verlängerungen sind möglich.

In der gesetzlichen Rentenversicherung hat der Gesetzgeber für die Leistungen zur Teilhabe insgesamt ein **Budget** festgelegt, das in Höhe der jährlichen Lohnentwicklung (Bruttolohn- und Gehaltssumme je durchschnittlich beschäftigten Arbeitnehmer) fortgeschrieben wird. Bedarfsparameter werden nicht berücksichtigt.

Leistungen der gesetzlichen Unfallversicherung

Die Leistungen zur Rehabilitation und Teilhabe der gesetzlichen Unfallversicherung sind neben dem SGB IX im dritten Kapitel (erster Abschnitt) des SGB VII geregelt. Sie umfassen neben der Heilbehandlung (Akutbehandlung sowie Leistungen zur medizinischen Rehabilitation), den Leistungen zur Teilhabe am Arbeitsleben auch Leistungen zur Teilhabe in der Gemeinschaft sowie verschiedene ergänzende Leistungen bei Eintreten eines Versicherungsfalls (Arbeitsunfall, Berufskrankheit).

Merke!

Zwischen Tätigkeit und Versicherungsfall sowie zwischen Versicherungsfall und Gesundheitsschaden muss ein ursächlicher Zusammenhang bestehen. Wie im Entschädigungsrecht gilt in der Unfallversicherung das Kausalprinzip.

Die Unfallversicherung leistet im Übrigen auch Pflegeleistungen und hat präventive Aufgaben. Umfang und Inhalt der Leistungen zur Teilhabe richten sich ebenfalls nach dem SGB IX. Leistungen zur Früherkennung von Krankheiten und Frühförderung von Kindern sind – wie in der Rentenversicherung – nicht Gegenstand von Leistungen der Unfallversicherung.

Die Leistungen der Unfallversicherung sollen möglichst frühzeitig **mit allen geeigneten Mitteln** einsetzen (§ 26 Abs. 2 SGB VII) unter Beachtung des Grundsatzes der Wirtschaftlichkeit und Sparsamkeit. Die Leistungen zur Teilhabe haben ebenfalls Vorrang vor Rentenleistungen. Auch bestimmen die Unfallversicherungsträger im Einzelfall Art, Umfang und Durchführung der Leistungen zur Teilhabe sowie die Einrichtung. Vorgaben über die zeitliche Begrenzung der Dauer werden nicht gemacht. Während der Heilbehandlung bzw. medizinischen Rehabilitation wird **Verletztengeld** gezahlt, bei Leistungen zur Teilhabe am Arbeitsleben **Übergangsgeld.** Beide werden unterschiedlich berechnet. Die Unfallversicherung kennt ebenfalls als ergänzende Leistungen die Kraftfahrzeughilfe, die Wohnungshilfen, Haushaltshilfe und Kinderbetreuungskosten sowie Reisekosten (§§ 39–43 SGB VII).

Leistungen der Bundesagentur für Arbeit

Die Bundesagentur für Arbeit erbringt Leistungen zur Teilhabe und damit im Zusammenhang stehende ergänzende Leistungen für behinderte Menschen. Die Leistungen anderer Träger haben allerdings Vorrang. Im Unterschied zur Rentenversicherung erbringt sie diese Leistungen vor allem für die jüngeren Versicherten (s. o.). Sie hat wie andere Träger der beruflichen Rehabilitation Eignung, Neigung, bisherige Tätigkeit des Versicherten und die Arbeitsmarktsituation angemessen zu berücksichtigen. Für Umfang und Inhalt der Leistungen zur Teilhabe am Arbeitsleben gilt ebenfalls das SGB IX (Kap. 5). Im Recht der Arbeitsförderung wird zwischen nichtrehabilitationsspezifischen Leistungen (Leistungen der Berufsförderung für nichtbehinderte Menschen) und rehabilitationsspezifischen Leistungen zur Teilhabe am Arbeitsleben unterschieden.

Leistungen nach dem Entschädigungsrecht

Das soziale Entschädigungsrecht (einschließlich Kriegsopferversorgung und -fürsorge) ist bisher nicht in einem Buch des Sozialgesetzbuches zusammengefasst worden.

Merke!

Mit der „sozialen Entschädigung" werden Leistungen bei gesundheitlichen Schädigungen umschrieben, für die eine besondere Verantwortung der Allgemeinheit (Staat) vorliegt.

Wichtige Grundlagen stellen das Bundesversorgungsgesetz (BVG) sowie eine Reihe von Spezialgesetzen und Verordnungen dar. Zu den Leistungen der Teilhabe gehören u. a. Leistungen für Personen, die durch militärischen oder militärähnlichen Dienst, durch Kriegseinwirkung o. Ä. gesundheitliche Schädigungen erlitten haben. Das gilt auch für Zivildienstleistende, Impfgeschädigte oder Opfer von Gewalttaten. Insofern ist auch hier das Kausalitätsprinzip wie in der Unfallversicherung zu beachten. Träger der Leistungen nach dem Entschädigungsrecht sind vor allem die Versorgungsämter und Landesversorgungsämter sowie die orthopädischen Versorgungsstellen. Für die Kriegsopferfürsorge sind die Kreise und kreisfreien Städte sowie die Integrationsämter zuständig. Die Leistungen zur medizinischen Rehabilitation richten sich nach den Leistungen der Krankenkassen. Zuzahlungen sind aber nicht zu leisten.

Leistungen der öffentlichen Jugendhilfe

Leistungen zur Teilhabe (medizinische Rehabilitation, zur Teilhabe am Arbeitsleben und am Leben in der Gemeinschaft) werden erbracht für seelisch behinderte und von einer seelischen Behinderung bedrohte Kinder. Konkret besteht der Anspruch, wenn die seelische Gesundheit von Kindern mit hoher Wahrscheinlichkeit über länger als sechs Monate von dem für das Lebensalter typischen Zustand abweicht und daher die Teilnahme am Leben in der Gemeinschaft beeinträchtigt ist oder eine solche Beeinträchtigung zu erwarten ist. Für Leistungen für Kinder und Jugendliche, die körperlich oder geistig behindert oder davon bedroht sind, ist grundsätzlich die Sozialhilfe zuständig. Leistungen der öffentlichen Jugendhilfe können je nach Einzelfall u. a. in ambulanter Form, in Tageseinrichtungen für Kinder oder in anderen teilstationären Einrichtungen erbracht werden (§ 35a SGB VIII). Verpflichtungen anderer (Unterhaltsverpflichtete oder Träger anderer Sozialleistungen) haben Vorrang.

Leistungen der Sozialhilfe

Sozialhilfeträger erbringen Leistungen zur medizinischen Rehabilitation, Leistungen zur Teilhabe am Arbeitsleben sowie auch Leistungen zur Teilhabe am Leben in der Gemeinschaft. Sie gehören zu den Eingliederungshilfen. Für die Sozialhilfeträger gelten ebenfalls die Vorschriften des SGB IX soweit das Sozialhilferecht keine anderen Regelungen enthält. Leistungen werden für behinderte Menschen und Menschen, bei denen eine Behinderung droht, erbracht.

Merke!

Wie für alle Leistungen nach dem Sozialhilferecht gilt auch für die Teilhabeleistungen der Sozialhilfe der Grundsatz der Nachrangigkeit. Leistungen zur Teilhabe durch andere Sozialleistungsträger gehen also vor.

Für die Betroffenen besteht bei Zutreffen der Voraussetzungen ein Rechtsanspruch auf Eingliederungshilfe, bei nicht nur vorübergehenden oder nicht wesentlichen Behinderungen ein Anspruch im Rahmen des Ermessens. Die rehabilitativen Leistungen der Eingliederungshilfe sind unabhängig von der Bedürftigkeit zu erbringen (seit dem SGB IX), soweit es sich nicht um Leistungen zur Teilhabe am Leben in der Gesellschaft handelt. Die medizinischen Leistungen zur Rehabilitation richten sich nach den Leistungen der Krankenkassen, die Leistungen zur Teilhabe am Arbeitsleben nach denen der Bundesagentur für Arbeit.

1.3.5 Rechtliche Grundlagen zu Rehabilitationseinrichtungen

Leistungen zur Teilhabe werden in der Regel in speziellen Rehabilitationseinrichtungen erbracht. Die Rehabilitationsträger wirken gemeinsam mit Bund und Ländern darauf hin, dass die fachlich und regional erforderlichen Rehabilitationsdienste und -einrichtungen in ausreichender Zahl und Qualität zur Verfügung stehen (§ 19 Abs. 1 SGB IX). Die Träger haben darauf zu achten, dass keine Zugangs- oder Kommunikationsbarrieren bestehen und sie sind ferner für die Qualitätssicherung verantwortlich (§ 20 SGB IX). Die Rehabilitationsträger haben damit quasi einen Sicherstellungsauftrag bzw. eine Strukturverantwortung für die Rehabilitationsangebote. Rehabilitationseinrichtungen unterliegen nicht der Krankenhausplanung. Mit den Leistungserbringern sind über die Ausführung von Leistungen Verträge zu schließen (§ 21 SGB IX), die u. a. Angaben zu den Qualitätsanforderungen, zum Personal und Grundsätze zur Vereinbarung von Vergütungen sowie zum Datenschutz enthalten. Die Anforderungen, mit Ausnahme der Vereinbarungen zur Vergütung, sind auch an eigene Einrichtungen der Träger zu richten. Mit der Gesundheitsreform 2007 müssen die (Vertrags-)Einrichtungen zertifiziert sein.

Für die Krankenkassen ist im SGB V zudem nochmals ausdrücklich gefordert, dass sie medizinische Leistungen zur Rehabilitation (oder Vorsorge) einschließlich Anschlussrehabilitation, für die eine stationäre Behandlung erforderlich ist, nur in Einrichtungen erbringen dürfen, mit denen ein Versorgungsvertrag besteht (§ 111 SGB V). Die Krankenkassen schließen außerdem mit den Leistungserbringern (Spitzenorganisationen) Rahmenverträge für ambulante und stationäre Maßnahmen ab, die vor allem die Ziele und Inhalte der Leistungen konkretisieren (§ 111a SGB V). Eine entsprechende Vereinbarung liegt seit 1999 vor. Zudem schließen die Krankenkassen zur Qualitätssicherung in ambulanten und stationären Vertragseinrichtungen besondere Vereinbarungen mit den maßgeblichen Spitzenorganisationen ab. Bei den ambulanten Leistungen wird die Kassenärztliche Bundesvereinigung beteiligt (§ 137d SGB V). In der Rentenversicherung werden Leistungen zur medizinischen Rehabilitation in eigenen oder Vertragseinrichtungen erbracht. Dabei ist ausdrücklich festgelegt, dass die stationären Einrichtungen unter ständiger ärztlicher Verantwortung stehen müssen und nur geschultes Personal mitwirken darf, soweit die Art der Behandlung dies erfordert (§ 15 Abs. 2 SGB VI). Aus der Tradition erklärt sich, dass die Rentenversicherung über mehr als 100 eigene Einrichtungen verfügt. In der gesetzlichen Unfallversicherung stellt ebenfalls das SGB IX die Grundlage dar. Die Berufsgenossenschaften erbringen aber auch Leistungen zur medizinischen Rehabilitation in den eigenen Unfallkliniken und Unfallbehandlungsstellen.

Neben den medizinischen Rehabilitationseinrichtungen sind die Einrichtungen der Teilhabe am Arbeitsleben zu erwähnen. Zu den überbetrieblichen Einrichtungen gehören insbesondere die Berufsförderungswerke, die Berufsbildungswerke (für die Ausbildung von Jugendlichen) sowie die Werkstätten für Behinderte (§ 35 SGB IX). Für die Berufsförderungswerke besteht eine Netzplanung, für die Werkstätten für Behinderte gibt es ein besonderes Anerkennungsverfahren.

1.3.6 Einleitung von Maßnahmen durch den Arzt

Die rechtzeitige Einleitung von Leistungen zur Rehabilitation und Teilhabe liegt vor allem bei den niedergelassenen Ärzten sowie bei den Krankenhausärzten, aber auch bei Betriebs- und Werksärzten. Ohne ihre Mitwirkung können die Rehabilitationsträger ihre rehabilitativen Aufgaben nicht konsequent erfüllen. SGB IX sieht die Vereinbarung von gemeinsamen Empfehlungen der Rehabilitationsträger vor, wie Hausärzte, Fachärzte sowie Betriebs- oder Werksärzte in die Einleitung und Durchführung von Leistungen eingebunden werden können (§ 13 Abs. 2 SGB IX). Die Mitwirkung der Ärzte ist besonders wichtig, weil Leistungen zur Teilhabe grundsätzlich nur auf (mündlichen oder schriftlichen) Antrag des Versicherten erbracht werden (§ 19 SGB IV). Ausnahmen vom Antragsprinzip bestehen in der Unfallversicherung sowie in der Sozial- und Jugendhilfe (und in der Kriegsopferfürsorge). Eine rechtzeitige Verordnung (Krankenversicherung) bzw. Anregung (Rentenversicherung) unterstützt die gesetzlich vorgegebenen Rehabilitationsziele.

(Weitere Hinweise zum Antrags- und Bewilligungsverfahren vgl. Kap. 1.6).

1.4 Internationale Klassifikation der Funktionsfähigkeit, Behinderung und Gesundheit (ICF)

WILFRIED MAU

Das heutige Rehabilitationsverständnis basiert auf einem biopsychosozialem Krankheitsmodell, das auch dem WHO-Konzept der „funktionalen Gesundheit“ (functional health) zugrunde liegt. Das Modell ist Basis der International Classification of Functioning, Disability and Health (ICF) (deutsch: Internationale Klassifikation der Funktionsfähigkeit, Behinderung und Gesundheit). Die ICF beruht vor allem auf der Konzeption der „Funktionsfähigkeit“ (functioning) eines Menschen in den verschiedenen Bereichen und den Wechselwirkungen zu seiner Umwelt. Die Anwendung der Konzeption und die auf dieser Basis entwickelte differenzierte Klassifikation wird derzeit in der Praxis erprobt.

Die deutsche Ausgabe der ICF (Stand 2005) wurde mittlerweile vom Deutschen Institut für medizinische Dokumentation und Information (DIMDI veröffentlicht und kann zudem kostenlos von der

Homepage des Institutes heruntergeladen werden (www.dimdi.de/Klassifikationen/ICF). Die englische Originalfassung ist auf der Homepage der WHO zu erhalten (www.who.int/icf). Materialien zur Ausbildung im Zusammenhang mit der ICF stehen auf der Homepage der Deutschen Rentenversicherung – Bund zur Verfügung (www.drv-bund.de → Sozialmedizin und Forschung → Klassifikationen). Eine Einführung in die ICF zum Selbststudium bietet Schuntermann (2005).

1.4.1 Die ICF als Konzeption

Im Gegensatz zur Diagnosenliste der International Classification of Diseases (ICD), die keine ausreichenden Schlüsse bezüglich der Beeinträchtigung und Behinderung der betroffenen Kranken erlaubt, ist die differenzierte und standardisierte Beschreibung von Krankheitsfolgen und der (verbliebenen) Funktionsfähigkeit Gegenstand der ICF. Sie löste im Jahr 2001 die Vorgängerversion International Classification of Impairments, Disabilities and Handicaps (ICIDH) von 1980 ab.

Gegenüber der weitgehenden Defizitorientierung des Krankheitsfolgenmodells der ICIDH basiert die ICF zwar ebenfalls auf einem biopsychosozialen Modell, stellt aber vor allem die Wechselwirkungen mit der Umwelt des Patienten und die Abhängigkeit der Fähigkeiten von Förderfaktoren und Barrieren in den Vordergrund. Sie ist damit nicht nur defizitorientiert, sondern auch ressourcenorientiert. Die ICF ist für weite Bereiche der Medizin einschließlich der Rehabilitation und sozialmedizinischen Begutachtung von Bedeutung. Die ICF bietet die Basis für das Verstehen von Gesundheitsproblemen, für eine gemeinsame interdisziplinäre Sprache und für eine umfassende Dokumentation, die für den Praxisalltag, für wissenschaftliche Studien (z. B. Vergleichbarkeit der Definitionen von Studienpopulationen und der Ergebnisse) und Gesundheitsinformationssysteme relevant ist (Schuntermann, 2003). Das weiterentwickelte Konzept der ICF fand in kurzer Zeit Eingang in Praxis, Wissenschaft und gesetzliche Grundlagen (z. B. SGB IX) der Rehabilitation und Sozialmedizin.

Die ICF fokussiert auf die (trotz der Erkrankung) bestehende **Funktionsfähigkeit** (Leistungsfähigkeit) eines Menschen, die alle Aspekte der **funktionalen Gesundheit** umfasst. Eine Person gilt danach allgemein als „funktional gesund", wenn

- ihre körperlichen Funktionen (einschließlich des mentalen Bereiches) und Körperstrukturen denen eines gesunden Menschen entsprechen (Konzepte der Körperfunktionen und -strukturen)
- sie all das tut oder tun kann, was von einem Menschen ohne Gesundheitsproblem (ICD) erwartet wird (Konzept der Aktivitäten)
- sie ihr Dasein in allen Lebensbereichen, die ihr wichtig sind, in der Weise und dem Umfang entfalten kann, wie es von einem Menschen ohne gesundheitsbedingte Beeinträchtigung der Körperfunktionen und -strukturen oder der Aktivitäten erwartet wird (Konzept der Partizipation [Teilhabe] an Lebensbereichen).

Jede Beeinträchtigung der funktionalen Gesundheit eines Menschen wird nach der ICF als **Behinderung** angesehen. Unter Einbeziehung dieses Behinderungsbegriffs wird die ICF in zwei Teile mit je zwei Komponenten gegliedert:

- Teil 1: Funktionsfähigkeit und Behinderung
  - Körperfunktionen und -strukturen
  - Aktivitäten und Partizipation (Teilhabe)
- Teil 2: Kontextfaktoren
  - Umweltfaktoren
  - personenbezogene Faktoren.

Es ist allerdings darauf hinzuweisen, dass die ICF-Definition der Behinderung umfassender ist als der Behinderungsbegriff nach § 2 SGB IX (Kap. 1.7). Für die sozialmedizinischen Bereiche in Deutschland sollte deshalb nur der Behinderungsbegriff nach SGB IX verwendet werden. Die Definitionen und eine Übersicht der ICF-Komponenten und ihrer Wechselwirkungen sind Tab. 1.4.1 und Abb. 1.4.1 zu entnehmen.

Es wird deutlich, dass die Komponenten nicht zwangsläufig linear aufeinanderfolgen, sondern in komplexen Bedingungsgeflechten unterschiedliche Feedback-Mechanismen wirksam sein können.

An einem **Patientenbeispiel** mit Fokussierung auf die Diagnostik werden die einzelnen Komponenten kurz erläutert, die auch auf einem Dokumentationsblatt nach dem ICF-Modell strukturiert dokumentiert werden können (Schuntermann, 2003) (exemplarisch: Kap. 4.4 muskuloskelettale Erkrankungen):

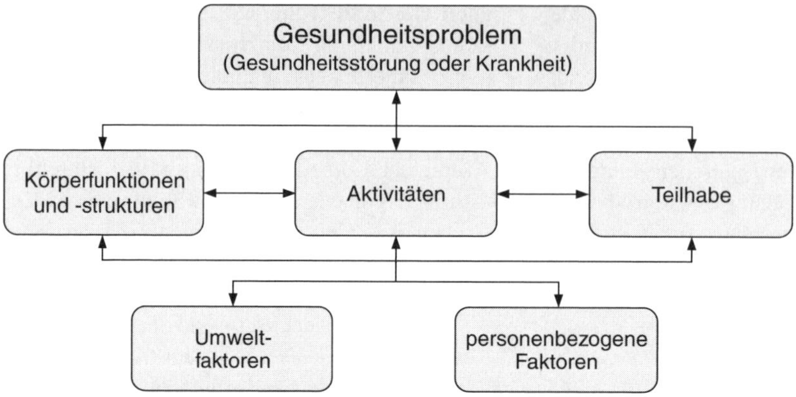

Abb. 1.4.1: Wechselwirkungen zwischen den Komponenten der ICF (World Health Organization, 2004).

Tab. 1.4.1: Definitionen der ICF-Komponenten.

- **Körperfunktionen** sind die physiologischen Funktionen von Körpersystemen (einschließlich psychologische Funktionen).
- **Körperstrukturen** sind anatomische Teile des Körpers, wie Organe, Gliedmaßen und ihre Bestandteile.
- **Schädigungen** sind Beeinträchtigungen einer Körperfunktion oder -struktur wie z. B. eine wesentliche Abweichung oder ein Verlust.
- Eine **Aktivität** bezeichnet die Durchführung einer Aufgabe oder Handlung (Aktion durch einen Menschen).
- **Partizipation (Teilhabe)** ist das Einbezogensein in eine Lebenssituation.
- **Beeinträchtigungen der Aktivität** sind Schwierigkeiten, die ein Mensch bei der Durchführung einer Aktivität haben kann.
- **Beeinträchtigungen der Partizipation (Teilhabe)** sind Probleme, die ein Mensch beim Einbezogensein in eine Lebenssituation erlebt.
- **Umweltfaktoren** bilden die materielle, soziale und einstellungsbezogene Umwelt ab, in der Menschen leben und ihr Dasein entfalten.
- **Personenbezogene Faktoren** sind der spezielle Hintergrund des Lebens oder der Lebensführung eines Menschen mit Gegebenheiten, die nicht Teil ihres (betrachteten) Gesundheitsproblems oder -zustands sind.

Fallbeispiel

Klinik

Zielproblem des Patienten

Ein 42-jähriger Patient stellt sich mit Druck- und Bewegungsschmerzen in der rechten Schulter seit 8 Wochen und erheblicher Beeinträchtigung der Überkopftätigkeit mit dem rechten Arm beim Orthopäden vor.

Zuordnung zu den ICF-Komponenten (Mediatoren) durch die Therapeuten mit ICF-Kodierungen (nächster Abschnitt)

- **Schädigungen der Körperfunktion und -struktur**
  - Beeinträchtigungen der **Körperfunktion:** bei der körperlichen Untersuchung erheblicher Druckschmerz am Tuberculum majus humeri (b28014.3) sowie vor allem aktive Abduktion im rechten Schultergelenk (schmerzhafter Bogen) zwischen 60° und 120° nicht möglich (b7100.3)
  - Beeinträchtigungen der **Körperstruktur:** sonografisch Verdickung der Supraspinatussehne (s7203.3), Diagnose: Supraspinatussyndrom rechts
- **Beeinträchtigungen der Alltagsaktivitäten:** erhebliche Einschränkung der Alltagsaktivitäten sowohl im Berufsleben als auch im häuslichen Bereich: Überkopftätigkeiten mit dem rechten Arm wie das Erreichen von höheren Regalen oder das Anziehen eines Pullovers sind nicht möglich (d4300.3)
- **Einschränkung der Partizipation (Teilhabe)**
  - **Erwerbstätigkeit:** Die Tätigkeit als Lagerist mit dem Transport von Lasten einschließlich des Erreichens von hohen Regalen ist deutlich eingeschränkt, so dass seit einer Woche Arbeitsunfähigkeit besteht (d8502.2).
  - **Freizeitbereich:** Da das Tennisspielen nicht mehr möglich ist, sind über diesen Sport wahrgenommene, dem Patienten wichtige soziale Kontakte zu Mitspielern reduziert (d7500.3, d9201.3).
- **Kontextfaktoren**
  - **Personenbezogene Faktoren:** Als negativer personenbezogener Faktor ist ein hypochondrischer Charakterzug zu nennen, der unabhängig von der Erkrankung seit der Kindheit bekannt ist und zur Arbeitsunfähigkeit beigetragen hat.

- **Umweltfaktoren:** Zu den fördernden Umweltfaktoren ist die positiv aktivierende Haltung seiner Ehefrau zu bemerken, die dazu beiträgt, dass der Patient gemeinsam mit dem Arbeitgeber nach Lösungsmöglichkeiten sucht (e410+3). Als weiteren förderlichen Umweltfaktor seitens des Betriebes ist eine bis zum Abschluss der Behandlung ausschließliche Dokumentationstätigkeit im Lagerbereich (e325+3). Dies wird von den Arbeitskollegen mitgetragen, so dass damit die Rückkehr in den Betrieb unterstützt wird.

Zur Feststellung der verschiedenen Komponenten der funktionalen Gesundheit dienen verschiedene Verfahren, die im Kap. 1.5 dargestellt sind. Für die Mediatoren werden konkrete Therapieziele und die entsprechenden Interventionen des multidisziplinären Rehabilitationsteams festgelegt, deren Erfolg am Erreichen der gesetzten Therapieziele in zyklischen Prozessen nach dem Prinzip des Rehab-Cycles gemessen wird (Kap. 1.8) (Steiner et al., 2002).

1.4.2 Die ICF als Klassifikation zur Kodierung der Komponenten

Die ICF stellt ein komplexes Klassifikationssystem für die dargestellten Komponenten zur Verfügung. Lediglich für die personenbezogenen Faktoren liegt keine Klassifikation vor. Die verschiedenen Kapitel der anderen Komponenten mit den Buchstaben, die ihren Zahlencodes vorangestellt werden, sind in Tab. 1.4.2 und exemplarisch im oben genannten Patientenbeispiel dargestellt. Sie können in positiven und negativen Begriffen ausgedrückt werden. Die Komponenten werden in Domänen unterteilt, die sich wiederum in Kategorien gliedern.

Die Beurteilungsmerkmale quantifizieren nach dem Punkt des Kategoriencodes das Ausmaß oder die Größe der Funktionsfähigkeit oder Behinderung (Schweregrad eines Problems) (Tab. 1.4.3). Bei der Klassifikation der Umweltfaktoren werden auf diese Weise Barrieren markiert. Falls es sich um förderliche Umweltfaktoren handelt, wird der Punkt durch ein Pluszeichen ersetzt (Tab. 1.4.4). Da die Kodierung des Ausprägungsgrades weitgehend dem einzelnen Anwender überlassen ist,

Tab. 1.4.2: ICF-Klassifikationen der Komponenten, die durch unterschiedliche Buchstaben in den Kodierungen gekennzeichnet sind, und Domänen (erste Gliederungsstufe).

Körperfunktionen (b)
1. Mentale Funktionen 2. Sinnesfunktionen und Schmerz 3. Stimm- und Sprechfunktionen 4. Funktionen des kardiovaskulären, hämatologischen, Immun- und Atmungssystems 5. Funktionen des Verdauungs-, Stoffwechsel- und des endokrinen Systems 6. Funktionen des Urogenital- und reproduktiven Systems 7. Neuromuskuloskelettale und bewegungsbezogene Funktionen 8. Funktionen der Haut und der Hautanhangsgebilde
Körperstrukturen (s)
1. Strukturen des Nervensystems 2. Das Auge, das Ohr und mit diesen in Zusammenhang stehende Strukturen 3. Strukturen, die an der Stimme und dem Sprechen beteiligt sind 4. Strukturen des kardiovaskulären, des Immun- und des Atmungssystems 5. Mit dem Verdauungs-, Stoffwechsel und endokrinen System in Zusammenhang stehende Strukturen 6. Mit dem Urogenital- und dem Reproduktionssystem in Zusammenhang stehende Strukturen 7. Mit der Bewegung in Zusammenhang stehende Strukturen 8. Strukturen der Haut und Hautanhangsgebilde
Aktivitäten/Teilhabe (d)
1. Lernen und Wissensanwendung 2. Allgemeine Aufgaben und Anforderungen 3. Kommunikation 4. Mobilität 5. Selbstversorgung 6. Häusliches Leben 7. Interpersonelle Interaktionen und Beziehungen 8. Bedeutende Lebensbereiche 9. Gemeinschafts-, soziales und staatsbürgerliches Leben
Umweltfaktoren (e)
1. Produkte und Technologien 2. Natürliche und vom Menschen veränderte Umwelt 3. Unterstützung und Beziehungen 4. Einstellungen 5. Dienste, Systeme und Handlungsgrundsätze

1

Tab. 1.4.3: Allgemeines (erstes) Beurteilungsmerkmal.

xxx.0: nicht vorhanden (kein, ohne, vernachlässigbar, ...)
xxx.1: leicht ausgeprägt (gering, niedrig, ...)
xxx.2: mäßig ausgeprägt (mittel, ziemlich, ...)
xxx.3: erheblich ausgeprägt (hoch, extrem, ...)
xxx.4: voll ausgeprägt (vollständig, komplett, ...)
xxx.8: nicht spezifiziert
xxx.9: nicht anwendbar

werden z. T. standardisierte Kriterien für die Ausprägungsgrade der Beurteilungsmerkmale erarbeitet.

Um die Anwendung dieser Kodierungen in der Praxis zu erleichtern, stehen eine vereinfachte indikationsübergreifende ICF-Check-Liste der WHO (Schuntermann, 2005: 103-124) und neu entwickelte indikationsspezifische ICF-Core-Sets zur Verfügung (Cieza et al., 2004). Die Core-Sets sind ausgewählte Kategorien in verschiedenen Komponenten, die von Expertengruppen bei verschiedenen Erkrankungen für besonders relevant erachtet wurden. Es ist zu erwarten, dass dadurch die Verbreitung der ICF in verschiedenen Anwendungsgebieten wesentlich unterstützt wird.

1.5 Beurteilung der funktionalen Gesundheit und der Kontextfaktoren (Assessmentverfahren)

Matthias Morfeld, Corinna Bergelt, Uwe Koch

Der folgende Abschnitt befasst sich mit Fragen der Beurteilung des Gesundheitszustandes und wie dieser unter besonderer Berücksichtigung der ICF (Kap. 1.4) erfasst werden kann. Die Rolle der Bewertung der funktionalen Gesundheit für die Therapieplanung steht dabei im Vordergrund. Zur Bewertung der funktionalen Gesundheit werden sogenannte Assessmentverfahren herangezogen, die sowohl zur Diagnostik des Ausgangsniveaus beispielsweise zu Beginn einer Rehabilitation als auch zur Verlaufs- und Erfolgskontrolle eingesetzt werden (Kap. 1.8).

Merke!

„Assessmentverfahren" sind Verfahren, mit denen die Ausprägung einer bestimmten Eigenschaft oder eines Parameters beurteilt bzw. eingeschätzt oder gemessen werden kann (siehe auch Definition).

Dabei kann es sich z. B. um ein klinisches oder anamnestisches Interview, einen Fragebogen, einen Test oder eine Untersuchung handeln (Sammlungen vor allem international gebräuchlicher Assessmentverfahren finden sich in Biefang, Potthoff,

Tab. 1.4.4: Beurteilungsmerkmale der Umweltfaktoren.

Barrieren	Förderfaktoren	Einteilung der Barrieren/Förderfaktoren
xxx.0: Barriere nicht vorhanden	xxx+0: Förderfaktor nicht vorhanden	(ohne, kein, unerheblich ...) 0–4 %
xxx.1: Barriere leicht ausgeprägt	xxx+1: Förderfaktor leicht ausgeprägt	(schwach, gering ...) 5–24 %
xxx.2: Barriere mäßig ausgeprägt	xxx+2: Förderfaktor mäßig ausgeprägt	(mittel, ziemlich ...) 25–49 %
xxx.3: Barriere erheblich ausgeprägt	xxx+3: Förderfaktor erheblich ausgeprägt	(hoch, äußerst ...) 50–95 %
xxx.4: Barriere voll ausgeprägt	xxx+4: Förderfaktor voll ausgeprägt	(komplett, total ...) 96–100 %
xxx.8: Barriere nicht spezifiziert	xxx+8: Förderfaktor nicht spezifiziert	
xxx.9: nicht anwendbar	xxx+9: nicht anwendbar	

Schliehe, 1999; Bowling, 1997, 2001; Brähler et al., 2002; Schumacher, Klaiberg, Brähler, 2003; Westhoff, 1993).

Für den Prozess der Rehabilitation spielt das Assessment eine besondere Rolle, da sich die Krankheitsfolgen und ihre Wechselwirkungen mit der Umwelt bei chronisch Kranken auf unterschiedlichen Ebenen (physisch, psychisch, sozial, funktional) auswirken. Dies hat zur Folge, dass entsprechend dieser Ebenen Interventionen in unterschiedlichen gesundheitsrelevanten Bereichen der Patienten vorgenommen werden, mit Auswirkungen auch auf die Nachsorgeplanung. Zu beachten ist dabei, dass die Krankheitsfolgen bzw. Beeinträchtigungen sich nicht mit medizinischen Bewertungsmaßstäben allein abbilden lassen. Bei der Beurteilung eines komplexen Systems, wie es durch das Modell der funktionalen Gesundheit abgebildet wird, kommt Assessmentverfahren ein eigener Stellenwert bei der Beschreibung und Beurteilung von Gesundheitsproblem zu.

Assessments

Am Anfang des Rehabilitationsprozesses steht in der Regel ein mehrdimensionales, interdisziplinäres Assessment, das prognostisch orientiert ist (Ewert, Cieza, Stucki, 2002). Im Rahmen der Rehabilitation dient das Assessment sowohl der Eingangsbeurteilung als auch der Planung des Rehabilitationsprozesses und der Bewertung des Rehabilitationsergebnisses. Durch das Assessment sind die Fähigkeiten und Entwicklungsmöglichkeiten des Rehabilitanden „möglichst vollständig nach einheitlich definierten und überprüfbaren Kriterien zu erfassen". (Deutsche Vereinigung für die Rehabilitation Behinderter [DVfR], 2002). Auf dieser Grundlage sind der individuelle Rehabilitationsbedarf (Rehabilitationsbedürftigkeit) sowie die Rehabilitationsfähigkeit und -prognose zu beurteilen (Kap. 1.6).

Definition
Unter Assessment (Bewertung oder Einschätzung) sind quantitative standardisierte Instrumente bzw. Methoden zu verstehen (Fragebögen, Messinstrumente, Tests oder Skalen), die die Beurteilung der funktionalen Gesundheit auf eine möglichst objektive und überprüfbare Grundlage stellen.

Aufgaben
Assessmentverfahren stellen zugleich eine Basis für eine professionelle Kommunikation dar, dienen der Dokumentation von Behandlungseffekten, erhöhen die wissenschaftliche Glaubwürdigkeit und sind mittlerweile fester Bestandteil der Qualitätssicherung in Medizin und Gesundheitsversorgung. Sie dienen ferner der Erfassung der Folgen einer diagnostizierten Erkrankung für die betroffene Person und ihre Aktivitäten und Teilhabe am gesellschaftlichen Leben (Institut für Qualitätssicherung in Prävention und Rehabilitation an der Sporthochschule Köln [iqpr], 2004). An dieser Stelle soll nicht auf Einzelheiten von Assessmentverfahren eingegangen werden, wie klinische Maße zur Beurteilung der Körperstrukturen und -funktionen (z. B. Körpergewicht, Schober-Maß, Finger-Boden-Abstand, Gelenkbeweglichkeit nach der Neutral-Null-Methode). Sie werden zum Teil indikationsspezifisch erhoben und deshalb in den entsprechenden Kapiteln dieses Buches sowie exemplarisch im Kapitel zu den Rehabilitationszielen (Kap. 1.8) beschrieben. Hier geht es um einige (methodologische) Grundsätze.

Reliabilität und Validität von Assessmentverfahren

Assessmentverfahren müssen einer Reihe von wissenschaftlichen Standards genügen. Hierzu gehören psychometrische Eigenschaften wie Reliabilität und Validität, die sich durch folgende Prüffragen auszeichnen:

Reliabilität (Zuverlässigkeit)
Wie genau bzw. zuverlässig sind die Messungen durch das Instrument (unabhängig vom Inhalt)? Dies stellt die Frage danach, ob ein Messergebnis beispielsweise bei einem erneuten Test oder einer erneuten Befragung unter den gleichen Umständen zu den gleichen Ergebnissen führt.

Ein Beispiel für eine Frage mit (erwartbar) reliablen Antworten ist: „Wie viele physiotherapeutische Behandlungsplätze hat die Rehaklinik xy?" Eine (erwartbar) geringe Reliabilität hat jedoch die Frage: „Wie belastbar sind die Physiotherapeuten, die in dieser Klinik arbeiten?" Hier geht es vor allem um den Aspekt der Belastbarkeit, der so nur unzureichend definiert ist und eine breite Spanne möglicher Antworten zulässt.

Eine weitere Differenzierung der Reliabilität fragt nach dem Ausmaß der Übereinstimmung der Beurteilung eines Probanden durch zwei unabhängige Beobachter (Inter-Rater-Reliabilität), nach dem Zusammenhang zwischen den Werten der einzelnen Fragen und denen der Einzelskalen und/oder des Gesamtscores des Instrumentes (interne Konsistenz) und nach dem Ausmaß des wiederholten Antwortverhaltens bei gleichen Probanden (Antwortstabilität).

Validität (Gültigkeit)

Die Validität beschreibt die (inhaltliche) Genauigkeit eines Assessmentverfahrens, also ob es auch das misst, was es vorgibt zu messen. Ein Beispiel für eine valide Messung ist die Frage nach den Arbeitsunfähigkeitstagen in einem Betrieb als Indikator für die Gesundheit der Mitarbeiter, weniger valide ist dieser Indikator für die Erhebung der Zufriedenheit der Mitarbeiter. Hohe Validität setzt Reliabilität (Zuverlässigkeit) voraus.

Es werden verschiedene Arten der Validität unterschieden. Als konstruktvalide wird ein Verfahren bezeichnet, wenn das Ergebnis mit dem eines anderen Verfahrens, welches das gleiche Konstrukt (begrifflicher Sachverhalt) misst, gut übereinstimmt bzw. mit einem Verfahren, das ein anderes Konstrukt misst, **nicht** übereinstimmt. Diskriminante Validität bezeichnet die Fähigkeit des Testverfahrens, zwischen Probanden mit unterschiedlichen Ausprägungen des Konstrukts zu trennen. Mit Veränderungssensitivität wird die Fähigkeit des Instruments beschrieben, signifikante/klinisch relevante Veränderungen abzubilden bzw. zu erkennen.

Diese psychometrischen Eigenschaften werden für die Verwendung im Gesundheitsbereich nochmals verfeinert: unter der Assessmenteigenschaft **descriptive** (diskriminante Validität) stellt sich die Prüffrage, ob das Verfahren in der Lage ist, verschiedene Gruppen von Patienten auch gegenüber gesunden Vergleichsgruppen hinsichtlich ihres subjektiven Gesundheitszustandes zu unterscheiden, unter **evaluative** (bewertende) die Frage danach, ob das Verfahren in der Lage ist, Veränderungen in den Skalenwerten im Zeitverlauf bzw. in Abhängigkeit von einer Intervention zu entdecken und unter der **prognostic ability** (prognostische Fähigkeit) die Fähigkeit eines Verfahrens, Einschränkungen des Gesundheitszustandes zu entdecken, bei denen mit entsprechenden therapeutischen Strategien erfolgreich zu intervenieren ist (Guyatt, Feeney, Patrick, 1993).

Für die praktische Arbeit sind über diese Qualitätsaspekte hinaus Hinweise für die Anwendung und Standards zur Auswertung wie Scorebildung und -interpretation maßgebend. Hierunter versteht man die wissenschaftliche Aufbereitung des Assessmentverfahrens für praktische Anwendungen durch die Angabe von Normdaten, Cut-off-Werten und Auswertungsalgorithmen.

Funktionale Gesundheit

Die funktionale Gesundheit wird positiv formuliert und stellt die noch bestehende Funktionsfähigkeit einer Person trotz bestehender Erkrankung in den Vordergrund.

Merke!

Eine Person ist funktional gesund, wenn ihre körperlichen (und geistigen) Funktionen denen eines gesunden Menschen entsprechen und sie auch all das tun kann, was ein gesunder Mensch tun kann. Darüber hinaus wird von dieser Person erwartet, dass sie ihr Dasein, bezogen auf alle relevanten Lebensbereiche (Familie, Arbeit, Freizeit etc.) so entfalten kann, wie man es von einem gesunden Menschen erwarten würde. (vgl. Kap. 1.4)

Aus der klinischen Praxis sind eine Vielzahl von Maßen und Parametern wichtig, um auf der körperlichen Ebene Beschreibungen von Normwertabweichungen vornehmen zu können. Diese stellen einen wichtigen Beitrag für (akut-)medizinische Diagnostik und darauf aufbauende Interventionen dar und sind unverzichtbar. Auf der Ebene der Aktivitäten und Teilhabe, auf der Beeinträchtigungen für die Betroffenen langfristig bis lebenslang spürbar werden, sind eigene Beschreibungs- und Bewertungsverfahren notwendig, die in der Regel durch den Betroffenen selbst formuliert werden müssen. Abweichungen sind beispielsweise im Stadium der neurologischen Frührehabilitation möglich, in der der Patient noch nicht in der Lage ist, eigene Angaben zu machen. Hier muss zur Einschätzung der Patientensituation auf Fremdbeurteilungsverfahren zurückgegriffen werden (z. B. der Frühreha-Barthel-Index). Die individuelle Lebenswelt des Patienten, in der sich die Beeinträchtigungen bemerkbar machen, ist sowohl durch Externe (Ärzte, Therapeuten etc.) als auch durch Nahestehende (Familie, Freunde etc.) kaum zu beschreiben und noch schwieriger zu bewerten. Das dargestellte Assessment ist auch deshalb von großer Bedeutung, weil die damit erfassbaren individuellen Beeinträchtigungen von Aktivitäten und Teilhabe häufig nur gering mit klinischen Parametern, die die Körperstrukturen und -funktionen dokumentieren (z. B. Maße von Ott und Schober, Gelenkbeweglichkeit nach der Neutral-Null-Methode), zusammenhängen.

Kontextfaktoren

Wie im Kap. 1.4 beschrieben, spielen die Kontextfaktoren, die im ICF-Modell in Umweltfaktoren und personale Faktoren differenziert werden, bei der Bewertung der funktionalen Gesundheit eine eigenständige Rolle und bedürfen eines eigenen Assessmentkonzeptes. Die **Umweltfaktoren** werden in der ICF-Klassifikation mit dem Buchstaben **e** (für environmental) gekennzeichnet und bezeichnen Aspekte der materiellen, sozialen und einstellungsbezogenen Umwelt. Die ICF führt hier bspw. „Bordsteinabsenkung ohne besonderen Belag" als einen Faktor an. Anhand dieses Beispiels kann auch die Differenzierung zwischen „Förderfaktoren" und „Barrieren" demonstriert werden. Die Bordsteinabsenkung kann nämlich für einen Rollstuhlfahrer als Förderfaktor (leichte eigenständige Straßenüberquerung), für einen Blinden jedoch als Barriere (fehlende Orientierung für den Taststock) begriffen und auch dementsprechend klassifiziert werden (DIMDI, 2004).

Im Unterschied zu den Umweltfaktoren sind die **personalen Faktoren** aktuell in der ICF noch nicht operationalisiert. Personale Faktoren beschreiben den „speziellen Hintergrund des Lebens und der Lebensführung eines Menschen und umfassen Gegebenheiten des Menschen, die nicht Teil ihres Gesundheitsproblems oder -zustands sind." (DIMDI, 2004). Hierunter sind Eigenschaften und Attribute einer Person wie Geschlecht, Ausbildung, Lebensstil, Motivation aber auch die genetische Prädisposition zu sehen. Es ist davon auszugehen, dass gerade die personalen Faktoren einen erheblichen Einfluss auf den Verlauf der Rehabilitation haben, da hier die individuellen und persönlichkeitsbedingten Ressourcen und Hinderungsfaktoren einzuordnen sind. Diese persönlichen Faktoren spielen bspw. für die Krankheitsbewältigung (Coping) bei Krebserkrankungen eine wichtige Rolle (Westhoff, 1993).

Der Aufbau und die Durchführung eines multidisziplinären Rehabilitationsassessments zur Beurteilung der funktionalen Gesundheit wird in dem im Kap. 1.8 eingeführten Rehab-Cycle abgebildet.

Fallbeispiel

Für den Einsatz von Assessmentverfahren

Ein 47-jähriger Patient nach Diskusprolaps und anschließender Nukleotomie (L4/L5) kommt zur Anschlussrehabilitation in die neurologische oder orthopädische Rehabilitationsklinik.

Anamnese

Der Patient klagt nach wie vor über Schmerzen. Zusätzlich berichtet er über große Unsicherheit bezüglich der Rückkehr an den Arbeitsplatz und damit verbunden über seine eigene Leistungsfähigkeit im beruflichen wie auch privaten Bereich. Er kann oft abends nicht einschlafen und ist von Zukunftsängsten geplagt. In diesem Zusammenhang bestehen auch Ängste bei dem Patienten, einen wiederholten Bandscheibenvorfall zu erleiden und Verunsicherung darüber, was Ursache für den ersten gewesen sein könnte.

Befunderhebung

In der Eingangsuntersuchung werden funktionsbezogene Leistungsdaten wie z. B. Gehstrecken- und Sitzdauerleistung des Patienten erfasst. Zur Erstellung eines Therapieplans wird der Patient gebeten, auf einer numerischen Rating-Skala (NRS) seine momentane Schmerzstärke im Rücken auf einer Skala von 0 (kein Schmerz) bis 10 (unerträgliche Schmerzen) einzutragen. Der Patient vermerkt auf dieser Skala einen Wert von 8, was auf ein noch deutlich ausgeprägtes Schmerzempfinden hinweist. Eine radikuläre Symptomatik ist nicht mehr feststellbar.
Mittels Timed-up-and-go-Test wird die Koordinationsfähigkeit des Patienten im unteren Extremitätenbereich erfasst. Beim Timed-up-and-go-Test handelt es sich um ein Assessmentverfahren zur Bewertung der Kraft und Mobilität. Es ist ein einfaches Prüfverfahren, das im

Routinebetrieb die Beweglichkeit des Rehabilitanden über einen Zeitfaktor beschreibt. Der Proband sitzt auf einem Stuhl mit Armlehne (Sitzhöhe ca. 46 cm). Er darf ggf. ein Hilfsmittel (z. B. Stock) benutzen. Die Arme liegen locker auf den Armstützen und der Rücken liegt an der Rückenlehne des Stuhls an. Beim Erreichen dieser Position hilft der Untersucher nicht mit. Nach Aufforderung soll der Proband mit einem normalen und sicheren Gang bis zu einer Linie laufen, die in drei Metern Entfernung vor dem Stuhl auf dem Boden angezeichnet ist, sich dort umdrehen, wieder zurück zum Stuhl gehen und sich in die Ausgangsposition begeben. Die dafür benötigte Zeit wird in Sekunden notiert; es ist keine Stoppuhr vorgeschrieben.

Da bei dem Patienten eine Angstsymptomatik und Depressivität vermutet wird, soll er den Fragebogen HADS (Hospital Anxiety and Depression Scale) ausfüllen. Dieser erfasst mit 14 Fragen die Konstrukte Angst (7 Fragen) und Depressivität (7 Fragen). Die aus dem Fragebogen resultierenden Skalen reichen von 0–21 Punkte, wobei der Bereich 8–10 als grenzwertig und ab 11 als klinisch relevante Ausprägung angesehen wird (Cut-off-Wert). Mittels Auswertungsschablone wird bei dem Patienten für die Skala Depressivität ein Punktwert von 8 und für die Skala Angst einen Wert von 12 festgestellt.

Der hinzugezogene Psychologe der Klinik führt zur weiteren Diagnostik die sogenannten Fear Avoidance Beliefs (FAB) durch. Hierunter werden Attributionen verstanden, die den Schmerz als Ausdruck für eine Verletzung oder eine pathologische Ursache sehen. Demnach sind es vor allem körperliche Aktivitäten, die zu einer Zunahme des Schmerzes führen. Um das Ausmaß der FAB zu testen, bittet der Psychologe den Patienten die deutsche Fassung des FABQ auszufüllen. Er besteht aus insgesamt 16 Items (Einzelfragen), die zu den Skalen „Verursachung durch Arbeit", „Prognostik Beruf/ Arbeit" sowie „Verursachung durch Aktivität" zusammengefasst werden. Aus den Ergebnissen erkennt der Psychologe, dass der Patient seiner Arbeit und Berufstätigkeit einen hohen Stellenwert bzgl. der Verursachung seines Bandscheibenvorfalls zuordnet. Dies passt zu den vom Patienten geäußerten Befürchtungen, seinen Arbeitsplatz zu verlieren.

Behandlung und Verlauf

Die durch dieses Assessment gewonnenen Erkenntnisse stellen einen wichtigen Beitrag für die Therapieplanung des Patienten dar. So nimmt der Patient während der dreiwöchigen Rehabilitationsmaßnahme an einem speziellen Therapieprogramm zum Abbau von Ängsten und Stress sowie zum Umgang mit Schmerzen teil. Darüber hinaus wird ihm empfohlen, einen Beratungstermin bei der Sozialarbeiterin der Klinik wahrzunehmen, um mit ihr zu klären, welche Möglichkeiten es gibt, die Umstände seiner Berufstätigkeit zu verändern. Am Ende der dreiwöchigen Maßnahme wird der Patient gebeten, die Assessmentverfahren noch einmal auszufüllen. Die Ergebnisse weisen bzgl. Angst und Depressivität auf eine erhebliche Verbesserung hin (Depressivität: 5; Angst: 6). Gleichzeitig haben sich auch durch die physikalischen Maßnahmen und das Stressmanagementprogramm die Schmerzen deutlich verbessert (Punktwert 4). Es bestehen beim Patienten jedoch noch erhebliche Befürchtungen, einen wiederholten Bandscheiben-Vorfall zu erleiden, verbunden mit einer Ursachenzuweisung durch seine Arbeitsumstände. Dies veranlasst das Rehabilitationsteam, im Entlassbrief und der Nachsorgeplanung eine sogenannte stufenweise Wiedereingliederung anzuregen (Kap. 1.3). In einer innovativen Weiterentwicklung dieses Verfahrens kommt es zu einem tageweisen Wechsel von Arbeitszeit und ambulanter Rehabilitation, wobei die Arbeitszeit stufenweise erhöht wird (vgl. Danner, 2004, Kap. 1.14). Die Maßnahme kann auch eine psychosoziale Betreuung beinhalten.

Weiterer Verlauf

Im Rahmen der Qualitätssicherung der Rehabilitationsklinik wird der Patient ein Jahr nach der Maßnahme noch einmal postalisch befragt (Katamnese). Im entsprechenden Fragebogen sind neben anderen Assessmentverfahren auch die zur Diagnostik in der Klinik eingesetzten Verfahren enthalten:

Bezüglich der Schmerzsymptomatik und den Befürchtungen, dass die eigenen Beschwerden durch die Arbeit verursacht worden sein könnten, zeigt sich eine deutliche Besserung über den Verlauf der Rehabilitationsmaßnahme sowie eine weitere Verbesserung ein Jahr nach Entlassung aus der Rehabilitation (Abb. 1.5.1).

Einen ähnlichen Verlauf zeigt auch die Depressivität und die Angstsymptomatik in Abb. 1.5.2. Hier haben sich die am Ende der Rehabilitation erreichten Verbesserungen zum Katamnesezeitpunkt stabilisiert.

Nach einem Jahr und der stufenweisen Wiedereingliederung ist der Patient mit voller Arbeitszeit an seinen Arbeitsplatz zurückgekehrt. Mit Hilfe der Rehaeinrichtung und seines behandelnden Hausarztes konnte beim Arbeitgeber die rückengerechte Ausstattung seines Arbeitsplatzes erreicht werden. Der Patient nimmt regelmäßig an Fitnessübungen zur Stabilisierung seiner Rückenmuskulatur teil.

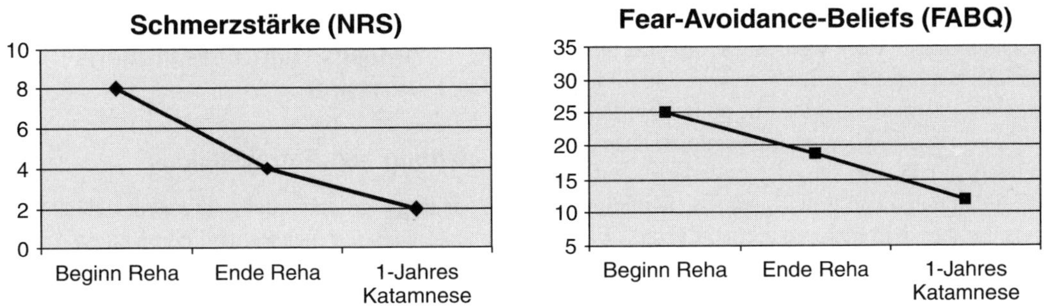

Abb. 1.5.1: Die linke Grafik zeigt den Verlauf der Schmerzstärke, die rechte den der Fear-Avoidance-Beliefs eines Patienten nach Diskusprolaps.

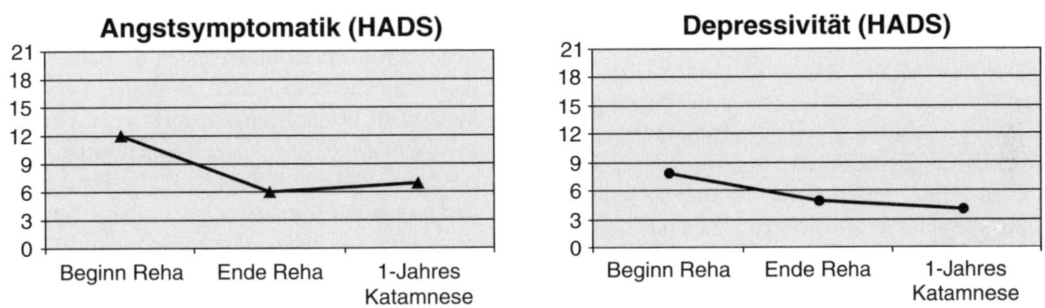

Abb. 1.5.2: Die linke Grafik zeigt den Verlauf der Angstsymptomatik, die rechte den der Depressivität eines Patienten nach Diskusprolaps.

Das Fallbeispiel verdeutlicht, dass die im Verlauf der Rehabilitation und in der katamnestischen Befragung eingesetzten Assessmentverfahren eine mehrfache Funktion erfüllen. Sie dienen zum einen dazu, die Belastungssituation des Patienten zu evaluieren und festzustellen, in welchen Bereichen rehabilitative Interventionen benötigt werden. Zum anderen sind sie durch den mehrfachen Einsatz ein zentrales Instrument zur Verlaufs- und Erfolgskontrolle der Rehabilitation und für die Nachsorgeplanung.

Mit der Einführung der ICF erweitern sich die Bedingungen für den Einsatz und die weitere Entwicklung von Assessmentinstrumenten, denn es wird empfohlen, diese an der Terminologie und Klassifikation der ICF zu orientieren. Ein neues, international entwickeltes, auf der ICF basierendes Instrument ist das World Health Organization Disability Assessment Schedule II (WHODAS II) (deutsche Übersetzung: Pösl, 2004). Außerdem ist es sinnvoll, dass sich die Dokumentation der Daten an einem ICF-Modellblatt orientiert (vgl. Kap. 1.4).

1.6 Zugang zur Rehabilitation, Rehabilitationsbedarf/ -fähigkeit/-potential/ -prognose

Michael Gülich, Wilfried Jäckel

1.6.1 Zugang zur medizinischen Rehabilitation

Der Zugang zur akutstationären Versorgung, also die Einweisung in ein Akutkrankenhaus, ist relativ einfach und schnell. Sobald z. B. ein niedergelassener Arzt festgestellt hat, dass die ambulante Versorgung aus medizinischen Gründen nicht mehr ausreichend ist und eine Verschlimmerung der Erkrankung droht, kann der Patient direkt in ein Akutkrankenhaus eingewiesen werden. Der Zugang zur medizinischen Rehabilitation – z. B. in eine stationäre Rehabilitationsklinik oder eine ambulante Rehabilitationseinrichtung – ist im Vergleich dazu komplizierter und weist einige Besonderheiten auf: hier ist ein Antrags- und Bewilligungsverfahren vorgeschaltet, bei dem mehrere Akteure beteiligt sind.

Merke!

Das Antrags- und Bewilligungsverfahren mit den entsprechenden Rechtsvorschriften soll gewährleisten, dass der richtige Patient zur richtigen Zeit in die richtige Einrichtung gelangt.

Das Verfahren soll insbesondere eine Über-Inanspruchnahme verhindern, die zu unnötigen finanziellen Belastungen der Rehabilitationsträger, wie z. B. den Renten- und Krankenversicherungen, führen würde. Andererseits soll aber auch das Risiko reduziert werden, dass Patienten rehabilitative Leistungen nicht oder viel zu spät in Anspruch nehmen, was ebenfalls zu erhöhten Kosten führen kann (z. B. durch erhöhte Behandlungskosten, vorzeitige Rentenzahlungen wegen Erwerbsunfähigkeit).

Um dieses Ziel zu verwirklichen, hat der Gesetzgeber in verschiedenen Sozialgesetzbüchern (SGB V, SGB VI, SGB IX u. a.) Vorschriften zur Einleitung, Antragstellung, Bewilligung und Durchführung der Rehabilitation erlassen.

Beim Zugang zu medizinischen Rehabilitationsleistungen muss unterschieden werden zwischen der allgemeinen medizinischen Rehabilitation („allgemeines Rehabilitationsverfahren) und der Anschlussrehabilitation bzw. Anschlussheilbehandlung (AHB). Die Anschlussrehabilitation findet im direkten zeitlichen Zusammenhang nach einer akutstationären Behandlung statt, die allgemeine medizinische Rehabilitation kann bei medizinischer Indikation prinzipiell zu jedem Zeitpunkt erfolgen. Der wesentliche Unterschied zwischen der allgemeinen medizinischen Rehabilitation und der Anschlussrehabilitation liegt im Antrags- und Bewilligungsverfahren.

1.6.2 Allgemeine Grundlagen zum Antrags- und Bewilligungsverfahren

Einleitung und Antragstellung

In der Regel gilt, dass der Versicherte für Leistungen zur medizinischen Rehabilitation einen Antrag stellen muss (Ausnahmen: Kapitel 1.3.). Die Initiative muss aber nicht zwangsläufig vom Patienten ausgehen. Hier existieren verschiedene Wege:

- In der Regel erkennt der behandelnde Haus- oder Facharzt als Erster, dass für den Patienten Leistungen zur Rehabilitation notwendig sein könnten. Dies ist immer dann der Fall, wenn der Patient an Krankheitsfolgen leidet, die seine Teilhabe am Arbeitsleben oder am Leben in der Gemeinschaft beeinträchtigen, z. B. wenn ein Patient schon seit längerer Zeit arbeitsunfähig ist oder eine Pflegebedürftigkeit droht. Da die Patienten selten selbst oder meist zu spät erkennen, wann eine Rehabilitationsleistung notwendig sein kann, ist die Mitwirkung der niedergelassenen Ärzte bzw. der Krankenhausärzte von entscheidender Bedeutung für das gesamte Rehabilitationsverfahren. Ihnen kommt daher die Aufgabe zu, den Patienten frühzeitig bei Einschränkung der funktionalen Gesundheit über Rehabilitationsleistungen zu informieren und zur Teilnahme zu motivieren (Begutachtungs-Richtlinie „Rehabilitation und Vorsorge“ des MDS, Richtlinie im Sinne des § 282 Satz 3 SGB V [Medizinischer Dienst der Spitzenverbände der Krankenkassen e. V., 2005]).
- Auch die Betriebs- und Werksärzte, die in größeren Betrieben anzutreffen sind, können Rehabilitationsleistungen anregen. Sie sehen häufig frühzeitig, z. B. im Rahmen der arbeitsmedizinischen Vorsorgeuntersuchungen, eine drohende oder bestehende Einschränkung der Erwerbsfähigkeit.
- Die Aufforderung zur Antragstellung kann aber auch in gesetzlich definierten Fällen von einem Rehabilitationsträger ausgehen. So kann die Krankenkasse von Versicherten, deren Erwerbsfähigkeit nach ärztlichem Gutachten erheblich gefährdet oder gemindert ist, verlangen, innerhalb von zehn Wochen einen Antrag auf Leistungen zur Rehabilitation zu stellen (meist bei Pa-

tienten mit längerer Arbeitsunfähigkeit). Wird der Antrag nicht fristgerecht gestellt, so entfällt der Anspruch auf Krankengeld mit Ablauf der Frist bzw. wird bis zur Beantragung der Rehabilitationsleistung ausgesetzt (§ 51 SGB V). In der Arbeitslosenversicherung gibt es vergleichbare Regelungen (§125 SGB III) Die Krankenkasse ist auch gehalten zu prüfen, ob durch Rehabilitationsleistungen Pflegebedürftigkeit vermieden, vermindert oder eine Verschlimmerung verhütet werden kann („Rehabilitation vor Pflege") und kann dann ggf. eine Antragsstellung anregen.

- Wenn ein Versicherter einen Antrag auf eine Erwerbsminderungsrente („Frühberentung") stellt, prüft der Rentenversicherungsträger gleichzeitig, ob Rehabilitationsleistungen sinnvoll sein können. Stellt der Rentenversicherungsträger fest, dass durch erfolgreiche Rehabilitationsleistungen ein Rentenbezug nicht oder erst zu einem späteren Zeitpunkt zu erbringen ist, muss der Patient ebenfalls einen Antrag zur Rehabilitation stellen („Rehabilitation vor Rente"). Folgt der Patient diesem Vorschlag nicht, kann der Rentenversicherungsträger Rentenleistungen verweigern.

Das geht Sie an!

Die Zuständigkeiten für die verschiedenen Rehabilitationsleistungen sind für die Patienten häufig nicht durchschaubar. Um das Verfahren für den Patienten zu vereinfachen, kann er seinen Antrag bei jedem Rehabilitationsträger einreichen, der dann den Antrag an den zuständigen Träger weiterleiten muss. Der Patient kann aber auch seine Krankenkasse oder eine der „Gemeinsamen Servicestellen" vor Ort in Anspruch nehmen, die ihn als zentrale trägerübergreifende Anlaufstelle in allen Fragen zu Rehabilitationsleistungen beraten, die Antragstellung unterstützen und den weiteren Rehabilitationsprozess begleiten.

Begutachtung

In einem weiteren Schritt muss durch einen Arzt festgestellt werden, ob eine Rehabilitationsleistung zweckmäßig ist. Dazu muss ein Arzt auf der Basis seiner bisherigen Behandlung oder speziellen körperlichen Untersuchung sowie weiterer eventuell notwendiger apparativer Untersuchungen einen Befundbericht bzw. ein medizinisches Gutachten erstellen. Dies wird in der Regel der behandelnde Arzt, ein Facharzt oder auch speziell beauftragter Arzt (Gutachter) sein. Bei Leistungen der gesetzlichen Krankenversicherung ist vorgesehen, dass ein besonders qualifizierter und dazu zugelassener Arzt eine Verordnung vornimmt. Die Voraussetzung für eine Verordnung sind in den Richtlinien des Gemeinsamen Bundesausschusses, die auch Bezug auf die ICF nehmen, festgelegt (Gemeinsamer Bundesausschuss 2004). Das rehabilitations- bzw. sozialmedizinische Assessment soll Aussagen zu Rehabilitationsbedürftigkeit, -fähigkeit und -prognose enthalten. Der Medizinische Dienst der Krankenkassen (MDK) wird zukünftig (ab 1.7.2008) nicht mehr regelhaft, sondern nur noch in Stichproben bzw. bei Verlängerungen einbezogen werden (eingeführt durch Gesundheitsreform 2007). Die gesetzliche Rentenversicherung schaltet bei den Anträgen auf Rehabilitation ihren eigenen Sozialmedizinischen Dienst ein. Der niedergelassene Arzt hat hier eine Anregungs-, nicht Verordnungsfunktion. In der Unfallversicherung gelten besondere Verfahren (BAR 2005: 95 ff.).

Rehabilitationsbedürftigkeit

Merke!

Rehabilitationsbedürftigkeit (Rehabilitationsbedarf) besteht, wenn als Folge einer Schädigung bei Vorliegen von voraussichtlich nicht nur vorübergehenden Fähigkeitsstörungen oder drohenden oder bereits manifesten Beeinträchtigungen über die kurative Versorgung hinaus eine medizinische Rehabilitation erforderlich ist.

Wichtig ist dabei, dass die Fähigkeitsstörungen für den Patienten im Alltags- oder Berufsleben relevant sein müssen und damit seine Selbstständigkeit oder die Gestaltungsmöglichkeiten in Bereichen einschränken, die zu den menschlichen Grundbedürfnissen gehören. Das können z. B. Einschränkungen der Selbstständigkeit beim Essen und Trinken, bei der persönlichen Hygiene, bei der Mobilität oder in der Kommunikation sein. Dies gilt im besonderen Umfang natürlich für Fähigkeitsstörungen in der Selbstversorgung, die zur Abhängigkeit von fremder Hilfe und damit zur Pflegebedürftigkeit führt. Bei den Rentenversicherungsträgern stehen Fähigkeitsstörungen im Fokus, die zu Beeinträchtigungen in der Erwerbstätigkeit führen oder führen können.

Es liegt keine Rehabilitationsbedürftigkeit vor, wenn die Einschränkungen auch mit kurativen, pflegerischen oder anderen Maßnahmen zu beheben sind (also durch aktivierende Pflege, Verordnung von Hilfsmittel bzw. Heilmittel wie Physio- oder Ergotherapie, medikamentöse Therapie o. Ä.). Es liegt auch keine Rehabilitationsbedürftigkeit vor, wenn nur kurzzeitig Fähigkeitsstörungen bestehen, die sich auch ohne den mehrdimensionalen und interdisziplinären Ansatz der medizinischen Rehabilitation ausreichend bessern.

Einige Rehabilitationsträger haben für die Beurteilung der Rehabilitationsbedürftigkeit indikationsspezifische Leitlinien oder Begutachtungshilfen erstellt.

Rehabilitationsfähigkeit

Der Begriff der Rehabilitationsfähigkeit bezieht sich auf die körperliche und psychische Verfassung des Rehabilitanden (Motivation/Motivierbarkeit und Belastbarkeit) für die Teilnahme an einer geeigneten Rehabilitationsleistung.

So kann eine schwerwiegende Begleiterkrankung die Rehabilitationsfähigkeit in Frage stellen, wenn der Patient dadurch körperlich oder geistig so stark eingeschränkt ist, dass eine erfolgreiche Rehabilitation nicht zu erwarten ist. Die allgemeine psychische und physische Belastbarkeit des Patienten muss es in jedem Fall erlauben, dass er aktiv an rehabilitativen Maßnahmen teilnehmen kann. Es ist auch wichtig, dass die bestehenden Begleiterkrankungen mit den typischen Komplikationen von der entsprechend ausgewählten Rehabilitationseinrichtung diagnostiziert und behandelt werden können.

Auch eine mangelnde Motivation bzw. Motivierbarkeit des Patienten kann die Rehabilitationsfähigkeit in Frage stellen, da bei allen Rehabilitationsleistungen die Mitarbeit des Patienten entscheidend für den Behandlungserfolg ist. Die Förderung der Motivation ist aber auch Aufgabe der Rehabilitationseinrichtung.

Merke!

Schwerstpflegebedürftigkeit, schwere psychiatrische Erkrankungen – mit hohem Überwachungsbedarf, Desorientiertheit, Weglauftendenzen – schließen fast immer eine Rehabilitationsfähigkeit aus bzw. erfordern speziell ausgestattete Rehabilitationseinrichtungen.

Rehabilitationsprognose

Rehabilitationsprognose wird allgemein definiert als „eine medizinisch begründete Wahrscheinlichkeitsaussage auf der Basis der Erkrankung, des bisherigen Verlaufs und der Rückbildungsfähigkeit unter Beachtung und Förderung der persönlichen Ressourcen (Rehabilitationspotential) über die Erreichbarkeit eines festgelegten Rehabilitationsziels durch eine geeignete Rehabilitationsmaßnahme und in einem angemessenen Zeitraum."

- Es bedeutet, vereinfacht gesagt, dass die Rehabilitationsleistung geeignet sein muss, die gewünschten Verbesserungen der Fähigkeitsstörungen in dem vorgegebenen zeitlichen Rahmen zu erreichen. Eine positive Rehabilitationsprognose setzt voraus, dass bei dem Patienten auch Adaptationsmöglichkeiten vorliegen und nutzbar sind sowie Kompensationsmöglichkeiten zur Alltags- und Berufsbewältigung trainierbar sind. Deshalb soll das Gutachten eines Arztes, der die Rehabilitation initiiert, auch klären, welche individuellen Rehabilitationsziele erreicht werden können.

Unter kritischer Würdigung der individuellen Rehabilitationsbedürftigkeit, der Rehabilitationsfähigkeit sowie der Rehabilitationsprognose bzw. des -potentials sollen die Rehabilitationsziele aus den Fähigkeitsstörungen und Beeinträchtigungen abgeleitet werden, um den Patienten möglichst in der selbstständigen Bewältigung und Gestaltung der Lebensbereiche zu befähigen.

Merke!

Eine Rehabilitationsleistung kann nur dann gewährt werden, wenn der Patient rehabilitationsbedürftig und rehabilitationsfähig ist. Gleichzeitig muss eine positive Rehabilitationsprognose vorliegen.

Bewilligung

Der Rehabilitationsträger, bei dem der Antrag eingeht, muss innerhalb von zwei Wochen feststellen, ob er für die Leistung zuständig ist. Ist er zuständig, entscheidet er unverzüglich, d. h. innerhalb von drei Wochen nach Antragseingang. Ist ein Gutachten erforderlich, muss innerhalb von zwei Wochen nach Vorliegen des Gutachtens eine Entscheidung gefällt werden. Ist ein Träger nicht zuständig, leitet er den Antrag unmittelbar an den zuständigen Träger weiter, der ebenfalls unverzüglich zu entscheiden hat (innerhalb der angegeben Fristen) (Einzelheiten: §14 SGB IX sowie entsprechende Gemeinsame Empfehlung der Träger). Geprüft wird neben der Zuständigkeit insbesondere, ob die obengenannten Voraussetzungen (Rehabilitationsbedürftigkeit, Rehabilitationsfähigkeit, positive Rehabilitationsprognose) erfüllt sind.

Merke!

In der Regel können medizinische Rehabilitationsmaßnahmen mit derselben Rehabilitationsbegründung nur alle vier Jahre genehmigt werden. In Ausnahmefällen, also wenn eine Verschlechterung droht, kann von dieser Regel abgewichen werden.

Bewilligt ein Rehabilitationsträger eine Rehabilitationsleistung, muss er gleichzeitig entscheiden, ob die Leistung ambulant (auch mobil, d. h. per Hausbesuch) oder stationär erbracht werden soll. Der Gesetzgeber schreibt aus Kostengründen insbesondere für die Krankenkassen vor, dass Rehabilitationsleistungen in der Regel ambulant erbracht werden sollen („ambulant vor stationär“). Es muss also nach Lage des Einzelfalles geprüft werden, ob eine stationäre Maßnahme aus medizinischen oder organisatorischen Gründen notwendig ist (z. B. weil erhöhter Überwachungsbedarf infolge von Komplikationsgefahr besteht, keine ambulante Rehabilitation in akzeptabler Wohnortnähe besteht, eine Herauslösung aus dem häuslichen Umfeld für den Rehabilitationserfolg günstig ist oder dem Patienten die tägliche Anreise aus medizinischen Gründen nicht zumutbar ist). Gleichzeitig muss bei der Entscheidung „stationär oder ambulant“ auch der Wunsch des Patienten, der ein gesetzlich verankertes Wunsch- und Wahlrecht hat, angemessen berücksichtigt werden (§ 9 SGB IX).

Im Einzelfall prüft der Rehabilitationsträger bereits bei der Bewilligung der Leistungen zur medizinischen Rehabilitation, ob Leistungen zur Teilhabe am Arbeitsleben (berufliche Rehabilitation) notwendig sind. Dies muss spätestens während der Rehabilitationsmaßnahme erfolgen, sobald erkennbar wird, dass der bisherige Arbeitsplatz des Patienten durch seine gesundheitlichen Funktionseinschränkungen gefährdet ist. Zusammen mit dem Patienten sowie dem zuständigen Rehabilitationsträger muss dann unverzüglich geklärt werden, ob und welche Leistungen zur Teilhabe am Arbeitsleben erforderlich sind (§ 11 SGB IX). Das Ergebnis der Entscheidung (Bewilligung oder Ablehnung einer Rehabilitationsleistung) wird dem Patienten mitgeteilt. Gleichzeitig wird eine für das Krankheitsbild geeignete Rehabilitationsklinik oder ambulante Rehabilitationseinrichtung ausgewählt und ein Termin für die Aufnahme des Patienten vereinbart.

1.6.3 Besonderheiten zum Antrags- und Bewilligungsverfahren bei der Anschlussrehabilitation

Eine Besonderheit stellt das Verfahren der Anschlussrehabilitation (Anschlussheilbehandlung) dar. Die Ziele und Inhalte unterscheiden sich nicht von der allgemeinen medizinischen Rehabilitation.

Merke!

Als Anschlussrehabilitation (AR) bzw. Anschlussheilbehandlung (AHB) werden ambulante und stationäre Leistungen zur medizinischen Rehabilitation bezeichnet, die sich unmittelbar oder im engen zeitlichen Zusammenhang an eine stationäre Akutkrankenhausbehandlung anschließen. In der Regel wird der Patient direkt aus dem Akutkrankenhaus in die Rehabilitationseinrichtung verlegt. Oft wird der Patient aber auch für ein paar Tage (max. 14 Tage), soweit medizinisch vertretbar, nach Hause entlassen, um dann die Rehabilitation anzutreten.

Das Ziel der Anschlussrehabilitation ist, wie immer bei der medizinischen Rehabilitation, die beeinträchtigten bzw. verloren gegangenen Funktionen und Fähigkeiten des Patienten wiederherzustellen bzw. zu kompensieren, um den Belastungen und Erfordernissen des Alltags und Berufslebens begegnen zu können.

Neben den bisher genannten Voraussetzungen der medizinischen Notwendigkeit (Rehabilitationsbedürftigkeit, Rehabilitationsfähigkeit und positiver Rehabilitationsprognose) muss eine weitere Bedingung erfüllt sein: Die das aktuelle Ereignis betreffende Diagnose muss in einer AHB-Indikationsliste enthalten sein. Diese Liste enthält akutstationär behandelte Ereignisse oder Diagnosen, die in der Regel eine Rehabilitationsleistung bedingen: wie z. B. nach akutem Herzinfarkt, koronarer Bypass-Operation oder Herzklappenoperation, Operationen am arteriellen Gefäßsystem, Bandscheibenoperation, endoprothetischer Versorgung des Hüftgelenks oder des Kniegelenks, Amputation großer Gliedmaßenabschnitte, Magen- und Darmoperationen, Hirngefäßoperationen. Aber auch bei nicht operierten Erkrankungen wie schwerer peripherer arterieller Verschlusskrankheit, Zustand nach Hirninfarkt und -blutung (Schlaganfall) oder schwerer diffuser Hirnschädigung (z. B. traumatisch/hypoxisch) kann eine Anschlussrehabilitation durchgeführt werden.

In einem AHB-Katalog (der gesetzlichen Rentenversicherung) sind neben den zugelassenen Diagnosen auch die dafür geeigneten und zur Behandlung der jeweiligen AHB-Indikationen berechtigten Einrichtungen aufgeführt.

Eine weitere Besonderheit besteht darin, dass das Bewilligungsverfahren sehr stark beschleunigt ist. Bei den meisten Rehabilitationsträgern wird am gleichen Tag über die Antragstellung definitiv entschieden. Bei manchen Rehabilitationsträgern wird ganz auf das vorhergehende Bewilligungsverfahren verzichtet. Die Verlegung in die weiterbehandelnde Rehabilitationseinrichtung verhandelt die Akutklinik unmittelbar und direkt mit der Einrichtung, erst im Anschluss wird die formelle Bewilligung des zuständigen Rehabilitationsträgers eingeholt, um so den Beginn der Anschlussrehabilitation nicht zu verzögern.

In der Regel läuft das Zugangsverfahren für die Anschlussrehabilitation wie folgt ab:

- Der Arzt in der Akutklinik erkennt bei einem Patienten einen Rehabilitationsbedarf, motiviert den Patienten zur Antragstellung und erstellt einen ärztlichen Befundbericht.
- Der Sozialdienst der Akutklinik klärt ab, welcher Rehabilitationsträger zuständig ist und ob die trägerspezifischen Voraussetzungen für das AHB-Verfahren vorliegen.
- Abhängig vom Träger wird im Voraus eine Bewilligung für die Rehabilitationsleistung eingeholt („Kostenzusage").
- Je nach zuständigem Rehabilitationsträger wählt die Akutklinik eine geeignete Rehabilitationseinrichtung aus oder der Rehabilitationsträger schlägt eine Rehabilitationseinrichtung vor.
- Der Sozialdienst nimmt Kontakt zur Rehabilitationseinrichtung auf und klärt die Modalitäten der Verlegung ab.
- Der Patient wird direkt aus dem Akutkrankenhaus in die Rehabilitationseinrichtung verlegt (bzw. nach kurzem Aufenthalt zu Hause).

1.6.4 Patientenrechte und -pflichten

Merke!

Alle Leistungen zur Teilhabe dürfen nur mit Zustimmung des Versicherten bzw. Patienten erbracht werden.

Der Gesetzgeber hat ebenfalls festgelegt, dass „... bei der Entscheidung über die Leistungen und bei der Ausführung der Leistungen zur Teilhabe berechtigten Wünschen der Leistungsberechtigten entsprochen wird. Dabei wird auch auf die persönliche Lebenssituation, das Alter, das Geschlecht, die Familie sowie die religiösen und weltanschaulichen Bedürfnisse der Leistungsberechtigten Rücksicht genommen" (§ 9 SGB IX). Zusätzlich bestehen auch wirtschaftliche Erwägungen des betreffenden Rehabilitationsträgers, der nach den Grundsätzen der Wirtschaftlichkeit und Sparsamkeit handeln muss. Der Versicherte bzw. Patient kann aus diesem Grund nicht beanspruchen, dass allen seinen Wünschen z. B. nach einer bestimmten Rehabilitationseinrichtung oder einer bestimmten Rehabilitationsform – auch entgegen dem Grundsatz zur Wirtschaftlichkeit und Sparsamkeit – entsprochen wird. Er hat allerdings das Recht, einen Widerspruch gegen eine Entscheidung eines Rehabilitationsträgers einzulegen und gegebenenfalls auch den Rechtsweg zu bestreiten. Mit der Gesundheitsreform 2007 kann der Versicherte auch Einrichtungen in Anspruch nehmen, mit denen kein Versorgungsvertrag besteht, wenn sie zertifiziert sind. Ggf. hat der Versicherte die Mehrkosten zu tragen.

Das primäre Ziel von Rehabilitationsleistungen ist der Eingliederungserhalt bzw. die Wiedereingliederung des Patienten ins soziale und berufliche Leben. Dieses Ziel kann nur erreicht werden, wenn der Patient aktiv an der Rehabilitation mitwirkt, um den Rehabilitationserfolg herbeizuführen. Es besteht daher für den Patienten eine gesetzlich verankerte Mitwirkungspflicht. Er soll „... durch eine gesundheitsbewusste Lebensführung, durch frühzeitige Beteiligung an gesundheitlichen Vorsorgemaßnahmen sowie durch aktive Mitwirkung an Krankenbehandlung und Rehabilitation dazu beitragen, den Eintritt von Krankheit und Behinderung zu vermeiden oder ihre Folgen zu überwinden“.

1.7 Sozialmedizinische Beurteilung

Wilfried Mau

Der Schwerpunkt der sozialmedizinischen Beurteilung und Begutachtung liegt in der Ermittlung und Bewertung medizinischer Fakten im Hinblick auf personenbezogene Fragestellungen zur Aktivität und Teilhabe im Kontext der Gewährung von Leistungen im sozialen Sicherungssystem, insbesondere der Renten-, Kranken-, Pflege-, und Unfallversicherung. Der sozialmedizinische Gutachter nimmt dabei seine Verantwortung sowohl gegenüber der betroffenen und in der Regel Antrag stellenden Person als auch gegenüber der Solidargemeinschaft wahr. Diese Funktion setzt differenzierte medizinische Kenntnisse und eine Beachtung der rechtlichen Grundlagen der sozialen Sicherung voraus. Grundlegende Kenntnisse dazu sind von allen an der Krankenversorgung beteiligten Ärztinnen und Ärzten zu erwarten.

Die sozialmedizinische Begutachtung bildet die medizinische Grundlage für letztlich im Verwaltungsbereich bzw. von den Sozialgerichten zu treffenden Entscheidungen über Krankengeldzahlungen bei Arbeitsunfähigkeit (AU), teilweise oder volle Erwerbsminderung (EM) der gesetzlichen Rentenversicherung (GRV), Minderung der Erwerbsfähigkeit (MdE) der gesetzlichen Unfallversicherung (GUV) oder das soziale Entschädigungsrecht, Grad der Behinderung (GdB) und Pflegebedürftigkeit mit Festlegung der Pflegestufen. Das Gutachten soll trägerübergreifende Aspekte möglichst weitgehend berücksichtigen (Seger et al., 2003), was allerdings in der Praxis wegen des z. T. hohen Aufwands bzw. begrenzter Ressourcen zur Behandlung der trägerspezifischen Fragestellungen auf Grenzen stößt.

Da die Klärung der verschiedenen Fragen vielfach im inhaltlichen oder zeitlichen Zusammenhang mit Leistungen zur Teilhabe (Rehabilitation) steht, wird im Folgenden auf wichtige Punkte eingegangen. Auch die Stellungnahme zu den persönlichen Voraussetzungen der Rehabilitation mit den Aspekten Rehabilitationsbedarf, -fähigkeit und -prognose gehört zu den Aufgaben der sozialmedizinischen Beurteilung. Dieser Bereich wird in den Kapiteln Sozialrecht bzw. Rehazugang behandelt (Kap. 1.3, Kap. 1.6).

Arbeitsunfähigkeit

Die Feststellung der Arbeitsunfähigkeit (AU) gehört zu den sozialmedizinischen Aufgaben im weiteren Sinn, die von den Ärzten in der Rehabilitation und vor allem von Vertragsärzten durchzuführen sind. Bei Erwerbstätigen liegt AU dann vor, wenn aufgrund von Krankheit die zuletzt vor der AU ausgeübte Tätigkeit nicht mehr oder nur unter Gefahr der Verschlimmerung der Erkrankung ausgeführt werden kann (Bundesausschuss der Ärzte und Krankenkassen, 2004).

Merke!

Arbeitslose Personen sind für den Zeitraum arbeitsunfähig, in dem sie aufgrund einer Erkrankung nicht in der Lage sind, leichte Tätigkeiten an mindestens 15 Wochenstunden zu verrichten. In diesem Fall ist also die vor der Arbeitslosigkeit konkret ausgeführte Tätigkeit nicht von Bedeutung.

Die Feststellung der AU setzt die ärztliche Befragung und Untersuchung voraus. Dabei sind auch differenzierte Informationen zur aktuell ausgeübten Tätigkeit und den damit verbundenen Anforderungen und Belastungen zu erheben.

Das geht Sie an!

Die AU soll grundsätzlich nicht vor der ersten Inanspruchnahme des Arztes bescheinigt werden. Arbeitsfreie Tage (z. B. Wochenenden, Urlaubstage), an denen AU besteht, sind in den Zeitraum der Bescheinigung einzubeziehen.

Auf der AU-Bescheinigung sind alle Diagnosen einzutragen, die die AU begründen. Bei Feststellung oder im Verdachtsfall eines Arbeitsunfalls oder seiner Folgen, einer Berufskrankheit, eines Versorgungsleidens oder drittverursachter Gesundheitsschädigung (z. B. Unfall, Gewaltanwendung) ist auf der AU-Bescheinigung ein entsprechender Vermerk anzubringen. Wenn ein Arbeitsunfall vorliegt, muss unverzüglich die Vorstellung bei einem zur berufsgenossenschaftlichen Heilbehandlung zugelassenen Arzt (D-Arzt) erfolgen. Für die Dauer einer stufenweisen Wiedereingliederung in den Arbeitsprozess besteht AU (Kap. 1.16). Diese Phase dauert in der Regel nicht länger als 6 Monate.

Ausnahmen

AU liegt nicht vor, wenn diagnostische oder therapeutische Maßnahmen durchgeführt werden, ohne dass sie selbst eine AU begründen (z. B. umfangreiche invasive Maßnahmen). Rehabilitative Leistungen oder die Inanspruchnahme von Heilmitteln (z. B. physikalisch-medizinische Therapie) begründen allein nicht die Feststellung einer AU. Ambulante oder stationäre Vorsorge- und Rehabilitationsleistungen rechtfertigen nur dann eine AU, wenn bereits zuvor AU bestand und während der Maßnahme fortbesteht oder wenn im Verlauf eine Erkrankung auftritt, die zur AU führt.

Zusammenwirken mit anderen Einrichtungen

Die Krankenkassen können selbst oder auf Veranlassung der Arbeitgeber eine gutachterliche Stellungnahme des Medizinischen Dienstes zur Überprüfung der Arbeitsunfähigkeit einholen (§ 275 SGB V). Wenn das ärztliche Gutachten ergibt, dass die Erwerbsfähigkeit erheblich gefährdet oder gemindert ist, kann die Krankenkasse innerhalb einer Frist von 10 Wochen die Antragstellung auf Leistung zur medizinischen Rehabilitation und zur Teilhabe am Arbeitsleben durch die Versicherten verlangen. Kommen die Versicherten dieser Aufforderung innerhalb der Frist nicht nach, entfällt der Anspruch auf Krankengeld (§ 51 SGB V).

Lohnfortzahlung und Krankengeld

Der Anspruch auf Lohnfortzahlung durch den Arbeitgeber bei AU richtet sich nach arbeitsrechtlichen Vorschriften (§ 44 SGB V) und beträgt in der Regel 6 Wochen. Danach zahlt die Krankenkasse Krankengeld. Es beträgt 70 % des regelmäßigen Einkommens, das der Berechnung des Krankenkassenbeitrags zugrunde liegt (§ 47 SGB V). Krankengeld wird wegen derselben Krankheit längstens für einen Zeitraum von 78 Wochen innerhalb von 3 Jahren gezahlt. Rechtzeitig vor Ablauf dieser Frist müssen bei absehbar längerer AU die weiteren Möglichkeiten mit dem Betroffenen am besten mit Einbeziehung von Fachberatern der Rentenversicherung, der Krankenkassen oder der Arbeitsverwaltung sondiert werden, weil danach ggf. je nach individueller Konstellation von persönlichen und versicherungsrechtlichen Voraussetzungen erhebliche Veränderungen eintreten können, z. B. Abhängigkeit von Sozialhilfe, Arbeitslosengeld, Erwerbsminderungsrenten, falls keine anderen Maßnahmen wie Leistungen zur Teilhabe am Arbeitsleben durchgeführt werden können (Kap. 1.14).

Sozialmedizinische Leistungsbeurteilung für die GRV

Die sozialmedizinische Leistungsbeurteilung für die GRV, wie sie am Ende einer Maßnahme zur medizinischen Rehabilitation abzugeben ist, erfasst das Fähigkeitsprofil des Versicherten und setzt es in Beziehung zum Anforderungsprofil der zuletzt ausgeübten Erwerbstätigkeit (Cibis, Hüller, 2003) und auf dem allgemeinen Arbeitsmarkt. Sowohl das qualitative als auch das quantitative (zeitliche) Leistungsvermögen sind zu beurteilen.

Individuelles qualitatives Leistungsbild

Bei der Beurteilung des qualitativen Leistungsbildes ist darzustellen, über welche Fähigkeiten die Versicherten hinsichtlich noch zumutbarer körperlicher Arbeitsschwere, Arbeitshaltung und Arbeitsorganisation verfügen (positives Leistungsbild) und welche krankheitsbedingt nicht mehr bestehen (negatives Leistungsbild).

Individuelles quantitatives Leistungsvermögen

Auf der Basis des qualitativen Leistungsbildes ist eine Beurteilung des quantitativen (zeitlichen) Leistungsvermögens vorzunehmen. Erhebliche Konsequenzen für die Erwerbsminderungsrente hat die geforderte Zuordnung zu den folgenden drei Stufen der durchschnittlich pro Tag zu leistenden Arbeitszeit:

- weniger als 3 Stunden: volle Erwerbsminderung
- 3–6 Stunden: teilweise Erwerbsminderung
- mehr als 6 Stunden: keine Erwerbsminderung.

Die Merkmale des qualitativen und quantitativen Leistungsbildes sind abzuleiten aus der ICF-basierten Darstellung der durch Krankheit und Behinderung verursachten Einschränkungen der Funktions- und Aktivitätsebene sowie der Teilhabe am Erwerbsleben unter Berücksichtigung der förderlichen oder hemmenden Kontextfaktoren (personenbezogen und/oder Umweltfaktoren).

Das geht Sie an!

Bei der sozialmedizinischen Beurteilung des Leistungsvermögens soll jede Bezugnahme auf die Minderung der Erwerbsfähigkeit (anerkannte MdE) nach GUV oder sozialem Entschädigungsrecht sowie auf einen anerkannten Grad der Behinderung (GdB) nach dem Schwerbehindertenrecht/SGB IX vermieden werden, weil hierfür andere Begutachtungsmaßstäbe gelten. Auch eine bestehende AU ist nicht mit einem eingeschränkten Leistungsvermögen im Zusammenhang mit der Erwerbsminderung gleichzusetzen.

Berufs- bzw. Erwerbsunfähigkeit und Erwerbsminderung in der GRV

In der GRV gilt seit dem 1.1.2001 ein neues Rentenrecht.

Berufsunfähigkeit

Berufsunfähig nach § 240 SGB VI sind vor 1961 geborene Versicherte, deren Erwerbsfähigkeit wegen Krankheit oder Behinderung im Vergleich zu gesundheitlich nicht beeinträchtigten Versicherten mit ähnlicher Ausbildung und gleichwertigen Kenntnissen und Fähigkeiten auf weniger als 6 Stunden gesunken ist. Das Fähigkeitsprofil der Versicherten wird in diesem Falle mit den Leistungsanforderungen des bisher ausgeübten Berufs verglichen.

Erwerbsunfähigkeit

Erwerbsunfähig dagegen ist ein Versicherter nach der alten Fassung des § 44 SGB VI, wenn er wegen Krankheit oder Behinderung auf nicht absehbare Zeit außerstande ist, eine Erwerbstätigkeit jeglicher Art regelmäßig und mit nicht nur geringfügigem Einkommen auszuüben. Im Gegensatz zur Beurteilung der Berufsunfähigkeit spielt bei der Erwerbsunfähigkeitsbewertung der bisher ausgeübte Beruf des Versicherten nur eine untergeordnete Rolle.

Erwerbsminderung

Statt der im alten Rentenrecht verwendeten Begriffe Berufs- bzw. Erwerbsunfähigkeit wird seit dem 1.1.2001 zwischen teilweiser und voller Erwerbsminderung (EM) unterschieden. Sie unterliegt engeren Voraussetzungen als die Erwerbsunfähigkeit nach altem Recht, so dass der Beginn des Rentenanspruchs für längere Zeit Gegenstand zahlreicher Streitfälle sein dürfte (Rompe, Erlenkämper, 2004). Sozialmedizinisch ist die verbliebene Erwerbsfähigkeit vor dem Hintergrund bestehender Krankheiten und Behinderungen auf dem gesamten allgemeinen Arbeitsmarkt, d. h. in allen für die Betroffenen noch möglichen Erwerbstätigkeiten, zu beurteilen. Somit ist nicht die bisher konkret ausgeübte Erwerbstätigkeit oder die Ausbildung der Versicherten von Belang.

Merke!

Jeder Versicherte ist auf alle Tätigkeiten des allgemeinen Arbeitsmarktes einschließlich einfacher Arbeiten verweisbar, auch wenn er vorher einen hoch qualifizierten Beruf ausgeübt hat.

Im Gegensatz zum alten Rentenrecht sind Erwerbsminderungsrenten grundsätzlich als Zeitrenten für längstens 3 Jahre mit möglicher Wiederholung zu bewilligen (§ 102 Abs. 2 SGB VI). Eine unbefristete Rente ist nur dann zu leisten, wenn eine Behebung der Erwerbsminderung unwahrscheinlich ist, d. h. auch unter Berücksichtigung noch vorhandener therapeutischer Möglichkeiten eine Besserung auszuschließen ist, die eine rentenrelevante Steigerung der Leistungsfähigkeit ergibt (Roth, Seidel, 2003). Davon ist nach § 102 auch bei einer Gesamtdauer der Befristung von 9 Jahren auszugehen.

Minderung der Erwerbsfähigkeit (MdE) der GUV

In der GRV erfolgt eine zielorientierte Begriffsdefinition der Erwerbsminderung (Finalitätsprinzip). „Final" bedeutet dabei der Bezug auf alle Gesundheitsstörungen unabhängig von ihrer Ursache. Das gilt auch für die Behinderung/Schwerbehinderung nach dem SGB IX.

Dagegen sind für die sozialmedizinische Beurteilung der Erwerbsfähigkeit der GUV kausale Zusammenhänge zwischen dem Unfall und der Erwerbsfähigkeit herzustellen (Kausalitätsprinzip). Dabei sind unfallunabhängige Krankheitsfolgen nicht zu berücksichtigen. Die entsprechende Beeinträchtigung der vollen Erwerbsfähigkeit im allgemeinen Erwerbsleben wird in Prozentsätzen ausgedrückt, die nach abstrakter Feststellung, also unabhängig von der konkreten Berufsausübung der Betroffenen, den Erfahrungssätzen aus amtlichen, halbamtlichen und nichtamtlichen Quellen zu entnehmen sind, (z.B. Bundesministerium für Gesundheit und Soziale Sicherung, 2004).

Behinderung und Schwerbehinderung

Grundlagen für die Beurteilung der Behinderung und Schwerbehinderung im Zusammenhang mit der sozialmedizinischen Beurteilung bilden vor allem §§ 2 und 68 ff. SGB IX. Einzuschätzen sind Beeinträchtigungen mit Bezug auf eine Vergleichsgruppe und mit Berücksichtigung der voraussichtlichen Dauer und des Ausprägungsgrades:

- Nach § 2 SGB IX sind Menschen behindert, wenn ihre körperliche Funktion, geistige Fähigkeit oder seelische Gesundheit mit hoher Wahrscheinlichkeit länger als 6 Monate von dem für das Lebensalter typischen Zustand abweichen und daher ihre Teilhabe am Leben in der Gesellschaft beeinträchtigt ist.
- Eine Schwerbehinderung liegt vor, wenn der Grad der Behinderung (GdB) mindestens 50 beträgt. Schwerbehinderten gleichgestellt werden können Personen mit einem GdB von weniger als 50 aber mindestens 30, wenn sie in Folge ihrer Behinderung ohne die Gleichstellung keinen geeigneten Arbeitsplatz erlangen oder behalten können.

Zu den Vorteilen eines Schwerbehindertenausweises, der auf Antrag der Betroffenen vom Versorgungsamt ausgestellt wird, gehören unter anderem der Kündigungsschutz, bezahlter Zusatzurlaub von 5 Arbeitstagen im Jahr, Vergünstigungen nach dem Steuerrecht und bei erheblicher Beeinträchtigung der Bewegungsfähigkeit im Straßenverkehr bei der Benutzung von Verkehrsmitteln.

Das zusätzlich zur Feststellung der Behinderung ggf. zu beantragende Vergünstigungsmerkmal „G" (gehbehindert) erfordert in der Regel einen GdB von wenigstens 80 und eine Gehstreckeneinschränkung unter 2000 m bzw. unter einer Wegstrecke, die gesunde Vergleichspersonen innerhalb von 30 min zurücklegen. Für die Benutzung entsprechend gekennzeichneter Parkplätze (Rollstuhlzeichen) ist der Nachweis einer außergewöhnlichen Gehbehinderung „aG" Voraussetzung. Sie erfordert den Nachweis, dass sich die Betroffenen nur mit fremder Hilfe oder mit großen Anstrengungen außerhalb des Kraftfahrzeuges bewegen können (Rompe, Erlenkämper, 2004).

Pflegebedürftigkeit

Die sozialmedizinische Begutachtung der Pflegebedürftigkeit, die durch die sozialmedizinischen Dienste der Leistungsträger (z.B. Medizinischer Dienst der Krankenversicherung) erfolgt, gründet sich vor allem auf die Regelungen des SGB XI.

Merke!

Nach § 11 SGB XI besteht Pflegebedürftigkeit, wenn wegen einer körperlichen, geistigen oder seelischen Krankheit oder Behinderung für die gewöhnlichen und regelmäßig wiederkehrenden Verrichtungen im Ablauf des täglichen Lebens auf Dauer, voraussichtlich für mindestens 6 Monate, in erheblichem oder höherem Maße Hilfebedarf besteht.

Für die Einteilung der 3 Pflegestufen ist nach § 15 SGB XI der durchschnittliche Zeitaufwand für Familienangehörige oder andere nicht ausgebildete Pflegepersonen vor allem in der Grundpflege sowie bei hauswirtschaftlichen Verrichtungen maßgeblich (Tab. 1.7.1). Für die Grundpflege werden unterschieden:

Tab. 1.7.1: Differenzierung der Pflegestufen nach dem durchschnittlichen täglichen Zeitaufwand für Familienangehörige oder andere nicht ausgebildete Pflegepersonen.

Erheblich Pflegebedürftige (Pflegestufe I)	Schwerpflegebedürftige (Pflegestufe II)	Schwerstpflegebedürftige (Pflegestufe III)
Mindestens 90 Minuten, hierbei müssen auf die Grundpflege mehr als 45 Minuten entfallen	Mindestens 3 Stunden, hierbei müssen auf die Grundpflege mindestens 2 Stunden entfallen	Mindestens 5 Stunden, hierbei müssen auf die Grundpflege mindestens 4 Stunden entfallen

- Körperpflege
- Nahrungsaufnahme
- Mobilität.

1.8 Ziele und Ablauf des Rehabilitationsprozesses

NIKOLAUS GERDES

1.8.1 Ziele der Rehabilitation

Den theoretischen (allgemeinen) Anknüpfungspunkt für eine Systematik möglicher Rehabilitationsziele bildet die **International Classification of Functioning, Disabilities, and Health** (ICF) der Weltgesundheitsorganisation (World Health Organization, 2004, 2001) (Kap. 1.4). Die ICF und ihre Vorgängerversionen sind letztlich eine Reaktion auf die Situation, dass in den Industriegesellschaften nicht mehr die Infektionskrankheiten, sondern die chronischen Krankheiten (v. a. des kardiovaskulären und des muskuloskelettalen Systems) das „Gesundheitsproblem Nummer 1" darstellen. Chronische Krankheiten sind – definitionsgemäß – mit den Mitteln der Akutmedizin nicht heilbar. Deshalb stellt sich die grundsätzliche Frage, was denn die Ziele der gesundheitlichen Versorgung sein können, wenn eine **restitutio ad integrum** nicht erreichbar ist (vgl. Kap. 1.2). Nach der ICF soll dafür gesorgt werden, dass die Betroffenen trotz chronischer Krankheit und bleibender Gesundheitsschäden möglichst weitgehend am normalen Leben in Beruf, Familie und Gesellschaft teilnehmen können. Damit unterstreicht und verstärkt die ICF die soziale Zielsetzung der Rehabilitation – und zwar auch der medizinischen Rehabilitation. Das ganze Spektrum medizinischer, therapeutischer, psychosozialer und edukativer Maßnahmen in der Rehabilitation ist somit vor dem Hintergrund dieses übergreifenden Ziels zu sehen. Die ICF erweitert die medizinische Perspektive konsequent um die Dimensionen der „Aktivitäten" und der „Partizipation", die das Spezifikum der Rehabilitation gegenüber anderen Bereichen des gesundheitlichen Versorgungssystems ausmachen.

Krankheitsbewältigung und Gesundheitsverhalten

Aus mehreren Gründen ist es für die Praxis in der Rehabilitation sinnvoll, im biopsychosozialen Modell der ICF den Bewältigungsprozess und das Gesundheitsverhalten zu betonen. In einem „Theoriemodell der Rehabilitation" (Gerdes, Weis, 2000) ist der Bewältigungsprozess (Coping) sozusagen als „Drehscheibe" zwischen den Körperstrukturen und -funktionen einerseits und den Auswirkungen auf Aktivitäten und Partizipation andererseits zu verstehen. Damit erhält der Prozess der Krankheitsbewältigung einen Stellenwert, der ihm eine zentrale Rolle im Rehabilitationsgeschehen einräumt. Darin spiegelt sich die Tatsache, dass **kein** Gesundheitsschaden einen Einfluss auf Aktivitäten und Partizipation ausübt, ohne im Bewusstsein der betroffenen Person wahrgenommen und nach Maßgabe der persönlichen Möglichkeiten verarbeitet worden zu sein (z. B. Schüssler, 1993). Das handelnde Subjekt des gesamten Rehabilitationsprozesses – und das ist in der Rehabilitation (anders als in der Akutmedizin) vor allem der Rehabilitand selbst – steht damit von Anfang an im Zentrum auch der theoretischen Überlegungen zu Zielen und Aufgaben der Rehabilitation.

Der Bewältigungsprozess wird aus den persönlichen Ressourcen des Patienten gespeist, die sich in psychische und soziale Ressourcen unterscheiden lassen. In engem Zusammenhang mit den personenbezogenen Faktoren ist die Dimension des Gesundheitsverhaltens zu sehen. Hier liegt einer der zentralen Ansatzpunkte für die Rehabilitation, um im Rahmen einer tertiären Prävention überhaupt auf den Bereich der Körperfunktionen und -strukturen einwirken zu können. Bei den kardiovaskulären chronischen Krankheiten beispielsweise sind die arteriosklerotischen Veränderungen langfristig nur über das Gesundheitsverhalten der Betroffenen modifizierbar. Aber auch wenn die Krankheitsprozesse selbst nur wenig beeinflusst werden können, sind krankheitsadäquate Verhaltensweisen (wie z.B. Blutzuckerselbstkontrolle bei Diabetes oder rückengerechtes Verhalten bei chronischen Rückenschmerzen) von großer Bedeutung für das Gelingen der Rehabilitation. Mit der Dimension des Gesundheitsverhaltens ist damit ein sehr wichtiger Zielbereich der Rehabilitation, nämlich die edukative Aufgabenstellung, fest im Grundansatz verankert.

Zieldimensionen der Rehabilitation

Auf der Basis dieses Ansatzes lassen sich vier zentrale Zieldimensionen der Rehabilitation definieren:

- somatische Ziele, die sich direkt auf eine Beeinflussung von Körperfunktionen und -strukturen beziehen
- funktionale Ziele, die auf eine Verbesserung eingeschränkter Aktivitäten und Teilhabe ausgerichtet sind
- psychosoziale Ziele, bei denen es um die Stärkung der persönlichen Bewältigungsressourcen geht
- edukative Ziele, die ein adäquates Gesundheits- und Krankheitsverhalten zum Gegenstand haben.

Für jede dieser vier Zieldimensionen können auf einer „mittleren Detaillierungsebene“ eine ganze Reihe von Zielbereichen unterschieden werden, die ihrerseits wieder in jeweils mehrere Therapieziele aufgeschlüsselt werden können, an denen dann die therapeutischen Interventionen konkret ansetzen. Um den – in mehrfacher Hinsicht für die Rehabilitation zentralen – Prozess der Zieldefinitionen anzuregen und zu systematisieren, sind im Rahmen des Qualitätssicherungsprogramms der Deutschen Rentenversicherung Expertengruppen eingesetzt worden, die für die einzelnen Indikationsbereiche der Rehabilitation (der Rentenversicherung) systematische Kataloge von Therapiezielen erarbeitet haben (Verband Deutscher Rentenversicherungsträger, 1999).

Therapieziel-Katalog

Der in Tab. 1.8.1 beschriebene Therapieziel-Katalog für die Rehabilitation durch die Rentenversicherung im Bereich der muskuloskelettalen Krankheiten vermittelt einen Eindruck von der Vielfalt der Therapieziele. Der Katalog ist innerhalb der vier Zieldimensionen alphabetisch nach den Problembereichen geordnet. In der Spalte „Parameter/Methoden“ sind Messinstrumente genannt, mit denen der betreffende Problembereich möglichst valide und objektiv erfasst werden kann. Die Abkürzung „NRS“ steht dabei für „Numerische Rating-Skalen“, die wie Schulnoten gepolt und graduiert sind und die subjektive Einschätzung des behandelnden Arztes bzw. des therapeutischen Teams wiedergeben. Die Häufung des NRS-Kürzels kann gleichzeitig als Hinweis darauf gesehen werden, in welchen Bereichen ein vorrangiger Bedarf an der Entwicklung zuverlässiger und valider Messparameter besteht.

Vor allem auf den funktionalen, psychosozialen und edukativen Zieldimensionen müssen die oben aufgeführten Therapieziele in den Rehabilitationseinrichtungen sicherlich noch individuell ausdifferenziert werden, bevor sie ein angepasstes therapeutisches Handeln anleiten können. So ist beispielsweise das Ziel der „beruflichen Integration“ noch zu generell gehalten, um in einem konkreten Einzelfall als individuelles Therapieziel handlungsleitend eingesetzt werden zu können. Aber in einem Katalog von Therapiezielen können selbstverständlich nicht alle Merkmale der persönlichen Situation bestimmter Rehabilitanden aufgeführt werden, und insofern kann ein solcher Katalog nicht die Definition individueller Therapieziele in den Rehabilitationseinrichtungen ersetzen. Ferner sollten auch bei der Festlegung der Therapieziele die Kontextfaktoren (Förderfaktoren, Barrieren) berücksichtigt werden (Kap. 1.4).

Tab. 1.8.1: Therapieziel-Katalog im Bereich Orthopädie/Rheumatologie (Verband Deutscher Rentenversicherungsträger, 1999).

Problembereich	Therapieziel	Beispiele für Parameter/ Methoden
Somatische Therapieziele		
Ausdauerleistung	Erhöhung der Ausdauerleistung	NRS*, z. B. Laufband
Blockierungen	Beseitigung von Blockierungen (Region)	NRS*
Entzündungsaktivität	Verminderung der humoral-entzündlichen Aktivität	BSG, CRP
Gelenkbeweglichkeit	Verbesserung der Gelenkbeweglichkeit (Region)	Neutral-Null-Methode
Gelenkschwellung	Reduktion der Gelenkschwellung	Ritchie-Index, evtl. Anzahl der Gelenke, Umfang
Gewicht	Gewichtsreduktion	Gewicht
Handkraft	Zunahme der Handkraft	RR-Manschette, Vigorimeter
Kontrakturen	Verminderung bestehender Kontrakturen (Region)	NRS*
Lungenfunktion	Verbesserung der Lungenfunktion	AE, Vitalkapazität
Muskelausdauer	Verbesserung der Muskelausdauer (Region)	NRS*
Muskelkoordination	Verbesserung der Muskelkoordination (Region)	NRS*
Muskelkraft	Zunahme der Muskelkraft (Region)	Skala 0–5 (nach Daniels)
Muskellockerung	Muskellockerung (Region)	NRS*
Schmerzen	Schmerzreduktion (Region)	VAS, NRS*
Stabilität	Stabilisierung (Region)	NRS*
Wirbelsäulenbeweglichkeit	Verbesserung der Wirbelsäulenbeweglichkeit (Region)	FBA, Schober
Funktionsbezogene Therapieziele		
Basale Fähigkeiten		
An-/Auskleiden	Verbesserung der Fähigkeiten, sich an- und auszukleiden	Fragebogen
Essen	Verbesserung der Fähigkeit zur Nahrungsaufnahme (z. B. Besteck und andere Esswerkzeuge halten, Speisen zum Mund führen)	(z. B. Barthel, FIM, WOMAC, FFbH, IRES, SF-36), evtl. NRS*
Hygiene	Verbesserung der Fähigkeiten zur persönlichen Hygiene	s. o.
Treppensteigen	Verbesserung der Fähigkeit, Treppen zu steigen	s. o.
Erweiterte Fähigkeiten		
Haushaltsführung	Verbesserung der Fähigkeiten zur Haushaltsführung	NRS*
Hobbys	Verbesserung der Fähigkeiten zur Ausübung von Hobbys	NRS*
Sportliche Aktivitäten	Verbesserung der Fähigkeiten zur Ausübung sportlicher Aktivitäten	NRS*
Verkehrsmittelbenutzung	Verbesserung der Fähigkeiten zur Verkehrsmittelbenutzung (Auto, Fahrrad, öffentliche Verkehrsmittel)	NRS*

Tab. 1.8.1 (Forts.): Therapieziel-Katalog im Bereich Orthopädie/Rheumatologie (Verband Deutscher Rentenversicherungsträger, 1999).

Problembereich	Therapieziel	Beispiele für Parameter/ Methoden
Psychosoziale Therapieziele		
Psychische Ebene		
Ängstlichkeit	Verminderung von Ängstlichkeit	NRS*, ggf. Fragebogen (z. B. STAI)
Depressivität	Verminderung von Depressivität	NRS*, ggf. Fragebogen (z. B. BDI)
Krankheitsbewältigung	Optimierung der Krankheitsbewältigung (Coping)	NRS*, ggf. Fragebogen
Soziale Ebene		
Berufliche Integration	Verbesserung der beruflichen Integration	NRS*, ggf. Fragebogen
Soziale Integration	Verbesserung der sozialen Integration	NRS*, ggf. Fragebogen
Soziale Kompetenz	Verbesserung der sozialen Kompetenz	NRS*, ggf. Fragebogen
Edukative Therapieziele		
Information	Verbesserung des Informationsstandes über die Krankheit	NRS*, ggf Fragebogen
Krankheitsgerechtes Verhalten	Krankheitsgerechtes Verhalten	NRS*
Risikoverhalten	Beherrschen von Techniken und Strategien zum Abbau von Risikoverhalten (z. B. Rauchen, Alkohol, Ernährung, Freizeit)	Anzahl (z. B. Zigaretten), NRS; kardiovaskuläre Risikoparameter
Stressbewältigung	Beherrschen von Strategien und Techniken zur Stressbewältigung	NRS*

*NRS = numerische Rating-Skala

Indikationsspezifische vs. indikationsübergreifende Ziele

Die Therapieziele der somatischen Dimension werden in aller Regel je nach Indikationsbereich spezifisch zu definieren sein, während die Ziele der funktionalen, psychosozialen und edukativen Dimensionen – zumindest auf dem oben dargestellten mittleren Detaillierungsniveau – indikationsübergreifend beschrieben werden können. Im funktionalen Bereich beispielsweise kann eine „Verbesserung der Fähigkeit zum Treppensteigen" ein maßgebliches Therapieziel darstellen – und zwar unabhängig davon, ob die Funktionseinschränkungen im konkreten Einzelfall dadurch verursacht sind, dass Probleme im muskuloskelettalen, im kardiovaskulären oder im visuellen System vorliegen. Die therapeutischen Maßnahmen werden an den spezifischen Gegebenheiten des Einzelfalls ansetzen müssen und sich dann entweder auf die Muskelkraft und Koordination, die kardiale Leistungsfähigkeit oder das Sehvermögen konzentrieren. Der Erfolg der Rehabilitation wird sich aber in allen drei Fällen daran bemessen, ob es letztlich gelungen ist, die Fähigkeit zum Treppensteigen zu verbessern. Auf diese Weise bilden die Therapieziele in der Tat den „Dreh- und Angelpunkt" bei allen Schritten der Planung und Durchführung einer zielgerichtet angelegten Rehabilitationsmaßnahme.

Mehrdimensionale Zielstruktur – multiprofessionelles Team

Geradezu charakteristisch für die Rehabilitation ist, dass in allen Indikationsbereichen individuelle Therapieziele nicht nur auf einer, sondern auf mehreren Zielebenen gleichzeitig relevant sind: So wird es bei der häufigsten Einzeldiagnose „chronische Rückenschmerzen" in den meisten Fällen darum gehen:

- die somatischen Befunde abzuklären
- Wissen über Entstehungs- und Chronifizierungsprozesse von Rückenschmerzen zu vermitteln
- die Rückenmuskulatur zu trainieren
- rückenschonendes Verhalten einzuüben
- Techniken zur Entspannung und Schmerzbewältigung zu vermitteln
- psychische Belastungen und soziale Probleme abzuklären und ggf. zu therapieren
- Probleme am Arbeitsplatz zu bearbeiten
- die Motivation zur Auseinandersetzung mit bleibenden Behinderungen zu stärken
- langfristige Maßnahmen zur Stabilisierung des Rehabilitationserfolges einzuleiten.

Diese charakteristischerweise mehrdimensionale Zielstruktur erfordert zwangsläufig multimodale therapeutische Programme, die nur von multiprofessionellen therapeutischen Teams durchgeführt werden können. Rehabilitation ist damit vom Grundansatz her „multimodal-multiprofessionell" (Raspe, Héon-Klin, 1999; Raspe et al., 2001) angelegt. Zum therapeutischen Team in einer Rehabilitationseinrichtung gehören deshalb in der Regel Fachkräfte aus den Bereichen Medizin, Pflege, Physiotherapie, Bewegungs- und Kreativtherapie, Ergotherapie, Psychologie, Sozial- und Berufsberatung, Ernährung, Massage und physikalische Therapie. Je nach Indikationsgebiet kommen andere Professionen hinzu, die auf indikationsspezifische Probleme spezialisiert sind (z. B. Logopädie und Neuropsychologie in den neurologischen Fachkliniken).

> **Merke!**
> Eine umfassend konzipierte Rehabilitation setzt an allen Zieldimensionen an, um das übergreifende Ziel einer möglichst weitgehenden Partizipation am normalen Leben in Beruf, Familie und Gesellschaft zu erreichen.

1.8.2 Ablauf des Rehabilitationsprozesses

Rehab-Cycle

Ein übersichtliches Modell für den Ablauf des Rehabilitationsprozesses in den Rehabilitationseinrichtungen wurde mit dem sog. Rehab-Cycle vorgestellt (Abb. 1.8.1; Steiner et al., 2002).

Das Modell ist aus der Perspektive des therapeutischen Teams konstruiert, das sich zu Beginn des Rehabilitationsprozesses fragt, wo die Probleme eines bestimmten Patienten liegen und welche therapeutischen Interventionen mit Aussicht auf Erfolg eingesetzt werden können. Die Autoren weisen jedoch zu Recht darauf hin, dass jeder Schritt dieses Prozesses nur dann gelingen kann, wenn die

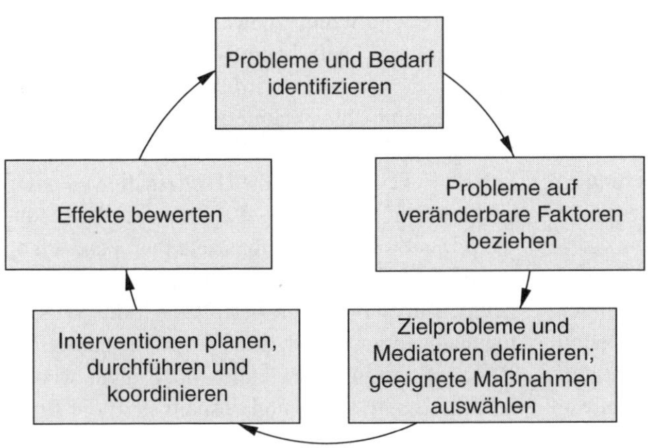

Abb. 1.8.1: Rehab-Cycle (nach Steiner et al., 2002).

betreffenden Rehabilitanden von Anfang an in die Planung und Durchführung mit einbezogen werden. Hier muss deshalb noch einmal betont werden: Das handelnde Subjekt im Rehabilitationsprozess ist vor allem der Rehabilitand selbst – und alle Planungen und Interventionen des therapeutischen Teams können letztlich nur die Funktion haben, die „Selbst-Rehabilitation" der Betroffenen anzuregen und zu unterstützen.

Die einzelnen Schritte des Rehab-Cycle

Assessment

Nach dem Modell des Rehab-Cycle besteht der erste Schritt darin, die Problemlagen der Patienten in systematischer Weise zu identifizieren – dies ist der Schritt, der in der angelsächsischen (und zunehmend auch in der deutschen) Literatur als „Assessment" bezeichnet wird. Anzumerken ist hier, dass es dabei nicht um „alle möglichen" Probleme der betreffenden Personen geht, sondern um diejenigen Probleme, die zum Aufgabenbereich der Rehabilitation gehören und damit als Rehabilitationsziele relevant werden können. Für dieses Assessment werden zunehmend standardisierte Instrumente – v. a. auch in Form von Patientenfragebögen – eingesetzt, die gewährleisten sollen, dass die umfassende Perspektive der Rehabilitation in all ihren Dimensionen berücksichtigt wird und dass die Sichtweise der Patienten, die für die Rehabilitation so zentral ist, in angemessener Weise einbezogen wird (Kap. 1.5).

Probleme auf veränderbare Faktoren beziehen

Im zweiten Schritt thematisiert das Modell eine Aufgabe, die oft nur implizit „mitläuft" und nur selten explizit benannt wird: „Probleme auf veränderbare Faktoren beziehen". Nicht alles, was als prinzipiell rehabilitationsrelevantes Problem erkannt wurde, ist im Einzelfall auch veränderbar, und es wäre wenig sinnvoll, ärztliche und therapeutische Ressourcen zur Lösung von Problemen einzusetzen, die nicht lösbar sind. Dieses Prinzip sieht in der allgemeinen Formulierung höchst einfach und einleuchtend aus – im konkreten Einzelfall ist die Grenze zwischen „möglicherweise veränderbar" und „nicht veränderbar" jedoch oft nur schwer zu ziehen, und aus diesem Grunde ist es außerordentlich wichtig, dass diese Frage einzelfallbezogen thematisiert und im Rehateam unter Einbeziehung des Patienten erörtert wird.

Zielprobleme und Mediatoren definieren, geeignete therapeutische Maßnahmen auswählen (Assignment)

Im dritten Schritt des Rehab-Cycle sind drei Aufgaben benannt, die eigentlich getrennte Schritte darstellen: Zunächst geht es darum, „Zielprobleme zu definieren", d. h. diejenigen Problemlagen und veränderbaren Faktoren zu bestimmen, die für den betreffenden Patienten als individuelle Rehabilitationsziele gelten können und durch entsprechende Maßnahmen angegangen werden sollen.

Die nächste Teilaufgabe „Mediatoren definieren" stellt eine Aufgabe dar, die in den meisten Rehabilitationsprozessen auf mehreren Zieldimensionen ansteht, aber häufig implizit vorausgesetzt und nicht eigens thematisiert wird. Das zugrunde liegende Problem besteht darin, dass übergeordnete Rehabilitationsziele (z. B. Schmerzlinderung oder Verbesserung der beruflichen Funktionsfähigkeit) oder gar die primären Rehabilitationsziele (Aktivität und Partizipation) meistens nicht direkt beeinflusst werden können. In vielen Fällen aber sind Faktoren (Mediatoren) bekannt oder vermutbar, die einen Einfluss auf die übergeordneten Zielparameter haben und ihrerseits therapeutisch angegangen werden können. Wenn beispielsweise die Schmerzen selbst nicht verringert werden können, weil die medizinischen Gegebenheiten dies nicht zulassen, kann versucht werden, die subjektive Schmerzbelastung dadurch zu verringern, dass mit Hilfe von Schmerzbewältigungstechniken die Wahrnehmung und kognitive Interpretation des Schmerzes verändert wird – in der Annahme, dass dadurch die Schmerzbelastung verringert und in der Folge die Aktivitäten verbessert und letzten Endes die Teilhabe (Partizipation) wiederhergestellt werden kann. Auf ähnliche Weise sind die primären Rehabilitationsziele therapeutisch oft nur über Maßnahmen zugänglich, die sich aus Annahmen über mehrfach gestufte Wirkungszusammenhänge ergeben. Ob diese Annahmen zutreffen, ist allerdings in vielen Fällen noch nicht wissenschaftlich untersucht, und deshalb stellt die Erforschung erfolgversprechender Mediatoren und ihrer

Wirkungszusammenhänge mit übergeordneten Rehabilitationszielen ein Forschungsfeld höchster Priorität dar.

Assignment (Auswahl)

Als dritte Teilaufgabe bei diesem Schritt des Rehab-Cycle steht an, geeignete therapeutische Maßnahmen auszuwählen, die mit einer möglichst hohen Wahrscheinlichkeit zur Zielerreichung bei den Mediatoren und den übergeordneten Therapiezielen führen. Im besten Falle ist die Wahrscheinlichkeit der Zielerreichung durch wissenschaftliche Studien möglichst hohen Evidenzgrades (am besten: mehrere übereinstimmende randomisierte kontrollierte Therapiestudien) belegt, aber auch niedrigere Evidenzgrade wie Beobachtungsstudien oder Expertenkonsens sind hilfreich bei der Auswahl erfolgversprechender therapeutischer Maßnahmen. Seit einigen Jahren werden verstärkte Anstrengungen unternommen, das wissenschaftliche Wissen über die Wirkung therapeutischer Maßnahmen in der Rehabilitation systematisch zu sichten und in **Leitlinien** zusammenzufassen (Kap. 1.15), die bei bestimmten medizinischen, funktionalen, psychosozialen oder edukativen Therapiezielen das Assignment der Patienten zu geeigneten Therapieprogrammen erleichtern und vereinheitlichen.

Interventionen planen, durchführen und koordinieren

Der vierte Schritt des Rehab-Cycle besteht darin, die ausgewählten therapeutischen Interventionen zu planen, durchzuführen und zu koordinieren. Bei der praktischen Umsetzung können die Rehabilitationseinrichtungen dabei ihr ganzes Potential an Erfahrung und eingespielten organisatorischen Abläufen zum Tragen bringen. Im Hinblick auf die Koordination der meist vielfältigen therapeutischen Interventionen ist es sicherlich ein großer Vorteil, dass jeder Patient in der Regel nur einem Arzt zugeordnet ist, der die verschiedenen Interventionen kennt und aufeinander abstimmen kann. Darüber hinaus sollte die Koordination der Therapieprogramme in Sitzungen des therapeutischen Teams vorgenommen werden, in denen regelmäßig die Fortschritte der einzelnen Patienten gemeinsam besprochen werden.

Evaluation

Als fünfter Schritt schließlich sind als Teil des gesamten Rehabilitationsprozesses in einer Einrichtung die Effekte der Interventionen einer kritischen Bewertung zu unterziehen.

Zur Evaluation werden standardisierte Assessmentinstrumente eingesetzt – im Idealfall die gleichen, die schon beim Eingangs-Assessment verwendet wurden, da dann auf einen Blick sichtbar wird, welche Problemlagen sich verbessert haben und welche nicht (Kap. 1.5). Der Vorteil bei diesem Verfahren besteht darin, dass auf diese Weise gleichzeitig noch fortbestehende Probleme identifiziert und nachfolgende Maßnahmen eingeleitet werden können. Ein gutes Beispiel hierfür bietet eine Untersuchung aus der psychosomatischen Rehabilitation, in der sich gezeigt hat, dass Patienten, die bei der Entlassung aus einer stationären Rehabilitation noch hohe Depressionswerte aufwiesen, von der Teilnahme an einer intensiven Nachsorgegruppe am Wohnort besonders profitieren konnten (Kobelt et al., 2000). Die entscheidende Frage der längerfristigen Wirksamkeit der Rehabilitationsmaßnahme kann allerdings in den Einrichtungen selbst „mit Bordmitteln" kaum beantwortet werden; dafür sind vielmehr Studien mit längerfristigem follow-up erforderlich, wie sie inzwischen an vielen Stellen durchgeführt worden sind. Bei sehr verbreiteten Rehaindikationen (z. B. Dorsopathien) gibt es inzwischen systematische Literaturübersichten, in denen die Erkenntnisse zu den kurz- und längerfristigen Effekten der Rehabilitation zusammengefasst sind (z. B. Hüppe, Raspe, 2003, 2005).

Erneuter Durchlauf des Rehab-Cycle

Als letzter Schritt erfolgt ein neuer Durchlauf des Rehab-Cycle. Zumindest in verkürzter Form ist am Ende der Rehabilitationsmaßnahme zu fragen:

- Was besteht noch an Problemen?
- Wie können sie angegangen werden?
- Wer plant erforderliche Interventionen, führt sie durch und koordiniert sie?
- Wer übernimmt die weitere Steuerung des langfristigen Rehabilitationsprozesses?

In einzelnen Fällen kann dies bedeuten, dass eine Operationsindikation geprüft werden sollte oder umfangreiche Maßnahmen zur Berufsförderung eingeleitet werden sollten. In fast allen Fällen aber werden diese Fragen im Hinblick auf die nachfolgende Behandlung (Nachsorge) zu stellen und zu beantworten sein.

1.8.3 Nachsorge

Erst in den langfristigen Anpassungs- und Bewältigungsprozessen, die die Rehabilitanden nach einer initialen stationären Rehabilitation (bzw. deren Entsprechung in einer ambulanten oder teilstationären Form) durchlaufen, entscheidet sich, ob die Rehabilitationsziele tatsächlich erreicht werden. Die therapeutischen und beratenden Maßnahmen während der stationären Phase zielen mehr oder weniger direkt darauf ab, diese nachfolgenden Prozesse anzubahnen und einzuüben. In den Nachsorgeempfehlungen, die einen obligatorischen Teil der Entlassungsberichte ausmachen, können die Rehabilitationseinrichtungen Weichenstellungen für die nachstationären bzw. nachfolgenden Rehabilitationsverläufe vornehmen. Im einheitlichen Entlassungsbericht der Rentenversicherung (RV) (downdoad: www.drv.de → Sozialmedizin und Forschung → Sozialmedizin → sozialmedizinische Begutachtung) ist eine Auswahlliste standardisierter Nachsorgeempfehlungen enthalten, die um freitextliche Angaben ergänzt werden kann (Tab. 1.8.2).

Die RV-Träger haben sich in den vergangenen Jahren um eine Intensivierung der Nachsorge bemüht und spezielle Angebote für die Zeit nach einer Rehabilitationsmaßnahme eingerichtet. Dazu zählen vor allem die Angebote zu Funktionstraining, Rehabilitationssport und spezieller Nachsorge, die von den Rehaeinrichtungen eingeleitet und von dem zuständigen RV-Träger auch nach Abschluss der institutionellen Rehabilitation finanziert werden.

Eine gesteigerte Aufmerksamkeit für diese Möglichkeiten hat die Deutsche Rentenversicherung Bund (früher: BfA). mit ihrem 1999 begonnenen Programm zu einer **intensivierten Rehabilitationsnachsorge (IRENA)** erreicht, das nach einer Rehabilitationsmaßnahme berufsbegleitend in festen Gruppen am Wohnort angeboten wird. Hauptziele des Programms sind „eine weitere Minderung von Funktionseinschränkungen, die Förderung von Bewältigungsstrategien für nachhaltige Verhaltensänderungen, die Unterstützung der Umsetzung des während der Rehabilitation Erlernten im Alltag und allgemein eine Verbesserung der Verzahnung der medizinischen Versorgungskette" (Rose, Irle, Korsukéwitz, 2002; zit. nach Köpke, 2004).

Auch die meisten Regionalträger der Rentenversicherung (früher: LVAen) haben Verfahren etabliert, die eine ähnliche Zielsetzung wie das IRENA-Programm verfolgen. Darüber hinaus sind eine ganze Reihe von Modellprojekten initiiert worden, in denen neue Verfahren zur Verbesserung der Nachsorge erprobt worden sind (vgl. die Bestandsaufnahme bei Köpke, 2004). Anstöße zu einer weiteren Intensivierung der Nachsorge hat der VDR mit seinem **Rahmenkonzept zur Nachsorge** (Verband Deut-

Tab. 1.8.2: Standardisierte Nachsorgeempfehlungen im einheitlichen Entlassungsbericht der RV-Träger.

☐	Diagnostische Klärung	☐	Vorstellung Suchtberatung
☐	Stationäre Behandlung	☐	Spezielle Nachsorge
☐	Operation	☐	Stufenweise Eingliederung
☐	Psychotherapie	☐	Berufsfördernde Leistungen prüfen
☐	Rehabilitationssport	☐	Gewichtsreduktion
☐	Funktionstraining	☐	Alkoholkarenz
☐	Selbsthilfegruppe	☐	Nikotinkarenz
☐	Ambulante Reha (Sucht)	☐	Heil-/Hilfsmittel
		☐	Sonstige Anregung

scher Rentenversicherungsträger, 2001; download: www.drv-bund → Sozialmedizin und Forschung → Konzepte und Systemfragen) gegeben, das den RV-Trägern „eine flexible Ausgestaltung ihrer Nachsorgeangebote ermöglichen soll" (Köpke, 2004).

Bislang ist allerdings wenig darüber bekannt, welche Empfehlungen von den Rehabilitationseinrichtungen ausgewählt oder zusätzlich gegeben werden und in welchem Maße sie tatsächlich umgesetzt werden. Einige neuere Studien weisen darauf hin, dass die Angebote zu einer intensivierten Nachsorge (Funktionstraining, Reha-Sport, IRENA u. ä. Programme) von den Rehabilitationseinrichtungen nur in relativ geringem Maße genutzt werden, und dass vor allem Empfehlungen, die sich auf den beruflichen Bereich beziehen, nur sehr selten umgesetzt werden (Gerdes, Bührlen, Lichtenberg, Jäckel, 2005). An dieser zentralen Schnittstelle zwischen einer institutionellen Rehabilitationsmaßnahme und den letztlich entscheidenden längerfristigen Rehabilitationsverläufen gibt es demnach noch einen erheblichen Entwicklungsbedarf, aber vermutlich auch ein großes Potential für eine Erhöhung der Wirksamkeit der Rehabilitation.

Es darf aber auch nicht übersehen werden, dass die Rehabilitation mit ihren Nachsorgebemühungen in vielen Fällen an die Grenzen der gesellschaftlichen Realität stößt. Man wird anerkennen müssen, dass Patienten nicht „mit der Brechstange" dazu gebracht werden können, sich so zu verhalten, wie ihre Ärzte und Therapeuten dies für richtig halten. Zum einen bringen Patienten zumutbare Anstrengungen häufig nicht auf, zum anderen sind die Anforderungen vor allem in der Berufswelt nicht ohne weiteres umzusetzen. Von der Rehabilitation wird man nicht generell erwarten können, dass sie wachsende individuelle Belastungen in der Arbeitswelt auffängt und durch eine verstärkte Anpassung der Rehabilitanden neutralisiert. Insofern wird die Rehabilitation auch bei optimaler Nutzung aller Möglichkeiten zur Gestaltung von Nachsorgemaßnahmen und zur Unterstützung ihrer Umsetzung an Grenzen stoßen.

1.9 Psychosoziale Belastungen, psychologische Diagnostik und Interventionen in der Rehabilitation

Uwe Koch, Jürgen Bengel, Matthias Morfeld, Corinna Bergelt

1.9.1 Psychosoziale Belastungen

Die psychosozialen Belastungen, mit denen Menschen mit Behinderungen und chronischen Erkrankungen konfrontiert sind, können je nach Art der Schädigung, Schweregrad, Intensität, Dauer, Antizipationszeit, Lebensbedrohung und Kontrollierbarkeit sehr unterschiedliche Reaktionen bei den Betroffenen auslösen. Die zahlreichen Folgeprobleme der Erkrankung beeinträchtigen die psychische Befindlichkeit und Lebensqualität von chronisch Kranken oft erheblich. Sie waren in den letzten Jahren hervorgehobener Gegenstand der rehabilitationspsychologischen Forschung.

Zu den **psychischen Belastungen** gehören ein insgesamt gestörtes emotionales Gleichgewicht, insbesondere Ängste, Gefühle von Hilf- und Hoffnungslosigkeit und Autonomieverlust, Depressionen, Probleme durch ein verändertes Körperschema und Selbstkonzept sowie Selbstwert- und Identitätsprobleme. Häufig führt die Konfrontation mit einer schweren Erkrankung auch zu einer Auseinandersetzung mit existentiellen Fragen. Belastungen in familiären und sozialen Beziehungen ergeben sich aus einer Verunsicherung hinsichtlich sozialer Rollen und Aufgaben wie das Aufgeben sozialer Funktionen oder neue soziale Abhängigkeiten wie bspw. auch eine längerfristige Abhängigkeit von medizinischen Versorgungseinrichtungen. Berichtet werden weiterhin Kommunikationsprobleme im familiären Bereich und mit professionellen Behandlern sowie Verunsicherungen und Probleme in der Partnerschaft oder im Freundeskreis.

Aus dem ICF-Modell ist abzuleiten, dass die Gestaltung rehabilitativer Maßnahmen auf der körperlichen, psychischen und sozialen Ebene erfolgen muss (vgl. Kap. 1.4). Die psychologische oder psychosoziale Rehabilitation ist somit integraler Bestandteil jeder umfassenden Rehabilitation und kann als Querschnittsaufgabe, zu der alle Berufsgruppen beitragen, verstanden werden (Delbrück, Haupt, 1998). Die Rehabilitationspsychologie baut dabei auf Ergebnissen und Strategien der klinischen Psychologie, der Neuropsychologie, der Psychiatrie, der Psychosomatik, der Gesundheitspsychologie, der Verhaltensmedizin und der Arbeits- und Organisationspsychologie auf.

1.9.2 Psychologische Diagnostik in der Rehabilitation

Zentraler Gegenstand der psychologischen Diagnostik in der Rehabilitation ist die Feststellung

- der psychosozialen Belastungen
- der psychischen und psychosomatischen Symptome und Störungen
- des Krankheitsverhaltens und der Bewältigungsstrategien
- die Leistungs- und Funktionsfähigkeit im Alltag und Beruf.

Darüber hinaus werden das subjektive Wohlbefinden, die Lebensqualität, Risikofaktoren, individuelle und soziale Schutzfaktoren wie die Verfügbarkeit sozialer Ressourcen und die Rehabilitationsmotivation erfasst. Die psychologische Diagnostik bestimmt neben der Art der Belastung den Schweregrad, den Zeitpunkt des Auftretens und den Verlauf bzw. die Chronizität der Belastungen.

Der psychologischen Diagnostik in der Rehabilitation stehen mit Exploration und Interview, Beobachtung, Fragebogen und Testverfahren die üblichen klinisch-psychologischen Assessmentmethoden zur Verfügung. Inzwischen sind zusätzlich eine Reihe von **rehabilitationsspezifischen Diagnoseinstrumenten** verfügbar:

- die Indikatoren des Rehastatus (IRES) (Gerdes, Jäckel, 1995)
- der Fragebogen zum Gesundheitszustand SF-36 Health Survey (Bullinger, Kirchberger, 1998)
- der Freiburger Fragebogen zur Krankheitsverarbeitung FKV (Muthny, 1989)
- der Fragebogen zur sozialen Unterstützung F-SozU (Sommer, Fydrich, 1991)
- die Hospital Anxiety and Depression Scale HADS-D (Hermann et al., 1995).

Merke!

Grundvoraussetzung für den Erfolg jeder psychologischen Intervention ist eine ausreichende Motivation der Rehabilitanden, deshalb ist diese auch ein wichtiger Bestandteil der psychologischen Diagnostik.

Bei einem Teil der Rehabilitanden mit chronisch körperlichen Erkrankungen findet sich ein somatisch orientiertes Krankheitskonzept und eine passive, an medikamentöser Therapie orientierte Behandlungserwartung. Bei diesen Rehabilitanden bedarf es besonderer Bemühungen, sie zur Teilnahme und Mitarbeit an psychologischen Maßnahmen zu motivieren.

1.9.3 Psychologische Interventionen in der Rehabilitation

Patientenschulung und -information

Maßnahmen und Techniken, die zu einem adäquaten Verständnis der Erkrankung und der sie beeinflussenden psychosozialen Faktoren beitragen, sind als sog. Patientenschulungen Bestandteil einer umfassenden psychologischen Therapie innerhalb der Rehabilitationsmaßnahme (Tab. 1.9.1). Werden überwiegend psychologische Themen behandelt, wird auch der Begriff „Psychoedukation“ verwendet (Angenendt, Stieglitz, 2004). Psychoedukative Maßnahmen sollen über die Erkrankung und ihre Behandlung informieren sowie Anleitung zum Umgang mit krankheitsbedingten Problemen geben (Faller, 2001; Jungnitsch, 1997; Mittag, 1997; Petermann, 1997). Ferner sollen sie die Bereitschaft und die Motivation zur Verhaltensänderung erhöhen und die Compliance für die therapeutischen Maßnahmen verbessern.

Tab. 1.9.1: Komponenten der Patientenschulung.

- Aufklärung und Wissensvermittlung
- Erarbeitung eines Krankheits- und Veränderungsmodells
- Sensibilisierung der Körperwahrnehmung
- Aufbau einer gesundheitsförderlichen Lebensweise
- Erwerb sozialer Kompetenzen und Mobilisierung sozialer Unterstützung
- Vermittlung von Selbstmanagement-Kompetenzen
- Maßnahmen zur Rückfallprophylaxe

Inhaltlich umfassen Patientenschulungsprogramme Elemente wie das Einüben von Entspannungsverfahren (Autogenes Training, Progressive Muskelrelaxation oder Imaginationsübungen) und Seminare/Gruppen zu Raucherentwöhnung, Ernährung und Gewicht, Schlafhygiene, Stressbewältigung, sozialer Unterstützung, sozialen Problemlösefähigkeiten und gesundheitsbezogener Selbstwirksamkeitserwartung. Für unterschiedliche Indikationsgruppen wurden krankheitsspezifische Programme zur Patientenschulung entwickelt: Diabetes mellitus (Haisch, Braun, Böhm, 1995), Asthma bronchiale (Kleinhans, 1995), rheumatische Erkrankungen (Jungnitsch, 1997), kardiologische Erkrankungen (Mittag, 1997).

Grundlage für die krankheitsspezifischen Elemente der Patientenschulungsprogramme bildet der jeweilige Forschungsstand zu psychologischen Faktoren bei der Entstehung, Aufrechterhaltung und Chronifizierung von Erkrankungen. Bei chronischen Schmerzen stehen Aufmerksamkeitslenkung und die Vermeidung von Passivität und Schonung im Vordergrund, bei Asthma bronchiale die Wahrnehmung von Symptomauslösern und Stressmanagement. Bei den Interventionen wird auf die kognitive, motivationale, affektive und die Handlungsebene eingegangen. In den Schulungen werden verschiedene Fertigkeiten eingeübt (z.B. Blutzuckerkontrolle) und Alltagssituationen simuliert (z.B. Rollenspiel zur sozialen Kontaktaufnahme). Die Basis der Interventionen bildet die Selbstmanagement-Therapie nach Kanfer. Die Interventionen werden meist im indikationshomogenen Gruppensetting durchgeführt und je nach Thematik und Personalschlüssel sowohl von medizinischen Berufsgruppen als auch von Mitarbeitern aus dem psychosozialen Team angeboten.

Häufig nicht präzise von Inhalten einer Patientenschulung abzugrenzen, sind Maßnahmen der Gesundheitsförderung (Kap. 1.12). Ursprünglich in der Ottawa-Charta der Weltgesundheitsorganisation (World Health Organization, 1986) als umfassende Programmatik formuliert, hat Gesundheitsförderung auch Eingang in die Versorgung somatisch Kranker, insbesondere in die medizinische Rehabilitation gefunden (Bengel, Herwig, 2003). Eine ebenso wichtige Zielsetzung neben der Verhinderung progredienter Krankheitsverläufe und der Reduktion von Rückfällen ist die Vermeidung von neu hinzukommenden gesundheitlichen Beeinträchtigungen. Die Gesundheitsförderung richtet sich an alle Patienten und nicht nur ausschließlich an solche mit definierten gesundheitlichen Risikofaktoren. Das vom Verband Deutscher Rentenversicherungsträger (VDR) initiierte, indikationsübergreifende Gesundheitsförderungsprogramm in Gruppen „Aktiv Gesundheit fördern“ (Verband Deutscher Rentenversicherungsträger, 2000) besteht aus mehreren Modulen (Schutzfaktoren und soziale Unterstützung, Essen und Trinken, Bewegung und körperliches Training, Stress und Stressbewältigung sowie Alltagsdrogen) und stellt die Basis für eine Reihe standardmäßig durchgeführter Gesundheitsbildungsprogramme während der medizinischen Rehabilitation. Hilfe zur Selbsthilfe stellt das zentrale Prinzip des Programms dar. Auch von der Bundesversicherungsanstalt für Angestellte (BfA) liegt ein indikationsübergreifendes Gesundheitsbildungsprogramm vor (Bundesversicherungsanstalt für Angestellte, 2003). (Beide Programme download unter: www.drv-bund → Sozialmedizin und Forschung → Konzepte)

Psychologische Beratung und Psychotherapie

Die psychologischen Angebote in der Rehabilitation beziehen sich sowohl auf Beratungsangebote als auch auf psychotherapeutische Angebote und lassen sich in Einzelberatung, Beratung von Angehörigen (inkl. Erziehungsberatung), therapeutische Einzelintervention (Kurzzeitpsychotherapie) und Krisenintervention gliedern (Bengel, Helmes, im Druck; Bundesversicherungsanstalt für Angestellte, 2000). Die psychologische Beratung ist bei allen Problemen im Rahmen der Anpassung an die Krankheit oder Behinderung indiziert. Typische Anlässe für eine psychologische Beratung sind Probleme in der Krankheitsbewältigung, in der Partnerschaft, der Familie und im sozialen Umfeld sowie Fragen zur beruflichen Zukunft. Weitere Anlässe für psychologische Interventionen sind psychische Krisen im Verlauf der Behandlung, Selbstwertprobleme, geringe Compliance, hinderliche Krankheitskonzepte, Probleme bei der Lebensstiländerung und bestehende Ängste vor therapeutischen Maßnahmen.

Eine psychologische Intervention kann sowohl auf Initiative der Patienten (Selbstzuweisung), als auch auf der Basis eines Eingangsscreenings (Kap. 1.5) oder auf Anregung von Mitbehandlern veranlasst werden. Sie kann sich auf eine Sitzung beschränken, kann aber auch mehrere Stunden umfassen. Die Intensität hängt neben der Problemlage auch entscheidend von der Motivation und der Behandlungserwartung der Patienten und den institutionellen Rahmenbedingungen (z. B. Zeitbudget, andere Therapiemaßnahmen) ab. Die psychologische Beratung kann in Form von Einzelinterventionen, Paarberatung und Gruppeninterventionen durchgeführt werden. Obwohl Elemente aus verschiedenen Therapieverfahren in der psychologischen Betreuung von chronisch Kranken und Behinderten zur Bewältigung und Anpassung an spezifische Beeinträchtigungen eingesetzt werden und eine Schulenorientierung nur eine geringe Rolle spielt, orientieren sich die (verhaltensmedizinischen und rehabilitationspsychologischen) Interventionen überwiegend an kognitiv-verhaltenstherapeutischen Konzepten (Baum, Anderson, 2002; Ehlert, 2003; Flor, Hahlweg, Birbaumer, 2001; Ulman, 2003).

Bei komorbiden psychischen Störungen ist die Indikation zu einer psychotherapeutischen und ggf. psychopharmakologischen Behandlung gegeben. In der Regel sind jedoch im Zeitrahmen einer Rehabilitationsmaßnahme länger dauernde Psychotherapien nicht möglich. Daher ist bei Vorliegen einer psychischen Störung eine wichtige Aufgabe in der Rehabilitation der Aufbau der Motivation zu einer ambulanten, längerfristigen Psychotherapie. In der stationären Rehabilitation können mit drei bis sechs Sitzungen bei Patienten mit Angststörungen und depressiven Störungen erste Effekte bewirkt werden (Perski et al., 1999). Die Unterstützung bei der Suche nach wohnortnahen Psychotherapeuten schon während der stationären Versorgung erleichtert es den Patienten, im Anschluss an die Rehabilitation eine weiterführende Psychotherapie zu beginnen und ist damit ein wichtiges Element im Bereich der Nachsorgeempfehlung und -einleitung.

Körperliche Erkrankungen können sich immer auch auf die Partnerschaft, die Familie und das Umfeld auswirken (Kap. 1.4). Kommunikationsprobleme im familiären Bereich aber auch Verhaltensunsicherheiten bei den Angehörigen und Probleme in der Partnerschaft (z. B. fehlende Intimität und veränderte Sexualität) erfordern eine begleitende psychologische Beratung von Partnern und Angehörigen.

Die psychologischen Charakteristika und Belastungsfaktoren bei chronischen Erkrankungen weisen viele Gemeinsamkeiten, jedoch auch Spezifika auf. Chronische Schmerzen sind beispielsweise typisch für rheumatische Erkrankungen und Rückenschmerzen, eine begrenzte Lebenserwartung ist mit bestimmten bösartigen Tumoren verbunden. Spezielle Funktionseinbußen ergeben sich aufgrund einer Querschnittslähmung oder bei einem künstlichen Darmausgang. Sehr belastende Therapien stellen eine Chemotherapie oder eine Dialyse dar. Einschränkungen der Lebensführung ergeben sich auch im Rahmen von diätetischen Maßnahmen und reduzierter Mobilität (Muthny, Bermejo, Böhmelt, Koch, 2002). Für eine Vielzahl von somatischen Erkrankungen sind psychologische und verhaltensmedizinische Interventionen vorgeschlagen und erprobt worden, und sind zumindest teilweise in die Versorgungsroutine integriert. Neben der psychologischen Schmerztherapie (Basler et al., 2004) haben sich insbesondere die Psychoonkologie und die Psychokardiologie zu eigenständigen Disziplinen entwickelt.

Sozialarbeit in der Rehabilitation

Im Sinne des umfassenden Ansatzes der Rehabilitation nach dem biopsychosozialen Krankheitsfolgenmodell kommt der Sozialarbeit in der Rehabilitation eine besondere Stellung zu. Übergeordnetes Ziel ist dabei die Sicherstellung einer umfassenden Rehabilitation sowie die Verbesserung von Partizipation und Teilhabe in Gesellschaft, Alltag und Beruf.

Ein wichtiger Inhalt der sozialen Arbeit ist es dabei, anhand von Gesprächen mit dem Patienten und dessen Angehörigen eine differenzierte Sozialanamnese zur krankheitsbedingten Situation zu erstellen. Entsprechend dem Wiedereingliederungsziel steht die Auseinandersetzung mit der zukünftigen Lebensplanung des Rehabilitanden im Vordergrund sowie der Versuch, den Rehabilitanden in seiner individuellen Krankheitsbewältigung zu unterstützen. Dabei soll der Patient befähigt werden, Dienste und soziale Netzwerke erschließen zu lernen und zu nutzen, und wird dazu über bestehende Angebote und Hilfsmöglichkeiten informiert und gegebenenfalls bei der Beantragung z.B. von Hilfsmitteln unterstützt.

Der Sozialdienst ist fester Bestandteil innerhalb der Rehabilitation und bietet schwerpunktmäßig Informationen und Beratung sowie Vermittlung, u. a. zu folgenden Bereichen an:

- Maßnahmen zur beruflichen Wiedereingliederung wie Umschulung, Fort- und Weiterbildung, innerbetriebliche Umsetzung und stufenweise Wiedereingliederung nach den Bestimmungen des SGB IX – Rehabilitation und Teilhabe behinderter Menschen
- finanzielle Hilfen nach den Sozialgesetzbüchern und anderen gesetzlichen Regelungen
- Beantragung eines Schwerbehindertenausweises
- ambulante Dienstleistungen bei häuslicher Wiedereingliederung
- Tages-, Kurzzeit- und Dauerpflege
- Entlastungsmöglichkeiten für pflegende Angehörige
- Pflegeversicherung
- Lohnersatzleistungen und Renten
- Gruppenangebote für Patienten und deren Angehörige.

Eine wichtige Rolle kommt dem Sozialdienst in der Rehabilitation bei der Kommunikation mit Arbeitgebern beispielsweise bei der Beantragung eines Schonarbeitsplatzes oder aber auch mit der Agentur für Arbeit zu, wenn es um Maßnahmen der beruflichen Rehabilitation (z.B. Umschulung) geht.

1.9.4 Psychoonkologie und Psychokardiologie als exemplarische Felder der Anwendung psychologischer Interventionen in der Rehabilitation

Psychoonkologie

Krebspatienten leiden an einer Vielzahl von krankheits- und behandlungsbedingten Folgestörungen und funktionellen Einschränkungen. Die Diagnose Krebs wird von Patienten oft als tiefer Einschnitt empfunden und aufgrund der zumeist drastischen Behandlungsmethoden, der schwerwiegenden Folgestörungen, des potentiell progredienten Verlaufs und der existentiellen Krisen, die die Patienten durchlaufen können, kommt psychologischer Betreuung und anderen psychosozialen Angeboten zumindest für Teilgruppen von Krebspatienten eine hohe Bedeutung zu.

Merke!

Zu den bei Krebspatienten am häufigsten auftretenden psychischen Störungen zählen Angststörungen, Depressionen und Anpassungsstörungen (Weis, Blettner, Schwarz, 2000).

Härter et al. (2000) berichten Prävalenzraten aktueller psychischer Störungen von 24 % im Akutsetting und 34 % im Rehabilitationssetting. Neben psychischen Störungen können bei Tumorerkrankungen Krankheitsfolgen wie das chronische Erschöpfungssyndrom, Fatigue oder kognitive Leistungseinschränkungen auftreten.

Das Spektrum der psychoonkologischen Interventionen in der Rehabilitation umfasst themenzentrierte Gruppengespräche, Einzelgespräche (supportiv, Krisenintervention), kognitive Auseinandersetzung mit dem Tumor (gelenkte Imagination, Meditation, Entspannung), verhaltenstherapeutische Maßnahmen (Selbstinstruktion, gezielte Ablenkung), familientherapeutische Ansätze und die Förderung von Selbsthilfe. Psychoonkologische Interventionen verringern nachweislich die emotionale Belastung und verbessern Problemlösestrategien, Krankheitsverarbeitung und die Lebensqualität der Patienten (Baum, Anderson, 2002; Tschuschke, 2003; Weis, 2002).

Neben den patientenzentrierten Maßnahmen sind Personalfortbildung (Selbsterfahrung, Kommunikationstraining) wichtige psychoonkologische Maßnahmen, da auch unspezifische psychosoziale Angebote des Personals psychische Probleme des Patienten reduzieren können (Koch, Weis, 1998).

Psychokardiologie

Die psychologische Versorgung von Patienten mit einer koronaren Herzerkrankung bzw. einem Herzinfarkt hat insbesondere in der kardiologischen Rehabilitation eine lange Tradition. Die Behandlung zielt hier neben der medikamentösen und ggf. operativen Therapie vor allem auf eine Veränderung des Lebensstils. Erhöhte Blutfettwerte, Nikotinkonsum, Bluthochdruck, aber auch Diabetes, Gicht, Adipositas sowie Bewegungsmangel stehen im Vordergrund (Schächinger, 2003). Im psychosozialen Bereich geht man von einer Risikokonstellation aus, die zur Genese des Herzinfarkts beiträgt, aber auch die Rehabilitation negativ beeinflusst. Sie besteht aus einer Häufung von situativen und psychischen Belastungen: ungünstige sozioökonomische Bedingungen, lebensverändernde Ereignisse, Arbeitsbelastung/berufliche Anforderungen (Bewährung, Herausforderung) und Statusbedrohung, emotionale Probleme und Fehlen von protektiven Faktoren wie soziale Unterstützung. Zentrale psychokardiologische Interventionen sind daher die positive Beeinflussung der Risikofaktoren bzw. der Lebensgewohnheiten, Verbesserung der Compliance und die Diagnose und Behandlung von komorbiden psychischen Störungen. Wichtige Interventionen, die auch in der Rehabilitation eine zentrale Rolle spielen, beziehen sich auf Entspannung und Stressmanagement sowie Interventionen bei den Risikofaktoren Rauchen, Bewegungsmangel und Übergewicht (Barth, Bengel, 2003; Langosch, Budde, Linden, 2003; Schlicht, Kanning, Bös, 2003). Auch bei einem Herzinfarktpatienten stellt die Diagnose einer komorbiden psychischen Störung (z.B. Depression) eine Indikation für eine psychotherapeutische und ggf. psychopharmakologische Behandlung dar (Härter, Bengel, 2002). Da Psychotherapiemotivation jedoch bei Herzinfarktpatienten häufig gering ausgeprägt ist, sollte im Rahmen der Rehabilitation vorbereitende und motivierende Arbeit am Krankheitskonzept und den Therapierwartungen geleistet werden.

1.10 Frührehabilitation

WILFRIED MAU

Zum Begriff der Frührehabilitation

Damit wichtige Behandlungschancen nicht verpasst werden, sind bereits bei der Akutmanifestation einer Erkrankung frührehabilitative Maßnahmen zu berücksichtigen. Das gilt insbesondere bei ausgeprägten Gesundheitsstörungen, die zur Aufnahme im Akutkrankenhaus führen.

Merke!

Unter Frührehabilitation ist die frühzeitig einsetzende rehabilitationsmedizinische Behandlung von Patienten zu verstehen, die wegen eines akuten Gesundheitsproblems mit schwerer Beeinträchtigung der Funktionsfähigkeit (Kap. 1.4) der Behandlung in einem Krankenhaus bedürfen (Clade, 2005; Leistner et al., 2005).

Es handelt sich also um Leistungen der gesetzlichen Krankenversicherung nach § 39 Abs. 1 Satz 3 SGB V, die an die Notwendigkeit der akutmedizinischen Behandlung gebunden sind (Haaf, Volke, Schliehe, 2004). Die akutmedizinische Behandlung in einem Krankenhaus kann z.B. erforderlich werden durch

- ein akutes Ereignis (Unfall oder Erkrankung)
- Komplikationen bei einem Unfall oder einer akuten Erkrankung
- eine Verschlechterung einer chronischen Erkrankung
- Multimorbidität.

Weitere Einzelheiten zur Indikation für die Aufnahme in einem Akutkrankenhaus werden durch Prüfkriterien für die primäre Fehlbelegung – sogenannte G-AEP Kriterien nach § 17c KHG – geregelt. Verständnis und Durchführbarkeit der Frührehabilitation sind heute in Deutschland untrennbar mit gesundheitspolitischen Vorgaben und abrechnungstechnischen Steuerungsvorgängen im akutstationären und im Rehabilitationssektor verbunden.

Indikationen und Ziele

Frührehabilitation ist indiziert, wenn Frührehabilitationsbedürftigkeit und -fähigkeit bestehen (Leistner et al., 2005).

Frührehabilitationsbedarf besteht während des Krankenhausaufenthaltes, wenn

- eine voraussichtlich nicht nur vorübergehende relevante Beeinträchtigung der Körperfunktionen, Körperstrukturen und/oder Aktivitäten vorliegt, durch die eine Beeinträchtigung der Teilhabe (Partizipation) droht oder
- bei einer bereits bestehenden Beeinträchtigung der Teilhabe ohne Frührehabilitation eine Verschlimmerung wahrscheinlich ist.

Insbesondere bei folgenden Erkrankungen kann die Frührehabilitation bzw. die sogenannte Komplexbehandlung indiziert und im pauschalierten Abrechnungssystem durchführbar sein (Deutsches Institut für Medizinische Dokumentation und Information [DIMDI], 2006):

- neurologische, neurochirurgische, neuropädiatrische Erkrankungen
- geriatrische Erkrankungen
- Polytraumata
- chronisch-entzündliche rheumatische Erkrankungen
- hämatologisch-onkologische Erkrankungen
- kardiologische Erkrankungen
- Asthma bronchiale
- Diabetes mellitus
- Neurodermitis
- Mukoviszidose
- postoperative Verläufe bei Multimorbidität
- komplexe internistische Erkrankungen.

Die **Frührehabilitationsfähigkeit** unterliegt nicht den gleichen Einschränkungen wie die Rehabilitationsfähigkeit (Leistner et al., 2005) (Kap. 1.6), da der Überwachungs- und Behandlungsrahmen einer Akutklinik zur Verfügung steht. Vor diesem Hintergrund sind als wesentliche Einschränkungen der Frührehabilitationsfähigkeit lediglich die folgenden Ausschlusskriterien zu nennen:

- (vitale) Gefährdung durch die frührehabilitative Maßnahme
- Ablehnung durch die Kranken oder ihre Betreuer.

Die übergeordneten **Rehabilitationsziele** sind

- die Verhütung von voraussichtlich nicht nur vorübergehenden relevanten Beeinträchtigungen der Funktionsfähigkeit
- eine günstige Einflussnahme auf die Verschlimmerung bereits manifester Beeinträchtigungen der Funktionsfähigkeit.

Die **Frührehabilitationsprognose** im Sinne einer medizinisch-wissenschaftlich begründbaren Wahrscheinlichkeit über die Erreichbarkeit des Rehabilitationsziels ist im Akutkrankenhaus häufig schwierig. Dennoch ist ein Frührehabilitationsversuch bei vorliegendem Bedarf und gegebener Rehabilitationsfähigkeit gerechtfertigt.

Inhalte der Frührehabilitation

Bei der **gleichzeitigen und verzahnten** akut- und rehabilitationsmedizinischen Versorgung in der Klinik sollen neben der Behandlung von Störungen der Körperfunktionen und -strukturen möglichst auch eine Verbesserung der Aktivitäten und Partizipation (Teilhabe) begonnen werden. Dazu werden möglichst bald nach der Aufnahme im Krankenhaus der funktionelle Status erhoben und die Frührehabilitationsbedürftigkeit und -fähigkeit geklärt. Entsprechend dem biopsychosozialen Krankheitsmodell und konkret festzulegenden Zielen werden Leistungen für die Frührehabilitation von einem interdisziplinären Team im Sinne des Rehab-Cylces erbracht (Kap. 1.8).

Es können die **erste und die zweite Akutphase** der Frührehabilitation danach unterschieden werden (Stucki et al., 2002), ob

- die akutmedizinische Diagnostik und Therapie gegenüber der Rehabilitation überwiegen (erste Akutphase) oder
- das Verhältnis umgekehrt ist (zweite Akutphase bei gegebener akutmedizinischer Behandlungsnotwendigkeit).

Diese Phaseneinteilung ist nicht zu verwechseln mit den Phasen A–F der neurologischen Rehabilitation (Kap. 4.5).

Eine weitere Unterteilungsmöglichkeit besteht in der **ergänzenden** gegenüber der **umfassenden** Frührehabilitation unterschiedlicher Strukturqualität (z.B. mobiles Rehateam und seine Zusammensetzung) sowie Prozessqualität (z.B. Anzahl der Therapieeinheiten pro Tag und Zusammenarbeit der beteiligten Stellen; Tab. 1.10.1) (Stucki et al., 2002). Bei der ergänzenden Frührehabilitation werden zwei bis drei Therapieeinheiten mit insgesamt bis zu einer Stunde Dauer pro Tag durch ein interdisziplinäres (mobiles) Rehabilitationsteam auf den Stationen der jeweiligen Fachabteilungen erbracht. Dagegen wird die umfassende Frührehabilitation im Krankenhaus in speziellen ärztlich geleiteten Frührehabilitationsabteilungen für Patienten angeboten, bei denen mehr als drei Therapieeinheiten pro Tag mit einem Zeitumfang von wenigstens 2–3 Stunden durchgeführt werden. Diese Abteilungen können indikationsspezifisch oder fachgebietsübergreifend ausgerichtet sein. Es existieren allerdings nur wenige indikationsübergreifende Frührehabilitationsabteilungen im Akutkrankenhausbereich. Hohe (kostenintensive) Anforderungen an die Struktur- und Prozessqualität bei unklaren oder unzureichenden Erlösen sowie eine vielfach kritische Haltung der Kostenträger schränken das Angebot deutlich ein.

Die notwendige Struktur- und Prozessqualität der Frührehabilitation ergibt sich im pauschalierten Abrechnungssystem der stationären Akutmedizin weitgehend aus entsprechenden Operationen- und Prozedurenschlüsseln (OPS-301). Im OPS-Katalog in der Version 2006 (Deutsches Institut für Medizinische Dokumentation und Information [DIMDI]) sind unter den Codes 8-55 und 8-97 die geriatrische frührehabilitative Komplexbehandlung, die neurologisch-neurochirurgische Frührehabilitation und andere Maßnahmen der Frührehabilitation/Komplexbehandlung hinsichtlich der notwendigen Struktur- und Prozessqualität beschrieben. Gefordert werden

- spezielle fachärztliche Qualifikationen der Behandlungsleitung
- standardisierte Untersuchungsverfahren mit der Erfassung definierter Einschränkungen der Aktivitäten (z. B. Früh-Reha-Barthel-Index) und Teilhabe (Partizipation)
- wöchentliche Teambesprechungen
- Kombinationen verschiedener Therapieformen zum Teil mit einer festgelegten Mindesttherapiedauer pro Tag (bis zu einer Dauer von insgesamt 5 Stunden bei der neurologisch-neurochirurgischen Frührehabilitation).

Zum Teil werden erst ab mindestens 14 Behandlungstagen nennenswerte Erlöse für das Krankenhaus erzielt. Da der Aufenthalt im Akutkrankenhaus wie erwähnt nicht mit der Durchführung frührehabilitativer Interventionen begründet werden kann, sondern durch die gleichzeitig notwendige akutmedizinische Diagnostik und Therapie, und die von der Klinik vorzuhaltende interdisziplinäre Personalausstattung zum Teil sehr hoch ist, ist allenfalls für einen Teil der Patienten bzw. Krankenhäuser das Konzept der Frührehabilitation – insbesondere in der umfassenden Form – in der Akutklinik realisierbar.

Diese Komplexleistungen können aus den genannten Gründen und wegen der langfristig bestehenden Kompetenzen und Erfahrungen, die nicht ohne weiteres in typischen Akutkrankenhäusern geschaffen werden können, in eigenständigen Rehabilitationseinrichtungen erbracht werden (Deutsche Gesellschaft für Medizinische Rehabilitation, 2004). Beispiele sind die neurologischen Rehabilitationsphasen B (und C), die häufig in speziellen Rehabilitationseinrichtungen geleistet werden (Kap. 4.5). Das setzt die nicht immer spannungsfreie Anerkennung als akutstationäre Anbieter nach § 108, SGB V voraus. Alternative integrierte Versorgungsmodelle können in diesem Zusammenhang mehr Flexibilität bieten.

Abgrenzung der Frührehabilitation

Wenn die gleichzeitige akut-medizinische Behandlung der Gesundheitsstörung im Krankenhaus nicht mehr erforderlich ist, kann gegebenenfalls die Versorgung in einer ambulanten oder stationären Rehabilitationseinrichtung angeschlossen werden. Die Frührehabilitation schafft somit die Grundlage für die **Anschlussrehabilitation** bzw. **Anschlussheilbehandlung (AHB)** in Rehabilitationseinrichtungen. Wegen ihrer anderen Zielsetzung und Ausrichtung kann die Frührehabilitation die anschließenden Maßnahmen in der Regel nicht ersetzen. Im Unterschied zur Frührehabilitation zielen die Anschlussrehabilitation/AHB und die Rehabilitation nach allgemeinen Antragsverfahren auf die gesellschaftliche und berufliche Reintegration der Patienten (Haaf et al., 2004) (Kap. 1.11). Sie wurde auch als „weiterführende" Rehabilitation nach dem Krankenhausaufenthalt bezeichnet (Stucki et al., 2002), ein Begriff, der wegen der häufig nicht zutreffenden Voraussetzung einer bereits im Akutkrankenhaus stattfindenden Rehabilitation umstritten ist. Vielmehr erlaubt die Ausstattung typischer Akutkliniken nur eine funktionsorientierte Physio-

Tab. 1.10.1: Verschiedene Arten der Leistungserbringung bei funktionsorientierter Physiotherapie (Frühmobilisation) und Frührehabilitation im Akutkrankenhaus (mod. nach Stucki et al., 2002).

	Funktionsorientierte Physiotherapie (Frühmobilisation)	Frührehabilitation	
		Ergänzende	*Umfassende*
Indikation	Geringe, vorübergehende Beeinträchtigung der Körperfunktionen und -strukturen	Ausgeprägte, dauernde Beeinträchtigung mehrerer Komponenten der funktionalen Gesundheit	Idem
Ansatz	Therapeutisch (sekundärpräventiv)	Therapeutisch (sekundärpräventiv und rehabilitativ)	Idem
Leistungserbringung	Physiotherapie	Mobiles Rehateam	Ärztlich geleitete Frühreha-Abteilung
Therapieformen*	Physiotherapie	2 Therapieformen**	Mindestens 2 Therapieformen und Reha-Pflege**
Ärztliche Leitung	Arzt, Fachstation	Facharzt**	Idem
Rehakonzeption	Einzelmaßnahme	Fokussierung auf Körperfunktionen und -strukturen und Aktivitäten	Alle Komponenten der ICF
Therapieeinheiten/Tag	1 (–2)	2–3**	Mehr als 3, mehrere Therapeuten gleichzeitig**
Zeitlicher Aufwand/Tag	20–40 Minuten	40 Minuten bis 1 Stunde**	2–3 Stunden (mit Rehapflege mehr)**
Phase	Erste Akutphase	Erste oder zweite Akutphase	Zweite Akutphase

* Physiotherapie, Ergotherapie, Schlucktherapie, medizinische Massage, Psychologie und Neuropsychologie, Sprachtherapie, Musik- und Kunsttherapie, Sozialmedizin u. a.

** genauere Spezifizierung je nach Leistung entsprechend OPS (Deutsches Institut für Medizinische Dokumentation und Information [DIMDI], 2005)

therapie **(Frühmobilisation)**, die nicht die Ansprüche einer (Früh-)Rehabilitation erfüllt (Zeitaufwand von 1–2 Therapieeinheiten pro Tag auf der jeweiligen Fachstation, Tab. 1.10.1).

1.11 Ambulante und stationäre medizinische Rehabilitation

Wilfried Mau

Häufigkeit und Angebotsstruktur

Leistungen zur medizinischen Rehabilitation (im Sinne ganztägiger interdisziplinärer Interventionen nach dem biopsychosozialen Krankheitsmodell) finden in Deutschland aufgrund der historischen Entwicklung weit überwiegend in stationären Rehabilitationseinrichtungen außerhalb von Ballungszentren statt (Kap. 1.1). In der gesetzlichen Rentenversicherung wurden im Jahr 2004 93 % dieser Leistungen stationär erbracht (Deutsche Rentenversicherung Bund, 2005). Während der Anteil der ambulanten Maßnahmen im Bundesdurchschnitt derzeit unter 10 % liegt, werden in einzelnen Ballungszentren mehr Personen dieser Angebotsform zugeführt. Besonders bei Erkrankungen des Halte- und Bewegungssystems ist in den letzten zehn Jahren eine erhebliche Steigerung zu beobachten. In diesem Indikationsbereich erfolgen bis zu 25 % der Leistungen zur medizinischen

Rehabilitation ambulant. Allerdings gibt es erhebliche Unterschiede zwischen den Ballungszentren, von denen einzelne den Bundesdurchschnitt von 7 % nicht übersteigen.

In der gesetzlichen Krankenversicherung erfolgen knapp 3 % der Ausgaben für Vorsorge- und Rehabilitationsmaßnahmen für ambulante Leistungen. Jahresausgaben von 70 Mio. € der GKV für ambulante Rehabilitationsleistungen stehen 500 Mio. € für stationäre Rehabilitationsmaßnahmen und weitere 1,6 Mrd. € für die Anschlussrehabilitation nach Krankenhausaufenthalt gegenüber (Blatt, 2004).

Ambulante Rehabilitation wird in verschiedenen Settings angeboten (Dietsche et al., 2002):
- angegliedert an stationäre Einrichtungen
- als Dependancen von (großstadtfernen) stationären Einrichtungen in Ballungszentren
- als eigenständige Einrichtungen (vorwiegend) in Ballungsräumen.

Die qualitative und quantitative Ausstattung soll bei den ambulanten und stationären Einrichtungen grundsätzlich vergleichbar sein. Dazu wurden 2005 von der Bundesarbeitsgemeinschaft für Rehabilitation Rahmenempfehlungen herausgegeben, die von der gesetzlichen Renten-, Kranken- und Unfallversicherung sowie der Kassenärztlichen Bundesvereinigung getragen werden. Die damit erreichte Standardisierung setzt dem unten aufgeführten Wunsch nach der Flexibilisierung von wohnortnahen rehabilitativen Leistungen Grenzen.

Die ambulante Rehabilitation ist somit keineswegs durch ein reduziertes Angebot gekennzeichnet. Im Gegenteil finden in der ambulanten Rehabilitation z. T. mehr Interventionen als stationär statt (Bührlen, Jäckel, 2002; Mau et al., 2002). Das dichte Therapieprogramm kann zwar von den Rehabilitanden durchaus als anstrengend erlebt werden, eine Überforderung wird aber in der Regel nicht angegeben (Morfeld et al., 2002).

Erwartungen, Wirksamkeit und Differentialindikation

Zu den Erwartungen, die an die ambulante Rehabilitation im Vergleich zur stationären geknüpft wurden (Koch, Morfeld, 2004), gehören vor allem
- bessere Vernetzung
- stärkere Flexibilisierung
- Erreichen von mehr Rehabilitationsbedürftigen
- geringere Kosten.

Eine bessere Vernetzung mit anderen Bereichen der medizinischen Versorgung wird von der ambulanten Rehabilitationsform erhofft, z. B. mit der haus- und fachärztlichen Betreuung einschließlich der Diagnostik und Therapie im Vorfeld sowie der Nachsorge.

Weiterhin sind vielfältige psychosoziale Interventionen in der ambulanten Rehabilitationseinrichtung einzuleiten oder zu planen. Eine besondere Bedeutung kommt der Vernetzung zwischen medizinischer Rehabilitation und Leistungen zur Teilhabe am Arbeitsleben bzw. weiteren Maßnahmen zur Verbesserung der Arbeitsplatzsituation und des beruflichen Wiedereinstiegs zu wie der stufenweisen Wiedereingliederung (vgl. Kap. 1.14). Teilnehmer an ambulanten Rehabilitationsmaßnahmen haben die Möglichkeit, das Erlernte unmittelbar im eigenen Lebensbereich anzuwenden und bei eventuell auftretenden Problemen Lösungsmöglichkeiten noch während der Rehabilitationsmaßnahme zu suchen.

Grundsätzlich wünschenswert ist eine stärkere Flexibilisierung der ambulanten Rehabilitation, so dass z. B. ihre berufsbegleitende Durchführung zu diskutieren ist. Dafür sind allerdings verschiedene formale Voraussetzungen wie die Zuständigkeit für die Kostenübernahme zu klären.

Das geht Sie an!

Ambulante Rehabilitationsangebote können von Rehabilitationsbedürftigen wahrgenommen werden, die aus unterschiedlichen Gründen, wie einer engen Bindung an das private oder berufliche Umfeld, nicht an einer wohnortfernen Rehabilitationsmaßnahme teilnehmen würden. Zu bedenken ist, dass zusätzlich zur Rehabilitationsmaßnahme bestehende häusliche Verpflichtungen z. B. bei Hausfrauen und Müttern zu Überlastungen führen können, sodass bei diesen Personengruppen Vor- und Nachteile der ambulanten Rehabilitation abzuwägen sind.

Erste vergleichende ökonomische Analysen zeigen für muskuloskelettale Erkrankungen gegenüber dem Vorjahr eine Halbierung der Krankheitskosten ein Jahr nach beiden Rehabilitationsformen (Merkesdal et al., 2004). Aus Sicht der Leistungsträger ist der geringere Erstattungsaufwand für ambulante Rehabilitationsmaßnahmen gegenüber dem stationären Angebot von Bedeutung. Dies ist zum Teil auf den Wegfall der Übernachtungskosten der Rehabilitanden zurückzuführen. Vergleichende Untersuchungen zur Wirksamkeit der ambulanten gegenüber der stationären Rehabilitation zeigten für beide Rehaformen positive medizinische und sozialmedizinische Veränderungen (Bührlen, Jäckel, 2002; Mau et al., 2002). Auf der Basis der bisherigen Erstattungen der Kostenträger an die Leistungserbringer sowie der vergleichbaren Leistungen und Effekte ergeben sich Hinweise auf eine bessere Kosteneffektivität der ambulanten Rehabilitation (Bührlen, Jäckel, 2002). Die für eine differenzierte Beurteilung notwendigen Mikrokostenanalysen der beiden Rehabilitationsformen liegen bisher aber nicht vor.

Als Voraussetzungen für die ambulante Rehabilitation bei muskuloskelettalen Erkrankungen gelten (Bundesarbeitsgemeinschaft für Rehabilitation, 2005):

- Mobilität (in der Regel einschließlich der Nutzung öffentlicher Verkehrsmittel)
- Erreichbarkeit in zumutbarer Fahrzeit (Richtwert unter 45 Minuten)
- Sicherstellung der häuslichen Versorgung.

Wenn folgende Kontraindikationen der ambulanten Rehabilitation bei muskuloskelettalen Erkrankungen vorliegen, sollte eine stationäre Rehabilitationsmaßnahme durchgeführt werden (Bundesarbeitsgemeinschaft für Rehabilitation, 2005):

- Art und Ausmaß der Beeinträchtigungen der Funktionsfähigkeit
- ausgeprägte Multimorbidität
- mangelnde psychische Belastbarkeit
- Notwendigkeit pflegerischer Betreuung und ständiger ärztlicher Überwachung

Tab. 1.11.1: Anhaltspunkte für die Differentialindikation zwischen stationärer und ambulanter Rehabilitation.

	Ambulant	Stationär
Mobilität	Höher	Geringer
Selbstständigkeit	Höher	Geringer
Kooperationsfähigkeit	Sehr gut	Gut
Körperliche Belastbarkeit	Gut	Eingeschränkt
Bedarf pflegerischer Betreuung	Geringer	Höher
Krankheitsschwere	Geringer	Höher
Begleiterkrankungen	Leichtere	Schwere Begleiterkrankungen, Multimorbidität
Psychosomatische Störungen	Geringer ausgeprägt	Stärker ausgeprägt
Erforderliche Distanzierung vom häuslichen Umfeld	Nein	Ja
Bindung an Zuhause	Ja	Nein
Soziale Belastung	Geringer	Höher
Soziale Integration	Besser	Schlechter
Äußere Gründe für häusliche Anwesenheit	Ja	Nein
Fahrzeit	Unter 45 Minuten	Über 45 Minuten
Kooperation mit örtlichen Institutionen	Relevant	Teilweise relevant
Einbeziehung des sozialen Umfeldes erforderlich	Stärker	Geringer

- Notwendigkeit der Entlastung und Distanzierung vom sozialen Umfeld.

Weiterhin können stationäre Einrichtungen insbesondere für krankheitsspezifische Rehabilitationsangebote bei seltenen Erkrankungen sinnvoll sein, da die Zusammenführung einer größeren Zahl von betroffenen Rehabilitanden eine Voraussetzung für entsprechende Gruppenangebote (z. B. Patientenschulungsprogramme) und für die Erfahrungsbildung des therapeutischen Teams ist.

Anhaltspunkte für die Differentialindikation zwischen stationärer und ambulanter Rehabilitation auf der Grundlage eines Expertenkonsens sind Tab. 1.11.1 zu entnehmen (Projektgruppe Rehabilitation des Regionalen Kooperativen Rheumazentrums Hannover e.V., 2000).

Es ist wünschenswert, dass in Zukunft die grundsätzlichen besonderen Vorteile der ambulanten Rehabilitationsform mit Differenzierung und Flexibilisierung der Angebote sowie externer Vernetzung der Rehabilitationskonzepte für alle Träger noch stärker entwickelt und genutzt werden (Dietsche et al., 2002; Koch, Morfeld, 2004).

1.12 Vernetzung mit verschiedenen medizinischen Versorgungskonzepten

WILFRIED MAU

Anschlussheilbehandlungen, Anschlussrehabilitation

Eine seit langem geübte Praxis der Vernetzung ist die Rehabilitation nach akutstationärer Krankenhausbehandlung. Sie wird insbesondere im Zuständigkeitsbereich der Rentenversicherung als Anschlussheilbehandlung (AHB) bezeichnet, während die gesetzliche Krankenversicherung (und der Gesetzgeber) von Anschlussrehabilitation sprechen. Beide Begriffe werden (nahezu) synonym gebraucht. In den Kapiteln „Zugang zur Rehabilitation“ (Kapitel 1.6.) und „Frührehabilitation“ (Kapitel 1.10) wurde bereits auf diese Form der Rehabilitation eingegangen.

Wenn die Verlegung nicht unmittelbar aus dem Akutkrankenhaus erfolgt, sondern die Patienten zunächst nach Hause entlassen werden, muss die AHB innerhalb von 14 Tagen beginnen. Die Rentenversicherungsträger haben eine Diagnosenliste erstellt, für die sie eine AHB übernehmen. Der AHB-Katalog enthält auch geeignete Einrichtungen. Die Auswahl der konkreten Einrichtung erfolgt je nach Verfahren durch die Rehabilitationsträger oder das Krankenhaus (Kapitel 1.6).

Das geht Sie an!

Durch die Verweildauerverkürzung im Akutkrankenhaus ist eine deutlich frühere Verlegung von Patienten in die AHB festzustellen, sodass zum Teil Überwachungs- und Behandlungsaufgaben, die früher im Akutkrankenhaus erfolgten, jetzt in der AHB-Einrichtung geleistet werden müssen (Haaf, Volke, Schliehe, 2004). Vor allem in der ersten Zeit des Aufenthaltes in der AHB-Einrichtung können diese Patienten noch vermindert belastbar und eingeschränkt rehabilitationsfähig sein. Bei einer Regeldauer der AHB von drei Wochen kann deshalb das vorhandene Rehabilitationspotential vielfach nicht voll ausgeschöpft werden, sodass die AHB mit entsprechender medizinischer Begründung zu verlängern ist. Andererseits kann es schwierig sein, bei Patienten, die aus dem Krankenhaus zunächst nach Hause entlassen wurden, die inzwischen eingetretenen Funktionsdefizite in der AHB wieder auszugleichen (Gerdes, Best, Jäckel, 2004).

Integrierte Versorgung und medizinische Versorgungszentren

Um den Übergang vom Akutkrankenhaus in die AHB-Einrichtung reibungslos zu gestalten, werden vielfach Kooperationsverträge zwischen beiden geschlossen. Ein Teil dieser Vereinbarungen wird nach den Regelungen zur integrierten Versorgung gemäß § 140 SGB V getroffen (Fuchs, 2004). Das Ziel ist eine sektorübergreifende Versorgung, d. h. eine möglichst gute Vernetzung zwischen den Beteiligten verschiedener Versorgungsbereiche. Durch den optimierten Informationsaustausch sollen u. a. eine Verbesserung der Versorgung und reduzierte Gesamtkosten erreicht werden. Häufige Vertragspartner sind Krankenhäuser und Rehabilitationseinrichtungen. Die Beteiligung weiterer Akteure im Gesundheitswesen insbesondere aus dem ambulanten Bereich (Vertragsärzte, medizinische Versorgungszentren) soll zu einer stärkeren Vernetzung führen. Die Kassenärztlichen Vereinigungen sind bei Verträgen zur integrierten Versorgung nicht beteiligt. Das Interesse der Beteiligten wird seit dem Jahr 2004 durch eine Anschubfinanzierung von 1 % der ärztlichen Gesamtvergütung sowie 1 % des Krankenhausgesamtbudgets gefördert (ca. 700 Mio. € pro Jahr).

Vor allem im ambulanten Bereich können medizinische Versorgungszentren (MVZ) nach § 95 SGB V für die Rehabilitation der Krankenversicherung grundsätzlich Bedeutung erlangen. Medizinische Versorgungszentren beteiligen sich an der vertragsärztlichen Versorgung mit einer fachübergreifenden und intersektoralen Zusammenarbeit zugelassener Leistungserbringer unterschiedlicher medizinischer Fachgebiete.

Disease-Management-Programme

Von grundsätzlichem Interesse im Sinne einer vernetzten Versorgung unter Einbeziehung der Rehabilitation sind auch Disease-Management-Programme (DMP, Synonyme: strukturierte Behandlungsprogramme, Chroniker-Programme) nach § 137 f und g SGB V. Durch evidenz-basierte strukturierte Untersuchungs- und Behandlungsabläufe u. a. nach geltenden Leitlinien soll die Qualität der medizinischen Versorgung chronisch Kranker verbessert werden (Haaf et al., 2004).

Die DMP sind an den Risikostrukturausgleich gekoppelt. Damit werden die Krankenkassen finanziell entlastet, bei denen ein hoher Teil der Versicherten an DMP teilnimmt. Für die Auswahl der Erkrankungen, für die DMP entwickelt werden, sind folgende Kriterien zu berücksichtigen:

- Zahl der von der Krankheit betroffenen Versicherten
- Möglichkeiten zur Verbesserung der Qualität der Versorgung
- Verfügbarkeit von evidenzbasierten Leitlinien
- sektorenübergreifender Behandlungsbedarf
- Beeinflussbarkeit des Krankheitsverlaufes durch Eigeninitiative des Versicherten
- hoher finanzieller Aufwand der Behandlung.

In der ersten Phase wurden dafür ausgewählt

- Diabetes mellitus Typ 1
- Diabetes mellitus Typ 2
- Brustkrebs
- koronare Herzkrankheit
- chronisch obstruktive Atemwegserkrankungen (Asthma bronchiale und COPD).

Im Rahmen von DMP soll auch die Notwendigkeit von Rehabilitationsmaßnahmen geprüft werden. Die festgelegten Therapieinhalte bei Teilnahme an einem DMP sind auch während der Durchführung von Rehabilitationsmaßnahmen zu beachten, auch wenn dafür die Rentenversicherung der Leistungsträger ist.

Nachsorge und Selbsthilfegruppen

Gesundheitsbezogene Verhaltens- und Lebensstiländerungen der Rehabilitanden sind meist länger dauernde Prozesse. Zur längerfristigen Sicherung und zur weiteren Steigerung des Erfolgs von ambulanten und stationären Rehabilitationsmaßnahmen sind Nachsorgeleistungen vielfach sinnvoll (Bundesarbeitsgemeinschaft für Rehabilitation, 2003). Sie können von den Rehabilitationseinrichtungen angeregt und zum Teil auch von dort zu Lasten der Rehabilitationsträger verordnet werden. Sonst erfolgt die Verordnung durch die (weiter-)behandelnden Ärztinnen und Ärzte. Damit sind Nachsorgemaßnahmen typische Beispiele der Vernetzung von ambulant tätigen Ärzten und Rehabilitationseinrichtungen.

Zu den wichtigsten Leistungen, die im Anschluss an eine medizinische Rehabilitationsmaßnahme von den Rehabilitationsträgern erbracht werden, gehören:

- Rehabilitationssport (z. B. ambulante Herzgruppen)
- Funktionstraining bei Erkrankungen des Halte- und Bewegungssystems (z. B. entzündlich-rheumatischer Erkrankungen)
- Suchtnachsorge.

Rehabilitationssport und Funktionstraining müssen innerhalb von 3 Wochen nach der medizinischen Rehabilitation beginnen und finden in der Regel 1-2-mal pro Woche über einen Zeitraum von 6 Monaten statt. Zum Teil ist eine Kostenübernahme durch die Rehabilitationsträger bis zu 36 Monate möglich (Bundesarbeitsgemeinschaft für Rehabilitation, 2007). Weitgehend flächendeckend bieten Sportgemeinschaften den Rehabilitationssport an. Das Funktionstraining kann z. B. bei entzündlich-rheumatischen Erkrankungen indiziert sein. Die Landesverbände der Deutschen Rheuma-Liga erteilen Auskünfte über die konkreten Angebote in den Regionen. Dabei handelt es sich um ein typisches Beispiel der engen Zusammenarbeit mit einer Selbsthilfegruppe im Rehabilitationsprozess.

Wenn ein alleiniger Selbsthilfegruppenanschluss nach dem Aufenthalt in einer Suchtklinik voraussichtlich nicht ausreicht, können im Rahmen einer ambulanten Nachsorge innerhalb von 6 Monaten bis zu 20 therapeutische Einzel- oder Gruppensitzungen stattfinden sowie bis zu 2 Gespräche für Bezugspersonen (www.deutsche-rentenversicherung.de → Angebote für spezielle Zielgruppen → Reha-Einrichtungen → Nachsorgeprogramm).

Für einen Teil der Rehabilitanden sind hinsichtlich zeitlichem Aufwand und interdisziplinärem Angebot intensivere Gruppenbehandlungen im Nachsorgeprogramm zu realisieren. Dazu gehört die Intensivierte Rehabilitationsnachsorge (IRENA) der DRV-Bund bei folgenden Indikationen:

- Herz-Kreislauf-Erkrankungen
- Erkrankungen des Halte- und Bewegungssystems
- neurologische Erkrankungen
- Stoffwechselerkrankungen
- psychische Erkrankungen.

Die gruppenspezifischen Therapien werden jeweils für 90–120 Minuten mit 2 bis 3 Behandlungseinheiten maximal 24-mal (bei neurologischen Erkrankungen bis zu 36-mal) wohnortnah in dafür zugelassenen Rehabilitations- bzw. Nachsorgeeinrichtungen angeboten. Ähnliche Angebote bestehen im Bereich der Psychosomatik (Curriculum Hannover) und bei kardiologischen Erkrankungen verschiedener Rentenversicherungsträgern (Kapitel 1.8).

1.13 Primär-, Sekundär- und Tertiärprävention in der Rehabilitation

WILFRIED MAU

Prävention kann sowohl als eigenständige Maßnahme erfolgen (z. B. als Krankenkassenleistung nach § 20 ff. SGB V (Leistungen zur Verhütung von Krankheiten) als auch integriert in kurative, rehabilitative und pflegerische Versorgung, die mit ihren jeweils spezifischen Konzepten bei Krankheit oder Behinderung ansetzen mit dem Ziel, der Heilung, Besserung oder – insbesondere bei chronischen Krankheiten – der Unterstützung des Krankheitsmanagements (Walter, 2004). Auf die medizinische Vorsorge für Mütter und Väter durch die Krankenkassen (§ 24 SGB V) wird besonders hingewiesen, da diese mit der Gesundheitsreform 2007 Pflichtleistung geworden ist.

Nach § 3 des IX. Sozialgesetzbuches zur Rehabilitation und Teilhabe wird der Vorrang der Prävention betont: „Die Rehabilitationsträger wirken darauf hin, dass der Eintritt einer Behinderung einschließlich einer chronischen Krankheit vermieden wird.“

Prävention wird häufig in drei Bereiche unterteilt:

- Primärprävention
- Sekundärprävention
- Tertiärprävention.

Auf die betriebliche Prävention – als eine besondere Organisationsform der Prävention – wird anschließend eingegangen.

Primärprävention

Primärprävention zielt auf die Senkung der Eintrittswahrscheinlichkeit von Krankheiten oder Unfällen bei einem Individuum oder einer (Teil-)Population. Das gesundheitspolitische Ziel ist die Senkung der Inzidenz von Krankheiten oder Unfällen (Auftreten neuer Fälle innerhalb eines definierten Zeitraums, Sachverständigenrat für die Konzertierte Aktion im Gesundheitswesen, 2001). Sie umfasst im engeren Sinn spezifische Aktivitäten vor Eintritt einer fassbaren biologischen Schädigung

(Schwartz et al., 2003). Dabei kann es sowohl um die Vermeidung exogener Schädigungen (Exposition) als auch die Verhinderung oder Verringerung eines personengebundenen Risikos (Disposition, Risikofaktoren) gehen.

Es können die **Verhältnis**- und die **Verhaltens**prävention unterschieden werden (Sachverständigenrat zur Begutachtung der Entwicklung im Gesundheitswesen, 2005): Während die Verhältnisprävention auf die Lebens-, Arbeits- und Umweltbedingungen fokussiert (z. B. Rauchverbot in öffentlichen Einrichtungen, Verbraucherschutz bei Lebensmitteln, Arbeitsschutz), zielt die Verhaltensprävention auf die Beeinflussung individueller Verhaltens- und Konsummuster (z. B. durch Informations- und Edukationsmaßnahmen, Raucherentwöhnung, Ernährungsumstellung in der Rehabilitation). Zur Zielerreichung sind möglichst die Kombination beider Interventionsformen (z. B. individuelle Raucherentwöhnung und deutliche Ausweitung rauchfreier Lebensbereiche) sowie zielgruppen- und kontextspezifische Maßnahmen anzustreben.

Zur Primärprävention im weiteren Sinn wird vielfach auch die **Gesundheitsförderung** gezählt, die sich – wie der Begriff sagt – an der Gesundheit orientiert (im Gegensatz zur krankheits- oder schädigungsspezifischen Orientierung der Primärprävention im engeren Sinn). Sie geht auf die Ottawa-Charta zur „health promotion" der WHO zurück und beinhaltet (auch) unspezifische Verhaltensweisen (WHO, 1986). Gesundheitsförderung zielt auf ein höheres Maß an Selbstbestimmung und eine Steigerung der Gesundheit von Zielgruppen oder (Teil-)Populationen. Neben umfeldbezogenen Aktivitäten geht es dabei um die Ressourcenstärkung mit (Weiter-)Entwicklung persönlicher Kompetenzen und Bildung von „life skills" (Lebenskompetenzen). Dazu gehört der **salutogene** Ansatz nach dem Modell von Antonovsky, mit dem Menschen in die Lage versetzt werden sollen, das Sinn- und Wertgefüge ihres Lebens explizit wahrzunehmen, zu gestalten und weiterzuentwickeln (Antonovsky, 1997).

Merke!

Auch und besonders für Menschen mit drohenden oder bereits ausgeprägten Behinderungen besteht eine wichtige Aufgabe im Rehabilitationsprozess darin, sinnstiftende Lebensperspektiven aufzubauen und durch neue Bewertungen dem Leben und der (verbliebenen) Gesundheit einen höheren Wert beizumessen.

Sekundärprävention

Sekundärprävention zielt auf die Entdeckung eines eindeutigen, evtl. symptomlosen Frühstadiums einer Erkrankung und auf eine frühzeitig einsetzende Therapie. Gesundheitspolitisches Ziel ist die Senkung der Inzidenz manifester bzw. fortgeschrittener Erkrankungen oder Krankheitsstadien (Sachverständigenrat für die Konzertierte Aktion im Gesundheitswesen, 2001). Ein Beispiel ist die Entdeckung pathologischer Blutzuckerwerte und die nachfolgende Einleitung entsprechender diätetischer und ggf. anderer therapeutischer Maßnahmen vor den ersten (klinischen) Symptomen eines Diabetes mellitus. Als Sekundärprävention wird auch die Verhinderung des Wiedereintritts (Rezidivs) eines Krankheitsereignisses verstanden, z. B. Myokard-Reinfarkt.

Tertiärprävention

Die Tertiärprävention bezeichnet in einem weiteren Sinn die Behandlung einer (manifesten) Krankheit mit dem Ziel, ihre Verschlimmerung zu vermeiden oder zu verzögern. In einem engeren Sinn beinhaltet sie die Vermeidung, Linderung oder Kompensation von Einschränkungen oder Funktionseinbußen, die aus einer Krankheit oder einem Unfall resultieren (Sachverständigenrat zur Begutachtung der Entwicklung im Gesundheitswesen, 2005). Damit entsprechen sich Rehabilitation und Tertiärprävention weitgehend. Ein konkretes Beispiel der Tertiärprävention im engeren Sinn ist der Einsatz von Orthesen (Arbeits- bzw. Lagerungsschiene) als Hilfsmittel zur Unterstützung der Handfunktion und -lagerung bei Handgelenksinstabilität und beginnender Ulnardeviation der Finger durch die Ergotherapie im Rahmen der rheumatologischen Rehabilitation.

Betriebliche Prävention

Die betriebliche Prävention betrifft vor allem den Arbeitsschutz und die betriebliche Gesundheitsförderung bei individuellen Problemlagen. Dabei ist vielfach eine Zusammenarbeit von Arbeitgebern und Leistungsträgern erforderlich.

Ein klassisches Feld der betrieblichen Prävention ist der **Arbeitsschutz**, der innerhalb der Sozialversicherung in erster Linie der Unfallversicherung mit quasi hoheitlichen Aufsichts- und Durchsetzungskompetenzen obliegt (§§ 14–25 SGB VII).

Die **betriebliche Gesundheitsförderung** knüpft an branchen- und berufstypische Problemlagen an, die z. B. durch sehr unterschiedliche Arbeitsunfähigkeitszeiten indiziert werden (Sachverständigenrat zur Begutachtung der Entwicklung im Gesundheitswesen, 2005). Aus Ursachenanalysen sind z. B. betriebliche Programme zur Information und Verhaltensänderung ableitbar. Maßnahmen zur betrieblichen Gesundheitsförderung wie Rückenschulungsprogramme können von der gesetzlichen Krankenversicherung nach § 20 Abs. 2 SGB V finanziert werden.

Im Sozialrecht sind die **Pflichten der Arbeitgeber zur Prävention** bei Eintreten von personen-, verhaltens- oder betriebsbedingten Schwierigkeiten im Arbeits- oder sonstigen Beschäftigungsverhältnis geregelt, die zur Gefährdung dieses Verhältnisses führen können (§ 84 SGB IX). In diesen Fällen haben sie frühzeitig die Schwerbehindertenvertretung, den Betriebsrat und das Integrationsamt einzuschalten, um mit ihnen alle Möglichkeiten zur Beseitigung der Schwierigkeiten und möglichst dauerhaften Fortsetzung des Beschäftigungsverhältnisses zu erörtern. Dabei können auch Leistungen zur Teilhabe am Arbeitsleben sinnvoll sein (Kapitel 1.14).

1.14 Leistungen zur Teilhabe am Arbeitsleben und andere berufsbezogene Maßnahmen

Larissa Beck, Wilfried Mau

Durch das Auftreten einer Erkrankung oder Behinderung kann es geschehen, dass die zuletzt ausgeübte Erwerbstätigkeit gar nicht oder nicht ohne Anpassung wieder aufgenommen werden kann. Um die Erwerbsfähigkeit der Rehabilitanden zu erhalten bzw. sie ins Erwerbsleben zurückzuführen, bieten die Rehabilitationsträger neben der medizinischen Rehabilitation mit ggf. anschließender stufenweiser Wiedereingliederung auch berufsfördernde Maßnahmen an. Im Rahmen der beruflichen Rehabilitation werden diese unter dem Begriff „Leistungen zur Teilhabe am Arbeitsleben“ zusammengefasst.

Leistungen zur Teilhabe am Arbeitsleben

Merke!

Leistungen zur Teilhabe am Arbeitsleben (LTA) sollen die Erwerbsfähigkeit und den möglichst dauerhaften Verbleib im Erwerbsleben sichern.

Leistungen zur Teilhabe am Arbeitsleben (LTA) werden von den Rehabilitationsträgern auf Antrag (u. a. Bundesagentur für Arbeit, gesetzliche Rentenversicherung) oder von „Amts wegen“ (gesetzliche Unfallversicherung) erbracht (Kapitel 1.3). Sie dienen dazu, die durch die Erkrankung entstandene Diskrepanz zwischen Anforderungen des Arbeitsplatzes bzw. der Tätigkeit (Anforderungsprofil) und dem Fähigkeitsprofil des Rehabilitanden zu vermindern oder zu beseitigen. LTA umfassen eine breite Palette von Angeboten, die – ggf. kombiniert – individuell und flexibel erbracht werden sollen. Beispiele für dazugehörige Leistungen zeigt Tab. 1.14.1.

Auch medizinische, psychologische und pädagogische Hilfen sind im Einzelfall möglich, um die genannten Ziele zu erreichen. Bei einem vorhandenen Arbeitsplatz seitens des Rehabilitanden steht zu-

Tab. 1.14.1: Beispiele für Leistungen zur Teilhabe am Arbeitsleben nach § 33 SGB IX.

- Hilfen zur Erhaltung oder Erlangung eines Arbeitsplatzes einschließlich Beratung und Vermittlung, Mobilitätshilfen (z. B. Beihilfen für Reise-/Fahrtkosten, Umzug, Trennungsgeld), Trainingsmaßnahmen
- Berufsvorbereitung einschließlich erforderlicher Grundausbildung
- Berufliche Anpassung und Weiterbildung
- Berufliche Ausbildung (inkl. Umschulung)
- Überbrückungsgeld
- Kraftfahrzeughilfen (z. B. Erwerb der Fahrerlaubnis, Kfz-Anschaffung, behindertengerechte Ausstattung)
- Arbeitsassistenz (z. B. Gebärdendolmetscher)
- Hilfsmittel (z. B. Sitz-Steh-Hilfe)
- Technische Arbeitshilfen (z. B. Hebe-Hilfen)

nächst dessen Erhalt im Vordergrund, z. B. durch eine beschwerdengerechte Anpassung der Arbeitsumgebung durch Ausstattung mit technischen Hilfsmitteln oder eine Umstrukturierung der Tätigkeit. Ist eine Rückkehr in den alten Betrieb nicht möglich, kann die Erwerbstätigkeit durch vermittelnde oder qualifizierende LTA gesichert werden. Leistungen zur beruflichen Weiterbildung (z. B. Umschulungen) sollen in der Regel nicht länger als zwei Jahre dauern (§37 Abs. 2 SGB IX).

Das geht Sie an!

Bei Abschluss einer medizinischen Rehabilitation ist vom behandelnden Rehabilitationsarzt die Prüfung von Leistungen zur Teilhabe am Arbeitsleben im Entlassungsbericht dann vorzuschlagen, wenn im Zusammenhang mit der Erkrankung „die zuletzt ausgeübte berufliche Tätigkeit wahrscheinlich nicht wieder oder nicht auf Dauer ausgeübt werden kann, für andere berufliche Tätigkeiten aber nicht aufgehoben ist", der Rehabilitand also im Grundsatz noch erwerbsfähig ist (Leitfaden, 2001).

Für die Bewilligung von LTA müssen wie bei der medizinischen Rehabilitation persönliche und versicherungsrechtliche Voraussetzungen erfüllt sein (Kap. 1.3), die von den Rehabilitationsträgern geprüft werden. Für Auswahl und Durchführung von LTA sind die Kenntnisse und Fähigkeiten sowie die Neigungen des Rehabilitanden ebenso zu berücksichtigen wie die Lage und Entwicklung auf dem Arbeitsmarkt. LTA können in örtlichen (Betriebe, Bildungseinrichtungen) und überörtlichen Einrichtungen (Berufsbildungswerke, Berufsförderungswerke, Werkstätten für Behinderte) durchgeführt werden.

Stufenweise Wiedereingliederung

Im Anschluss an eine längere Phase der Arbeitsunfähigkeit oder bei Arbeitsunfähigkeit nach einer Maßnahme zur medizinischen Rehabilitation (als Teil der medizinischen Rehabilitation) kann die Rückführung des Rehabilitanden an den Arbeitsplatz durch eine stufenweise Wiedereingliederung wesentlich erleichtert werden (Leistung der Kranken-, Unfall- und Rentenversicherung). Dabei wird die tägliche Arbeitszeit über mehrere Wochen schrittweise gesteigert, z. B. von zwei über vier und sechs Stunden auf eine Vollzeittätigkeit von acht Stunden täglich. Nach einer medizinischen Rehabilitation kann eine stufenweise Wiedereingliederung entsprechend dem Leitfaden der Rentenversicherungsträger zum einheitlichen Entlassungsbericht durchgeführt werden, „wenn die letzte berufliche Tätigkeit zwar zugemutet werden kann, aufgrund der aktuellen gesundheitlichen Situation aber eine gleitende Wiedereingewöhnung in den Arbeitsprozess für erforderlich gehalten wird" (Leitfaden, 2001). Die jeweilige Abstufung und Dauer der stufenweisen Wiedereingliederung richtet sich nach der Erkrankung bzw. Leistungsfähigkeit des Rehabilitanden. Auch die Art der zu erledigenden Aufgaben kann im Verlauf schrittweise ausgeweitet werden. Neben der Zustimmung des Rehabilitanden sind auch die Zustimmung des Arbeitgebers und des Kostenträgers erforderlich. Ärztliche Empfehlungen über Art und Umfang der möglichen Tätigkeiten des Versicherten bilden die Basis für die Durchführung der Maßnahme. Zu diesem Zweck kann der Arzt mit Zustimmung des Versicherten vom Betrieb, Betriebsarzt oder über die Krankenkasse eine Beschreibung der Anforderungen an die Tätigkeit des Versicherten an seinem Arbeitsplatz anfordern. Die medizinischen Auswirkungen der stufenweisen Wiedereingliederung werden regelmäßig hausärztlich geprüft.

Merke!

Die Eingliederungsphase kann maximal 6 Monate dauern.

Da der Rehabilitand während dieser stufenweisen Wiedereingliederung arbeitsunfähig ist, muss die stufenweise Wiedereingliederung innerhalb des Zeitraums von Krankengeldbezug (max. 78 Wochen) abgeschlossen sein. Dabei gelten die Richtlinien des Bundesausschusses der Ärzte und Krankenkassen über die Beurteilung der Arbeitsunfähigkeit und die Maßnahmen zur stufenweisen Wiedereingliederung (Kassenärztliche Bundesvereinigung, 2004). Lange Zeit war die stufenweise Wiedereingliederung entsprechend der Regelung im § 74 SGB V eine Leistung der Krankenkassen. Seit Inkrafttreten des SGB IX wird sie auch von den Rentenversicherungsträgern erbracht, wenn sie im Anschluss an eine medizinische Rehabilitation stattfindet (§ 15 SGB VI i. Verb. mit §§ 28, 51 Abs. 5 SGB IX). Die in den letzten Jahren erfolgten Gesetzesänderungen finden ihren Niederschlag auch in der Neufassung der „Arbeitshilfe für die stufenweise Wiedereingliederung in den Arbeitsprozess" (Bundesarbeitsgemeinschaft für Rehabilitation, 2004a).

Im Zusammenhang mit der medizinischen Rehabilitation entwickeln sich neben der klassischen Verfahrensweise, in der die Phase der stufenweisen Wiedereingliederung im Anschluss an die Rehamaßnahme durchgeführt wird, in jüngster Zeit auch modifizierte innovative Modelle. Ein Beispiel dafür ist das Konzept des Hamburger Rehazentrums „Berliner Tor". Dort erfolgt die berufliche Wiedereingliederung bereits während der medizinischen Rehabilitation, indem ambulante Therapie- mit Vollzeit-Arbeitstagen im Wechsel liegen. Dabei wird nicht die Tages- sondern die Wochenarbeitszeit gesteigert, indem die Zahl der Wochen-Arbeitstage zu Lasten der Therapietage schrittweise erhöht wird (Danner, 2004).

Berufliche Orientierung in der medizinischen Rehabilitation

Die lange Zeit vorherrschende konzeptionelle Trennung von medizinischer und beruflicher Rehabilitation wird immer stärker durch integrative Ansätze abgelöst, die die Berufsorientierung im gesamten Rehabilitationsprozess, d. h. die frühe und umfassende Ausrichtung am Ziel der Wiedereingliederung ins Erwerbsleben, beinhalten (Patzelt, Weber, 2004). In der Praxis ist die medizinische der beruflichen Rehabilitation i. d. R. zeitlich vorgeschaltet. Mit dem Ziel der engeren Verzahnung beider Rehabilitationsformen werden bereits während der medizinischen Rehabilitation einige diagnostische und z. T. auch therapeutische Aufgaben mit Bezug auf die Wiederaufnahme der Erwerbstätigkeit übernommen.

Die konkrete Ausgestaltung dieser beruflichen Orientierung in der Praxis variiert. Sie wird u. a. von der internen Kapazität und den regionalen Vernetzungsmöglichkeiten der Rehabilitationsklinik, z. B. mit einem Berufsförderungswerk, bestimmt. Zudem sind für verschiedene Indikationsfelder die Rahmenbedingungen unterschiedlich. Möglichkeiten zur Umsetzung der beruflichen Orientierung in der medizinischen Rehabilitation bieten beispielsweise der Ausbau spezieller berufsorientierter Therapieangebote, die Einrichtung von Modellarbeitsplätzen oder die Kooperation mit Einrichtungen der beruflichen Rehabilitation und Betrieben. In Forschung und Praxis werden verschiedene Konzepte und Begriffe zur Vernetzung medizinischer und beruflicher Rehabilitation dargestellt und diskutiert (Neuderth, Vogel, 2000; Patzelt, Weber, 2004), die dasselbe grundlegende Ziel verfolgen und deshalb im Wesentlichen synonym verwendet werden können. Dazu gehören beispielsweise die „berufsorientierte medizinische Rehabilitation" (Roth, Ehlebracht-König, Bönisch, Hirschler, Thiel, Mau, 2005) und die „medizinisch-berufsorientierte Rehabilitation" (Knörzer, Presl, Stern, Müller-Fahrnow, Hansmeier, Landau, Brauchler, Sinn-Behrendt, Bopp, 2005). Es hat sich bereits gezeigt, dass sich durch solche Aktivitäten der berufsorientierten medizinischen Rehabilitation die Latenzzeit bis zur Einleitung von Maßnahmen zur beruflichen Wiedereingliederung und zum Erhalt der Erwerbstätigkeit deutlich verkürzen lässt (Beck, Busche, Mau, 2006; Streibelt, Hansmeier, Müller-Fahrnow, 2006). Voraussetzungen sind neben den notwendigen Ressourcen die Sensibilisierung des Klinikpersonals für die berufsbezogene Thematik sowie die Sicherstellung grundlegender sozialmedizinischer Kenntnisse.

Eine wichtige Rolle bei der Verzahnung der verschiedenen Leistungen zur Teilhabe spielen auch die im § 13 SGB IX geforderten „Gemeinsamen

Tab. 1.14.2: Angaben zu Hintergrund und Ablauf von Leistungen zur Teilhabe am Arbeitsleben (LTA), stufenweiser Wiedereingliederung und beruflich orientierter medizinischer Rehabilitation.

	LTA	Stufenweise Wiedereingliederung	Beruflich orientierte Rehabilitation
Was?	• Inner- und außerbetriebliche Maßnahmen nach § 33 SGB IX	• Schrittweise Arbeitsaufnahme	• Diagnostische und therapeutische Elemente mit Bezug zur Erwerbstätigkeit in medizinischer Reha
Wozu?	• Sicherung/Erhalt/ Wiederherstellung der Erwerbsfähigkeit • Dauerhafte Wiedereingliederung ins Erwerbsleben	• Rückkehr in bereits ausgeübte Erwerbstätigkeit • Erhalt der Erwerbstätigkeit	• Sicherung/Erhalt/ Wiederherstellung der Erwerbsfähigkeit • Dauerhafte Wiedereingliederung ins Erwerbsleben
Welche Voraussetzungen?	• Persönliche und versicherungsrechtliche Voraussetzungen des Rehabilitanden erfüllt • Positive Erfolgsprognose	• Bestehende Arbeitsunfähigkeit • Vorhandener Arbeitsplatz • Einverständnis von Rehabilitand, Arbeitgeber und Kostenträger • Planung und Steuerung durch Vertragsarzt	• Nutzung interner Kapazität und externer Vernetzung von medizinischen Rehakliniken
Wer ist beteiligt?	• Rehabilitationsträger • Betrieb • Bildungsträger	• Arbeitgeber • Vertragsarzt • Krankenkasse • Rentenversicherungsträger	• Medizinische Rehakliniken • Daran angebundene Kooperationspartner
Wo?	• Bildungsträger • Betrieb	• Vorhandener Arbeitsplatz	• Rehaklinik als Ausgangspunkt
Wann?	• Bei Erkrankung oder Krankheitsfolgen, die die bisherige Erwerbstätigkeit dauerhaft gefährden oder verhindern	• Nach längerer Arbeitsunfähigkeit • Nach medizinischer Rehabilitation	• Während der medizinischen Rehabilitation
Wie lange?	• I. d. R. 2 Jahre (bei Weiterbildung)	• Maximal 6 Monate	• Während der medizinischen Rehabilitation (konzeptionsabhängig)
Wer zahlt?	• Rehabilitationsträger (i. d. R. Rentenversicherung oder Arbeitsamt)	• Rehabilitationsträger (i. d. R. Krankenkasse oder Rentenversicherung)	• Rehabilitationsträger (i. d. R. Rentenversicherung)

Empfehlungen zur Sicherung der Zusammenarbeit der Rehabilitationsträger“. Besonders zu erwähnen sind hierbei die von der Bundesarbeitsgemeinschaft für Rehabilitation veröffentlichten Empfehlungen: „Gemeinsame Empfehlung ‚Teilhabeplan‘“ (2004), „Gemeinsame Empfehlung ‚Einheitlichkeit/Nahtlosigkeit‘“ (2004), „Gemeinsame Empfehlung zur Zuständigkeitserklärung“ (2004) sowie die „Gemeinsame Empfehlung zur Verbesserung der gegenseitigen Information und Kooperation“ (2004) (Bundesarbeitsgemeinschaft für Rehabilitation, 2004b, 2004c, 2004d, 2004e).

Einen Überblick über die geschilderten Maßnahmen zeigt Tab. 1.14.2.

1.15 Qualitätsmanagement und Qualitätssicherung

Manuela Glattacker, Wilfried H. Jäckel

1.15.1 Begriffliche Abgrenzungen

Merke!

Qualität kann allgemein definiert werden als Grad der Übereinstimmung der tatsächlichen Merkmale einer Tätigkeit oder Dienstleistung mit festgelegten oder vereinbarten Zieleigenschaften der Tätigkeit bzw. Dienstleistung (in Anlehnung an die DIN EN ISO 9000 [Deutsches Institut für Normung, 2000]).

„Hohe Qualität" beruht demnach auf der Übereinstimmung des Ist-Zustands mit dem vorab definierten Soll-Zustand. Einer auch im Bereich des Gesundheitswesens gebräuchlichen umfassenden Definition des Qualitätsbegriffs zufolge werden die drei Qualitätsdimensionen Struktur-, Prozess- und Ergebnisqualität unterschieden (Donabedian, 1992). Während **Strukturqualität** sich auf die strukturellen Merkmale einer Klinik – wie z.B. das Vorhalten von Personal oder medizinisch-technischer Ausstattung – bezieht, fokussiert die **Prozessqualität** auf die in der Klinik umgesetzten Behandlungsprozesse z.B. bezüglich der Patientenaufnahme oder im Hinblick auf diagnostische und therapeutische Abläufe. **Ergebnisqualität** schließlich umfasst die durch die Maßnahme erzielten Behandlungsergebnisse und -effekte.

Merke!

Qualitätssicherung (QS) wird verstanden als die systematische, auf dokumentierten Konzepten und Methoden basierende Bemühung um die Sicherstellung der Erfüllung der vereinbarten oder festgelegten Anforderungen.

Interne Qualitätssicherung bezieht sich dabei auf Maßnahmen, welche von der jeweiligen Organisation selbst initiiert werden, während **externe Qualitätssicherung** Maßnahmen umfasst, die von einer externen Institution durchgeführt werden. Verfahren der externen Qualitätssicherung bieten insbesondere den Vorteil, dass die Ergebnisse einem „Benchmarking", d.h. einem Vergleich der einbezogenen Einrichtungen, unterzogen werden können. In der Praxis fokussiert externe Qualitätssicherung häufig eher auf den Aspekt der Qualitäts**messung** und interne Qualitätssicherung eher auf Maßnahmen zur Qualitäts**verbesserung**.

Merke!

In Abgrenzung zur Qualitätssicherung wird Qualitätsmanagement (QM) verstanden als die Verankerung von Qualitätssicherungsmaßnahmen in eine Organisation durch Maßnahmen der Leitungsebene bzw. des Managements.

Der noch umfassendere Begriff des **Total Quality Management** schließlich zielt darauf ab, dass das Qualitätsbewusstsein innerhalb einer Organisation zu einem umfassenden Denk- und Handlungsansatz wird, das sich in der Unternehmensphilosophie, im Führungsverhalten und im täglichen Selbstverständnis aller MitarbeiterInnen widerspiegelt.

1.15.2 Qualitätsmanagement und Qualitätssicherung im Kontext der medizinischen Rehabilitation

Qualitätssicherungs- und Qualitätsmanagementmaßnahmen stellen mittlerweile einen festen Bestandteil der rehabilitativen Versorgung dar. Innerhalb des Gesundheitsversorgungssystems nehmen diese Maßnahmen – im nationalen und internationalen Vergleich – bezogen auf die wissenschaftliche Fundierung und das Ausmaß der flächendeckenden Implementierung eine Spitzenposition ein (Jäckel, Farin, 2004). Die Gründe für die zunehmende Bedeutung dieses Themenfelds sind vielfältig: Qualitätssicherungsmaßnahmen tragen einerseits zu dem in der Medizin vorherrschenden Trend zu mehr Patientenorientierung und Nutzertransparenz bei. Andererseits leisten Qualitätssicherungsmaßnahmen gerade auch im Kontext sich verändernder Strukturen im Gesundheitswesen und der Rehabilitation einen Beitrag dazu, flexibel auf neue Entwicklungen wie z.B. die Einführung von DRG reagieren zu können. Darüber hinaus tragen Verfahren zur Qualitätssicherung sowohl Ansprüchen an größtmögliche Effektivität als auch an die Effizienz Rechnung (Effektivität unter Berücksichtigung ökonomischer Aspekte) (Kleinfeld, Barth, Reiland, 2002).

Das geht Sie an!

Die Bedeutung der Qualitätssicherung in der Rehabilitation bildet sich auch in den gesetzlichen Bestimmungen ab: So sind die Leistungserbringer der medizinischen Rehabilitation seit 1999 gesetzlich verpflichtet, „sich an einrichtungsübergreifenden Maßnahmen der Qualitätssicherung zu beteiligen" sowie „einrichtungsintern ein Qualitätsmanagement einzuführen und weiterzuentwickeln" (§ 135a Abs. 2 SGB V). Mit der Gesundheitsreform 2007 müssen sich Vertragseinrichtungen zertifizieren lassen (§21 Abs. 3 SGB IX).

Ansätze des internen Qualitätsmanagements

Im Rahmen des internen Qualitätsmanagements werden verschiedene Maßnahmen zur Qualitätsverbesserung eingesetzt, z. B.:
- die Einrichtung von Qualitätszirkeln
- die Umsetzung von Personalentwicklungsmaßnahmen
- die Anwendung von Leitlinien.

Daneben existieren umfassende Qualitätsmanagementmodelle, welche verschiedene Maßnahmen und Kriterien auf den Ebenen von Struktur-, Prozess- und Ergebnisqualität integrieren. Diese Qualitätsmanagementansätze lassen sich unterscheiden in
- branchenübergreifende Modelle
- rehabilitationsspezifische Ansätze.

Zu branchenübergreifenden Ansätzen zählen beispielsweise die Zertifizierung nach DIN EN ISO 9001 oder das Modell der European Foundation for Quality Management (EFQM). Die DIN EN ISO ist eine von der International Organization for Standardization entwickelte und weltweit etablierte Norm, die als Europäische Norm (EN) und Deutsche Norm (DIN) übernommen wurde. Ihr Anwendungsbereich war zunächst insbesondere die produzierende Industrie, mit der Revision zur DIN EN ISO 9001 wurde jedoch die Übertragbarkeit auf den Gesundheits- und Sozialbereich erleichtert.

Merke!

Eine Zertifizierung einer Einrichtung nach DIN EN ISO 9001 beinhaltet eine Begehung der Klinik (externes Audit) durch einen unabhängigen Gutachter (Auditor) einer akkreditierten Zertifizierungsstelle. Zu den Anforderungen an eine zu zertifizierende Einrichtung gehören die Identifikation von Kernprozessen der Einrichtung und Regelung dieser Prozesse z. B. durch Arbeitsablaufdiagramme, die Erstellung und Pflege eines Qualitätsmanagementhandbuchs, ein Dokumentenmanagement, eine transparente Aufbauorganisation und die Benennung eines Qualitätsmanagementbeauftragten.

Das Modell der European Foundation for Quality Management (EFQM) wurde 1988 von führenden europäischen Unternehmen ins Leben gerufen. Im Rahmen dieses Modells, bei dem sowohl eine interne Selbstbewertung durch die eigene Organisation als auch eine externe Bewertung durch Gutachter möglich ist, werden die Bewertungskriterien den beiden Bereichen „Befähigerkriterien" einerseits und „Ergebniskriterien" andererseits zugeordnet. Die Befähigerkriterien umfassen die Themenbereiche Führung, Politik und Strategie, Mitarbeiter, Partnerschaften und Ressourcen sowie Prozesse. Die Ergebniskriterien werden differenziert in kundenbezogene, mitarbeiterbezogene, gesellschaftsbezogene Ergebnisse und sog. „Schlüsselergebnisse", welche die wichtigsten Ergebnisse der Organisation darstellen. Mit der Revision der DIN EN ISO 9001 hat eine Annäherung der beiden Modelle stattgefunden, zu denen in der Literatur umfangreiche Beschreibungen vorliegen (European Foundation for Quality Management, 1999; Möller, 2002; Paeger, 2003).

Zu der Gruppe der speziell für den Bereich der Rehabilitation entwickelten internen Qualitätsmanagementansätze gehören beispielsweise:
- das bereits 1999 vorgestellte Zertifizierungsverfahren der Deutschen Gesellschaft für Medizinische Rehabilitation (DEGEMED)
- das 2004 vom Bundesverband Deutscher Privatkrankenanstalten begonnene Integrierte Qualitätsmanagement-Programm Rehabilitation (IQMP-Reha).

Die DEGEMED-Zertifizierung stellt eine Spezifikation der DIN-EN-ISO-Normen auf die Bedingungen einer Rehabilitationsklinik dar und umfasst somit indirekt auch eine Zertifizierung nach DIN EN ISO. Für die rehabilitationsspezifische Ausrichtung werden die an eine DIN-EN-ISO-Zertifizierung gestellten Anforderungen um rehabilitationsspezifische Kriterien – wie z. B. das Vorhandensein eines interdisziplinär erarbeiteten Therapiekonzepts oder die Kenntnis der vereinbarten Rehabilitationsziele bei allen Beteiligten – ergänzt. Ausgangspunkt für das IQMP-Rehaverfahren ist demgegenüber das EFQM-Modell, das ebenfalls rehabilitationsspezifisch ausgestaltet wird. Die Zielsetzung beider rehabilitationsspezifischer Verfahren besteht darin, durch Selbstbewertung der eigenen Organisation oder durch externe Bewertungen Hinweise auf bestimmte Problembereiche zu erhalten, welche intern diskutiert werden und somit zur Weiterentwicklung der Qualität beitragen.

Die Verbreitung von internen Qualitätsmanagementmodellen wurde in einer Studie untersucht, welche unter anderem das Ausmaß der Implementierung verschiedener interner Qualitätsmanagementmodelle untersuchte. Hieraus ging hervor, dass bereits im Jahre 2003 76 % der an der Befragung teilnehmenden Einrichtungen über ein funktionierendes oder im Aufbau befindliches internes Qualitätsmanagement verfügten (Farin et al., 2004). Wenngleich die gesetzliche Forderung besteht, einrichtungsintern ein Qualitätsmanagementsystem zu implementieren, ist es für die Kliniken nicht zwingend, sich bei dem Aufbau eines Qualitätsmanagementsystems an ein bestimmtes Modell zu halten. Im Bereich der externen Qualitätssicherung ist demgegenüber die Teilnahme an dem Qualitätssicherungsprogramm desjenigen Rehabilitationsträgers verpflichtend, der die Einrichtung hauptbelegt.

Ansätze der externen Qualitätssicherung

Den Ausgangspunkt für die Entwicklungen im Bereich der externen Qualitätssicherung in der Rehabilitation bildet das Qualitätssicherungsprogramm der gesetzlichen Rentenversicherung (GRV), das 1994 begonnen wurde und sich seit Ende der 90er Jahre in der Routine befindet. Die Teilnahme an dem Programm ist für alle von der GRV hauptbelegten Einrichtungen verpflichtend (Egner, Gerwinn, Schliehe, 2002). Komplementär zu diesem Programm ist das im Jahre 2000 von den Spitzenverbänden der gesetzlichen Krankenversicherung (GKV) initiierte Qualitätssicherungsprogramm (QS-Reha®-Verfahren) seit 2004 für diejenigen Einrichtungen verpflichtend, die von der GKV hauptbelegt werden (Farin et al., 2003). Beide Programme decken die Dimensionen der Struktur-, Prozess- und Ergebnisqualität (inkl. der Patientenzufriedenheit) ab. Während die Messung der Struktur- und Prozessqualität in den vergangenen Jahren zwischen den Leistungsträgern weitgehend vereinheitlicht wurde, bestehen deutliche Unterschiede der beiden Programme in der Messung der Ergebnisqualität. Beispielsweise misst das QS-Programm der GRV die Behandlungsergebnisse mittels einer sog. „direkten Veränderungsmessung" und das QS-Reha®-Verfahren der GKV mittels einer „indirekten Veränderungsmessung". Bei der direkten Veränderungsmessung werden die Rehabilitanden ca. acht Wochen nach Rehabilitationsende direkt nach den durch die Rehabilitation erlebten Veränderungen – z. B. bezüglich Schmerzen oder im Hinblick auf Funktionseinschränkungen – befragt. Bei der indirekten Veränderungsmessung werden die Patienten demgegenüber zu Rehabilitationsbeginn, Rehabilitationsende und 6 Monate nach der Rehabilitation zu ihrer Gesundheit befragt, so dass der Gesundheitszustand der Patienten zu den Nachbefragungszeitpunkten mit dem Zustand bei Rehabilitationsbeginn verglichen werden kann. Zu allen drei Messzeitpunkten werden dabei krankheitsübergreifende und krankheitsspezifische Fragebögen eingesetzt, so dass der Gesundheitszustand der Patienten sehr umfassend beschrieben werden kann.

Im Jahr 2004 haben zwei weitere QS-Programme begonnen, die erstmals gemeinsam von der GRV und der GKV initiiert wurden:

- das Qualitätssicherungsprogramm in der ambulanten Rehabilitation
- das Qualitätssicherungsprogramm für Kinder und Jugendliche.

Ersteres stellt eine Anpassung der stationären QS-Programme beider Leistungsträger auf den Bereich der ambulanten Rehabilitation dar, während sich das QS-Programm für die Kinder- und Jugendlichen-Rehabilitation zunächst ausschließlich auf

Tab. 1.15.1: Vergleichende Darstellung der Konzeption der externen Qualitätssicherungsprogramme und -pilotprojekte in der Rehabilitation (Stand: Anfang 2007).

	QS-Programm der RV in der stationären Rehabilitation	QS-Programm der GKV in der stationären Rehabilitation	QS ambulante Rehabilitation (RV und GKV; Pilotphase)	QS in der Rehabilitation von Kindern und Jugendlichen (RV und GKV; Pilotphase)	Pilotprojekt zu einem QS-Programm in der Rehabilitation der Unfallversicherung
Strukturqualität	2002/2003: trägerübergreifende Entwicklung eines Kriterienkatalogs für die größten somatischen Indikationsbereiche, der Basis- und Zuweisungskriterien von Rehabilitationskliniken definiert		Anpassung des Kriterienkatalogs aus dem stationären Bereich (s. links) auf den ambulanten Bereich	Erhebung von Strukturmerkmalen und Festlegung von Basis- und Zuweisungskriterien	Erhebung von Strukturmerkmalen
Peer-Review-Verfahren (Prozessqualität)	Seit Herbst 2002: trägerübergreifend einheitliche Version der Peer-Review-Checkliste		Anpassung der Peer-Review-Checkliste aus dem stationären Bereich (s. links) auf den ambulanten Bereich	(vorerst nur Analyse der Strukturqualität und Visitationen)	Modifiziertes Peer Review
Patientenbeurteilung der Rehabilitation	Patientenfragebogen	Patientenfragebogen	Patientenfragebogen	(vorerst nur Analyse der Strukturqualität und Visitationen)	(vorerst Fokus auf Strukturqualität und Peer Review)
Ergebnisqualität – patientenseitig	Patientenseitige Ergebnismessung zu einem Messzeitpunkt (ca. 8 Wochen nach der Rehabilitation)	Patientenseitige Ergebnismessung zu drei Messzeitpunkten (Aufnahme, Entlassung, 6 Monate nach der Rehabilitation)	In der Pilotphase Prüfung unterschiedlicher Modelle (patienten- und arztseitig, zu 1/2/3 Messzeitpunkten)	(vorerst nur Analyse der Strukturqualität und Visitationen)	(vorerst Fokus auf Strukturqualität und Peer Review)
Ergebnisqualität – arzt-/therapeutenseitig	–	Arzt-/therapeutenseitige Ergebnismessung zu zwei Messzeitpunkten (Aufnahme, Entlassung)		(vorerst nur Analyse der Strukturqualität und Visitationen)	(vorerst Fokus auf Strukturqualität und Peer Review)
Visitation (Klinikbegehung)	Visitationen bisher kein fester Bestandteil des Programms	Visitationen in ca. 20 % der Kliniken (Zufallsauswahl)	Visitationen in ca. 20 % der Einrichtungen (Zufallsauswahl)	Visitationen in ca. 20 % der Einrichtungen (Zufallsauswahl)	(vorerst Fokus auf Strukturqualität und Peer Review)

die Messung der Strukturqualität anhand von Struktur-Bewertungskriterien bezieht, die in einem ersten Schritt für den Bereich der Kinder- und Jugendrehabilitation festgelegt wurden.

Neben den genannten Programmen wurde im Jahr 2001 schließlich das von der Unfallversicherung initiierte Pilotprojekt zur Qualitätssicherung in BGSW-Kliniken (Kliniken zur berufsgenossenschaftlichen stationären Weiterbehandlung der Unfallversicherung) begonnen, welches auf die Analyse von Struktur- und Prozessqualität fokussiert. Tab. 1.15.1 gibt einen zusammenfassenden Überblick über die genannten externen QS-Programme, wobei die Gemeinsamkeiten und Unterschiede der jeweiligen Ansätze herausgearbeitet werden.

1.15.3 Zukünftige Entwicklungen im Bereich der Qualitätssicherung in der medizinischen Rehabilitation

Qualitätssicherung in der Rehabilitation hat in den letzten Jahren kontinuierlich an Bedeutung gewonnen, und es besteht ein hoher Grad an Verbindlichkeit bezüglich der Qualitätssicherungsprogramme für die Rehabilitationskliniken. Eine Evaluation der Qualitätssicherungsmaßnahmen, die zeigen könnte, welche Aspekte der QS-Programme insbesondere geeignet sind, die Effektivität und Effizienz der Kliniken zu steigern, steht bislang allerdings noch aus. Zukünftige Trends zur Weiterentwicklung der Qualitätssicherungsprogramme werden darin bestehen, dass die Verfahren an sich wandelnde strukturelle Rahmenbedingungen – wie z.B. die Vernetzung von Versorgungsbereichen – anzupassen sind. Darüber hinaus werden aktuelle Entwicklungen in der Rehabilitation – wie z.B. die zunehmende Bedeutung der ICF – Eingang in die Qualitätssicherung finden, indem beispielsweise Erhebungsinstrumente zur Messung der Ergebnisqualität Aspekte der ICF aufgreifen. Ein künftig außerdem zu integrierender Bestandteil bei der Weiterentwicklung der Qualitätssicherungsprogramme stellt die Berücksichtigung von Leitlinien dar, deren systematische Entwicklung für die wichtigsten Krankheitsbilder in der Rehabilitation als wesentlicher Schritt in Richtung einer evidenzbasierten Versorgung betrachtet werden kann. Eine Verknüpfung der Leitlinien-Thematik einerseits und der Qualitätssicherung andererseits kann darin gesehen werden, dass die externen Qualitätssicherungsprogramme der Rehabilitationsträger gute Möglichkeiten bieten, die Implementation sowie die Einhaltung der Prozessleitlinien beispielsweise im Rahmen des Peer-Review-Verfahrens oder im Kontext der Visitationen, welche ein Element der Qualitätssicherungsprogramme bilden, zu überprüfen (Jäckel, Korsukéwitz, 2003).

Entwicklung und Implementation von Leitlinien in der medizinischen Rehabilitation

Merke!

Leitlinien dienen dem Zweck, die Fülle des schnell wachsenden Wissens in der Medizin systematisch zu sichten, nach dem Grad der Evidenz zu bewerten und zu praxisbezogenen Handlungsempfehlungen aufzubereiten.

Diese Empfehlungen sind im Sinne von „Handlungskorridoren“ zu verstehen, von denen im Einzelfall abgewichen werden kann (Jäckel, Korsukéwitz, 2003). Das Leitlinienthema wurde insbesondere aus Sicht der Rentenversicherung unter zweierlei Perspektiven betrachtet: Zum einen im Sinne der Integration der Rehabilitation in die Leitlinien der kurativmedizinischen Versorgung und zum anderen im Hinblick auf die Entwicklung von eigenständigen Rehabilitationsleitlinien (Korsukéwitz, Rose, Schliehe, 2003).

Seit Ende der 90er Jahre bestehen vielfältige Initiativen, Leitlinien für die Rehabilitation zu entwickeln und umzusetzen. So wurde im Jahre 1997 mit der Entwicklung und Evaluation einer Leitlinie für die Rehabilitation nach Bandscheibenoperationen begonnen und seit 1998 wird von der Deutschen Rentenversicherung im Rahmen des Reha-Leitlinienprogramms die Entwicklung von Leitlinien für die Krankheitsgruppen koronare Herzkrankheit, chronischer Rückenschmerz, Diabetes mellitus, Schlaganfall, Mammakarzinom, Alkoholabhängigkeit sowie psychosomatische Krankheiten gefördert. Darüber hinaus hat die Deutsche Gesellschaft für Rehabilitationswissenschaften (DGRW) eine Kommission „Leitlinien“ eingerichtet, die sich unter anderem mit der Sichtung vorhandener Leitlinien in der Akutmedizin im Hinblick auf die Berücksichtigung rehabilitativer Gesichtspunkte und mit der Übertragbarkeit akutmedizinischer Leitlinien auf die Rehabilitation beschäftigt (Jäckel, Korsukéwitz, 2003). Experten der Rehabilitation sind außerdem an dem Programm zur Erstellung nationaler Versorgungsleitlinien (www.versorgungsleitlinien.de) beteiligt.

2 Physikalische Medizin

Michael N. Berliner

2.1 Einführung

Die Diagnostik in der Physikalischen Medizin dient der Erkennung und Bewertung von Funktions- und Strukturstörungen von Organen, Organsystemen und des Gesamtorganismus mit dem Ziel eines rationalen und rationellen Einsatzes der physikalischen Therapie. Ihre spezifischen Prinzipien sind Leistungs- und Funktionsanalyse, Topodiagnostik, Reaktionsprognostik sowie Methoden und indikationsbezogene Therapiekontrolle (Deutsche Gesellschaft für Physikalische Medizin und Rehabilitation).

Die Physikalische Medizin versteht sich als der Teil der naturwissenschaftlich geprägten Heilkunde, der sich für Diagnostik und Therapie in der Krankenbehandlung überwiegend physikalischer Einflüsse bedient. Neben diesem übergeordneten Begriff werden auch die Bezeichnungen Physikalische Therapie und Physiotherapie (Krankengymnastik) verwendet, die sich aber auf spezielle therapeutische Verfahren beziehen.

Merke!

Während aktivierende Verfahren, wie Physiotherapie und Ergotherapie, primär auf eine direkte Verbesserung gestörter Körperfunktionen zielen, erreichen andere Methoden der physikalischen Therapie indirekt das Anstoßen und eine Regularisierung physiologischer Reaktionen durch die Einwirkung der physikalischen Reize von außen. Ziele sind dabei nicht nur die Beeinflussung lokaler Dysfunktionen einzelner Organe, sondern auch und vor allem die Behandlung des gesamten Organismus und damit auch des gesamten Patienten.

Die Therapie mit ionisierenden Strahlen – streng genommen auch eine physikalische Therapie – gehört nicht in das Fachgebiet der Physikalischen Medizin.

Ein breites Spektrum unterschiedlicher methodischer Anwendungen kommt im Fachgebiet zum Einsatz:

- Bewegungstherapie (einschließlich Ergotherapie)
- Mechanotherapie
- Hydro- und Thermotherapie
- Elektromedizin
- Lichttherapie
- Aerosoltherapie
- Balneologie
- medizinische Klimatologie.

In der Praxis werden häufig mehrere unterschiedliche Verfahren bei wiederholten Anwendungen kombiniert, so dass sich ein vielfältiges und fein abstufbares Therapiespektrum ergibt und damit auch ein individuelles Behandlungsschema erlaubt. Aber nicht nur die Kombination einzelner physikalisch-therapeutischer Anwendungen führt zu einer Vielfalt von Behandlungsmöglichkeiten, auch einzelne vorwiegend natürlich vorkommende Therapieformen vereinigen als organische Einheit mehrere physikalische Ansätze. Das gilt besonders für die Balneo- und Klimatherapie. So ist beispielsweise die Thalassotherapie (thalasso = Meer) eine Kombination von Balneo-, Klima-, Aerosol- und Lichttherapie.

Die längerfristigen Effekte der physikalischen Behandlungen werden wesentlich dadurch geprägt, dass physiologische Reaktionen, Regulationen und Adaptationsvorgänge angestoßen und optimiert werden. Auslöser für diese „biologischen" Antworten im Sinne der Normalisierung sonst autonomer Regelkreise sind die vielfältigen Reize, die durch unterschiedliche Einwirkungen der physikalischen Therapie am inneren und äußeren Milieu des Organismus, wahrscheinlich bis auf die zelluläre und molekulare Ebene gesetzt werden. Diese kausale Verknüpfung wird auch als **Reiz-Reaktionsgeschehen** bezeichnet. Sämtliche physikalischen Therapieverfahren beziehen dabei die Funktionsübung mit ein.

Bei der **Reaktionstherapie** werden durch differente physikalisch-therapeutische Reize unterschiedliche Rezeptoren erregt. Je nach Art des Reizes sprechen Thermo-, Baro-, Chemo- oder Photorezeptoren an. Über Nervenzellen werden diese Erregungen als Folge von Aktionspotentialen fortgeleitet und der Organismus damit zu einer physiologischen Reaktion gezwungen. Um eine Reaktion auszulösen, muss eine Mindestreizschwelle überschritten werden.

Die **Regulationstherapie** nutzt das Vorhandensein von Regelkreisen. Die Regelungen können auf nervös-reflektorischem oder hormonalem Weg erfolgen. Aufgabe der physikalischen Therapie ist es, durch wiederholte Reize ein Üben und besseres Ansprechen physiologischer Regelungen zu bewirken. Nur eine regelmäßig wiederholte Beanspruchung der Regulationen bewirkt eine Steigerung der Selbstordnungsleistung.

Die physiologische Adaptation (**Adaptationstherapie**) führt zur Entwicklung funktioneller und morphologischer Adaptate, wenn der gleiche Reiz wiederholt auf Zellen oder ein Organsystem einwirkt. Eine funktionelle Adaptation stellt dabei die Anpassungsleistung an einen veränderten Regulationsbedarf dar (z. B. erhöhte kardiale Auswurfrate bei körperlichem Training). Auch andauernde Sollwertverstellungen im Regelgeschehen des Organismus sind funktionelle Adaptate. Nach der Vorstellung des „Allgemeinen Adaptationssyndroms" nach Selye (1953) können allerdings die Anpassungsvorgänge bei zu starken Stressoren über das optimale Stadium einer erhöhten Resistenz in einen Zustand der Erschöpfung und Desadaptation übergehen und damit wiederum eine Verschlechterung der Funktionsleistungen zur Folge haben. Dieses muss bei der Dosierung physikalisch-therapeutischer Reize unbedingt beachtet werden.

2.2 Spezielle Verfahren der Diagnostik in der Physikalischen Medizin

Die Diagnostik in der Physikalischen Medizin dient dem Erkennen von Funktions- und Strukturstörungen des Organismus. Kurative und rehabilitative Ziele stehen im Vordergrund und werden von präventiven Aufgaben begleitet. Die dabei angewandten Prinzipien sind

- die Leistungs- und Funktionsanalyse
- die Topodiagnostik
- das Bestimmen einer Reaktionsprognose.

Verbunden ist damit auch die kontinuierliche indikationsbezogene Therapiekontrolle der angewandten Therapien.

Methoden der Diagnostik in der Physikalischen Medizin

Als integraler Bestandteil der wissenschaftlichen Medizin werden die Diagnostikmethoden einmal zum Aufdecken pathophysiologischer Veränderungen – also dem Erkennen von Krankheiten – zum anderen speziell zur Leistungs- und Funktionsanalyse eingesetzt.

- Die spezielle fachgebundene Anamnese fahndet nach Schmerz, Funktionsdefiziten, Faktoren der Be- und Entlastung, der vegetativen Reagibilität und der fakultativ bereits eingesetzten Therapiemittel.
- Die spezielle klinische Untersuchung prüft die physikalischen Leistungsparameter der Vitalfunktionen sowie die komplexen Funktionen des Bewegungsapparates. Ergänzend werden manualmedizinisch Gewebsstrukturen der Lokomotion und der Schmerzpunkte analysiert.
- Die funktionsbezogenen apparativen Messverfahren umfassen die komplette physikalische Leistungsdiagnostik (Tab. 2.1).

Tab. 2.1: Funktionsbezogene Messverfahren.

Funktionsanalyse	Methode
Beweglichkeits-messungen	• Winkelmaße • Distanzmaße
Umfangsmessungen (Stamm, Extremitäten)	• Umfangsmaße
Muskelfunktion	• Videoanalyse • Myotonometrie
Stand- und Gang-analyse	• Kraftmessplatten, Druckmess-systeme • Goniometrische Systeme • Optoelektrische Systeme • Topometrische Systeme
Elektrodiagnostik	• EMG • NLG • It-Kurve
Funktionelle Elektro-myografie	• Kinesiologische Elektromyo-grafie • EMG-Polygrafie • EMG-Posturografie • Myofeedback
Bewegungsanalyse	• Optische Systeme • Ultraschalltopometrie • Goniometrie • Kraft- und Drehmoment-messung • Statische Systeme • Dynamische Systeme • Isokinetische Systeme
Kardiologische Funk-tionsuntersuchung	• EKG, Langzeit-EKG • Ergometrie • Langzeitblutdruckmessung
Durchblutungsmessung	• Dopplersonografie • Laser-Doppler-Flowmetrie • Kapillaroskopie • Plethysmografie
Pulmonologische Funk-tionsuntersuchung	• Spirometrie • Spiroergometrie
Schmerzmessung	• Klinische Algometrie • Apparative Algometrie (mechanisch, elektrisch, thermisch)
Hautgewebeanalyse	• Thermometrie • Sonografie • Hautdickemessung

- Die bildgebenden Verfahren in der Physikalischen Medizin entsprechen denen der anderen klinischen Disziplinen. Während MRT, CT und Szintigrafie in der Regel fachgebunden durchgeführt werden, ist die Sonografie inzwischen häufig Teil der physikalisch-medizinischen apparativen Diagnostik.
- Zu der fachspezifischen klinisch-chemischen Diagnostik gehört neben dem Basislabor auch die Verlaufskontrolle krankheitsspezifischer Befunde und belastungsrelevanter Stoffwechselparameter.

Die Erfassung von Leistungs- und Funktionsdefiziten mit Einschränkungen der Partizipation entsprechend der ICF-Klassifikation der WHO (Kap. 1.4) geschieht mittels standardisierter Assessments (Kap. 1.5). Neben somatischen werden auch psychosoziale Dimensionen erfasst. Die funktionellen Defizite werden besonders in den Bereichen Mobilität, Selbsthilfefähigkeit, Bewusstseinslage, Kommunikation, Kognition, Verhalten und Emotion untersucht (s. auch Kap. 1.5).

2.3 Methoden, Teilgebiete und Therapiemittel der physikalischen Therapie

Die Planung und Koordination der komplexen physikalischen Therapie ist ärztliche Aufgabe. Das gilt insbesondere für das Umsetzen therapeutischer Ziele in einem multiprofessionellen Team mit gleichberechtigten, aber unterschiedlich qualifizierten Fachberufen. Entscheidend ist die Erstellung eines Gesamtkonzepts von aufeinander abgestimmten physikalisch-therapeutischen Verordnungen, die an Struktur- und Funktionsdefiziten orientiert sind. Eine Therapieplanung ist immer auf den Einzelfall abgestellt und muss entsprechend dokumentiert werden. Der Behandlungsplan wird entsprechend den therapeutischen Notwendigkeiten laufend aktualisiert.

2.3.1 Methoden der physikalischen Therapie

Die physikalische Therapie nutzt ein breites Spektrum recht unterschiedlicher Behandlungsmethoden, die sich jedoch alle gemeinsam von physikalischen Einflüssen auf den Organismus ableiten lassen. Es müssen mechanische (z.B. Druck, Zug), kinetische, thermische, physikochemische, aktinische und elektrische Einwirkungen unterschieden werden. In der Regel werden unterschiedliche Verfahren miteinander kombiniert, so dass ein fein abgestimmtes therapeutisches Programm möglich ist.

Merke!

Das Setzen definierter Reize hat eine planbare Reaktion des Organismus zur Folge, so dass von einer Reiz-Reaktionsbehandlung gesprochen werden kann.

Gemeinsam ist allen Anwendungen somit eine **therapeutische Adaptationsphysiologie**.

Reizstärke

Die Reizstärke ist abhängig von der Größe der eingesetzten Energie. Je nach Behandlungsmethode treten thermische, mechanische oder andere Einwirkungen auf. Allerdings gibt es keine lineare Beziehung zwischen Reizstärke und der zugeordneten Reaktion. Nach einem Optimum schlägt bei weiter zunehmender Reizstärke eine physiologische in eine pathologische Reaktion um. Zu starke Reize können blockieren und eine gegenteilige Wirkung induzieren.

Reizdauer

Mit der Reizdauer wird einmal der zeitliche Umfang beschrieben, mit dem der Einzelreiz einwirkt. Dazu kommt noch die Behandlungsdauer insgesamt, die bei wiederholten Anwendungen, z.B. im Rahmen einer Kur, von Bedeutung ist. Einzelreize können dabei relativ kurz einwirken (z.B. Massagegriff oder Anwendung einer Elektrotherapie) oder auch ein langanhaltendes Kontinuum darstellen, wie etwa bei einer Klimatherapie.

Reizintervall

Von besonderer Bedeutung ist auch das Reizintervall. Es stellt die zeitliche Abfolge der Einzelreize dar. Auch hier gefährden falsche Dosierungen den Therapieerfolg. So können zu kurze Pausen zu vorschneller Ermüdung und pathologischen Reaktionen führen. Zu große Abstände zwischen Einzelreizen behindern den Übungseffekt und die Adaptationsmöglichkeit, unterschiedliche Organsysteme haben auch einen unterschiedlichen Erholungsbedarf.

Reizfläche

Auch Lokalisation und Größe der Reizfläche stellen notwendige Reizparameter dar. Durch unterschiedliche Verteilung der Rezeptoren auf der Haut ergeben sich qualifizierbare Unterschiede der zu erwartenden Reaktionen. Ein plötzlicher Kältereiz am Stamm wird intensiver empfunden als an den Extremitäten. Auch können über kutiviszerale Reflexe sehr unterschiedliche Fernwirkungen entstehen, entsprechend der lokalen Einwirkung der Einzelreize (Reflexzonen). Über die gewählte Größe der Reizfläche lassen sich feinste Abstufungen in der Intensität der Einzelreize setzen. Davon macht beispielsweise die Kneipp-Hydrotherapie besonderen Gebrauch.

Reizbeurteilung

Zur Beurteilung der durch die physikalische Therapie ausgelösten Reize müssen primäre von sekundären Reaktionen unterschieden werden:

- Unter einer **Primärreaktion** wird die unmittelbar ausgelöste physiologische Antwort auf einen physikalischen Reiz verstanden. So entsteht beispielsweise nach einer lokalen Wärmeeinwirkung eine Gefäßerweiterung. Oder es kommt nach einem kurzen Kältereiz zu einer reaktiven Hyperämie. Die Primärreaktion wird auch als Immediatwirkung bezeichnet.
- Die volle Wirksamkeit einer physikalischen Therapie wird aber erst nach Einsetzen der **Sekundärreaktion** erreicht. Durch die wiederholte Anwendung von Einzelreizen mit ihren primären Reaktionen kommt es wie bei einer Übungsbehandlung zu schnelleren und optimierten Anpassungen. Diese Sekundärreaktionen stellen Adaptate mit Langzeitwirkung dar und müssen von den Sofortwirkungen der primären Reaktionen abgegrenzt werden. Die physiologischen Sekundärreaktionen resultieren im Wesentlichen aus:
  - Habituation (Gewöhnung)
  - funktioneller Adaptation (verbesserter Regulation)
  - trophisch-plastischer Adaptation (morphologische Anpassungen).

Merke!

Das Auslösen von Sekundärreaktionen ist das angestrebte therapeutische Ziel in der Physikalischen Medizin. Insbesondere die Applikation von seriellen Reizen (iterative Reize), die z. B. in der Hydro- und Balneotherapie eine große Rolle spielen, bewirkt eine funktionelle Kapazitätsverbesserung und führt so zu einer verstärkten Resistenz des Individuums („Abhärtung").

Reaktionslage des Patienten

Die Wirkungsstärke einer physikalischen Therapie ist nicht nur durch den unmittelbaren thermischen, mechanischen, elektrophysiologischen oder anderweitigen Reiz bestimmt, sondern wesentlich auch von der individuellen **Ausgangslage** des Patienten abhängig. Die Ausgangslage beschreibt die vegetative Innervation und damit die Betonung einer sympathikoton oder parasympathikoton geprägten Reaktionslage. Dabei spielen neben der individuellen Ausgangslage (z. B. akute Erkrankung) auch längerfristige konstitutionsabhängige Merkmale und vegetative Stigmata eine Rolle. Das natürliche Wechselspiel von Ergotropie und Trophotropie kann durch pathologische Veränderungen (z. B. Krankheiten der Schilddrüse) oder durch funktionelle Störungen nachhaltig verändert und zur einen oder anderen Seite verschoben sein.

Zeitstruktur physiologischer Vorgänge

Wichtig für die Beurteilung der Sekundärreaktionen einer physikalischen Therapie ist die Beachtung der Zeitstruktur aller physiologischen Vorgänge. Rhythmisch periodische Ordnungen findet man auf zellulärer Ebene (z. B. Sinusknotenerregung des Herzens, Zilienschlag des Flimmerepithels etc.) wie auch als bestimmende Faktoren für den Lebensablauf des Individuums (z. B. Tag-Nacht-Rhythmus, Menstruationszyklus, Jahresrhythmus). Auch der Tagesgang wird durch unterschiedliche periodische Abläufe geprägt. Körpertemperatur, Cortisolausschüttung, Physical Working Capacity und andere Parameter unterliegen einem zirkadianen Rhythmus. Besondere Bedeutung haben auch die periodischen Veränderungen, die einem zirkaseptanen Frequenzgang unterliegen und sich bei Adaptationsvorgängen der physikalischen Therapie bemerkbar machen. Durch den Beginn einer Reiz- und Reaktionsbehandlung, wie sie eine physikalische Therapie darstellt, werden neue periodisch ablaufende Funktionsanpassungen induziert. Die als Sekundärreaktion erworbenen Adaptationen entwickeln sich nicht linear, sondern es kommt vielmehr zu einem phasenhaften Anpassungsmodus.

2.3.2 Teilgebiete der physikalischen Therapie

Die Umsetzung der physikalisch-therapeutischen Wirkqualitäten (mechanisch, thermisch, elektrisch, aktinisch, physikochemisch) auf den Organismus des Patienten erfolgt innerhalb der praxisrelevanten Teilgebiete.

Die Wirksamkeit der therapeutischen Interventionen im Rahmen der Physikalischen Medizin ist vielfach empirisch belegt. Dem steht in einigen Bereichen eine begrenzte Datenlage aus kontrollierten Studien gegenüber. Das ist u. a. dadurch mitbegründet, dass im Unterschied z. B. zu Medikamentenstudien Kontrollgruppen und Verblindungen schwerer zu realisieren sind. Die bei der folgenden Teilgebietsdarstellung aufgeführte Evidenzlage mit Bezug vor allem auf die Ergebnisse kontrollierter Studien ist vor diesem Hintergrund zu sehen.

Krankengymnastik

Definition

Die Krankengymnastik (Physiotherapie) umfasst aktive und passive Formen der Bewegungstherapie. Die Bandbreite reicht von einfachen assistiven (unterstützten) Bewegungen bis zu komplexen Konzepten auf neurophysiologischer Grundlage unter kontinuierlicher Befundkontrolle. Aufgabe ist die Behandlung von Erkrankungen und Funktionsstörungen des Bewegungsapparates und des Nervensystems sowie unterstützend bei kardiopulmonalen, intestinalen, urogenitalen und psychischen Krankheiten.

Wirkmechanismus

Grundlage krankengymnastischer Techniken ist die Beeinflussung der muskuloskelettalen Strukturen und der nervalen Steuerung. Dieses erfolgt über das zentrale und periphere Nervensystem, wobei neben willkürlichen Einflüssen über das Großhirn auch unwillkürliche, durch Reflexe auf nachgeordneter Ebene ablaufende, „Verschaltungen“ das Gleichgewicht von Muskelzug und Muskeldehnung aufrechterhalten. Über mehrere Stufen besteht eine neuronale Informations- und Innervationsverarbeitung vom Großhirn bis zum Erfolgsorgan Muskel und von dort wieder zurück im Sinne eines Regelkreises. Durch ein aufeinander abgestimmtes Reflexverhalten wird das Zusammenspiel von Muskel-Agonisten und -Antagonisten geregelt. Neben der Willkürmotorik spielen die unbewussten Muskeleigenreflexe eine wichtige Rolle für Muskeltonus, Haltung und Gleichgewicht. Therapeutisch sind sowohl die Eigen- als auch die Fremdreflexe wichtig. Über Dehnungsreflexe kommt es zur reziproken antagonistischen Hemmung. Das bedeutet, dass während der Innervation des Agonisten die Aktivität des Antagonisten herabgesetzt wird. Dabei behalten die Antagonisten aber noch genügend Tonus, um die Bewegungen abzustufen und zu führen. Die reziproke Innervation, die abwechselnd Agonist und Antagonist eigenreflektorisch aktiviert, ist die Voraussetzung für jede fein abgestimmte flüssige Willkürbewegung.

Neben den Eigenreflexen bedient sich die Krankengymnastik auch der Fremdreflexe. Über taktile, Schmerz- und Thermorezeptoren der Haut werden polysynaptisch Motoneurone aktiviert. Hautreize sind daher geeignet, muskuläre Erregungen zu aktivieren oder zu dämpfen. Im Gegensatz zum Eigenreflex werden beim Fremdreflex die Alpha- und Gamma-Motoneurone der Agonisten gleichsinnig gefördert, gleichzeitig aber die entsprechenden Motoneurone der Antagonisten gehemmt. Bewegungsübungen können aktiv nach Anleitung in jeder notwendigen Dosierung vom Patienten durchgeführt werden.

Merke!

Passive Bewegungsübungen werden hauptsächlich zur Gelenkmobilisierung und als Dehnübungen zur Prophylaxe von Muskelverkürzungen durchgeführt. Diese Behandlungen sind auch bei strenger Bettruhe, bei immobilen oder bewusstseinsgestörten Patienten möglich.

Indikationen

- Behandlung von Erkrankungen des Skelettsystems und der Gelenke, insbesondere
  - degenerative Wirbelsäulen- und Gelenkveränderungen
  - Demineralisationen (z. B. Osteoporose)
  - rheumatoide Arthritis (chronische Polyarthritis) und andere entzündliche Gelenkerkrankungen
  - Wirbelsäulenentzündungen (z. B. Spondylitis ankylosans – sog. Morbus Bechterew)
  - konservative Behandlung von Bandscheibenvorfällen
- Behandlung nach Unfällen und endoprothetischer Versorgung
- Korrektur von Haltungsschäden in der Adoleszenz und Einsatz in der Sportmedizin
- Mobilisierung und Muskelkräftigung nach operativen Eingriffen
- Geburtsvorbereitung und Rückbildungsgymnastik nach Entbindungen
- Bewegungstraining, bei Herz-Kreislauf-Erkrankungen, z. B. koronare Herzkrankheit und Herzinfarktnachsorge („Koronargruppen“)
- arterielle und venöse Durchblutungsstörungen
- Stoffwechselerkrankungen einschließlich der Ernährungsstörungen
- Atemfunktionsstörungen
- Spastikbehandlung bei neuropädiatrischen Erkrankungen
- erworbene spastische und schlaffe Lähmungen sowie extrapyramidale Störungen (z. B. Morbus Parkinson)
- Myopathien entzündlicher und nichtentzündlicher Genese
- funktionelle Störungen, psychosomatische Erkrankungen und die adjuvante Therapie bei psychiatrischen Erkrankungen.

Durchführung

Formen der Krankengymnastik:

- Passive Maßnahmen beinhalten Mobilisationen, Extensionen/Traktionen, Dehnungen und Lagerungen.
- Aktive Bewegungstherapie nutzt isometrische Spannungsübungen, einfache und komplexe Bewegungsübungen, Widerstandsübungen, Haltungs- und Gangschulung sowie Unterwasserbewegungstherapie.
- Krankengymnastik auf neurophysiologischer Grundlage setzt überwiegend die Konzepte der propriozeptiven neuromuskulären Fazilitati-

on (PNF) (Förderung von Komplexbewegungen durch propriozeptive Reflexerregungen der Muskulatur), der entwicklungsneurologischen Behandlung nach Bobath und der entwicklungskinesiologischen Behandlung nach Vojta ein.
- Krankengymnastik mit Hilfsmitteln und Geräten werden in der Medikomechanik zusammengefasst.
- Atmungstherapie verbessert die pulmonale Leistungsfähigkeit durch Atemtechniken mit und ohne Hilfsmittel, spezielle Haltungen und Lagerungen, Reizgriffe, Vibrationen und andere mechanische thorakale Erschütterungen.
- Entspannungstherapie arbeitet sowohl mit bewussten willkürlichen Techniken wie auch mit postisometrischen, atemtherapeutischen und taktilen Entspannungsverfahren.

Methodisch unterscheiden sich krankengymnastische Konzepte:
- neurophysiologische Konzepte (PNF, Bobath, Vojta)
- Maitland-Konzept (manuelle Therapie mit passiven Mobilisationen und Manipulationen der peripheren Gelenke und der Wirbelsäule)
- McKenzie-Konzept (mobilisierende Behandlungstechnik der Wirbelsäule)
- Stemmübungen nach Brunkow (isometrische Muskelspannung von Muskelketten zur Regulierung von Dysbalancen)
- Brügger-Konzept (spezielle Form der Haltungskorrektur)
- Klein-Vogelbach Bewegungslehre (Behandlung von muskulären Dysbalancen durch eine Kombination von Mobilisation, Entlastung, Haltungstraining und mobilisierender Massage nach vorheriger Bewegungsanalyse)
- Klapp-Kriechverfahren (Mobilisationen der Wirbelsäule aus dem Vierfüßler Stand)
- Gang- und Rückenschulungen nach unterschiedlichen Konzepten
- Progressive Muskelentspannung nach Jacobson (aktive Muskeldetonisation durch Training der Wechselbeziehung zwischen psychischer und muskulärer Spannung)
- Konzentrative Entspannung (psycho-physisches Entspannungsverfahren).

Kontraindikationen/Komplikationen

Absolute Kontraindikationen für Krankengymnastik gibt es nur wenige. Dagegen machen eine Reihe von relativen Kontraindikationen Einschränkungen notwendig.

Merke!

Selbst Schwerstkranke und bewusstlose Patienten auf Intensivstationen können und sollen auch zumindest passiv behandelt werden, um Gelenkkontraktionen vorzubeugen und um eine Pneumonieprophylaxe durchzuführen.

Aktive Krankengymnastik unterliegt jedoch wichtigen Beschränkungen. So muss die Bewegungstherapie zunächst bei frischem Myokardinfarkt und vor Rekompensation einer Herzinsuffizienz auf nicht belastende Übungen beschränkt werden. Auch Herzinsuffizienz Stadium III und IV nach NYHA sowie Hypertonie im Stadium IV nach WHO sind relative Gegenindikationen für körperliche Anstrengungen. Blutungsgefahr durch Verletzungen oder Gerinnungsstörungen gelten ebenfalls als einschränkend. Bei akuten Infektionserkrankungen, perakuten Entzündungen und hohem Embolierisiko gelten Limitierungen. Neben den absoluten Kontraindikationen gibt es vielfach Einschränkungen für einzelne krankengymnastische Techniken, die es notwendig machen, die Anwendungen nach Art und Dosierung immer individuell auf den einzelnen Patienten abzustimmen.

Evidenz

Die Effektivität krankengymnastischer Verfahren konnte durch standardisierte Studienprotokolle und Metaanalysen für eine Reihe von Behandlungsindikationen belegt werden. So liegen eindeutige Wirknachweise bei Behandlung von Patienten mit Gon- und Koxarthrose, „Low-Back-Pain" (mehr als 6 Wochen Dauer), arterielle Verschlusskrankheit mit Claudicatio, zystischer Lungenfibrose und chronisch obstruktiver Lungenerkrankung vor. Nachgewiesen ist eine therapeutische Wirksamkeit auch bei ankylosierender Spondylitis (M. Bechterew), M. Parkinson und Schlaganfall. Wahrscheinlich wirksam, aber durch die vorhandenen Studien schlechter belegt, ist Physiotherapie bei rheumatoider Arthritis, Schulterperiarthropathie, Muskelzerrung, Zervikalsyndrom, Asthma und Bronchiektasen.

Das geht Sie an!

Krankengymnastik konnte einen eindeutigen Wirksamkeitsnachweis bei Patienten mit Low-Back-Pain (Dauer > 6 Wochen) erbringen.

Die Wirksamkeit bei anderen Erkrankungen ist sehr wahrscheinlich, bisher in Studien aber noch nicht eindeutig belegt (Smidt et al., 2005).

Ergotherapie

Definition

Die Ergotherapie ist eine eigenständige Behandlungsform, die als funktionsorientierte Bewegungstherapie die Wiederherstellung, Verbesserung und Kompensation krankheitsbedingter Funktionseinschränkungen zum Ziel hat. Eingeschlossen ist die Optimierung sensomotorischer, neuropsychologischer und psychosozialer Funktionen. Die Erlangung einer größtmöglichen Selbstständigkeit im täglichen Leben steht im Vordergrund der ergotherapeutischen Interventionen. Eingeschlossen ist dabei auch die Versorgung mit speziellen Hilfsmitteln. Einsatzgebiete sind ambulante und stationäre Einrichtungen der Akutversorgung sowie der medizinischen und beruflichen Rehabilitation.

Wirkmechanismus

Eine spezielle ergotherapeutische Diagnostik erhebt und dokumentiert die Funktionsdefizite und die daraus resultierenden Einschränkungen der Aktivitäten des täglichen Lebens (ADL: activities of daily life). Neben Anamnese und Funktionsuntersuchungen erlauben ergotherapeutische Assessments eine standardisierte Befunderhebung. Die darauf aufbauenden Interventionen nutzen neben funktionsübenden auch spielerische und gestalterische Elemente.

Indikationen

- Förderung von Gelenkmobilisation, Muskelkräftigung, Greiffunktion und Koordination für entzündliche und degenerative Erkrankungen des Bewegungsapparates sowie postoperativer Zustände
- Schulung sensomotorischer Funktionen, der Wahrnehmungsfähigkeit und Behandlung von neuropsychologischen Defiziten
- Pädiatrie: Behandlung von Bewegungsdefiziten bei zentralnervösen Störungen (z. B. Spastik), angeborenen Muskelerkrankungen (z. B. Muskeldystrophie) und Missbildungen, Behandlung bei gestörter sensomotorischer Entwicklung, verzögerter Sozialentwicklung und Verhaltensauffälligkeiten
- Geriatrie: Unterstützung motorisch-funktioneller Fähigkeiten und kognitiver Funktionen.

Gebietsübergreifend fördert die Arbeits- und Beschäftigungstherapie die Belastungsfähigkeit (auch am Arbeitsplatz), erprobt die Arbeitsplatzbedingungen (Gestaltung, Hilfsmittel) und fördert dabei auch die kognitiven und sozialen Fähigkeiten. Das Selbsthilfetraining hat in diesem Zusammenhang eine große Bedeutung.

Durchführung

- Das Funktionstraining nutzt handwerkliche und gestalterische Techniken (z. B. Holzbearbeitung, Töpfern, Malen), Geräteeinsatz (z. B. Webrahmen, Computer) und funktionelle Spiele.
- Das Selbsthilfetraining verbessert Fortbewegung und Transfer (z. B. vom Bett zum Stuhl), Körperhygiene, Bekleidung, Nahrungsaufnahme und die Versorgung im eigenen Haushalt.
- Die Hilfsmittelversorgung ermöglicht mittels industriell hergestellter und/oder individuell angefertigter Hilfsmittel (z. B. adaptierte Werkzeuge, Anziehhilfen, Greifhilfen u. v. m.) eine möglichst große Selbstständigkeit zu erhalten. Hierzu zählen auch Unterstützung durch technische Hilfsmittel wie angepasste Telefone und Computer.
- Das neuropsychologische Training beinhaltet die Förderung der Hirnleistung (Wahrnehmung, Gedächtnis, Orientierung), kognitiver Funktionen und der Sprache sowie die Koordinierung der Motorik beim Schlucken (z. B. nach Insult).
- Behandlungen zur psychischen Ablenkung und Interessensbildung nutzen Spiele, gestalterische Techniken und soziale Kommunikationsförderung.
- Der Gelenkschutz steht bei rheumatischen, orthopädischen und neurologischen Erkrankungen im Vordergrund. Neben Beratung werden Schienenversorgung und Anpassungen alltäglicher Gebrauchsgegenstände durchgeführt.

- Die Arbeitstherapie fördert Grundarbeitsfähigkeiten, Arbeitstraining (handwerklich, bürotechnisch etc.) und erprobt die Belastbarkeit.

Die verschiedenen ergotherapeutischen Konzepte unterscheiden sich in ihren methodischen Ansätzen haben aber teilweise inhaltliche Übereinstimmungen. Besondere Bedeutung haben erlangt:

- Affolter-Konzept (Verbesserung der taktilkinästhetischen Wahrnehmung, basale Stimulation)
- Perfetti-Konzept (Verbesserung der sensiblen Informationsaufnahme zur Beeinflussung der Willkürmotorik)
- Bobath-Konzept (s. u. Physiotherapie)
- fazioorale Therapie.

Kontraindikationen/Komplikationen

Angepasst lassen sich ergotherapeutische Behandlungen ebenso breit wie die Physiotherapie einsetzen. Einschränkungen sind ebenfalls ähnlich, wobei Ergotherapie körperlich weniger belastend ist und somit weniger somatische Kontraindikationen hat.

Evidenz

Die Effektivität ergotherapeutischer Behandlungen konnte durch standardisierte Studienprotokolle und Metaanalysen für mehrere Indikationen belegt werden. So liegen u. a. eindeutige Wirknachweise bei Behandlung von Patienten mit rheumatoider Arthritis vor (EEMJ Steultjens et al., 2005). Eine vermutliche Verbesserung (uneinheitliche Studienlage) ergibt sich bei Multipler Sklerose (Baker, Tickle-Degnen, 2001; EMJ Steultjens et al., 2005), nach Schlaganfall (Legg, Drummond, 2004), Morbus Parkinson (Deane et al., 2005; Murphy, Tickle-Degnen, 2001) und bei geriatrischen Patienten (Carlson, Fanchiang, Zemke, Clark, 1996). Ergotherapie ist erfahrungsgemäß auch bei anderen Indikationen wirksam, auch wenn die Studienlage noch unzureichend ist.

Medizinische Trainingstherapie

Definition

Die medizinische Trainingstherapie hat die Optimierung der Muskelfunktion (Ausdauer, Kraft, Koordination) sowie der artikulären und periartikulären Strukturen (Bänder, Sehnen) zum Ziel. Weitere Aufgabe ist die Prävention von Verletzungen durch belastungsadaptierte Bewegungsmuster.

Wirkmechanismus

Muskelkraft und Bewegungsmuster werden durch Verbesserung von Ausdauer, Kraft, Schnelligkeit, Beweglichkeit und Koordination trainiert. Das Kraft- und Ausdauertraining unterscheidet statische (isometrische), dynamische und isokinetische Übungen. Aerobes Ausdauertraining ist als Sporttherapie durch Laufen, Radfahren, Schwimmen und Ähnliches möglich. Für die gezielte Muskelkräftigung wird ein Kraftausdauer- und Muskelaufbautraining überwiegend an Geräten eingesetzt.

Indikationen

- Wiederherstellung von Kraft, Ausdauer, Koordination und Verbesserung muskulärer Dysbalancen, z. B. nach Gelenk- und Wirbelsäulenoperationen (Totalendoprothesen, Bandscheiben-Operationen etc.)
- nicht aktivierte und nur mäßig fortgeschrittene Arthrosen.

Durchführung

Nach Voruntersuchung mit Feststellung der Funktionsdefizite werden Trainingsinhalte festgelegt (Kompensation von Krankheits- oder Verletzungsfolgen). Ein individueller Trainingsplan führt abgestuft vom Basistraining bis zur Entwicklung der vorgesehenen Kraftqualität. Um die gewünschte trophisch-plastische Adaptation zu erreichen, ist Zeitbedarf von Wochen bis Monaten notwendig.

Kontraindikationen/Komplikationen

Absolute Kontraindikationen sind eine dekompensierte Herzinsuffizienz und therapieresistente Schmerzsyndrome starken Ausmaßes. Relative Einschränkungen gelten für ausgeprägte Muskelschwächen, Myopathien, Muskeldystrophien und Paresen. Komplikationen sind bei fehlender Übungsstabilität zu erwarten. Eine kardiale Belastbarkeit von mindestens 100 Watt sollte vorhanden sein.

Evidenz

Trainingstherapie ist bei Patienten mit chronischen Rückenschmerzen im Hinblick auf Schmerzreduktion, funktionellen Status und Wiederaufnahme der Arbeit effektiv. Insbesondere in Kombination mit psychologischen Verfahren im Sinne von Schulungen zur Verhaltensänderung ist die Trainingstherapie nachweislich wirksam. Allerdings kann kein bestimmtes Element des Therapiemoduls empfohlen werden – eine Überlegenheit einer bestimmten Therapieform (z.B. Extensoren-, Flexoren- oder Fitnesstraining) ist nicht nachgewiesen (van Tulder et al., 2000). Die Trainingstherapie ist in der Regel Bestandteil internationaler und nationaler Leitlinien und wird in verschiedenen Studien als zentraler Bestandteil einer multidisziplinären Therapie angesehen. Nachgewiesen ist auch die Reduktion von Weichteilverletzungen im Bereich der unteren Extremitäten durch Sporttherapie (Yeung, Yeung, 2001).

Medikomechanik

Definition

Die Medikomechanik fasst unterschiedliche funktionelle Behandlungen zusammen, die entweder mechanische Therapiegeräte oder krankengymnastische Hilfsmittel einsetzen.

Wirkmechanismus

Aufgabe des Hilfsmitteleinsatzes ist es zum einen, eine mechanische Unterstützung bei dynamischen physiotherapeutischen Techniken zu erzielen und zum anderen, die statische Haltefunktion zu unterstützen. In Abhängigkeit vom jeweiligen therapeutischen Ziel finden sehr unterschiedliche Methoden Anwendung:

- medizinisches Gerätetraining (Ergometer, Laufband, apparatives Muskeltraining)
- mechanisch-apparative Extension (z.B. Extensionsgeräte zur Wirbelsäulendruckentlastung)
- passive Bewegungsschienen (Continous passive motion) mit Hilfe von Motorschienen
- Schlingentischbehandlung (aktiv oder passiv geführte Bewegungen)
- krankengymnastische Hilfsmittel (Sprossenwand, Pezziball, andere Ballarten, Schwingplatte, Wackelbrett, Therapieband u.a.)
- Gehhilfen (Unterarmgehstützen, Rollator, Gehbock u.a.)
- Rollstuhltraining
- Ortheseneinsatz (Schienen, Bandagen, funktionelle Verbände, Stützmieder/-korsetts, Prothesenversorgung, Schuhzurichtung u.a.)
- Aufricht- und Stehhilfen.

Indikationen

Die Notwendigkeit zum Einsatz medikomechanischer Hilfsmittel ist immer dann angezeigt, wenn ohne diese Hilfsmittel der Heilungsverlauf verzögert wird, das funktionelle Ergebnis deutlich schlechter ist oder das Rehabilitationsziel nicht erreichbar ist. Die einzelnen Indikationen sind vielfältig und entsprechen denen von Physio- und Ergotherapie, die medikomechanische Hilfsmittel in das jeweilige Behandlungskonzept mit integrieren.

Durchführung

Die zum Einsatz kommenden Geräte arbeiten entweder nach einer entsprechenden Programmierung selbstständig und zwingen dem Organismus einen kontinuierlichen Rhythmus auf (passive Motorschiene zur Mobilisierung von Gelenken, apparative Extensionen der Wirbelsäule, Laufbandtrainer, apparative Kompressionsbehandlungen der Extremitäten u.a.) oder unterstützen die Kraftübertragung und Koordination des Bewegungsapparates bei noch insuffizienter Eigenleistung (Schienen, Gehstützen, Rollator, Rollstuhl, Stehbrett u.a.).

Kontraindikationen/Komplikationen

Absolute Gegenindikationen sind eine fehlende Belastbarkeit von Seiten des Herz-Kreislauf-Systems oder der pulmonalen Funktionsfähigkeit. Relative Kontraindikationen sind Überforderungen der Patienten beim Einsatz der jeweiligen Hilfsmittel. Komplikationen und Gefahren bestehen bei passiven motorisierten Systemen (Motorschiene, mechanische Extension u.a.), da durch eine nicht adäquate Dosierung eine Gewebsschädigung entstehen kann.

Evidenz

Systematisierte Untersuchungen und Metaanalysen zum Einsatz der Medikomechanik sind kaum vorhanden. Nachgewiesen ist die Effektivität der passiven Motorbewegungsschiene nach endoprothetischem Kniegelenksersatz gegenüber alleiniger Physiotherapie (Brosseau et al., 2004).

Manuelle Therapie

Definition

Die manuelle Therapie (lat. manus: Hand) korrigiert mittels spezieller Grifftechniken artikuläre Dysfunktionen bei Hyper- oder Hypomobilität und daraus resultierenden schmerzhaften Affektionen der Weichteilgewebe.

Wirkmechanismus

Aufgabe der manuellen Therapie ist die Beseitigung von reversiblen Bewegungseinschränkungen (Blockierungen) von Wirbelsäulen- oder Extremitätengelenken. Dabei besteht das Ziel, ein freies Gelenkspiel wiederzuerlangen. Die Begriffe Behandlungsebene, Gelenkstellung und Gelenkbewegung sind hierbei die biomechanischen Grundlagen. Bei Gelenkstellung werden neben einer Nullstellung (Neutral-Null-Methode) die Ruhestellung (maximale Entspannung eines Gelenkes) und die Verriegelung (größtmöglicher Gelenkkontakt) unterschieden. Gelenkbewegungen werden durch Rotationen, konvex-konkave Gleitbewegungen oder durch Translationen (lineare Bewegung) durchgeführt. Durch die Beeinflussung nozizeptiver Afferenzen werden zudem reflektorische Blockierungsfolgen (Weichteilreaktionen) im Sinne einer Reflexzonenbehandlung beseitigt.

Indikationen

Behandlungsindikationen sind:
- arthrogene Störungen (Gelenkblockierungen bei rheumatischen Erkrankungen, funktionelle Wirbelsäulen- und Iliosakralgelenksblockaden)
- extraartikuläre Weichteilaffektionen (Periarthropathien, Tendomyosen, Insertionstendopathien, Muskelverkürzungen).

Arthrogene Störungen werden vor muskulären Dysfunktionen behandelt.

Durchführung

Methodisch werden Weichteiltechniken (Kompression, Querfriktion, Dehnungen der Muskulatur), mobilisierende Gelenkbehandlungen (aktive und passive Gelenkbewegungen, myofasziale Techniken), neuromuskuläre Therapien und Manipulationen unterschieden.

> **Merke!**
> Vor jeder manualtherapeutischen Anwendung ist eine exakte Diagnostik der beteiligten Strukturen erforderlich. Speziell an der Halswirbelsäule – aber auch an anderen Gelenken – schließt das auch die Durchführung bildgebender Verfahren mit ein.

Maßnahmen zur Rezidivprophylaxe sind im Rahmen manualtherapeutischer Eingriffe wichtig. In der Regel werden die Verfahren der manuellen Medizin mit anderen Behandlungen kombiniert (PNF-Krankengymnastik, therapeutische Lokalanästhesie u. a.). Neben der klassischen manuellen Therapie werden verschiedene Konzepte (Schulen) unterschieden, die teilweise funktionell ähnliche Ansätze verfolgen. Bei den vielfach methodisch sehr komplexen Verfahren sind nur die Kernansätze der häufigen Methoden aufgeführt:
- Brügger (haltungsorientierte Funktionsanalyse am Bewegungsapparat; Erlernen und Konditionieren einer Entlastungshaltung)
- Cyriax (Stukturschadenanalyse basierend auf Weichteildiagnostik und orthopädisch manueller Therapie; lokalisationsbezogene Therapie am Schädigungsort unter Einschluss auch periduraler Infiltrationen)
- Kaltenborn/Evjenth (Testung des Gelenkspiels mit schonender mobilisierender Translation/linearer Bewegung und kombinierter orthopädischer manueller Therapie)
- Maitland (passive Mobilisation und Manipulation der Gelenke und der Wirbelsäule; passive, oszillierende Bewegungen stehen im Vordergrund)
- McKenzie (mobilisierende Behandlung mit biomechanischem Ansatz zur Rückbildung von lumbalen und zervikalen Bandscheibenprotrusionen; Wiederherstellung verlernter Haltungsfunktionen)
- Mitchell (osteopathischer Ansatz mit starker Einbeziehung der Muskelfunktion [„Muskelenergietechnik"]; Nutzung der postisometrischen Relaxation)
- Terrier („Manipulativmassage" als Kombination von klassischer Massage mit einer Mobilisation).

Kontraindikationen/Komplikationen

Gelenkmobilisationen sind meist durchführbar. Hypermobile Gelenke stellen eine relative Kontraindikation dar und sollten stabilisierend behandelt werden. Für Manipulationen gelten als Gegenanzeigen Entzündungen, Tumoren, Destruktionen, Instabilitäten, frische Traumen, akuter Bandscheibenprolaps, fortgeschrittene Osteoporose, arterielle Verschlusskrankheit höheren Grades und Antikoagulantientherapie. Besondere Vorsicht ist bei Behandlungen der Halswirbelsäule geboten. Bei einer eventuellen Instabilität kann es zu Verletzungen und Durchblutungsstörungen der Arteria vertebralis kommen. Zurückhaltung ist auch bei hohem (biologischen) Lebensalter aufgrund der anatomischen Veränderungen des Bewegungsapparates geboten.

Evidenz

Trotz subjektiver positiver Berichte und einzelner klinischer Studien mit Nachweis einer Effektivität, zeigt die Cochrane Database der systematischen Reviews bisher keine ausreichende Evidenz der manuellen Therapie für eine Reihe untersuchter Diagnosen (Low Back Pain, Asthma bei Kindern und Erwachsenen, Dysmenorrhoe, chronische Kopfschmerzen u. a.) (Assendelft et al., 2005; Bronfort, Bouter, 1999; Hondras, Linde, Jones, 2005; Proctor et al., 2005; Proctor et al., 2004).

Massagetherapie

Definition

Die Massage ist eine manuelle Behandlung, die Informationen über die Beschaffenheit von Haut, Unterhautfettgewebe sowie Muskulatur und Sehnen vermittelt. Therapeutisch werden durch dosierte Druck-, Zug- und andere mechanische Reize lokale und Fernreaktionen ausgelöst.

Wirkmechanismus

Mechanische Wirkungen zielen auf das Lösen von Adhäsionen in den kutanen und subkutanen Verschiebeschichten. Lokale Gewebsverhärtungen werden in ihrer Konsistenz beeinflusst. Reaktiv entsteht über den mechanischen Reiz eine Durchblutungssteigerung. Biochemische Effekte sind Folge einer lokalen Gewebshormonfreisetzung. Immunologische Reaktionen sind an Veränderungen der Zytokine erkennbar. Neuronale Wirkungen entstehen durch die Beeinflussung der Aktivität von Muskelspindeln und Mechanorezeptoren. Durch direkten Einfluss auf afferente Nervenfasern sind zentralnervöse Effekte (Schmerzbeeinflussung, Sedierung u. a.) möglich. Psychische Wirkungen entstehen durch die zuwendungsorientierte Behandlung. Abhängig von der Art der unterschiedlichen Massageformen werden muskeldetonisierende Effekte (klassische Massage, Unterwasserdruckstrahlmassage), reflektorische Durchblutungssteigerungen (Bindegewebsmassage) oder ein verbesserter Lymphabstrom (manuelle Lymphdrainage) erreicht.

Indikationen

- Klassische und andere detonisierende Massagen: Tendomyosen, Periarthropathien, Paresen und Muskelatrophien
- Reflexzonen- (Bindegewebs-)massagen: funktionelle und organische Durchblutungsstörungen, gefäßspastische Schmerz-Syndrome und CRPS (komplexe regionale Schmerz-Syndrome, vorm. Morbus Sudeck, Algodystrophie)
- manuelle Lymphdrainage: Lymphödeme, Ödeme bei progressiver Systemsklerose und CRPS im Stadium II.

Durchführung

Klassische (muskeldetonisierende) Massagen werden als Teil- oder Großmassagen angewandt. Ganzkörpermassagen sind in der Regel nicht indiziert. Die Grifftechniken unterscheiden Streichungen, Knetungen, Friktionen, Klopfungen, Zirkelungen und Vibrationen. Apparative Massagen erreichen ähnliche Wirkungen durch Einsatz von Wasserdruck oder mechanischen Geräten (Unterwasserdruckstrahlmassage, Bürstenmassage, Vibrationsmassage, Vakuumsaugmassage). Die manuelle Lymphdrainage nutzt spezielle Grifftechniken, um den Abfluss aufgestauter Lymphflüssigkeit vorwiegend im Bereich der Extremitäten zu verbessern.

Grundsätzlich abgegrenzt werden die reflextherapeutischen Massagetechniken. Sie beeinflussen durch kutiviszerale Reflexe Organfunktionen überwiegend über eine Durchblutungssteigerung. Die Bindegewebsmassage wird mit festgelegten Anhak- und Strichtechniken beginnend im Kreuzbeinbereich durchgeführt. Weitere Formen sind die Periostmassage nach Vogler (Zirkelknetungen definierter Periostpunkte), die Segmentmassage nach Gläser-Dalicho und reflextherapeutische Kolonbehandlungen (Vogler). Die Fußreflexzonenmassage hat keinen wissenschaftlich belegten Hintergrund (Vorstellung einer Organabbildung auf der Fußsohle, die hier reflektorisch beeinflussbar sind).

Kontraindikationen/Komplikationen

Merke!

Intensive Massagen dürfen bei schweren Allgemein-, Infektions- und dekompensierten Herz-Kreislauf-Erkrankungen, Fieber und Kachexie nicht durchgeführt werden.

Weitere Gegenindikationen sind Gefäßentzündungen einschließlich Thrombosen, Blutungsneigungen, Myositiden, frische Traumen, Hauterkrankungen im Behandlungsgebiet und CRPS (vorm. M. Sudeck) im Stadium I. Unterwasserdruckstrahlmassagen sollten bei schwerer Osteoporose nicht durchgeführt werden (Frakturgefahr). Kolonmassage ist bei mechanischem Ileus kontraindiziert.

Evidenz

Die Cochrane Database und mehrere Metaanalysen bestätigen eine Wirksamkeit der klassischen Massage bei Rückenschmerzen, außerdem sind signifikante Auswirkungen auf Blutdruck, Pulsrate, Kortisolspiegel, Angstzustände und Depressionen nachgewiesen (Furlan et al., 2005; Moyer, Rounds, Hannum, 2004).

Elektrotherapie (nieder- und mittelfrequent)

Definition

Elektrotherapie benutzt Gleichstrom sowie nieder- und mittelfrequenten Wechselstrom geringer Stromstärke zur unmittelbaren Einwirkung auf neuromuskuläre Funktionen. Der medizinisch genutzte Niederfrequenzbereich (NF) erstreckt sich bis 1 000 Hz. Der Mittelfrequenzbereich (MF) liegt zwischen 1 000 Hz und 100 kHz.

Wirkmechanismus

Durch direkte Einwirkung auf das Zellmilieu wird das Ruhepotential der Zelle abhängig von der elektrischen Polung im Sinne einer Hyper- oder Depolarisation verändert. Daraus resultieren verschiedene physiologische Reaktionen. Schmerzstillung, Hyperämisierung und Erhöhung des Muskeltonus sind die Haupteffekte. Zusätzlich lassen sich gezielt einzelne Muskelkontraktionen auslösen. Eine weitere Möglichkeit ist das Einbringen von Medikamenten über die intakte Haut, wenn sich das ionisierte Medikament unter einer gleichsinnig geladenen Elektrode befindet (Iontophorese). Reine MF-Ströme wirken primär muskeltonisierend.

Indikationen

- Schmerzen unterschiedlicher Genese (bevorzugt aus dem neuromuskulären Bereich, Weichteilrheumatismus, Periarthropathien etc.)
- Arthrosen und chronische Arthritiden
- Resorptionsförderung
- Muskelatrophien
- Neuropathien
- (Teil-)Paresen.

Durchführung

Gleichstrom (galvanischer Strom) und NF-Wechselstrom werden über je zwei Elektroden (negativ geladene Kathode, positiv geladene Anode) am Patienten appliziert. Besondere Formen der galvanischen Gleichstrombehandlung sind das hydroelektrische Vollbad (Stanger-Bad; Abgabe eines sehr niedrig dosierten Gleichstroms über großflächige Elektroden an der Wannenwand), das hydroelektrische Teilbad (2- oder 4-Zellenbad in das Arme oder/und Unterschenkel eingetaucht sind) und die Medikamentenapplikation über die Haut mittels Iontophorese. NF-Wechselströme („Reizströme") werden als Einzelimpulse (Muskelkontraktion) oder als Impulsserien (Analgesie, Hyperämisierung) in unterschiedlichen Variationen angewandt. Häufig eingesetzt werden

- Diadynamische Ströme
- Hochvolttherapie
- Transkutane elektrische Nervenstimulation (TENS)
- Ultrareizstrom nach Träbert
- Stochastische Reizströme nach Edel.

2

Die MF-Wechselströme werden zumeist als Interferenzströme über zwei Stromkreise mit vier Elektroden zugeführt. Dabei interferieren jeweils zwei mittelfrequente Ströme, die sich in ihren Frequenzen um etwa 100 Hz unterscheiden. Die Wirkung ist somit einem niederfrequentem 100-Hz-Strom vergleichbar, wird aber wegen der nicht vorhandenen Polarisation an den Elektroden auf der Haut besser vertragen. Relativ selten werden direkte MF-Stromanwendungen nach Wyss (Wymoton®) mit vorwiegend muskeltonisierender Wirkung eingesetzt.

Kontraindikationen/Komplikationen

NF- und MF-Elektrotherapie darf nicht lokal über Herzschrittmachern eingesetzt werden. Auch über Metallimplantaten sollte Zurückhaltung geübt werden. Für Null-Linien-symmetrische (apolare) Anwendungen gilt das jedoch nur eingeschränkt. Entscheidend ist hier die erreichte Stromdichte im Gewebe. Weitere Kontraindikationen sind Hauterkrankungen und Verletzungen im Behandlungsgebiet. Nicht eingesetzt wird die Elektrotherapie bei hochfieberhaften Infektionen, akuten Entzündungen, arterieller Verschlusskrankheit Stadium III und IV sowie bei Hautsensibilitätsstörungen. Bei Gravidität sollte keine abdominelle Behandlung durchgeführt werden.

> **Merke!**
>
> Bei Einsatz von polarisierten Strömen (Galvanisation, Diadynamik etc.) besteht wegen der Konzentration von Elektrolyseprodukten unter der Elektrode Verätzungsgefahr (feuchter Viskoseschwamm o. Ä. als Zwischenlage).

Evidenz

Neuere Metaanalysen und die Cochrane Database zeigen bisher keinen eindeutigen Wirkungsnachweis in klinischen Studien. Ein schmerzreduzierender Effekt von TENS gegenüber Placebo ist allerdings für Gonarthrose in einer älteren Übersicht nachgewiesen (Osiri et al., 2005). Klinische Beobachtungen belegen den analgetischen Effekt von TENS.

Hochfrequenztherapie (Diathermie)

Definition

Die Hochfrequenztherapie (HF) setzt elektromagnetische Wellen und Felder zwischen 13,5 und 2 450 MHz zur Wärmebehandlung tiefer Gewebsschichten (Diathermie) ein.

Wirkmechanismus

Der Frequenzbereich über 100 kHz (500 kHz–5 000 MHz) wird dem medizinischen HF-Bereich zugeordnet. Für die physikalische Elektrotherapie sind aus funktechnischen Gründen nur drei Frequenzen zugelassen (27,12 MHz, 433,92 MHz, 2 450 MHz). Das elektromagnetische Feld induziert über eine verstärkte Molekularbewegung in tieferen Gewebsschichten eine Energiezunahme und damit eine lokale Erwärmung. Bei der Kurzwelle (27,12 MHz) wird ein elektromagnetisches Feld entweder mittels Kondensatorplatten (Wärme entsteht mehr oberflächennah) oder durch Induktion mittels Spulenfeld (stärkere Tiefenwirkung) aufgebaut. Dezimeterwelle (433,92 MHz; kaum noch eingesetzt) und Mikrowelle (2 450 MHz) induzieren die Tiefenerwärmung über einen elektromagnetischen Strahler (Strahlenfeld eines Senders). Dezimeter- und Mikrowelle führen ebenfalls zu einer stärkeren Tiefenerwärmung bei gleichzeitig thermischer Entlastung der oberflächennah gelegenen Gewebsschichten.

Indikationen

- Erkrankungen des Bewegungsapparates mit indizierter Wärmebehandlung (Arthrose, chronische Arthritis, Periarthropathie, degenerative Wirbelsäulensyndrome, Weichteilrheumatismus)
- Erkrankungen innerer Organe mit indizierter Wärmetherapie (chronische Adnexitis, chronische Bronchitis).

Durchführung

Im Kondensatorfeld (Kurzwelle) befindet sich die zu behandelnde Körperregion zwischen den beiden Kondensatorplatten. Bei Einsatz eines Spulenfeldes (Kurzwelle) sowie Strahlenfeldes (Dezimeter- und Mikrowelle) wird der Applikator unmittelbar neben der zu behandelnden Region positioniert. Die Dosierung erfolgt subjektiv nach individueller

Wahrnehmung in vier Stufen (unterschwellig, sensibel schwellig, leichte Erwärmung, starke Erwärmung).

Kontraindikationen/Komplikationen

> **Merke!**
> Eine Hochfrequenz-Therapie darf generell nicht bei Herzschrittmacher und erhöhter Blutungsneigung verordnet werden. Bei Metallimplantaten und bei Gravidität müssen die Regionen großräumig ausgespart werden.

Weitere Gegenindikationen sind arterielle Verschlusskrankheit Stadium III und IV, frische Thrombosen, frische Myokardinfarkte, akute entzündliche Organerkrankungen, Tuberkulose (Gefahr der Einschmelzung) sowie schwere Sensibilitätsstörungen.

Evidenz
Eindeutige Ergebnisse von Metaanalysen und systematisierten Reviews zur spezifischen Wirksamkeit der HF-Elektrotherapie liegen nicht vor.

Ultraschalltherapie

Definition
Therapeutischer Ultraschall nutzt hochfrequente mechanische Schwingungen zur Wärmebehandlung in tieferen Gewebsschichten. Verbunden sind damit analgetische, hyperämisierende und muskelrelaxierende Wirkungen.

Wirkmechanismus

> **Merke!**
> Die Ultraschallbehandlung gehört zu den Verfahren der Thermotherapie.

Mit Hilfe des piezoelektrischen Effektes werden unter Verwendung hochfrequenter Wechselströme Schwingungen zwischen 800 und 1 000 kHz erzeugt und therapeutisch genutzt. Die Schallwellen sind mechanische Longitudinalwellen, die von einem beweglichen Geräteschallkopf auf die zu behandelnde Körperregion einwirken. Die Eindringtiefe (Halbwertsdicke) beträgt bei 800 kHz 1,7–3,5 cm. Der Grad der Erwärmung durch Ultraschall ist abhängig vom Schallwellenwiderstand und der Ultraschallabsorption der Gewebe. Fettgewebe absorbiert die Schallwellen relativ schwach (geringe Erwärmung). Eine stärkere Absorption entsteht in wasserhaltigen Weichteilen und besonders an den Knochengrenzen. Neben der Hauptwärmewirkung wird zusätzlich eine durch Schwingungen ausgelöste „Mikromassage" angenommen.

Indikationen
Die Anzeigen lassen sich aus den Wirkungen der Thermotherapie (Diathermie) mit ihren analgetischen, hyperämisierenden und detonisierenden Effekten ableiten:

- degenerative, chronisch-entzündliche (mit niedriger Entzündungsaktivität)
- weichteilrheumatische Erkrankungen (z. B. Epikondylitis, Periarthropathien, Tendopathien etc.)
- posttraumatische Funktionsstörungen
- Sklerodermie, Narbenkeloide, Dupuytren-Kontrakturen.

Durchführung
Eine Ultraschalltherapie kann sowohl als Dauerschall (häufig dynamisch mit bewegtem Schallkopf oder selten statisch) sowie als Impulsschall mit rhythmischen Unterbrechungen durchgeführt werden. Bei der Impulsanwendung ist die Wärmewirkung reduziert, die mechanische Wirkung bleibt dagegen weitgehend erhalten. Im Gegensatz zur Hochfrequenz-Thermotherapie, wo nach subjektivem Erleben dosiert wird, werden beim Ultraschall die Intensitäten fest eingestellt (Dosierung in Watt/cm^2 Schallkopffläche). Die maximale Dosis sollte 1,5–2 Watt/cm^2 nicht übersteigen. Um einen ausreichenden Übergang der Schallwellen auf den Körper zu gewährleisten, muss ein Ankoppelungsmedium in Form von Vaseline, Paraffinum liquidum oder industriell hergestelltem Ultraschall-Gel verwendet werden. Alternativ kann Ultraschall auch im Wasser(teil-)bad appliziert werden. Der Auflagedruck des Schallkopfes sollte bei allen Anwendungen nur gering sein.

Kontraindikationen/Komplikationen
Absolute Gegenindikationen sind akute hochentzündliche oder fieberhafte Erkrankungen, infektiöse Prozesse und Erkrankungen, bei denen jegliche Wärmezufuhr schädlich ist. Nicht angewandt wer-

den darf Ultraschall bei Venenentzündungen im Behandlungsgebiet, hämorrhagischer Diathese und fortgeschrittener arterieller Verschlusskrankheit.

Merke!

Eine Beschallung von Genitalien, des graviden Uterus, Augen, Laminektomienarben, Epiphysenfuge (Wachstumsalter), Tumoren und über implantierten Herzschrittmachern (Kabelbruchgefahr) muss unterbleiben. Bei Herzschrittmachern sollte ein Sicherheitsabstand von ca. 15 cm eingehalten werden.

Eine Beschallung der Herzsegmente kann bei Koronarsklerose pektanginöse Beschwerden provozieren. Wegen der Gefahr der Überwärmung ist bei gestörter Thermosensibilität und bei Beschallung im kranialen HWS-Bereich (Medulla oblongata) Vorsicht geboten. Keine Kontraindikation stellt die dynamische Beschallung in therapeutischen Dosen bei Vorhandensein von Metallimplantaten und Endoprothesen dar.

Evidenz

Metaanalysen und Auswertungen der Cochrane Database zeigen bisher nur eine geringe Evidenz des therapeutischen Ultraschalls in Studien (van der Windt et al., 1999). Für die Rheumatoide Arthritis konnte jedoch ein Wirknachweis für verschiedene klinische Funktionen konstatiert werden (Casimiro et al., 2005).

Fototherapie

Definition

Die Fototherapie nutzt sichtbares Licht sowie Infrarot- und Ultraviolett-Strahlung zu prophylaktischen und therapeutischen Zwecken.

Wirkmechanismus

Das sichtbare Licht umfasst den Wellenlängenbereich von 400–780 nm. Klinische Bedeutung haben die Frequenzen um 450 nm (Blaulicht), da durch eine entsprechende Bestrahlung eine Foto-Oxidation zur Bilirubinsenkung im Serum erreicht wird. Diese Therapie wird zur Behandlung des Ikterus neonatorum eingesetzt. Behandlungen mit farbigem Licht (Chromotherapie) haben überwiegend psychologische Aspekte. Die Anwendung von Sonnenlicht (Heliotherapie) enthält neben dem sichtbaren Licht auch Anteile aus dem Infrarot- und Ultraviolettspektrum. Neben dem Licht wird besonders auch Wärme (Infrarot) wahrgenommen. Die Lichtdosis der Sonnenexposition (Erythemschwelle des wirksamen UV-Anteils) ist abhängig von Tages- und Jahreszeit, geographischer Breite sowie der Höhe über NN.

Infrarot (IR) grenzt an das sichtbare Licht als längerwellige, energieärmere unsichtbare Strahlung oberhalb von 780 nm. Es werden die drei Bereiche IR-A (780–1 400 nm), IR-B (1 400–3 000 nm) und IR-C (3 000–10^6 nm) unterschieden. Infrarot-Strahlung aus allen drei Bereichen ist eine reine Wärmestrahlung, die sich therapeutisch nur im Absorptionsverhalten der Haut unterscheidet. Die größte Eindringtiefe hat IR-A mit ca. 5 mm und wird daher therapeutisch bevorzugt.

Der Ultraviolettbereich bezeichnet die an das sichtbare Licht angrenzenden kürzeren Wellenlängen. Es werden die Bereiche UV-A (400–315 nm), UV-B (315–280 nm) und UV-C (280–200 [100] nm) unterschieden. UV-A bewirkt eine unmittelbare, direkte Steigerung der vorhandenen Hautpigmentierung, die mehrere Tage anhält (Anregung von Fluorochromen- und Luminophoren-Fluoreszenz). Ein Erythem tritt nur bei sehr intensiver Strahlung auf. UV-A ist die am tiefsten eindringende UV-Strahlung (bis Corium). UV-B-Strahlen induzieren nach einigen Stunden ein Erythem durch eine Hautentzündung mit intrazellulärem Ödem, Leukozyteninfiltration und Freisetzung histaminähnlicher Stoffe („Lichtentzündung", kein Wärme-Erythem). Der maximale Erythem-Effekt liegt bei 297 nm (sog. Dorno-Strahlung). Nach wenigen Tagen tritt eine Sekundär-Pigmentierung der Haut durch Umwandlung von Tyrosin in Melanin auf (Melanozytenstimulierung). Vitamin D_3 wird aus seiner Vorstufe 7-Dehydrocholesterol in der Haut gebildet. UV-C (nur aus künstlichen Strahlern, therapeutisch nicht verwendet) kann ebenfalls Erytheme auslösen.

Indikationen

- Heliotherapie: bei geschwächter Reaktionslage und gehäuften Infektionen
- Behandlungen mit sichtbarem Licht: adjuvant bei Depressionen

- Blaulichtanwendungen bei Ikterus neonatorum
- Infrarot: Erkrankungen des Bewegungsapparates, bei denen Wärme indiziert ist sowie chronische Entzündungen (Sinusitis, Otitis media)
- UV-Lichttherapie: Hauterkrankungen (Psoriasis vulgaris [Ausnutzung einer Photosensibilisierung durch Psoralene und UV-A- = PUVA-Therapie, aber auch reine UV-Bestrahlung und Foto-Soletherapie], Akne, Pityriasis, Furunkulose, Hautulzera), Pruritus, Rachitis und deren Prophylaxe, Hauttuberkulose in Verbindung mit Chemotherapeutika, Infektanfälligkeit.

Durchführung

Die Heliotherapie wird als Liege- und Terrainkur unter natürlichem Sonnenlicht durchgeführt. Infrarot und Ultraviolettlicht werden über spezielle Strahlungslampen appliziert.

Kontraindikationen/Komplikationen

Allgemeine Gegenindikationen sind Lichtsensibilität und Fotodermatosen. Für IR-Licht gelten gestörte Thermosensibilität und Erkrankungen, die sich unter Wärmezufuhr verschlechtern. Kontraindikationen des UV-Lichtes sind floride Lungentuberkulose, akute fiebrige und Infektionskrankheiten, Lichtdermatosen, Lupus erythematodes, akute Schübe chronisch-entzündlicher Erkrankungen, Malignome der Haut, klinische Herzinsuffizienz Stadium III und IV.

Evidenz

Trotz positiver klinischer Erfahrungsberichte, ist die Studienlage zu den verschiedenen Formen der Fototherapie marginal. Metaanalysen sind fast gar nicht vorhanden.

Inhalationstherapie

Definition

Die Inhalationstherapie nutzt natürliche oder künstlich hergestellte wirkstoffhaltige Aerosole als Nebel, Sprays oder Inhalate zur topischen Behandlung im Bereich der oberen und unteren Luftwege.

Wirkmechanismus

Am Gasaustausch sind die oberen (extrathorakalen) Anteile (Nase, Nebenhöhlen, Rachen, Kehlkopf) und die unteren (thorakalen) Strukturen (Trachea, Bronchien, Bronchioli, Alveolen) beteiligt. Neben dem Lumen und der Durchgängigkeit des Respirationstraktes ist für die therapeutische Wirksamkeit die Teilchengröße des Inhalates von Bedeutung. Große Tröpfchen (10–50 μm) schlagen sich überwiegend an der Schleimhaut der oberen Luftwege nieder. Mittelgroße Bronchien werden von kleineren Tröpfchen (5–10 μm) und periphere Bronchioli von sehr kleinen Tröpfchen (0,5–5 μm) erreicht. Therapeutische Wirkungen sind Schleimhautbefeuchtung, Verflüssigung des Bronchialsekrets, Anregung der Ziliartätigkeit und Verstärkung der Selbstreinigung der Schleimhäute. Osmotisch wirksame Aerosole (NaCl, Emser®-Salz u. Ä.) entfalten hygroskopische Effekte mit einer Flüssigkeitsverschiebung aus dem Intra- in den Extrazellulärraum. Durch den Einsatz von Medikamenten sind definierte Wirkungen an den Schleimhäuten und an den Bronchialgefäßen zu erzielen (Entzündungshemmung, Bronchodilatation, Mukolyse etc.).

Indikationen

- infektiöse und entzündliche Erkrankungen der Atemwege (Rhinitis, Sinusitis, Pharyngitis, Laryngitis, Tracheitis, Bronchitis, Pneumonie)
- chronisch obstruktive Bronchialerkrankungen (entzündlich, allergisch, Asthma bronchiale)
- Mukoviszidose und andere mit Dyskrinie einhergehende Veränderungen
- Prophylaxe bei chronischen Erkrankungen des Respirationstraktes (z. B. Lungenfibrose, Emphysem, Bronchiektasen, chronische Bronchitis)
- Anfeuchten der Atemluft bei künstlicher Beatmung.

Durchführung

Methodisch werden überwiegend apparative Inhalationen verwandt. Hierzu zählen Wasserdampferzeuger (Dampfbad, Bronchitiskessel), Druckluftvernebler, Ultraschallvernebler, Dosieraerosole und Pulverinhalatoren. Vernebelt werden physiologische und hypertone Salzlösungen (Sekretolyse), Kamille und antiphlogistisch wirksame Zusätze, ätherische Öle sowie chemisch definierte Substanzen in Aerosolen (Beta-Sympathikomimetika, Anticholinergika, Kortikosteroide, Dinatriumchromoglycat).

Eine weitere Möglichkeit der Aerosoltherapie ist die Freiluftinhalation an Gradierwerken (natürliche Salzvernebelung) und die Brandungsinhalation.

Kontraindikationen/Komplikationen
Einschränkungen der Aerosoltherapie resultieren vorwiegend aus den Gegenindikationen der verwendeten Medikamente. Die Inhalation von Sekretolytika setzt ein ausreichendes Expektorationsvermögen voraus (atemtherapeutische Hilfen bei Bedarf). Die Sole-Inhalation kann eine primäre Bronchokonstriktion vor der sekundären Dilatation auslösen (Vorsicht bei Bronchospasmus). Auch bei topischer Aerosoltherapie können reflektorisch Allgemein- und Fernwirkungen ausgelöst werden. Durch die Resorption von Medikamenten sind insbesondere bei Bronchospasmolytika systemische Nebenwirkungen möglich (Tachykardie, Blutdruckanstieg, Mundtrockenheit).

Evidenz
Metaanalysen mit Evidenznachweis liegen für die Aerosoltherapie mit diversen Medikamenten vor (Beta-Sympathikomimetika, Anticholinergika, Kortikosteroide, Dinatriumchromoglycat).

Wärme- und Kälteträgertherapie

Definition
Die Thermotherapie mit Wärme- und Kälteträgern nutzt feste, flüssige oder gasförmige Medien zur Übertragung oder zum Entzug thermischer Energie. Dementsprechend wird eine Wärme- oder Kältetherapie des Organismus durchgeführt.

Wirkmechanismus
Die thermische Energie wird durch Leitung, Konvektion oder Strahlung übertragen. Das Wahrnehmen der Temperaturdifferenz geschieht mittels über die Haut verteilter Thermorezeptoren. Die Stärke der thermischen Reize ist abhängig von der Temperaturdifferenz zur Hautoberfläche, Dauer, Behandlungsfläche, Geschwindigkeit der Temperaturveränderung der Haut und den physikalischen Eigenschaften des Wärme-/Kälteträgers. Die Reaktionsweise ist auch abhängig von Alter, Geschlecht, Konstitution (Habitus, BMI), individueller Reaktionslage (Allgemeinzustand, Vegetativum) und dem Reaktionstyp.

Wärme bewirkt Hyperämie, Muskeldetonisation, Stoffwechselsteigerung (Phagozytose, Nährstofftransport) und dadurch auch eine Analgesie. Chronisch entzündliche (nicht exsudative) Prozesse werden antiphlogistisch beeinflusst.

Eine besondere Form der Wärmetherapie ist die Hyperthermie. Hier ist das Ziel eine Erhöhung der Körperkerntemperatur. Dadurch werden verstärkt auch immunologische Reaktionen ausgelöst.

Kälte bewirkt dagegen eine Vasokonstriktion, eine Ödemhemmung und eine Stoffwechselreduktion. Kurzzeitig angewandt ist sie Muskeltonus steigernd und längerfristig detonisierend. Auch die Nervenleitgeschwindigkeit wird herabgesetzt.

Indikationen
- Therapie mit Wärmeträgern: Arthrosen und Arthritiden im chronischen, nicht exsudativen Stadium, Spondylitis ankylosans (Morbus Bechterew), weichteilrheumatische Erkrankungen, zur Entspannung und Sedierung adjuvant bei psychosomatischen Erkrankungen, funktionelle Durchblutungsstörungen, in Kombination mit anderen physikalisch therapeutischen Maßnahmen (Massage)
- Kälteträgertherapie: akute exsudative Entzündungsschübe bei rheumatoider Arthritis und anderen Arthritiden sowie Periarthropathien, akute Schmerzen (cave: Diagnostik nicht verzögern), Fieber, postoperative und posttraumatische Phasen, schlaffe Paresen (nur kurzzeitig, sonst gegenteilige Wirkung), Spastik, CRPS nur Stadium I (komplexe regionale Schmerz-Syndrome, vorm. Morbus Sudeck, Algodystrophie) sowie in Kombination mit anderen physikalisch therapeutischen Maßnahmen (Physiotherapie).

Durchführung
Methodisch werden unterschiedliche Medien als Wärmeträger zu therapeutischen Zwecken genutzt:
- Paraffin, Paraffin-Fangopackungen
- Gel-Packungen
- Peloidpackungen
- Kataplasmen, pflanzliche Wärmeträger (Heublumensack)
- Thermophore (Wärmflasche), heiße Rolle
- Peletierelemente
- Heißluft.

Als Trägermaterialien für die Kältetherapie werden am häufigsten eingesetzt:

- Gel-Packungen
- Eis, Eiswasser, Eisbeutel
- Peloidpackungen
- Kataplasmen
- Peletierelemente
- Kaltluft, Kaltgas, (Ganzkörper-)Kältekammer.

Kontraindikationen/Komplikationen

Wärmeanwendungen (besonders bei großflächiger Anwendung) sind immer kreislaufbelastend. Hohes Alter (verminderte Gefäßreagibilität) und fortgeschrittene Herzinsuffizienz sind relative Kontraindikationen. Nicht angezeigt ist die Wärmetherapie bei akut exazerbierter Arthritis, Gicht, arteriellen (Stadium III und IV nach Fontaine) und venösen Durchblutungsstörungen, Ödemen, Blutungsneigung, hochfieberhaften Infekten und konsumierenden Erkrankungen. Besondere Vorsicht ist bei akutem Bandscheibenvorfall oder höhergradiger Spinalkanalstenose geboten, da es durch die Hyperämie zur lokalen Druckerhöhung mit Schmerzverstärkung kommen kann.

Kontraindikationen für die Kältetherapie sind schwere Allgemeinerkrankungen, Kälteüberempfindlichkeit (Kälteurtikaria), Sklerodermie, Raynaud-Syndrom, Vaskulitis, Kryoglobulinämie, Kälteagglutinine. Bei Nieren- und Blasenaffektionen sind lokale Kälteanwendungen wegen der Gefahr von Infektionen nicht angezeigt. Angina pectoris („Kälteangina") stellt ebenfalls eine relative Kontraindikation dar.

Merke!

Bei plötzlicher Kälteeinwirkung kann es zu starken Blutdruckanstiegen kommen (Cold Pressure Reaction).

Evidenz

Eindeutige Wirkungsnachweise für die kurzfristigen Wirkungen der Thermotherapie bei rheumatoider Arthritis und Arthrosen der großen Gelenke (besonders Gonarthrose) liegen in den Studienauswertungen der Cochrane Database vor (Brosseau et al., 2004, 2005; Robinson et al., 2005).

Hydrotherapie

Definition

Hydrotherapie ist die äußerliche Anwendung von Wasser mit dosierten thermischen, mechanischen und fakultativ chemischen Reizen.

Wirkmechanismus

Mechanische Wirkungen sind der Auftrieb im Wasserbad (archimedisches Prinzip), der hydrostatische Druck mit Einwirkung auf das Niederdruckgefäßsystem und der Reibungswiderstand (Viskosität) bei Bewegungen im Wasser. Der zentralvenöse Druck und das Herzminutenvolumen steigen an. Dagegen sinkt der periphere Gefäßwiderstand. Die Diurese nimmt zu. Indirekte Folgen für das endokrine System sind ein Absinken von Katecholaminen, des Renin-Aldosteron-Angiotensinspiegels und des Vasopressins. Der atriale natriuretische Faktor (ANF) steigt an.

Thermische Effekte unterscheiden sich nach der einwirkenden Temperatur. Kurze Kaltreize führen zu einer primären Gefäßkonstriktion mit anschließender reaktiver Hyperämie nach Beendigung der Einwirkung. Warmanwendungen (Temperatur größer als die der behandelten Körperoberfläche) bewirken eine Gefäßdilatation.

Chemische Zusätze können entweder durch Resorption systemische pharmakologische Wirkungen entfalten (CO_2, H_2S, Radon) oder wirken neuroreflektorisch über lokale Hautreizungen.

Die Intensität der Wirkungen richtet sich nach der applizierten Form (Bäder, Güsse, Waschungen, Dämpfe), nach zeitlicher Dauer und Größe der behandelten Fläche sowie der Temperaturdifferenz zur regionalen Hautoberfläche. Lokale Wärmeanwendungen sind muskeldetonisierend und analgetisch. Dieser Effekt tritt im Wasserbad durch die scheinbar verminderte Schwerkraft verstärkt auf. Dosierte Kaltreize haben dagegen primär Auswirkungen auf die Gefäßregulation (Gefäßtraining der Thermoregulation). Neben den gut reproduzierbaren lokalen Effekten, kommt es nach wiederholten seriellen Anwendungen zu systemischen und allgemeinen Wirkungen (Adaptation).

Indikationen

- Hydrotherapeutische Warmanwendungen: tendomyalgische (Weichteilrheumatismus) und degenerative (Arthrosen, Spondyloarthrosen) Veränderungen am Bewegungsapparat, ankylosierende Spondylitis (Morbus Bechterew), chronische Polyarthritiden (nicht im akuten Schub), funktionelle Durchblutungsstörungen, chronische Bronchitis, chronische Adnexitis, posttraumatische Behandlungen
- hydrotherapeutische Kaltanwendungen: funktionelle Durchblutungsstörungen mit hypotoner Fehlregulation, Kreislaufökonomisierung, „Abhärtung" (thermoregulatorische Adaptation).

Durchführung

- Waschungen (milder Reiz; Teil- und Ganzwaschung)
- Abreibungen (Teil- und Ganzabreibung)
- Wickel, Auflagen, Packungen (Unterscheidung nach Behandlungsfläche)
- Güsse unterschiedlicher Temperatur (drucklose Flachgüsse [Kneipp], Blitzgüsse mit Druckstrahl)
- Bäder (Teil-, Vollbad; spezielle Bäder [Überwärmungsbad, Sauna u. Ä.])
- Dämpfe.

Kontraindikationen/Komplikationen

Für die hydrotherapeutischen Wärme- und Kälteanwendungen gelten die gleichen Einschränkungen wie bei der Therapie mit Wärme- oder Kälteträgern. Vollbäder sind darüber hinaus bei kardialer oder respiratorischer Insuffizienz und mindestens vier Wochen nach Venenthrombosen kontraindiziert. Eine kompensierte Herzinsuffizienz kann im Vollbad bei verstärktem venösen Rückstrom dekompensieren. Vorsicht ist geboten bei Malignomen, Kachexie und nicht ausreichend medikamentös eingestelltem Krampfleiden.

Evidenz

Für die hydrotherapeutische Thermotherapie gelten die unter Wärme- und Kälteträgertherapie gemachten Ausführungen. Spezielle Auswertungen zur Bäderbehandlung zeigen eine bislang ungenügende Studienlage auf.

Balneotherapie/Klimatotherapie

Definition

Balneo- und Klimatotherapie sind die Anwendung natürlicher ortsgebundener Heilmittel in fester, flüssiger oder gasförmiger Form zur Prävention, Therapie und Rehabilitation. Die Anerkennung als Heilmittel (Heilwasser, Heilgas, Peloid, Heilklima) erfolgt durch ein wissenschaftliches Gutachten. Heilmittel sind integraler Bestandteil der komplexen und multimodalen Kurortmedizin.

Wirkmechanismus

Heilmittel wirken über thermische, mechanische und chemische Reize, die über die Haut und/oder Schleimhaut appliziert werden. Die thermischen und mechanischen Effekte sind abhängig von den thermophysikalischen Eigenschaften des einzelnen Heilmittels (Viskosität, Wärmeleitung, Wärmekapazität). Sie wirken auf Thermoregulation, Stoffwechsel und Muskeltonus und sind somit denen anderer Wärme- und Kälteträgertherapien vergleichbar. Unterschiedliche Wirkungen ergeben sich aus der chemischen Zusammensetzung der Heilmittel (insbesondere der Heilwässer). Von wenigen Ausnahmen abgesehen (CO_2, H_2S, Radon, Jod), spielt die Resorption keine wesentliche Rolle. Besonderheiten der Wirkung sind hier Folge kutiviszeraler Reflexe. Resorbierbare Substanzen zeigen darüber hinaus zusätzliche pharmakodynamische Effekte (Steigerung der Mikrozirkulation durch CO_2- und H_2S-haltige Immersionen). Durch den Hautkontakt aller Immersionen werden immunkompetente Zellen (z. B. Langerhans-Zellen) stimuliert.

Heilklimata wirken durch eine veränderte Zusammensetzung der inhalierten Luft (z. B. besondere Schadstoff- und Allergenarmut, erhöhte UV-Lichtintensität, erniedrigter PO_2 des Höhenklimas, NaCl-Anreicherung im Inhalat des Seeklimas). Milde nicht belastende Klimate (Mittelgebirge) werden von Reizklimaten (Hochgebirge, Nordseeküste) unterschieden. Die Thalassotherapie (griech. Thalasso = Meer) bezeichnet die Kombination von Seeluftreizklima mit weiteren ortsgebundenen Anwendungen (Seebäder, Schlickpackungen etc.).

Die Anwendungen der komplexen Balneotherapie erfolgen in der Regel „kurmäßig", d. h. seriell. Die funktionelle Adaptation steht als Wirkprinzip im Vordergrund.

Indikationen

Entsprechend dem Vorkommen der ortsgebundenen Heilmittel sind im Deutschen Bäderkalender für die einzelnen Erkrankungen geeignete Behandlungsorte aufgeführt, z. B. zur Behandlung von Hautkrankheiten und Erkrankungen der Atemwege Mineralheilbäder, Heilklimatische Kurorte und Seebäder.

Die Heilanzeigen der einzelnen Kurorte sind weit gefasst. Die Verordnung und Dosierung der Kurmittel muss daher den individuellen Erkrankungen und dem Leistungsvermögen der Patienten angepasst werden.

Durchführung

Methodisch werden in der Balneotherapie Bäder, Inhalationen, Spülungen, Peloidanwendungen und Trinkkuren unterschieden. Bäder werden als Voll- oder Teilbäder mit Heilwässern (z. B. Kohlensäurewässer, Natriumchlorid-/Solewässer, Schwefelwässer, Jod- oder Eisenwässer, Radonwässer), Heilgasen (CO_2-Gasbad) oder Peloiden appliziert. Inhalationen erfolgen als Einzel-, Raum- oder Freiluftinhalation mit dispersen Heilwässern oder Heilgasen. Peloide – zur Thermotherapie eingesetzt – unterscheiden nach dem Ursprung aquatische (Torf, Schlamm, Schlick) und terrestrische (Ton, Lehm, vulkanischer Tuff, Fango) Materialien.

Die Klimatotherapie in Mitteleuropa wird nach den Klimaten in der Hochgebirgsregion, in der Mittelgebirgsregion und der Küstenregion (Thalassotherapie) differenziert. Die Durchführung ist möglich als Liegekur, Luftbad, Heliotherapie und Terrainkur. Die Thalassotherapie ermöglicht zusätzlich Brandungsinhalationen.

Kontraindikationen/Komplikationen

Es gelten dieselben Einschränkungen wie bei anderen Formen der Thermo- und Hydrotherapie. Allgemeine Kontraindikationen für eine Kurortbehandlung sind akute fieberhafte Erkrankungen und Infektionen, unbehandelte Tumoren (Gefahr der Exazerbation), Gravidität, schwere nicht kompensierte Allgemeinerkrankungen (AVK Stadium III–IV, frischer Herzinfarkt, frische Hirninsulte, floride entzündliche Herz- und Gefäßerkrankungen, nicht kompensierte Autoimmunerkrankungen). Vorsicht ist geboten bei alten Patienten mit deutlich eingeschränkter Gefäßreaktion (Thermoregulation).

Evidenz

Nur für wenige Indikationen sind verwertbare Studien vorhanden. Die Cochrane Database zeigt für die rheumatoide Arthritis eine Verbesserung für die Parameter Schmerz, Selbstversorgung und ADL auf. Insgesamt unterliegen die auswertbaren Daten starken methodischen Einschränkungen (Verhagen et al., 2005).

3 Naturheilverfahren

MATTHIAS AUGUSTIN

3.1 Allgemeine Grundlagen

Naturheilweisen können ergänzend zur modernen Medizin eingesetzt und bei leichten Befindlichkeitsstörungen auch als Alternativen angewendet werden. In ihren bewährten Indikationsbereichen sind sie zuweilen auch nebenwirkungsärmer, billiger und nachhaltiger im Therapieerfolg.

Besonderheiten der Naturheilverfahren:

- Sie verlangen vom Patienten mehr Mitarbeit und Eigenverantwortung.
- Nicht jede Methode ist für jeden Patienten geeignet, denn naturheilkundliche Therapie ist stets eine individuelle Therapie.
- Komplementäre Therapien sind nicht ohne weiteres aus dem Lehrbuch zu lernen, sondern erfordern neben einem inhaltlichen Umdenken auch ausreichend praktische Erfahrung.
- Wie auch die sog. „etablierten" Verfahren hat jede naturheilkundliche Therapie ihre Grenzen, deren Kenntnis zur Vermeidung von Nebenwirkungen oder auch fehlender Wirksamkeit unerlässlich ist.

Merke!

Notwendig ist der Verzicht auf naturheilkundliche Maßnahmen, denen kein nachgewiesener Nutzen zukommt oder deren Anwendung sogar zum Schaden der Patienten sein könnte. Insbesondere dürfen notwendige „schulmedizinische" Maßnahmen nicht unterlassen werden, wenn diese dringend angezeigt sind.

3.1.1 Definitionen

Unter Naturheilverfahren versteht man diagnostische und therapeutische Methoden, die durch Entfaltung von Reizwirkungen die körpereigenen Heil- und Ordnungskräfte anregen und sich therapeutisch bevorzugt reiner Naturfaktoren bedienen, z. B. Wärme, Kälte, Wasser, Erde, Licht, Luft, Nahrung, Pflanzen. Sie erfassen den Menschen in seiner seelisch-geistig-körperlichen Gesamtheit unter Einbeziehung seines psychosozialen Umfeldes. „Naturheilkunde" im engeren Sinne umfasst die fünf „klassischen" Therapien, wie sie von Pfarrer Sebastian Kneipp (1821–1897) im letzten Jahrhundert geprägt wurden (s. u.), für die Praxis ist diese Definition jedoch sicherlich zu eng gefasst (Schmiedel, Augustin, 2003).

In naturheilkundlichen Kreisen herrscht allerdings keineswegs Einigkeit darüber, welche Verfahren im weiteren Sinne als „natürlich" oder „naturheilkundlich" zu bezeichnen sind. Meist spielt bei der Benennung weniger die natürliche Herkunft der Therapie eine Rolle, als ihre Wirkung über die postulierte Aktivierung natürlicher Heilungsvorgänge (z. B. bei der Akupunktur).

Der Begriff „Naturheilverfahren" hat also eine doppelte Bedeutung: Zum einen weist er auf die – zumindest im weiteren Sinne – „natürliche" Herkunft der Therapien hin. Zum anderen kennzeichnet er das Ziel der Behandlung, die von Natur aus im Menschen vorhandenen Kräfte der Selbstheilung zu fördern.

Begriffsbestimmungen

Die nachfolgenden Begriffe werden in der naturheilkundlichen Therapie häufig verwendet. Ihre Bedeutungen überschneiden sich, behandeln jedoch unterschiedliche Aspekte:

- **Ganzheitsmedizin:** Heilweise, die sich nicht an einzelne Funktionen oder Organe des Menschen richtet, sondern diesen in seiner seelisch-geistig-körperlichen Gesamtheit sieht. In der Ganzheitsmedizin werden neben Naturheilverfahren weitere, meist empirische Therapien angewendet, z. B. die Homöopathie.
- **Komplementärmedizin:** Heilkunde, die sich als Ergänzung der modernen Schulmedizin sieht; weitgehend übereinstimmend mit Ganzheitsmedizin verwendet.
- **Erfahrungsheilkunde:** Gesamtheit aller medizinischer Verfahren, die sich in ihrem theoretischen Modell nicht von naturwissenschaftlichen Erklärungsmodellen ableiten, sondern empirisch entstanden sind.
- **Regulationstherapien (Reaktions- oder Reiztherapien):** Alle Therapieverfahren, die sich primär an die Selbstheilungskräfte des Organismus wenden. Die meisten Verfahren der Naturheilkunde gehören dazu.

Übersicht über die Naturheilverfahren

Die fünf „klassischen" Naturheilverfahren nach Kneipp umfassen

- Bewegungstherapie (Kap. 2, Physikalische Medizin)
- Ernährungstherapie (Diätetik)
- Hydrotherapie (Kap. 2, Physikalische Medizin)
- Ordnungstherapie
- Phytotherapie

Naturheilverfahren im weiteren Sinne sind

- ausleitende Verfahren
- Balneo- und Klimatherapie (Kap. 2, Physikalische Medizin)
- Chirotherapie
- Massagetherapie (Kap. 2, Physikalische Medizin)

Zusätzlich hier dargestellte ganzheitliche Verfahren

- Akupunktur
- Elektrotherapie (Kap. 2, Physikalische Medizin)
- Homöopathie
- Neuraltherapie
- Nosodentherapie.

Darüber hinaus gibt es noch in der Praxis verbreitete, aber hier nicht beschriebene Verfahren wie die anthroposophische Medizin, Atemtherapie, Bach-Blütentherapie, Eigenbluttherapie, Enzymtherapie, Sauerstoff-/Ozontherapie, Symbioselenkung und Zelltherapie.

3.1.2 Das biologische Prinzip der Selbstregulation

Psychische und physische Gesundheit des Menschen beruhen wesentlich auf der Fähigkeit des Organismus, inneren und äußeren Störungen durch Gegenmaßnahmen zu begegnen. Derartige selbstheilende Vorgänge laufen fortwährend unbemerkt ab. Beispiel: Auf Schwankungen der Umgebungstemperatur reagiert der Körper mit einer schnellen Gegenregulation der Durchblutung und bewahrt so eine konstante Körperkerntemperatur von ca. 37 °C.

Da der Organismus nach naturheilkundlichem Verständnis ein vernetztes System von Regelkreisen ist, wirkt sich eine derartige Gegenregulation nicht nur auf die Durchblutung, sondern auch auf viele weitere Funktionskreisläufe aus, z. B. auf die Aktivität des Immunsystems und auf den Gemütszustand. Jede äußere Wirkung auf den Organismus führt also zu einer breiten Palette von Gegenreaktionen, die auf die Erhaltung eines dynamischen Gleichgewichts seines Regelkreises abzielt. Die Balance der Regelkreise macht Gesundheit aus.

Merke!

Naturheilkundliche Regulationstherapien sollen die Fähigkeit des Körpers zu komplexen Gegenregulationen auf einen Reiz schulen. Sie verbessern damit die im Organismus vorhandenen Selbstheilungskräfte.

3.1.3 Reiz- und Reaktionstherapie

Jeder Einfluss (Reiz) auf einen beliebigen Teil des Organismus führt zu einer fortgeleiteten Reaktion des gesamten vernetzten Organismus und induziert eine Gegenantwort. Diese in der Evolution erlernten permanenten Gegenreaktionen auf Reize von außen sind – im weiteren Sinne – ein dauerndes physisches und psychisches Lebenstraining. Sie bedingen die Lebenstüchtigkeit jedes Individuums. Beispiel: Die Wirksamkeit des Immunsystems beruht von Geburt an auf häufigen Auseinandersetzungen mit Fremd-Antigenen. Nur immer wieder eintretende Antigen-Reizungen führen zu Immunkompetenz und genügend starken Immunantworten im Falle einer Infektion. Bleibt die Reizung des Organismus über längere Zeit aus, vermindert sich seine Resistenz.

Viele der Naturheilverfahren wirken über eine unspezifische Reizung des Organismus und induzieren eine Gegenregulation unter Mobilisierung und Verstärkung seiner Selbstheilungskräfte, z. B. Schröpfen, Saunabaden, Wasseranwendungen, Massagen, Bewegungstherapie, Akupunktur, Eigenbluttherapie. Diese Therapien werden Regulationstherapien, Reiztherapien oder Reaktionstherapien genannt.

Adaption

Als Folge des Einwirkens von Reizen kommt es zu Adaptionsvorgängen im Organismus. Hierunter versteht man die Anpassungsreaktionen, welche das physiologische Gleichgewicht des Körpers nach einem äußeren Reiz wiederherstellen und ihn langfristig zu einer verbesserten Reaktionsfähigkeit führen. Beispiel: Wanderungen im Reizklima des Hochgebirges bewirken zunächst eine Belastung von u. a. Herz, Kreislauf und Muskulatur durch thermische und mechanische Reize. Bei fortgesetzter Tätigkeit in dieser Umgebung kommt es jedoch zu einer Adaption (Anpassung) mit verstärkter Kreislaufleistung, verbesserter Herztätigkeit und gekräftigter Muskulatur. Metabolische und hormonelle Reaktionen schließen sich an, z. B. vermehrte Erythropoese. Auch erfolgt eine Anpassung an das verstärkte UV-Licht durch Steigerung der Hautpigmentierung.

Reflexorientiertes Erklärungsmodell

Die Reaktion auf derartige Reize verläuft im Organismus nach naturheilkundlicher Vorstellung nicht ungesteuert, sondern als eine Kaskade bestimmter „Reflexe". Ein Reiz führt dabei zu einer bestimmten, reproduzierbaren Antwort eines Teils des Organismus. Reflexwege können z. B. von der Haut über vegetative Nervenfasern auf innere Organe oder von muskulären Triggerpunkten auf Gefäße führen. Dies kann man sich diagnostisch und therapeutisch zunutze machen.

Der diagnostische Wert liegt darin, dass erkrankte Organe nach naturheilkundlicher Auffassung oft sehr gut von Reflexpunkten behandelt werden können, beispielsweise die Darmzonen am thorakolumbalen Übergang bei funktionellen Darmbeschwerden. Beispiel: Funktionelle Gallenbeschwerden, die sich nicht selten auch als bindegewebige Verhärtungen im entsprechenden Reflexareal des Rückens ertasten lassen, können durch Behandlung dieser Zonen, z. B. mit Schröpftherapie oder Neuraltherapie, gelindert werden.

Störungen der Reflexwege

Der physiologische Austausch von Stoffen und Energie vollzieht sich nach naturheilkundlichem Verständnis in vernetzten Regelkreisen über den gesamten Organismus, z. B. entlang der Meridiane der Akupunktur. Kommt es im Organismus zu Störungen des Stoff- und Energieflusses, so können dadurch alle zu diesem Regelkreis gehörigen Teile des Organismus beeinträchtigt sein. Dies ist prinzipiell auch aus der sog. Schulmedizin bekannt, wo beispielsweise bei bestimmten Hautdermatosen nach Foci, also chronischen Entzündungsherden, als Triggern gesucht wird.

Merke!

Chronische Entzündungsherde treten besonders häufig an den Tonsillen, im Kieferbereich oder an den Nasennebenhöhlen auf und werden aus naturheilkundlicher Sicht als „Herde" oder „Störfelder" angesehen, die nicht nur in ihrer Umgebung, sondern auf reflektorischem Wege auch an weit entfernten, jedoch ihnen zugeordneten Organen Beschwerden verursachen.

Hier kehrt sich das Prinzip um, nach dem man Organe über Reflexzonen therapeutisch beeinflussen kann: Störfaktoren können über Reflexwege zu einer Belastung des korrespondierenden Organs führen. Reflexwege sind z. B. kutiviszerale Bahnen (Haut – Eingeweide), daneben aber auch muskulokutane (Muskel – Haut), muskuloviszerale

(Muskel – Eingeweide), viszerokutane, kutikutane und viszeroviszerale Verbindungen.

Regulationsorientiertes Erklärungsmodell

> **Merke!**
> Gegenreaktionen des Organismus lassen sich nicht nur über die gezielte Behandlung von Reflexzonen hervorrufen, sondern auch über eine allgemeine, unspezifische Reizung des Körpers.

So erreicht man z. B. auch mit gut dosierter Bewegungstherapie eine Verbesserung der Darmtätigkeit, obwohl hier keine spezifischen darmassoziierten Reflexwege angesprochen werden. Diese Wirkungen beruhen vielmehr auf der Annahme, dass der Organismus ein Netzwerk verknüpfter Regelkreise ist und diese durch komplexe Regelvorgänge organisiert werden.

Die Aktivierung eines Teilsystems, z. B. des Herz-Kreislauf-Systems bei der Bewegungstherapie, zieht stets auch die Aktivierung und verbesserte Regulation anderer Funktionen nach sich, sofern die Dosierung richtig gewählt wird. Man spricht hier von einem regulationsorientierten Erklärungsmodell der Wirkung dieser Verfahren.

Auch anderen Therapien wie der Balneo- und Phytotherapie sowie der Massagebehandlung wird eine Wirkung auf die Gesamtregulation des Organismus zugeschrieben (Kap. 2).

Individuelle Anpassung von Reizen

Die Erkenntnis von Paracelsus, dass alles ein Gift sein könne, denn es komme nur auf die Dosis an, gilt auch für die Reizantwort eines Organismus: Ist die Herausforderung an ihn zu gering, so trainiert sie ihn nicht, ist sie zu groß, so überfordert sie ihn und macht ihn noch kränker. Wichtige Grundbedingung einer Reiztherapie ist daher, den Reiz an einem Patienten individuell so zu steuern, dass er eine optimale Herausforderung darstellt.

Die Reizstärke richtet sich grundsätzlich nach folgenden Größen:

- **Konstitution und Kondition:** Die Reizstärke hat sich der augenblicklichen Verfassung des Patienten anzupassen. Fieber, schwere Erkrankungen, Medikamente und psychische Labilität können die Reaktionsfähigkeit des Organismus beeinträchtigen.
- **Art der Erkrankung:** Die Fähigkeit zur Gegenantwort des Körpers ist der Erkrankung entsprechend zu prüfen, Risikofaktoren sind zu beachten.
- **Akuität:** Chronische Erkrankungen verlangen oft stärkere Reize, bei akuten liegt evtl. bereits ein „Reizzustand" vor.
- **Alter:** Kinder zeigen oft überschießende Reaktionen (z. B. hohes Fieber), ältere Menschen hingegen verminderte Reizantworten (z. B. fehlendes Fieber bei Infekten).

Phänomene der Reiztherapie

Erstverschlechterung

Die erste Antwort des Organismus auf einen Reiz ist nicht selten sehr heftig. Sie kann die bestehenden Krankheitszeichen verstärken oder neue hervorbringen. Dies wird als Erstverschlechterung bezeichnet und auf die intakte Regulationsfähigkeit des Organismus zurückgeführt. Sie ist daher ein prognostisch eher günstiges Zeichen, muss jedoch bei starken Reaktionen, z. B. sehr hohem Fieber, ggf. therapeutisch gemildert werden.

Zu diesen Reaktionen gehören auch Trainingskrisen (Leistungsabfall in der Initialphase einer Bewegungstherapie) und Kurkrisen (vermindertes Wohlbefinden, sistierende Erholung nach einigen Tagen Kurtherapie).

Regulationsstarre

Voraussetzung für eine intakte Antwort des Körpers auf äußere Reize ist die ausreichende Regulationsfähigkeit des Organismus. Ihre Störung durch chronische Belastungen kann nach naturheilkundlichem Verständnis zu einer abgeschwächten Gegenregulation oder gar Regulationsstarre führen. Chronische Belastungen sollen in den letzten Jahrzehnten erheblich zugenommen haben und die immer schlechteren Reaktionen vieler Patienten auf Regulationstherapien erklären. In diesen Fällen ist zunächst eine Behandlung der zugrunde liegenden Störungen erforderlich.

Übertraining

Eine optimale Verbesserung der Körperfunktionen ist nur dann gegeben, wenn der Körper nach einer Reiztherapie oder einem Bewegungstraining ausreichend Erholungszeit hat. Liegen die Trainings- oder Reizintervalle hingegen zu eng beieinander, so ist die Regenerierungsphase zu kurz, es kommt zum Übertraining mit verminderter Leistungsfähigkeit. Dies kann besonders bei den physikalischen Therapien (z. B. Sauna, Bewegungstherapie) beobachtet werden.

Reizdosierung

Häufig lösen gezielte, schwache Reize eine stärkere Gegenreaktion aus als starke (van den Berg, 2005).

3.2 Phytotherapie

Definition

Merke!

Unter Phytotherapie im Sinne der Arzneimittelgesetzgebung (AMG § 3 Abs. 2) wird die Therapie mit Arzneimitteln verstanden, die ausschließlich aus Pflanzen, Pflanzenteilen, Pflanzeninhaltsstoffen oder deren einfachen galenischen Zubereitungen bestehen.

Nach dieser Definition handelt es sich sowohl bei der Therapie einer Gastritis mit einem Tee aus Kamillenblüten (Pflanzenteil) als auch bei einer Analgesie eines akuten Herzinfarktes mit Tinctura Opii (Inhaltsstoff Morphium) um Phytotherapie. R. F. Weiß unterteilte daher die Phytotherapeutika in „mite" (mild) und „forte" (stark) wirkende. Forte-Phytotherapeutika enthalten Stoffe, welche als Reinsubstanzen isoliert dargestellt werden können. Mit diesen Reinsubstanzen können z. B. in Tier- oder Laborversuchen Wirkungen experimentell nachgewiesen werden. Das Wirkprinzip ist meist bekannt. Beispiele sind:

- Tinctura Opii aus Papaver somniferum, Schlafmohn (Inhaltsstoff Morphium)
- Tinctura Belladonnae aus Atropa belladonna, Tollkirsche (Inhaltsstoff Atropin)
- Presssaft aus Digitalis purpurea, Roter Fingerhut (Inhaltsstoff Digitoxin).

Bei Mite-Phytotherapeutika ist die für die Wirksamkeit verantwortliche Reinsubstanz oft nicht bekannt. Es handelt sich hier in vielen Fällen um einen Wirkstoffkomplex, wobei die einzelnen Komponenten in ihrer Gesamtheit den therapeutischen Effekt zustande bringen (z. B. Valeriana officinalis, Baldrian). Die Phytotherapie in der Naturheilkunde setzt überwiegend diese Mite-Phytotherapeutika ein.

Unter „rationaler Phytotherapie" wird eine Phytotherapie verstanden, die sich an den Grundsätzen der modernen Pharmakologie orientiert. Hierzu zählt das Bestreben, eine hohe, gleichbleibende Arzneiqualität zu erzielen, standardisierbare Wirk- und Leitsubstanzen zu definieren, Dosis-Wirkungs-Beziehungen zu beschreiben und neben den Pflanzengemischen Reinsubstanzen zu isolieren.

Verbreitung

In nennenswertem Umfang sind ca. 400 Pflanzenarten in medizinischem Gebrauch. Für rezeptfreie Arzneimittel sind in deutschen Apotheken im Jahr 2004 insgesamt 5,9 Mrd. Euro ausgegeben worden. Phytopharmaka und homöopathische Arzneimittel hatten davon einen Anteil von ca. 31 % und etwa 1,8 Mrd. Euro. Einer Umfrage des Instituts für Demoskopie in Allensbach zufolge zählen heute 73 % der Bevölkerung in Deutschland zu den Naturheilmittelanwendern. Darüber hinaus hat sich der Anteil der Verwender, die innerhalb des letzten Vierteljahres Naturheilmittel genommen haben, zwischen 1970 und 2002 von 14 % auf 34 % mehr als verdoppelt (Bundesverband der Arzneimittel-Hersteller e. V., 2006).

Die Phytotherapeutika werden weit überwiegend als verschreibungsfreie Arzneimittel im Bereich der Selbstmedikation eingesetzt. Sie genießen ebenso wie die anderen „besonderen Therapierichtungen" Homöopathie und Anthroposophische Medizin einen besonderen Status im Arzneimittelgesetz.

Qualität

Die Qualität von Phytotherapeutika bestimmt, wie wirksam die Therapie ist. Sie wird vom Wirkstoffgehalt und der galenischen Zubereitungsform des Arzneimittels beeinflusst. Der Wirkstoffgehalt hängt u. a. von klimatischen, regionalen, Ernte- bzw. Sammelbedingungen, der Lagerung und der Weiterverarbeitung der verwendeten Pflanze ab. Um eine standardisierte Qualität zu gewährleisten, kann mit modernen analytischen Methoden ein Mindestgehalt der Hauptwirksubstanz (soweit bekannt) gewährleistet werden (z. B. Silibinin bei Präparaten aus Carduus marianus, Mariendistel; Hypericin bei Präparaten aus Hypericum perforatum, Johanniskraut).

Ist der Hauptwirkstoff nicht bekannt, bedient man sich einer sog. **Leitsubstanz**, die ein für die Pflanze typischer Inhaltsstoff ist und als qualitätsbestimmendes Hilfsmittel anzusehen ist. Diese Leitsubstanz ist zwar bezüglich der pharmazeutischen Qualität aussagekräftig, hat aber oft keine Beziehung zur therapeutischen Wirksamkeit.

Zubereitungsformen

An Zubereitungsformen unterscheidet man:
- **Dekokt:** Abkochung mit Wasser, meist bei harten Pflanzenteilen (z. B. Wurzeln, Rinden)
- **Elixier:** weingeistige Tinktur mit Zusätzen (z. B. Extrakten, ätherischen Ölen)
- **Extrakt:** konzentrierter Pflanzenauszug mit wässrigen, alkoholischen oder ätherischen Lösungsmitteln; man unterscheidet Fluidextrakt, Spissumextrakt (konzentriert) und Trockenextrakt (stark konzentriert)
- **Infus:** Aufguss mit kochendem Wasser, meist bei zarten Pflanzenteilen (z. B. Blüten, Blätter, Samen)
- **Liniment:** flüssige oder feste Mischungen aus fetten Ölen und Seifen zum äußerlichen Gebrauch
- **Mazeration:** Kaltwasserauszug, meist bei schleimhaltigen Drogen sowie Baldrian
- **Paste:** Salbe, in der pulverförmige Bestandteile enthalten sind
- **Pulver:** pulverisierte Pflanzen oder Pflanzenteile
- **Sirup:** dickflüssige Zuckerlösung mit Wasser, Wein oder Alkohol und Drogenauszügen
- **Species (Teegemisch):** Mischung zerkleinerter oder ganzer Pflanzenteile, Zubereitung meist als Infus, je nach verwendeter Droge aber auch als Dekokt oder Mazeration; ein Teerezept sollte genaue Angaben über Bestandteile, Zubereitungsform, Dosierung und Dauer der Anwendung enthalten
- **Tinktur:** dünnflüssiger Drogenauszug, entspricht einer länger dauernden Mazeration
- **Unguentum (Salbe):** streichfertige Zubereitung zur äußeren Anwendung; Salbengrundlagen sind z. B. Fette, Öle, Vaseline, Glycerin, Wachse oder synthetische Grundlagen.

Daneben gibt es noch zahlreiche vom pharmazeutischen Gewerbe industriell hergestellte Fertigpräparate als Dragees, Tabletten, Suppositorien, Inhalationslösungen und Injektionslösungen. Viele dieser Fertigpräparate liegen als Kombinationspräparate mit Bestandteilen mehrerer Pflanzen, teilweise auch in Kombination mit homöopathischen Mitteln oder synthetischen Substanzen vor.

Abgrenzung zu anderen Therapierichtungen

Die Phytotherapie befasst sich mit der Charakterisierung, Isolierung und Wirkungsbeschreibung von pflanzlichen Stoffen. Im Gegensatz zu anderen Naturheilverfahren (z. B. Bewegungstherapie, Ernährung, Akupunktur) kann ein Phytotherapeutikum wie ein schulmedizinisches Arzneimittel verabreicht werden, da es pharmakologischen Dosis-Wirkungs-Beziehungen unterliegt.

Prinzipiell kann daher die Wirksamkeit in Arzneimittelstudien bestimmt werden. Gerade Mite-Phytotherapeutika entfalten ihre Wirksamkeit aber oft erst nach längerer Zeit (z. B. Appetit-Stimulantien, Antidepressiva, Sedativa).

3.2.1 Bevorzugte Anwendungsgebiete

Bevorzugte Indikationen von Phytopharmaka sind
- katarrhalische Atemwegserkrankungen
- Magen- und Darmerkrankungen (v. a. Laxantien, Leber-, Gallemittel, Karminativa)
- Erkrankungen des Herz-Kreislauf-Systems
- Beschwerden des Urogenitaltraktes
- psychovegetative Störungen und Schlafstörungen.

Atemwegserkrankungen

Muzilaginosa

Es handelt sich um schleimhaltige Hustenmittel, die Mittel der Wahl bei akuten Entzündungen der Atemwege sind und auch bei akuten Exazerbationen einer chronischen Bronchitis eingesetzt werden können.

- Althaea officinalis, Eibisch
- Cetraria islandica (Lichen islandicus), Isländisch Moos; cave: Die Resorption anderer, gleichzeitig eingenommener Medikamente kann verzögert werden!
- Plantago lanceolata, Spitzwegerich
- Tussilago farfara, Huflattich; cave: Wegen des Gehaltes an Pyrrolizidinen hepatotoxische Wirkung!

Expektorantia

Expektorantien sind auswurffördernde Hustenmittel, die der Verflüssigung dickflüssigen Sputums dienen und das Abhusten erleichtern. Viele Expektorantien sind Saponindrogen (seifenartige Drogen), aber auch Pflanzen mit ätherischen Ölen fördern die Expektoration.

- Pimpinella anisum, Anis
- Primula officinalis, Primel, Schlüsselblume
- Pulmonaria officinalis, Lungenkraut
- Saponaria officinalis, Seifenkraut.

Krampflösende Hustenmittel

- Drosera rotundifolia, Sonnentau
- Hedera Helix, Efeu
- Thymus vulgaris, Echter Thymian; cave: Bei innerer Anwendung in hohen Dosen kann es gelegentlich zu Leibschmerzen und Kollaps kommen!

Äußerliche Anwendung von Hustenmitteln

Für Inhalationen und Brustsalben werden überwiegend ätherische Öle von Latschenkiefer, Eukalyptus, Pfefferminze, Thymian und Rosmarin verwendet.

Merke!

Wegen der Gefahr des reflektorischen Atemstillstands ätherische Öle nicht im Gesichts- und Halsbereich von Säuglingen und Kleinkindern verwenden!

Magen- und Darm-Erkrankungen

Amara

Amara sind Bitterstoffe mit tonisierender und appetitanregender Wirkung, z. B.:

- Centaurium minus, Tausendgüldenkraut
- Gentiana lutea, Enzian; Kontraindikationen: Magen- und Darmgeschwüre.

Amara aromatica

Amara aromatica sind Bitterstoffdrogen, die neben Bitterstoffen auch ätherische Öle enthalten und damit über die tonisierende Wirkung der Amara hinaus auch spasmolytisch, karminativ oder choleretisch wirken, z. B.:

- Acorus calmus, Kalmus; Kontraindikationen: Magen-Darm-Geschwüre (nur bei innerlicher Anwendung)
- Angelica archangelica, Angelika, Engelwurz; Kontraindikationen: Magen-Darm-Geschwüre; cave: Photosensibilisierung!
- Artemisia absinthium, Wermut.

Karminativa

Als Karminativa bezeichnet man pflanzliche Zubereitungen zur Therapie des Meteorismus, z. B.:

- Carum carvi, Kümmel
- Foeniculum vulgare, Fenchel
- Pimpinella anisum, Anis.

Digestiva

Digestiva sind verdauungsfördernde pflanzliche Zubereitungen. In Frage kommen – je nach Symptomatik bzw. beabsichtigter Wirkung – Amara, Amara aromatica und Karminativa.

Laxantien

Laxantien wirken direkt auf den Darm stimulierend, u. a. durch aktive Sekretion und Hemmung der Resorption von Elektrolyten und Wasser, z. B.:

- Senna, Sennespflanze; Kontraindikationen: Ileus, Stillzeit; Nebenwirkungen: Kolik, Melanosis coli, Elektrolytverluste, Albuminurie, Hämaturie; Wechselwirkungen: verstärkter Kaliumverlust bei gleichzeitiger Anwendung von Diuretika, Kortikoiden, verstärkte Digitaliswirkung durch Kaliummangel!
- Rhamnus frangula, Faulbaum
- Rheum, Rhabarber
- Semen Lini, Leinsamen

- Semen Psyllii, Flohsamen; dies sind keine Laxantien im eigentlichen Sinne, aber mit zuverlässiger, wenn auch nicht so schneller Wirkung. Sie sind ballaststoffhaltige Pflanzen, die nur über den mechanischen Reiz durch vermehrtes Stuhlvolumen wirken. Kontraindikation: Ileus.

Antidiarrhoika
- Potentilla tormentilla, Tormentillwurz, Blutwurz
- Vaccinium myrtillus, Heidelbeere
- Matricaria chaomomillae, Kamille
- Glycyrrhiza glabra, Lakritze; cave: Nicht länger als 6 Wochen anwenden!

Cholagoga und Choleretika
Cholagoga bewirken eine Steigerung der Gallenproduktion, Choleretika bewirken einen besseren Abfluss der produzierten Galle. Eine scharfe Trennung ist nicht möglich, da viele choletrope Pflanzen beide Effekte in unterschiedlicher Ausprägung besitzen.
- Achillea millefolium, Schafgarbe
- Artemisia absinthium, Wermut; Kontraindikationen: Magen-Darm-Geschwüre; Nebenwirkungen: in hohen Dosen Erbrechen, Diarrhö, Harnverhalt
- Chelidonium majus, Schöllkraut
- Curcuma longa, Gelbwurz; Kontraindikation: Verschluss der Gallenwege
- Cynara scolymus, Artischocke; Kontraindikationen: Verschluss der Gallenwege, Gallensteine
- Silybum marianum (Carduus marianus), Mariendistel (s. u. Lebertherapeutika).

Lebertherapeutika

Das bewährteste und am besten untersuchte Mittel, wird als Reinsubstanz Silybinin selbst in der Notfallmedizin verwendet (z.B. bei Knollenblätterpilzvergiftung):
- Silybum marianum (Carduus marianus), Mariendistel.

Herz- und Gefäßsystem

Digitaloide
Digitaloide unterscheiden sich im Wirkungsprinzip qualitativ nicht von den klassischen Herzmitteln Digitalis und Strophantin, sind jedoch schwächer wirksam. Neben- und Wechselwirkungen sind daher weitgehend identisch.
- Adonis vernalis, Adonisröschen
- Convallaria majalis, Maiglöckchen
- Scilla maritima, Meerzwiebel; Nebenwirkungen: Magenbeschwerden, Diarrhö, Erbrechen, Übelkeit, Herzrhythmusstörungen; Kontraindikationen: Therapie mit Digitalis; Wechselwirkungen: Saluretika, Laxantien, Kortikoide, Chinidin, Kalzium (i. v.).

Hypertonie
Phytotherapeutika sind bei milder Hypertonie indiziert. Deutlich erhöhte Blutdruckwerte oder Blutdruckkrisen bedürfen der üblichen synthetischen Arzneimittel.
- Crataegus oxycantha, Weißdorn
- Rauwolfia serpentina, Schlangenwurz; Nebenwirkungen: verstopfte Nase, depressive Verstimmung, Müdigkeit, Potenzstörungen; Kontraindikationen: Depression, Magen-Darm-Geschwüre, Phäochromozytom, Schwangerschaft, Stillzeit; Wechselwirkungen: Digitalis (Bradykardie), Neuroleptika (Wirkungsverstärkung), Barbiturate (Wirkungsverstärkung), Levodopa (Wirkungsverminderung).

Arteriosklerose
- Allium Sativum, Knoblauch
- Crataegus oxyacantha, Weißdorn
- Ginkgo biloba, Ginkgobaum.

Venensystem

- Aesculus hippocastanum, Rosskastanie
- Melilotus officinalis, Steinklee
- Ruta graveolens, Raute; Kontraindikationen: Schwangerschaft, Photodermatosen, Kontaktallergie gegen Raute.

Niere und ableitende Harnwege

Pflanzliche Diuretika können bei Harnwegsinfekten und leichten nicht-kardialen Ödemen eingesetzt werden. Bei kardialen Indikationen und in der Notfalltherapie sollten synthetische Präparate verwendet werden.

Diuretika
- Equisetum arvense, Ackerschachtelhalm; Kontraindikationen: Ödeme durch Herz- und Niereninsuffizienz
- Juniperus communis, Wacholder; Nebenwirkungen: bei langer Anwendung oder hoher Dosierung Nierenschäden; Kontraindikationen: Schwangerschaft, Nierenentzündungen
- Ononis spinosa, Hauhechel
- Solidago virgaurea, Goldrute; Kontraindikationen: chronische Nierenerkrankungen, Ödeme durch Herz- oder Niereninsuffizienz.

Harndesinfizientien
- Arctostaphylos uva-ursi, Bärentraube; Nebenwirkungen: bei Magenempfindlichen und Kindern Übelkeit und Erbrechen, bei hoher Dosierung Leberschäden möglich; cave: ausreichende Wirkung nur bei alkalischem Harn!
- Herniaria glabra, Bruchkraut
- Juniperus communis, Wacholder (s. o. unter Diuretika).

Benigne Prostatahyperplasie

Merke!
Phytotherapeutika wirken weniger über eine Abnahme der Prostatagröße als über eine Verbesserung der funktionellen Verhältnisse. Der günstigste Zeitpunkt für eine Operation darf dadurch nicht verpasst werden.

- Cucurbita pepo, Kürbis
- Populus tremula, Zitterpappel
- Sabal serrulata, Sägepalme
- Urtica dioica, Brennnessel.

Erkrankungen des Endokriniums

Die angegebenen Phytotherapeutika können bei leichteren Funktionsstörungen eingesetzt werden. Massive Erkrankungen (z. B. thyreotoxische Krise) sollten nicht mit Phytotherapeutika behandelt werden.

Hyperthyreose
- Lycopus virginicus, Wolfstrapp.

Gynäkologische endokrine Störungen
- Cimicifuga racemosa, Wanzenkraut
- Vitex agnus castus, Mönchspfeffer, Keuschlamm.

Immunsystem

Immunsteigernde Wirkungen durch Echinacea sind inzwischen gut belegt. Bei schweren Infektionen (z. B. Pneumonie) sollten pflanzliche Immunstimulantien nur adjuvant eingesetzt werden.
- Echinacea purpurea, Roter Sonnenhut
- Echinacea angustifolia, Schmalblättriger Sonnenhut; Kontraindikationen: Tuberkulose, Leukosen, Kollagenosen, Multiple Sklerose, Allergie gegen Korbblütler, Schwangerschaft (nur bei Injektion)
- Eleutherococcus senticosus, Eleutherokokk.

Erkrankungen des Nervensystems

Phytotherapeutika wirken gut bei leichten Unruhezuständen, Schlafstörungen oder Depressionen, es besteht keine Abhängigkeitsgefahr.

Sedativa
- Humulus lupulus, Hopfen
- Melissa officinalis, Melisse
- Valeriana officinalis, Baldrian.

Antidepressiva
- Hypericum perforatum, Johanniskraut; cave: Die Wirkung von Johanniskraut setzt oft erst nach zwei Wochen ein!

Anxiolytika
- Piper methysticum, Kava-Kava, Rauschpfeffer; Kontraindikationen: Schwangerschaft, Stillzeit, endogene Depression; Nebenwirkungen: bei langer Einnahme Gelbfärbung von Haut und Hautanhangsgebilden möglich, selten Akkomodationsstörungen, Pupillenerweiterungen.

Hauterkrankungen

Akute Wunden
- Calendula officinalis, Ringelblume
- Hamamelis virginiana, Hamamelis, Virginisch Zaubernuss
- Matricaria chamomillae, Echte Kamille.

Ekzeme
- Betula pendula, Birke; Kontraindikationen: nässende Dermatose, langdauernde, großflächige Anwendung, großflächige Anwendung bei Nie-

renfunktionsstörung; Nebenwirkungen: Nierenschäden, Photosensibilisierung
- Quercus, Eiche; Kontraindikationen: großflächige Hautschäden
- Hamamelis virginiana, Hamamelis, Virginisch Zaubernuss
- Aloe vera.

Psoriasis vulgaris
- Mahonia aquifolium, Berberitzenart.

Stumpfe Traumen
- Aesculus hippocastanum, Rosskastanie
- Arnica montana, Arnika, Bergwohlverleih; Kontraindikation: Allergie gegen Korbblütler
- Symphytum officinale, Beinwell, Wallwurz.

Stütz- und Bewegungsapparat

- Capsicum Annuum, Spanischer Pfeffer; cave: Nicht mit Schleimhäuten und Augen in Verbindung bringen!
- Rosmarinus officinalis, Rosmarin; Nebenwirkung: Kontaktekzem; Kontraindikationen: geschädigte Haut, Überempfindlichkeit gegen ätherische Öle, cave: Bei Säuglingen und Kleinkindern nicht im Gesicht anwenden!

3.2.2 Unerwünschte Wirkungen

Pflanzen und daraus hergestellte Arzneimittel sollten eine hohe Qualität aufweisen (Schmiedel, Augustin, 2003). Neben einem ausreichenden Wirkstoffgehalt, der möglichst standardisiert sein sollte (s. Homöopathie), ist auf eine möglichst geringe Schadstoffbelastung zu achten. Die galenische Zubereitung sollte eine gute Verträglichkeit sowie eine ausreichende Bioverfügbarkeit gewährleisten.

Wie bei jedem therapeutisch wirksamen Arzneimittel können auch bei Phytotherapeutika Nebenwirkungen auftreten. Grundsätzlich kann es bei allen Phytotherapeutika zu allergischen Reaktionen aufgrund der enthaltenen Pflanzen kommen.

Die Nebenwirkungen der eingesetzten stark wirksamen Forte-Phytotherapeutika sind bekannt (z. B. Kolchizin aus Colchicum autumnale, Herbstzeitlose, zur Therapie des akuten Gichtanfalls). Die milder wirkenden Mite-Phytotherapeutika zeichnen sich durch eine große therapeutische Breite aus. Akute Vergiftungen sind daher selbst bei Überdosierungen kaum zu erwarten. Bei bestimmungsgemäßem Gebrauch sind Nebenwirkungen selten oder meist harmloser Natur. Bei langem Gebrauch können aber auch diese Mittel mitunter sogar vital bedrohliche Nebenwirkungen (z. B. Laxantien) hervorrufen.

Beispiele für Nebenwirkungen von Phytotherapeutika:
- Johanniskraut: Photosensibilisierung
- pflanzliche (anthrachinonhaltige) Laxantien: Elektrolytstörungen bei Dauergebrauch (Gefahr von Herzrhythmusstörungen bis zum Kammerflimmern!)
- Rauwolfiapräparate: verstopfte Nase, Müdigkeit, depressive Verstimmung, Potenzstörung (enthält Reserpin)
- roher Kartoffelsaft: wegen Solaningehalt atropinartige Nebenwirkungen, z. B. Sehstörungen
- Süßholzsaft: Bradykardie, Ödeme, Blutdruckerhöhung (enthält Glycirrhizinsäure)
- Wacholderbeeren: verstärkte Diurese; in hohen Konzentrationen kam es bei Langzeitanwendung von Wacholderöl im Tierversuch zu Nierenparenchymschäden.

Kontraindikationen von Phytotherapeutika:
- Digitaloide (z. B. Adonis, Meerzwiebel): Therapie mit Digitalis, Hypokaliämie
- Enzianwurzel: Magen-Darm-Ulzera
- Petersilie (in hoher Dosierung): entzündliche Nierenerkrankung, Schwangerschaft
- Pflanzliche Laxantien: Schwangerschaft (hier nur Aloe), Ileus
- Rauwolfiapräparate: Depression, Magen-Darm-Ulzera, Phäochromozytom
- Weidenrinde: hämorrhagische Diathese, Magen-Darm-Ulzera.

Phytotherapeutika können in Wechselwirkung mit vielen anderen Pharmaka treten:
- Digitaloide: Saluretika, Laxantien, Kortikoide, Chinidin
- pflanzliche (antrachinonhaltige) Laxantien: Digitalis, Diuretika, Kortikoide
- Rauwolfiapräparate: Digitalis, Neuroleptika, Barbiturate, Levodopa
- Süßholzwurzel: Saluretika, Digitalis

- Weidenrinde: Antikoagulantien, Kortikoide, nichtsteroidale Antirheumatika (enthält Salizylat).

Wegen des Alkoholgehalts sollten bestimmte Zubereitungen (z. B. Tinkturen, Alkoholextrakte) bei Kindern und Alkoholikern vermieden und auf alkoholfreie Zubereitung (z. B. Pulver, Tees) zurückgegriffen werden.

Das geht Sie an!

Der verantwortungsvoll mit Phytotherapeutika behandelnde Arzt muss die Gegenanzeigen der von ihm eingesetzten Mittel genau kennen. Bei Beschwerden unter der Behandlung sollte er gewissenhaft prüfen, ob gegebenenfalls Nebenwirkungen oder Wechselwirkungen mit anderen Medikamenten als Ursache in Frage kommen.

Unter diesen Voraussetzungen sind die Risiken einer Behandlung mit Phytotherapeutika als sehr gering zu bezeichnen (Schilcher, Kammerer, 2003; Wenigmann, 1999).

3.3 Ordnungstherapie

Die Ordnungstherapie ist eine der fünf Therapiesäulen der klassischen Naturheilverfahren, wie sie von Pfarrer Kneipp geprägt wurden. Er umschrieb sie als Versuch, nach der Ordnung der Natur zu leben.

Merke!

Ordnungstherapie bezeichnet kein einzelnes Behandlungsverfahren, sondern die Summe der Maßnahmen, die den Patienten über gesunde Lebensführung und aufeinander abgestimmte Behandlungen zur Gesundung bringen.

Ordnungstherapeutisch tätig sein, heißt den Patienten zur aktiven Erhaltung seiner Gesundheit anzuleiten, seine Beschwerden in körperlich-geistig-seelischer Ganzheitlichkeit zu sehen und die einzelnen Behandlungsmaßnahmen individuell aufeinander abzustimmen.

Historisch geht diese Idee bis in das Altertum zurück, wo Krankheit bereits als eine Abweichung von gesunder Lebensführung verstanden wurde. Krankheiten wurden von den Ärzten durch Änderung der Ernährung, durch pflanzliche Mittel und durch eine gemäßigte Lebensweise behandelt. Diese Maßnahmen werden unter dem Begriff „diaita“ zusammengefasst, der also erheblich mehr umfasste als die heutige Bezeichnung „Diät“.

Im heutigen Sinne dient die Ordnungstherapie nicht nur der Vermittlung von Einsicht in gesunde Lebensführung, sondern sie koordiniert auch die einzelnen Behandlungsmaßnahmen für einen Patienten. Zur Ordnungstherapie gehört auch die gezielte Wahl psychotherapeutischer Verfahren. Die Ordnungstherapie stellt somit die unerlässliche Basis ganzheitlich-naturheilkundlichen Behandelns dar (Antonovsky, 1997; Bircher-Benner, 1999; Kneipp, 2002; Schmiedel, Augustin, 1997).

3.4 Ausleitende Verfahren

Unter ausleitenden Verfahren versteht man Therapieformen, die gezielt eine Ausscheidung „krankheitserzeugender Stoffe“ fördern sollen (Milz, 2003). Historische Grundlage der ausleitenden Verfahren ist die Lehre der Humoralpathologie. Sie verstand Krankheit als eine Störung in der Balance der Körpersäfte Blut, Schleim, gelbe und schwarze Galle (Dyskrasie). Mit diesen Säften wurden die Elemente Erde, Feuer, Wasser und Luft wie auch besondere Wesenseigenschaften des Menschen in Verbindung gebracht (z. B. galliger Typ – Choleriker, bei Vorherrschen des Gallensaftes). Auch das Vorliegen einer vergiftenden Substanz (Materia peccans) wurde als Ursache von Krankheiten angesehen. Mittels diätetischer Maßnahmen versuchte man die Entstehung der Materia peccans zu verhindern, durch Maßnahmen zur Förderung der Ausscheidung über die Haut sollte sie beseitigt werden.

Eine Systematisierung erfuhren die ausleitenden Verfahren Anfang des 20. Jahrhunderts durch Aschner, nach dem die heute verwendeten Aschner-Verfahren benannt sind (Aschner, 2000).

Aschner-Verfahren

Den Aschner-Verfahren ist gemein, dass sie als unspezifische Reiztherapien Selbstregulationsvorgänge des Körpers in Gang setzen, z. B. durch einen

Aderlass bei Hypertonie. Ferner können sie lokale Veränderungen des Gewebes beeinflussen, z. B. bei der Blutegeltherapie der Thrombophlebitis.

Als systemische Wirkungen werden von ihren Vertretern eine allgemeine Immunstimulation sowie – über die Reflexpunkte – organbezogene Effekte angenommen. Lokale Wirkungen der Aschner-Anwendungen sind ein verbesserter Bindegewebsstoffwechsel sowie eine vermehrte Ausscheidung von Entzündungs- und Schmerzmediatoren. Dementsprechend werden sie meist auf Reflexpunkte oder auf lokal veränderte Hautareale appliziert.

Die häufigsten Anwendungen

Schröpftherapie
Auf tastbar veränderte oder reflexbezogene Hautareale wird ein Glas gesetzt und aus diesem die Luft evakuiert (z. B. durch einen Saugballon oder vorheriges Erwärmen der Luft im Glas). Durch den Unterdruck bildet sich ein lokales Hämatom (trockenes Schröpfen), das einen Resorptionsreiz darstellt. Beim blutigen Schröpfen wird die Haut vorher mit einer Lanzette angeritzt, so dass es zum Austritt von Blut kommt.

Indikationen: v. a. innere Erkrankungen.

Blutegelbehandlung
Blutegel werden einzeln auf akut entzündete oder thrombotische Areale gesetzt, wo sie ca. 10–40 Min. lang Blut ansaugen und dabei eine Vielzahl von vaso- und gerinnungsaktiven Substanzen sezernieren, z. B. Hirudin. Auf diese wird die antikoagulatorische und antiphlogistische Wirkung der Blutegel zurückgeführt.

Indikationen: v. a. bei venösen Erkrankungen und akutem Gichtanfall; in der etablierten Medizin auch bei postoperativen Hämatomen.

Aderlass
Beim therapeutischen Aderlass werden meist 100–150 ml venösen Blutes ca. 1–2-mal/Woche entnommen. Die Indikationsstellung erfolgt nach der Konstitution des Patienten (indiziert bei vollblütig adipösen Patienten) und nach dem Hämatokrit (indiziert bei Erhöhung).

Indikationen: rheologische, v. a. venöse Erkrankungen, Herz-Kreislauf-Erkrankungen und Stoffwechselleiden; in der etablierten Medizin bei Porphyrien.

Baunscheidt-Verfahren
Dies ist ein hautreizendes Verfahren, bei dem die Haut angeritzt und mit einem Reizöl zur Eiterung gebracht wird. Die folgende lokale Entzündung soll im Sinne einer Reiztherapie wirken.

Cantharidenpflaster
Das Pflaster enthält pflanzliche Wirkstoffe und erzeugt eine toxische Hautreaktion wie bei einer Verbrennung 2. Grades. Diese soll ähnlich dem Baunscheidt-Verfahren als Reiztherapie über Reflexzonen wirken.

Indikationen für Aschner-Verfahren

Die Indikationen der Aschner-Verfahren sind sehr vielfältig und umfassen z. B. Gefäßerkrankungen, Stoffwechselstörungen, Erkrankungen innerer Organe (soweit diese einer Reflextherapie zugänglich sind), funktionelle Beschwerden, Schmerzzustände und Erkrankungen des Bewegungsapparates.

Kontraindikationen und Risiken bei Aschner-Verfahren

Bei sachgerechter Anwendung und Beachtung der Kontraindikationen sind die ausleitenden Verfahren risikoarm. Hautreizende Verfahren können jedoch zu Unverträglichkeiten und Vernarbungen an der Haut führen. Folgende Kontraindikationen sind zu beachten:

- Aderlässe: hämorrhagische Diathesen (gilt auch für Blutegelbehandlung und blutiges Schröpfen), Anämien, Schwächezustände und Hypotonieneigung
- hautreizende Verfahren: entzündliche und allergische Hautleiden, fieberhafte Erkrankungen und offene Wunden. Wegen der Verwendung von Reizsubstanzen sind bei unsachgemäßer Handhabung allerdings Narbenbildungen, Fehlpigmentierungen und allergische oder toxische Hautreaktionen nicht auszuschließen.

3.5 Konstitutionsmedizin

Konstitution ist die körperliche und seelische Verfassung eines Menschen. Sie umfasst angeborene wie auch erworbene Merkmale und ist eine Basis für sein Verhalten und seine Empfindungen, für seine Neigung zu bestimmten Erkrankungen wie auch für seine Reaktionen auf eine Therapie.

Merke!

Die vermehrte Neigung zu einer bestimmten Erkrankung wird Diathese genannt.

3.5.1 Gruppierung von Menschen nach konstitutionellen Merkmalen

Zu allen Zeiten haben Mediziner und Anthropologen versucht, aus bestimmten vorhandenen physiologischen Merkmalen eines Menschen Aussagen über sein Verhalten und seine Erkrankungen zu treffen. Auch in vielen Bereichen der heutigen Medizin gehen in die Diagnostik und Therapieplanung – häufig unbewusst – auch Merkmale der Konstitution des Patienten ein. Besonders ist man jedoch in der Naturheilkunde mit ihrem ganzheitlichen, sehr individuellen Konzept auf die Erfassung konstitutioneller Merkmale des Patienten angewiesen. Häufig fehlt für die zweifelsfreie Zuordnung jedoch ein allgemein anerkanntes Konzept der Konstitutionsmedizin.

Versuche zur Gruppierung von Menschen nach konstitutionellen Merkmalen nahmen u. a. Kretschmer, Aschner und Sheldon vor (Aschner, 2000). Sie fanden auf verschiedenen Beobachtungsebenen statt, zu denen gehören:

- allgemeine Merkmale: Geschlecht, Alter
- morphologische Merkmale: Dimensionen und Proportion, Komplexion
- humorale Ebene
- neural-vegetative Ebene
- psychische Ebene.

Allgemeine Merkmale

Geschlecht

In der ganzheitlichen Medizin genügt es nicht, zu wissen, dass der Patient männlich oder die Patientin weiblich ist. Bei jedem Menschen sind stets Züge beider Geschlechter ausgeprägt. In der traditionellen chinesischen Medizin werden die männlichen bzw. weiblichen Polaritäten als Yang und Yin bezeichnet. Typische Eigenschaften des Yang sind z. B.: männlich, aktiv zentripetal, hart, heiß, gebend; typische Eigenschaften des Yin: weiblich, passiv, zentrifugal, weich, kalt, nehmend. Diese Zweiteilung ist nur plausibel, wenn man bedenkt, dass jeder Mensch in verschiedener Ausprägung Elemente beider Polaritäten in sich trägt, ob in seinem Aussehen, seinem Gefühl oder seinem Verhalten.

Alter

Mit zunehmendem Alter bilden sich nach aller Erfahrung besondere Erkrankungsneigungen aus, z. B. eine verminderte Infektresistenz. Humoralpathologisch erkennt man auch eine vermehrte Dyskrasie (s. Ausleitende Verfahren). Die Reaktionen des älteren Körpers auf Reize schwächen sich ab, Medikamente werden z. T. schlechter metabolisiert und wirken damit stärker, z. T. schwächt sich ihre Wirkung auch ab.

Morphologische Merkmale

Dimension und Proportion

Kretschmer (1888–1964) hat dazu grundlegende Arbeiten publiziert und eine Unterteilung vorgenommen in:

- leptosom-asthenisch: große Höhen-, wenig Breiten- und Tiefenausdehnung, Feingliedrigkeit, schizothym-introvertiert, Neigung zur Schizophrenie
- normosom-muskulär-athletisch: große Höhen-, Breiten- und Tiefenausdehnung, normal- bis grobgliedrig
- eurysom-pyknisch: große Breiten- und Tiefen-, geringe Höhenausdehnung, grobgliedrig. zyklothem-extravertiert, Neigung zur manisch-depressiven Psychose.

Diesen Typen werden die in Tab. 3.1 beschriebenen somatischen Erkrankungen zugeordnet.

Tab. 3.1: Typenklassifikation nach Kretschmer und somatische Erkrankungen.		
Typ		**Vorherrschende Erkrankungen**
Leptosom-asthenisch	Ektoblastischer Typ	Dominanz und vermehrt Erkrankungen von Nerven und Haut
Normosom-muskulär-athletisch	Mesoblastischer Typ	Dominanz und vermehrt Erkrankungen von Muskulatur, Herz und Kreislauf
Eurysom-pyknisch	Endoblastischer Typ	Dominanz und vermehrt Erkrankungen der Bauch- und Stoffwechselorgane

Komplexion

Ebenfalls auf morphologischer Basis wurden Konstitutionsunterschiede bezüglich der Komplexion herausgearbeitet. Komplexion ist die zusammenfassende anthropologische Bezeichnung für Augen-, Haut- und Haarfarbe eines Menschen. Brünette, dunkeläugige Typen sollen tendenziell mehr an Gallen- und Leberleiden erkranken. Blonde, blauäugige und hellhäutige Menschen sollen ihre „Schwachpunkte“ in Form von Überempfindlichkeitsreaktionen gegen Medikamente oder chemische Reize haben.

Humorale Ebene

Nach der Humoralpathologie können unterschieden werden:

- plethorischer Typ: Fülletyp, Neigung zu Überschuss (Yang-Typ)
- anämischer Typ: Leeretyp, Neigung zu Mangel (Yin-Typ).

Auch auf dieser Ebene können den Typen vorherrschende somatische Erkrankungen zugeordnet werden (Tab. 3.2).

Neural-vegetative Ebene

Auf dieser Ebene unterscheidet man entsprechend der vegetativen Tonuslage:

- Sympathikotoniker: schnelle Erregung, kurze Reaktionsdauer, geringe Reize führen zu Erregung, „Bewegungstyp“, Wärmeüberschuss
- Parasympathikotoniker: langsame Erregung, länger anhaltende Reaktionsdauer, erst stärkere Reize führen zu Erregung, „Lagetyp“, Wärmemangel.

Vorherrschende Erkrankungen sind in Tab. 3.3 dargestellt.

Tab. 3.2: Vorherrschende Erkrankungen nach vegetativer Tonuslage.		
Typ	**Vorherrschende Erkrankungen**	**Günstige Therapie**
Plethorischer Typ	Polyglobulie, Hypertonie, Thrombose, Fettansatz (guter Futterverwerter)	Wasseranwendungen, ausleitende Verfahren, Fastentherapie
Anämischer Typ	Anämie, Hypotonie, Gerinnungsstörung, Magerkeit (schlechter Futterverwerter)	Sonnen- und Luftanwendungen, Wärmetherapie, milde Ableitungsdiäten

Tab. 3.3: Typen nach vegetativer Tonuslage.		
Typ	**Vorherrschende Erkrankungen**	**Günstige Therapie**
Sympathikotoniker	Entzündungen, exsudative Erkrankungen	Ähnlich dem Plethoriker, geringere Reizdosierung, kürzere Therapiedauer
Parasympathikotoniker	Degenerative und spastisch-atrophische Erkrankungen	Ähnlich dem Anämiker, höhere Reizdosierung, längere Therapiedauer

Psychische Ebene

Zu allen Zeiten gab es Versuche, Menschen auch nach ihrer psychischen Grundhaltung zu klassifizieren, so unterschied die Humoralpathologie beispielsweise:

- Sanguiniker: lebenslustiger, hypomanischer Typ (Blut)
- Phlegmatiker: emotional langsamer, eher indifferenter Typ (Schleim)
- Choleriker: zu Gefühlsausbrüchen neigender Typ (Galle)
- Melancholiker: zu Depressionen neigender Typ (schwarze Galle).

Konstitution in der Homöopathie

In der klassischen Homöopathie wird jedem Patienten seine „Konstitution" entsprechend dem Mittel zugesprochen, auf das er am besten reagiert oder dessen Eigenschaften seinen Symptomen am nächsten kommen, z. B. „Pulsatilla-Typ" (s. Simile-Prinzip).

3.5.2 Praktische Konsequenzen aus der Konstitutionsmedizin

Jeder Mensch besteht aus einer individuellen Mischung verschiedener Konstitutionsmerkmale („in jedem Yang ist ein Yin und in jedem Yin ein Yang"). Vorherrschende Merkmale in einer Person zeigen daher bestenfalls Tendenzen auf, haben jedoch selten absolute Bedeutung. Unter Beachtung dieser Einschränkung können konstitutionelle Merkmale für das therapeutische Vorgehen durchaus hilfreich sein.

In der Praxis wird man sich weniger auf eine Ebene festlegen, sondern die hervorstechenden Merkmale eines Patienten in mehreren Ebenen suchen.

Fallbeispiel

Eine 45-jährige, sehr zurückhaltende Frau von magerem Aussehen mit kalten Händen und Füßen sowie blasser Haut, die mit Kopfschmerzen in die Praxis kommt, zeigt Merkmale des asthenischen Typs, sie wirkt anämisch, ist also eher ein Leere- oder Yin-Typ, ferner herrscht der Parasympathikotonus vor. In der Therapie wird der naturheilkundlich behandelnde Arzt von einer Fastentherapie eher absehen und ihr zu einer milden Aufbaudiät raten, ferner eher zu Wärmeanwendungen und Sonnenbehandlung als zu starker Kältetherapie. Ausleitende Verfahren können ebenfalls ungünstig sein.

Fallbeispiel

Im Gegensatz dazu eine 48-jährige lebenslustige Frau mit deutlichem Übergewicht, rundem, dauergerötetem Gesicht, leichter Kurzatmigkeit und erheblichem Hypertonus. Sie zeigt Merkmale des pyknischen Typs, wirkt plethorisch, ist also ein Fülle- oder Yang-Typ in mehrfacher Hinsicht, es herrscht der Sympathikotonus vor. Hier kann z. B. eine Fastentherapie durchgeführt werden, auch ausleitende Verfahren mit (blutigem) Schröpfen oder Aderlass sind wahrscheinlich indiziert, dazu Kneipp-Hydrotherapie, wobei die Reize jedoch kurz und fein sein sollten, da die Gegenreaktion des Organismus heftig sein könnte.

Auf die Konstitution abgestimmte Maßnahmen

Konstitutionsverbessernde ausleitende Therapiemethoden

Dem ausleitenden Prinzip liegt die Vorstellung zugrunde, dass die Verfassung des Patienten durch den Entzug belastender oder schädlicher Stoffe seiner Körperflüssigkeiten verbessert werden kann. Diesen Entzug nennt man Ausleitung oder Ableitung. Er kann erfolgen durch:

- Diät (reduzierende, deplethorische Ernährung)
- Blutentzug (Aderlass, Schröpfen, Blutegeltherapie)
- Diaphorese (vermehrte Schweißabsonderung)
- Derivation (Ausleitung über die Haut durch Eiterung oder Blasenbildung)
- Purgation (Abführen)
- Diurese (vermehrte Urinausscheidung)
- emmenagoge Maßnahmen (Anregung der Blutung bei Oligo-/Amenorrhö)
- emetische Verfahren (Erbrechen)
- Ableitung über die Nasenschleimhaut.

Konstitutionsumstimmende Therapiemethoden

Für die ausleitenden Verfahren werden folgende Wirkungen genannt:

- antidyskratisch: Besserung einer „Dysbalance der Körpersäfte"

- antiphlogistisch: entzündungshemmend
- antispasmodisch: krampflösend
- resolvierend: (Schleim-)lösend
- tonisierend: die körperliche Spannkraft steigernd
- roborierend: allgemein stärkend.

Diese Wirkungen werden durch einzelne oder kombinierte Anwendung von ausleitenden Verfahren, Diät, physikalischen Verfahren und pflanzlichen Präparaten erreicht.

3.6 Weitere ganzheitliche Verfahren

3.6.1 Akupunktur

Die Akupunktur (lat. acus = Nadel, pungere = stechen) ist eine Heilweise der alten chinesischen Tradition, bei der mit Gold-, Silber- oder Stahlnadeln bestimmte „Akupunkturpunkte" angestochen werden. Diese Punkte wurden über viele Jahrhunderte empirisch gefunden und werden bestimmten Organen oder auch Körperfunktionen zugeordnet.

Energetisch oder organisch zusammengehörige Punkte sind durch sog. Meridiane miteinander verbunden. Dies sind Längslinien durch den Körper, denen eine bestimmte energetische Eigenschaft zugesprochen wird. Bekannt sind 12 Hauptmeridiane mit Bezug zu jeweils einem Organ, ferner 8 Sondermeridiane mit Bezug zu bestimmten Körperfunktionen.

Merke!

Die Meridiane werden als Energielinien verstanden, über die lebenserhaltende Energie in stetem Fluss durch den Körper strömt. Krankheit beruht demnach auf einem gestörten Energiefluss, der durch das Einstechen von Nadeln an den Akupunkturpunkten wiederhergestellt wird.

Hierbei ist ein Zuviel an Energie ebenso möglich wie ein Zuwenig. Ein Überflusszustand von Energie, Körperausscheidungen oder Aktivität wird als Yang-Zustand bezeichnet, einen Mangelzustand nennt man Yin-Zustand. Beide werden mit bestimmten Eigenschaften auf anderen Ebenen verbunden. Gesundheit ist ein dynamischer Balancezustand zwischen Yin und Yang. Die Akupunktur vermag je nach Art des Stechens einen Energieüberfluss abzuleiten wie auch die Bildung mangelnder Energie anzuregen.

Die Akupunktur ist in der traditionellen chinesischen Medizin (TCM) keine isoliert verwendete Therapieform, sondern nur ein Teil der Heilkunst, zu der auch innere Therapien z. B. mit pflanzlichen Mitteln gehören. Beiden liegt ein für westliche Verhältnisse oft schwer verständliches Konzept von Leben und Krankheit zugrunde. Im letzten Jahrhundert wurde deswegen ausgehend von der chinesischen Akupunktur eine pragmatischere europäische entwickelt, die die alten Lehren der TCM mit westlichen Diagnosen und Krankheitsvorstellungen verknüpft.

Wirkungen

Die grundsätzliche Wirksamkeit dieser Behandlungsmethode ist durch zahlreiche chinesische wie internationale Publikationen bestätigt. Für die Akupunkturpunkte gibt es jedoch noch keine allgemein anerkannten anatomischen und physiologischen Korrelate. Vermutet werden an den Akupunkturpunkten regelhafte feine Durchtrittsstellen von Nerven-/Gefäßbündeln.

Die lokale Wirkungsweise der Akupunktur beruht danach auf der Einwirkung auf die vegetativen und sensiblen Nervenfasern in der Haut. Ferner werden an den Einstichstellen vasoaktive Reaktionen und im Blut veränderte Hormonspiegel (z. B. Endorphine) gefunden.

Eine reflexbezogene Wirkungsweise über einen entsprechenden Meridian auf innere Organe oder bestimmte Körperfunktionen wird ebenfalls angenommen. Nach dem Modell der Regulationstherapie wird hierbei ein therapeutischer Reiz gesetzt, auf den der Körper mit einer Reihe von Gegenregulationen reagiert (s. Reiz- und Reaktionstherapie).

Ein bundesweites Erprobungsmodell der deutschen Krankenkassen aus den Jahren 2003 bis 2005 ergab allerdings, dass sowohl die Akupunktur-Behandlung an spezifischen Punkten wie auch die an unspezifischen „Scheinpunkten" der herkömmlichen

Schmerztherapie überlegen war. Somit ist die Spezifität der Akupunkturpunkte zumindest für die Indikation Schmerzen in Frage gestellt (Brinkhaus et al., 2006; Linde et al., 2005; Melchart et al., 2005; Witt et al., 2005).

Indikationen

Mit der Akupunktur können grundsätzlich nur funktionelle Störungen beseitigt werden, keine organisch manifesten. Als palliative Maßnahme ist die Akupunktur jedoch auch bei vielen organischen Erkrankungen wirksam. Bewährte Indikationen sind:

- Schmerzzustände wie Kopfschmerzen, Migräne, Schmerzsyndrome bei Tumoren
- Störungen des Bewegungsapparates, soweit nicht irreversibel, d. h. insbesondere Schmerz- und Verspannungszustände, Bindegewebsveränderungen, posttraumatische Heilungsverbesserung
- Verdauungsbeschwerden: Meteorismus, Obstipation, Reizdarmsyndrom oder Diarrhö
- Herz- und Kreislauf: funktionelle Herzbeschwerden, Hyper- und Hypotonie
- gynäkologische Erkrankungen: Menstruations- und Schwangerschaftsstörungen, Geburtserleichterung
- Suchterkrankungen: Raucherentwöhnung, Fresssucht, adjuvant bei der Drogentherapie.

Kontraindikationen

Strenge Kontraindikationen bestehen nicht, jedoch sollte die Akupunktur bei manifesten Organerkrankungen, z. B. Malignomen, nur adjuvant eingesetzt werden und keinesfalls die erforderliche interventionelle Therapie verzögern.

3.6.2 Neuraltherapie

Definition

Die Neuraltherapie ist eine Injektionsbehandlung, bei der Lokalanästhetika an Schmerz- und Reflexpunkten sowie an Störfeldern und Nervengeflechten injiziert werden. Ihre Wirkung soll nicht nur eine lokale, sondern auch eine übergeordnete auf vernetzte Regelkreise sein.

Vorläufer der Neuraltherapie entwickelten sich in der ersten Hälfte des 20. Jahrhunderts, als das frisch entdeckte Procain erstmals versuchsweise zur lokalen Schmerztherapie eingesetzt wurde. Sie wurde jedoch erst durch die Gebrüder Huneke systematisiert, die in den Vierziger Jahren das Sekundenphänomen beschrieben: Bei der Injektionstherapie einer schmerzenden Knienarbe stellten sie fest, dass die Patientin nicht nur von den lokalen Schmerzen am Knie, sondern auch von lange bestehenden Schmerzen an der Schulter befreit worden war (Barop, 1996).

In weiteren systematischen Untersuchungen bemerkten sie, dass die Injektion eines Lokalanästhetikums an einem geeigneten Ort, z. B. einer Narbe oder einem Akupunkturpunkt, nicht nur eine lokale, sondern auch eine sekundenschnelle übergeordnete Wirkung auf andere Körperbereiche und Regelkreise hat. Sie stellten insbesondere die Bedeutung von Störfeldern wie Narben, chronisch-entzündeten Geweben und veränderten Bindegewebszonen heraus, von denen negative Wirkungen auf innere Organe ausgehen sollen. Durch Injektion von Lokalanästhetikum in diese Störfelder komme es zu einer anhaltenden Durchbrechung derart gestörter Regelkreise, denn die Aufhebung von Schmerzen oder anderen Beschwerden überdauert die Wirkung des Lokalanästhetikums deutlich.

Als Ergebnis seiner Arbeit stellte Ferdinand Huneke drei Lehrsätze auf:

- Jede chronische Krankheit kann störfeldbedingt sein.
- Jede Stelle des Körpers kann zum Störfeld werden.
- Die Procain-Injektion in das schuldige Störfeld heilt die störfeldbedingten Krankheiten, so weit dies anatomisch möglich ist, über das Sekundenphänomen (Heilung in der Sekunde der Injektion).

Inzwischen ist die Neuraltherapie in der Naturheilmedizin wie die Akupunktur als wichtige Therapieform zur Behandlung funktioneller Beschwerden und zur Beseitigung von Regulationsblockaden anerkannt.

Eine reflexbezogene Wirkung und das Sekundenphänomen der Neuraltherapie werden kontrovers diskutiert. Für die nachgewiesenermaßen wirksame lokale Schmerztherapie wird daher von manchen Therapeuten der Begriff „therapeutische Lokalanästhesie“ verwendet.

Formen

Unterschieden werden bei der Neuraltherapie:

- **Störfeldtherapie:** Behandlung übergeordneter Störzonen, z. B. Injektion in eine Blinddarmnarbe bei bisher therapeutischer Hypertonie
- **Segmenttherapie:** lokale Behandlung im Bereich des Symptoms, z. B. Quaddelung der Haut im Schulterbereich bei muskulärer Verspannung
- **Große Neuraltherapie:** Injektionen an Grenzstränge, Nervenwurzeln, Gelenke und in die Tiefe von Körpergeweben, z. B. Injektion an das Ganglion stellatum bei bisher therapieresistenter Migräne.

Indikationen

Viele Indikationen der Neuraltherapie entsprechen denen der Akupunktur, z. B. Schmerzzustände und funktionelle Organbeschwerden. Darüber hinaus ist die Neuraltherapie bei therapieresistenten Beschwerden jeder Art indiziert, da sich hinter der Therapieresistenz nach naturheilkundlichem Verständnis ein Störfeld verbergen kann, das die Regulation des Organismus auf therapeutische Reize behindert. In diesem Fall ist eine umfassende Störfelddiagnostik indiziert, in deren Rahmen alle bekannten Narben sowie zu den Beschwerden passende Segmente und Akupunkturpunkte nacheinander angespritzt werden.

Kontraindikationen

Die Neuraltherapie ist wie die Akupunktur nicht in der Lage, organisch manifeste Veränderungen des Körpers zu beseitigen. Sie sollte hier bestenfalls adjuvant eingesetzt werden, z. B. als Schmerztherapie bei Karzinomen, nicht aber als Basistherapie. Auch ein gänzlich „regulationsstarrer“ Organismus oder metabolische Mangelzustände können durch die Neuraltherapie nicht positiv beeinflusst werden. Echte Kontraindikationen sind:

- Allergien gegen Lokalanästhetika (eher selten)
- Injektionen in bakteriell entzündete Areale
- schwere Infektionskrankheiten und immunologische Erkrankungen (z. B. Tbc, MS)
- Kontraindikation für tiefe Injektionen: Gerinnungsstörungen und Antikoagulantien-Therapie
- grundsätzlich jede Therapie, bei der sich der Behandler über die anatomischen Gegebenheiten des Injektionsgebietes nicht eindeutig im Klaren ist.

> **Merke!**
> Das Aspirieren vor der Injektion ist ein wichtiges Gebot zur Vermeidung intravasaler Gabe.

Nebenwirkungen

Auch bei Einhaltung der Kontraindikationen können gelegentlich lokale Gefäßreaktionen sowie in selteneren Fällen systemische Kreislaufreaktionen auftreten. Die Häufigkeit schwerwiegender Nebenwirkungen wird von Kritikern als relativ hoch eingeschätzt, von erfahrenen Anwendern jedoch für sehr gering gehalten. Hierzu gehören anatomische Schäden bei tiefen Injektionen und Nachblutungen bei Gerinnungsstörungen (Badtke, Mudra, 1998).

3.6.3 Homöopathie

Definition

Die Homöopathie ist eine spezifische Reiztherapie, deren Ziel die Stimulierung der selbstregulatorischen Aktivität des Organismus ist. Es handelt sich um eine gezielte und individuelle Arzneitherapie. In Deutschland genießt die Homöopathie als eine der „besonderen Therapierichtungen“ im Arzneimittelrecht einen Sonderstatus. Wirksamkeit und Nutzen der Homöopathie werden kontrovers beurteilt, ein zweifelsfreier Wirksamkeitsnachweis nach den Methoden der naturwissenschaftlichen Medizin ist noch nicht erbracht worden.

Geschichte

Die Homöopathie geht auf den Arzt, Apotheker und Chemiker Samuel Hahnemann (1755–1843) zurück. Er beobachtete im Jahre 1790 in einem Selbstversuch mit Chinarinde mehr zufällig, dass diese Substanz bei ihm genau diejenigen Symptome erzeugte, zu deren Behandlung sie bei Kranken eingesetzt wurde. In zahlreichen weiteren Versuchen untersuchte er viele Substanzen pflanzlichen, tierischen oder mineralischen Ursprungs und kam immer wieder zu dem Ergebnis, dass Arzneien an Gesunden charakteristische Symptome hervorrufen, die sie bei Kranken wiederum heilen können. 1796 stellte Hahnemann seine Erkenntnisse erstmals der wissenschaftlichen Öffentlichkeit vor („Versuch über ein neues Prinzip zur Auffindung der Heilkräfte der Arzneisubstanzen" in „Hufelands Journal", 1796, II. Band, Drittes Stück). Aus seinen Experimenten leitete er folgenden Lehrsatz ab:

„Wähle, um sanft, schnell, gewiss und dauerhaft zu heilen, in jedem Krankheitsfall eine Arznei, welche ein ähnliches Leiden erregen kann als sie heilen soll!" (Hahnemann, 1999).

Grundprinzipien

Die drei Grundprinzipien der Homöopathie sind:
- Ähnlichkeitsregel
- Arzneimittelprüfung
- Dosierungsregel.

Ähnlichkeitsregel

Die Ähnlichkeitsregel bildet die Grundregel jeder homöopathischen Therapie, nach der sie auch den Namen Homöopathie trägt (gr.: homoios = ähnlich und pathos = Leiden). Sie besagt:
- Die Behandlung mit demjenigen Arzneimittel, welches beim gesunden Menschen die meisten ähnlichen Symptome erzeugt, vermag – in besonderer, potenzierter Form verabreicht – die Krankheit zu heilen (similia similibus curentur).
- Die Therapie mit „Gegenmitteln" (contraria contrariis, z. B. Schmerzen, Schlaflosigkeit oder Diarrhö mit Opium) wird wegen der Gefahr der langfristigen Verschlimmerung oder der Entstehung neuer Krankheiten abgelehnt, sie ist in Notfällen allerdings ausdrücklich erlaubt.

Fallbeispiel

Ein Patient berichtet über körperliche Schwäche mit Kollapsneigung. Die weitere Anamnese ergibt eine starke Kälteempfindlichkeit, merkwürdigerweise aber gleichzeitig ein großes Verlangen nach frischer Luft. Darüber hinaus fällt eine starke Abneigung gegen fette Speisen auf. Der homöopathisch arbeitende Arzt vergleicht diese Symptome mit den Symptomen der ihm bekannten homöopathischen Arzneimittel und stellt fest, dass Carbo vegetabilis (Holzkohle) diesen Symptomen am nächsten kommt, weil Carbo vegetabilis bei Gesunden zu Kälteempfindlichkeit, Verlangen nach frischer Luft und Abneigung gegen Fett führt. Es wird also versucht, eine Analogie zwischen Patientenschilderung und Befunderhebung einerseits und dem Arzneimittelbild andererseits herzustellen. In ganzheitlicher Weise werden Krankheitsbild und Arzneimittelbild zur Deckung gebracht.

Arzneimittelprüfung

Bei der Arzneimittelprüfung nimmt eine größere Anzahl von (meist gesunden) Versuchspersonen (Prüfer) die zu prüfende Substanz mit definierter homöopathischer Potenz über einen festgelegten Zeitraum ein. Sie müssen alle Befindensänderungen während der Einnahme der Prüfsubstanz beobachten und dokumentieren. Ein Arzneimittel gilt dann als ausgeprüft, wenn bei den Prüfern immer wieder dieselben Symptome auftreten, die auch schon von anderen Prüfern berichtet wurden. Die Gesamtheit aller durch eine Substanz hervorgerufenen Symptome ergibt das Arzneimittelbild dieser Substanz. Alle geprüften Substanzen werden in der Arzneimittellehre (Materia medica) zusammengefasst.

Die methodisch begründeten Unzulänglichkeiten dieses Verfahrens führen zu erheblicher Kritik an der Homöopathie. Das subjektive Testverfahren der Arzneimittelprüfung kann dazu führen, dass Symptome in das Arzneimittelbild aufgenommen werden, die während der Prüfung zufällig auftreten und in keinem Zusammenhang zur Testsubstanz stehen. Diese Fehlermöglichkeit kann durch die Auswahl geeigneter Prüfer, eine genügend große Zahl von Prüfern, Prüfungswiederholungen und Doppelblindversuche minimiert werden.

Darüber hinaus finden nicht nur die Ergebnisse der Arzneimittelprüfung Eingang in das Arzneimittelbild einer Substanz, sondern es werden auch pharmakologisch-toxikologische Erkenntnisse (z. B. Vergiftungssymptome) sowie die Erfahrungen bei der Behandlung von Kranken berücksichtigt.

Merke!

Das Arzneimittelbild umfasst:
- Arzneimittelprüfung (Versuch am Gesunden)
- Pharmakologie/Toxikologie (Vergiftungssymptome)
- Empirie (Erfahrung am Kranken).

Dosierungslehre

Die Homöopathie verwendet als Ausgangsstoffe folgende Substanzen:
- pflanzliche Stoffe (z. B. Atropa belladonna, Tollkirsche)
- tierische Stoffe (z. B. Apis mellifica, Honigbiene)
- mineralische Stoffe (z. B. Sulfur, Schwefel).

Hahnemann arbeitete ursprünglich mit starken Verdünnungen seiner aufgrund der Ähnlichkeitsregel verordneten Arzneimittel. Später vermutete er jedoch, dass durch eine besondere Art der Verarbeitung beim Verdünnen (Potenzieren oder Dynamisieren) eine deutliche Wirkungsverstärkung erzielt werden konnte. Er nahm an, dass nicht die materielle Substanz, sondern in der Substanz verborgene dynamische Kräfte, die durch das Potenzieren (Tab. 3.4) erst entwickelt werden, für die Heilwirkung verantwortlich sind.
- Die Kombination aus Verdünnung und Verschüttelung (mit einem Wasser-Alkohol-Gemisch) oder Verreibung (mit Milchzucker) soll diese dynamischen Kräfte zutage fördern. Bei der Potenzierung oder Dynamisation wird also das Materielle verringert und die Wirkung gesteigert.
- Verdünnung und Verschüttelung mit einem Wasser-Alkohol-Gemisch: 2 Tropfen einer Mischung von gleichen Teilen eines frischen Pflanzenpresssaftes und Alkohol werden mit 98 Tropfen eines Wasser-Alkohol-Gemisches verdünnt und dann mehrmals stark geschüttelt, dann erhält man die erste Centesimalpotenz oder C1 (= 1/100). Nimmt man von dieser C1-Lösung 1 Tropfen und verdünnt und verschüttelt ihn mit 99 Tropfen des Wasser-Alkohol-Gemisches, so ergibt das eine C2. Erneut 1 Tropfen von der C2 in der beschriebenen Weise potenziert führt zu einer C3. Diese C3 enthält nur noch 1/100 × 1/100 × 1/100 = ein Millionstel der Ausgangssubstanz. Hahnemann potenzierte gewöhnlich maximal bis zur C30.

Tab. 3.4: Potenzen.

Potenz	Verdünnung	Gebräuchliche Potenz
Urtinktur	1 : 1	0
D	1 : 10	1, 2, 3, 4, 6, 8, 12, 30, 80, 100, 200, 500, 1 000
C	1 : 1 000	1–15, 30, 60, 100, 200, 500, 1 000
LM, Q	1 : 50 000	VI, XII, XVII, XXIV, XXX

- Verreibungen mit Milchzucker: Diese werden analog hergestellt, z. B. für nicht lösliche Substanzen.

In fortgeschrittenem Lebensalter entwickelte Hahnemann noch die LM-Potenzen auf der Basis der Verdünnung 1 : 50 000 (auch als Q-Potenzen bezeichnet). In Deutschland sind heute die von Hahnemann nicht verwendeten D-Potenzen (Dezimalpotenzen auf der Basis der Verdünnung 1 : 10) gebräuchlicher als die C- oder LM-Potenzen (Tab. 3.4).

Hochpotenzen sind jene Potenzen, die jenseits der Lohschmidt-Zahl (1023) liegen und daher rechnerisch kein Molekül der Ausgangssubstanz mehr enthalten. Die Hochpotenzen beginnen bei D23, C12 und LMVI. Hochpotenzen werden gewöhnlich als Globuli oder Dilution verabreicht.

Homöopathika sind als Wasser-Alkohol-Lösungen (dilutio oder Dil.), Milchzuckertabletten (Tabl.), Milchzuckerverreibungen (trituratio oder Trit.), Rohrzuckerkügelchen (globuli oder Glob.) und Injektionen (Amp.) erhältlich. Gewöhnlich werden Dil., Tabl. oder Glob. rezeptiert.

Das geht Sie an!

In der Kinderheilkunde haben sich Triturationen und Globuli besonders bewährt, die man gegebenenfalls auch in Wasser auflösen kann, was besonders bei Säuglingen eine bessere Applikation ermöglicht. Manche unlöslichen Substanzen liegen in niedrigen Potenzen nur in fester Form vor (z. B. Aurum, Gold), ab D6 sind aber alle Potenzen auch als Dil. erhältlich, ab D8 als Lösung für Injektionen.

Für die Dosierung von homöopathischen Arzneimitteln sind prinzipiell keine absolut geltenden Regeln möglich. Die zu wählende Potenz hängt von der erwünschten Wirkungsrichtung (organotrop, funktiotrop, personotrop) sowie von empirisch gewonnenen Erkenntnissen ab. So enthalten viele homöopathische Lehrbücher zumindest grobe Angaben zur Potenz des Arzneimittels bei bestimmten Indikationen. Hahnemann selbst gab keine allgemeingültigen Dosierungsrichtlinien an. Er betonte, dass die richtige Dosierung nicht von theoretischen Mutmaßungen, sondern von der richtigen Erfahrung des Verordners und der individuellen Erregbarkeit des Patienten abhängig wäre. So gibt es einige Homöopathen, die ausschließlich mit C-Potenzen, LM-Potenzen oder Hochpotenzen arbeiten.

Indikationen

Alle Krankheiten, die der Selbstregulation des Organismus zugänglich sind, können nach homöopathischem Verständnis behandelt werden, insbesondere:

- funktionelle Erkrankungen (z. B. Colon irritabile)
- psychosomatische Erkrankungen (z. B. Migräne)
- psychische Erkrankungen (z. B. Depression)
- Infektionskrankheiten (z. B. Masern)
- Chronisch-entzündliche Erkrankungen (z. B. Colitis).

Bei organisch manifesten Erkrankungen (z. B. Arthrose) kann zwar nicht der Organschaden behoben, aber die Symptomatik gelindert werden.

Kontraindikationen

Absolute Kontraindikationen

Allergie, z. B. gegen Bienengift; hier darf das Mittel (Apis) nicht als Tiefpotenz (Dosierungslehre) gegeben werden (gefahrlos ab D12).

Relative Kontraindikationen

- Erkrankungen, die eine Substitutionstherapie erfordern (z. B. Diabetes mellitus Typ 1)
- akute Krankheitszustände, die aus vitaler Indikation oder zur Vermeidung von Spätkomplikationen eine rasche suffiziente Therapie erfordern und für die es bewährte Therapieverfahren in der Schulmedizin gibt (z. B. akuter Herzinfarkt)
- Erkrankungen, die aufgrund der Schwere des Krankheitsbildes oder aus vitaler Indikation eine Suppressionstherapie erfordern (z. B. schwerer, therapierefraktärer rheumatischer Schub, allergischer Schock)
- Hochpotenztherapie (s. Dosierungslehre) von Erkrankungen, bei denen eine Erstverschlimmerung (s. u., Nebenwirkungen) nicht tolerabel ist (z. B. Neurodermitis nicht als Erstes mit Sulfur C30 behandeln!)
- unzureichende Reaktionsfähigkeit des Organismus durch Alter, lange, schwere Vorerkrankung oder durch die Selbstregulation blockierende Prämedikation (z. B. Cortison, Immunsuppressiva); die Folge kann eine verminderte Wirksamkeit der homöopathischen Therapie sein
- infauste organische Erkrankungen (z. B. Malignome).

Grundsätzlich kann jedoch bei allen genannten Krankheiten mit relativer Kontraindikation eine adjuvante homöopathische Therapie durchgeführt werden.

Nebenwirkungen und Risiken

- Gelegentlich kommt es nach der Gabe homöopathischer Mittel zu einer Verstärkung der Beschwerden. Es handelt sich dabei um die sogenannte Erstverschlimmerung oder Erstreaktion, die darauf zurückzuführen ist, dass das Arzneimittel in der Lage ist, die Symptomatik erst zu erzeugen (sonst wäre es nicht das passende Arzneimittel). Diese Verschlimmerung ist nur von kurzer Dauer, ihr Auftreten wird außerdem als prognostisch günstig angesehen. Das Arzneimittel ist bei vermuteter Erstverschlimmerung abzusetzen und die weitere Reaktion abzuwarten.
- Nach längerer Einnahme können Krankheitssymptome im Sinne der Ähnlichkeitsregel entstehen (ungewollte Arzneimittelprüfung). Das Arzneimittel ist bei vermuteter ungewollter Arzneimittelprüfung abzusetzen und die weitere Reaktion abzuwarten.
- Sehr toxische Mittel sollen nicht über längere Zeit in niedrigen Potenzen gegeben werden, da chronische Vergiftungen resultieren können (z. B. bei Arsen oder Quecksilber in D4)

- Zu lange dauernde frustrane homöopathische Behandlungsversuche können Komplikationen nach sich ziehen. Bei jeder homöopathischen Therapie ist zu fragen, ob die Krankheit einer homöopathischen Therapie überhaupt zugänglich ist (Gegenbeispiel: Diabetes mellitus Typ 1). Selbst wenn Homöopathie bei einer Krankheit indiziert ist, kann der Organismus aufgrund mangelnder selbstregulativer Fähigkeiten den beabsichtigten homöopathischen Reiz trotz korrekter Mittelwahl möglicherweise nicht adäquat beantworten.
- Die besondere homöopathische Denkweise und die Methodik zur richtigen Mittelfindung können dazu verleiten, eine vor der Behandlung erforderliche schulmedizinische Diagnostik zu vernachlässigen (z. B. monatelang als Gastritis behandeltes Magenkarzinom ohne gastroskopische Untersuchung).

Wirkung

Je nach eingesetzter Substanz und Potenz (s. Dosierungslehre) kann eine unterschiedliche Wirkungsrichtung homöopathischer Therapie erzielt werden. Es werden folgende Wirkungen unterschieden:

- organotrope Wirkung: Sie zielt auf das zu behandelnde Organ (z. B. Carduus marianus, Mariendistel bei Lebererkrankungen). Es werden Tiefpotenzen (D1, D2, D3, D4, D6) verwendet.
- funktiotrope Wirkung: Sie zielt auf funktionelle Störungen (z. B. Coffea, Kaffee bei Schlaflosigkeit). Es werden mittlere Potenzen (D9, D11, D15) verwendet.
- personotrope Wirkung: zielt auf eine konstitutionelle Behandlung des ganzen Menschen.

Unter Konstitution versteht man im Allgemeinen die anlagebedingte individuelle Ganzheit des einzelnen Menschen – die in der Erbanlage begründete und unter Einbeziehung der Umwelt verwirklichte Gesamtverfassung des Organismus (Aschner, 2000). Unter Konstitution im homöopathischen Sinne versteht man eher die Geistes- und Gemütssymptomatik auch die körperliche Beschaffenheit, wobei eine einheitliche und allgemein anerkannte Definition des Konstitutionsbegriffs in der Homöopathie nicht existiert. Eine konstitutionelle Therapie wird unter Berücksichtigung dieser Gesamtverfassung durchgeführt, wobei hier nur eine begrenzte Anzahl von Mitteln in Frage kommt und meist Hochpotenzen (D30 und höher) in einzelnen Gaben verabreicht werden. Viele Patienten brauchen im Laufe ihres Lebens immer wieder einmal ihr Konstitutionsmittel (z. B. Sulfur-Typ, Pulsatilla-Typ), die Konstitution kann sich aber auch wandeln und die Gabe anderer Konstitutionsmittel erforderlich machen.

Krankheitsbild

Unter dem Krankheitsbild versteht man die Gesamtheit aller Symptome, d. h.

- alle für die Krankheit pathognomonischen Zeichen und Symptome
- alle für den Kranken typischen, individuellen Merkmale.

Erst die Erhebung objektiver und subjektiver Parameter führt zu einem präzisen und umfassenden Krankheitsbild im homöopathischen Sinne. Nur ausnahmsweise kann direkt von der Indikation ein homöopathisches Mittel abgeleitet werden (z. B. Arnica montana, Bergwohlverleih bei stumpfen Traumen – sog. bewährte Indikation).

Merke!

Nur die Erhebung eines exakten, homöopathischen Krankheitsbildes ermöglicht es, durch einen Vergleich von Krankheitsbild und Arzneimittelbildern nach der Ähnlichkeitsregel das richtige Mittel zu finden.

Bei der Vielzahl der in einer ausführlichen Anamnese erhobenen Symptome stellt sich immer die Frage, welche Symptome bei der Mittelwahl vorrangig zu berücksichtigen sind. Hierzu einige Anhaltspunkte:

- Leitsymptome (besonders auffallende, ungewöhnliche Symptome, z. B. „Verlangen nach frischer Luft, trotz Frieren" bei Carbo vegetabilis, Holzkohle; „Angst vor Gewitter", bei Phosphorus), insbesondere wenn sie vom Patienten klar und spontan geäußert werden, deuten vorrangig auf ein Mittel hin.
- Gemüts- und Geistessymptome (z. B. Reizbarkeit, Schwermut) sind wichtiger als Allgemeinsymptome oder Modalitäten (z. B. Verbesserung oder Verschlimmerung durch Stehen, Liegen, Bewegung oder Essen).

- Andere Symptome (z. B. Durst, Appetit, Schwitzen, Tageszeit der Beschwerden) sollten gleichwertig berücksichtigt werden, wobei hier die Stärke der Ausprägung ein Symptom mehr oder weniger wichtig erscheinen lässt.
- Ein sehr stark ausgeprägtes Symptom sollte im Arzneimittelbild des richtigen Mittels immer vorhanden sein. Wenn ein Patient extreme Verschlechterung der Beschwerden durch Kälte angibt, dann muss diese Verschlechterung auch im Arzneimittelbild der Substanz vorhanden sein. Ein solches hervorstechendes Symptom kann mitunter sogar wichtiger als ein Gemütssymptom werden.
- Es darf nur positiv gewertet werden. Starker Durst z. B. spricht für ein Mittel, wenn im Arzneimittelbild Durst als Symptom vorhanden ist. Enthält das Arzneimittelbild jedoch Durst, der Patient gibt aber keinen Durst an, so spricht dies nicht gegen das Mittel.

Eine umfassende homöopathische Anamnese kann durchaus eine Stunde oder länger dauern. Dazu gehört:

- Den Patienten stillschweigend ausreden lassen und ihm zunächst einmal nur zuhören, da die spontan geschilderten Symptome oft die wertvollsten sind (außerdem erhält man einen Eindruck vom Verhalten des Patienten, z. B. ob er ängstlich, erregt oder verlangsamt ist).
- Anschließend durch genaues Nachfragen versuchen, die berichteten Symptome zu präzisieren (z. B. genauer Ort, genaue Zeit, Umstände des Auftretens der Beschwerden, begleitende Beschwerden, genauer Charakter der Beschwerden).
- Es folgt eine umfassende vegetative Anamnese, die Fragen zu Stuhl, Urin, Schlaf (auch Träume), Gemüt, Laune, Appetit, Durst, Schweiß, Vorlieben und Abneigung in Bezug auf Speisen und Getränke, Wetterfühligkeit und andere Besonderheiten an Kopf, Rumpf und Extremitäten beinhalten sollte.

Eine solche Anamnese stellt auch unter dem Aspekt der Arzt-Patient-Beziehung einen großen Gewinn für beide Seiten dar. Der Arzt lernt seinen Patienten gut und umfassend kennen, und der Patient, für dessen subjektive Beschwerdenschilderung sich viele Ärzte kaum interessieren, fühlt sich an- und seine Beschwerden ernst genommen.

Viele Homöopathen wenden die Technik der Repertorisation an. In ausführlichen Symptomensammlungen (Repertorien) sind alle Mittel aufgeführt, die zu einem bestimmten Symptom passen. Der Therapeut schreibt für alle wichtigen bei der Anamnese erhobenen Symptome alle passenden Mittel heraus (wegen der teilweise immensen Datenmengen wird dies häufig mit Hilfe von Computern durchgeführt). Die Mittel, die am häufigsten in den Auflistungen genannt werden, sind vorrangig zu verwenden. Auf keinen Fall darf diese technische Hilfe der Repertorisation den Blick auf den Menschen verstellen.

Rechtliche Grundlagen für die Herstellung und Zulassung homöopathischer Arzneimittel

Die Herstellung homöopathischer Arzneimittel ist im Homöopathischen Arzneibuch (HAB 1, 1978) (Anmerkung: fehlt in Literaturliste) festgelegt. Die Ausführungen beruhen im Wesentlichen auf den Vorschriften Hahnemanns zur Gewinnung der Ausgangssubstanzen und deren Verarbeitung durch Potenzieren. Der Bundesminister für Jugend, Familie und Gesundheit berief 1976 eine homöopathische Arzneibuch-Kommission mit zwei beratenden Ausschüssen (Herstellungsregeln, Analytik). Die Monografien der Arzneimittel orientieren sich weitgehend am europäischen Arzneibuch (Ph. Eur.). Die normierten Herstellungsverfahren der Homöopathika sind für den Apotheker verbindlich. Nach dem Arzneimittelgesetz von 1976/78 sind homöopathische Arzneimittel mit anderen Arzneimitteln gleichgestellt. Beim Bundesgesundheitsamt existiert eine ständige Zulassungs- und Aufbereitungskommission (Arzneimittelkommission D).

3.6.4 Abgeleitete Heilsysteme

Klassische Homöopathie

Die Anhänger der Klassischen Homöopathie behandeln weitgehend nach den von Hahnemann vorgegebenen Richtlinien, wobei eine konstitutionelle Behandlung betont wird. Abgesehen von der alternierenden Therapie mit maximal zwei Einzelmitteln wird eine strenge Einzelmitteltherapie durchgeführt, da mögliche Interaktionen verschiedener Homöopathika untereinander als nicht vorhersagbar gelten. Intermittierende Gaben verschiedener Homöopathika sind möglich, wenn die Einzelmittel gemäß der Ähnlichkeitsregel indiziert sind.

Komplexmittelhomöopathie

Werden verschiedene homöopathische Einzelmittel mit ähnlicher Wirkungsrichtung in einem Präparat vereinigt, so bezeichnet man dieses als Komplexmittel. Eine synergetische Wirkung der verschiedenen Einzelmittel wird angenommen, ist aber nicht bewiesen. Auf dem Arzneimittelmarkt gibt es eine große Anzahl homöopathischer Komplexmittel als industriell hergestellte Fertigarzneimittel, die im Gegensatz zu den homöopathischen Einzelmitteln meist mit Indikationsangabe versehen sind. Beispiele:

- Arnika montana Similiaplex bei Hypertonie
- Coffea pentarkan bei Schlaflosigkeit
- Calcium carbonicum oligoplex bei Milchschorf.

Biochemie nach Schüßler

Im Jahre 1873 veröffentlichte Wilhelm Heinrich Schüßler den Artikel „Eine abgekürzte homöopathische Therapie“, in dem er darlegte, dass man mit nur zwölf anorganischen Stoffen (z. B. Kalium chloratum, Kaliumchlorid) ebenso gut wie mit dem umfangreichen, homöopathischen Arzneimittelrepertoire therapieren könne. Diese zwölf Schüßler-Funktionsmittel wurden später um zwölf biochemische Ergänzungsmittel sowie elf biochemische Salben erweitert.

Obwohl er homöopathische Potenzen verwendete (D3, D6 und D12), bezeichnete Schüßler sein Verfahren nicht als homöopathisch, sondern als biochemisch, da es sich nicht auf das Ähnlichkeitsprinzip, sondern auf die physiologisch-chemischen Vorgänge des menschlichen Organismus gründete. Die Therapie besteht darin, im Krankheitsfall ein Defizit an anorganischen Stoffen medikamentös zu substituieren. Unter „Substitution“ wird hier keine nennenswerte materielle verstanden, sondern ein Reiz, der die Zellen befähigt, die fehlenden lebenswichtigen Salze wieder vermehrt aus der Nahrung aufzunehmen.

Nosoden

Der homöopathische Arzt Konstantin Hering berichtet schon 1831 über Nosoden als homöopathische Heilmittel. Nosoden sind homöopathisch potenzierte Präparate, die aus sterilisierten Krankheitsprodukten, Sekreten, Exkreten oder abgetöteten Mikrobenkulturen gewonnen werden. Daneben gibt es auch Toxine und Allergene, die zwar definitionsgemäß keine Nosoden darstellen, aber wie diese in Diagnostik und Therapie eingesetzt werden. Nosoden werden unter der Vorstellung eingesetzt, dass sie den Körper zur spezifischen Ausschwemmung belastender Toxine anregen.

Zusätzlich zur ermittelten Nosode sollte das komplementäre homöopathische Einzelmittel eingesetzt werden. Die durch die Nosode eingeleitete Toxinausschwemmung sollte zusätzlich mit entsprechenden Mitteln, die die Ausleitung über Leber, Niere, Darm, Lunge und Haut unterstützen, behandelt werden. Erstverschlimmerungen wie bei jeder homöopathischen Therapie, aber auch durch die vorübergehende verstärkte Toxinausschwemmung, sind möglich.

Spagyrik

Die Spagyrik ist ein besonderes homöopathisches Zubereitungsverfahren, welches von Graf C. Mattei und C. F. Zimpel entwickelt wurde. Die pflanzlichen Ausgangsstoffe werden nach dem Zerkleinern einer Hefegärung in wässrigem Milieu unterzogen. Der anschließend gewonnene wässrige Extrakt wird homöopathisch potenziert. Der Pressrückstand wird einer alkoholischen Extraktion unterworfen. Der gewonnene alkoholische Extrakt wird ebenfalls homöopathisch potenziert. In der dritten Dezimalpotenz werden beide Extrakte vereint und bis zur gewünschten Dezimalpotenz gemeinsam potenziert.

Die spagyrische Herstellungsweise soll gewährleisten, dass sowohl die im Wasser als auch die im Alkohol löslichen Inhaltsstoffe, also das Gesamtspektrum der pflanzlichen Wirkstoffe, erfasst werden. Es wird eine verstärkte Wirksamkeit spagyrisch hergestellter Homöopathika erwartet, wofür wissenschaftliche Beweise noch ausstehen.

4 Indikationen und Fallbeispiele in der Rehabilitation

4.1 Rehabilitation bei Stoffwechselerkrankungen, Schwerpunkt Diabetes

Werner Knisel

4.1.1 Grundlagen der Rehabilitation bei Diabetes mellitus

Definition Krankheitsbild

Diabetes mellitus (Zuckerkrankheit) ist ein Sammelbegriff für Störungen des Kohlenhydratstoffwechsels mit dem Leitsymptom Hyperglykämie infolge von Störungen der Insulinsekretion und/oder der Insulinwirkung. Die primären Diabetesformen, die hauptsächlich den Typ-1- und Typ-2-Diabetes umfassen, treten als eigenständige Krankheitsbilder auf, während die sekundären Diabetesformen meist im Gefolge Parenchym-destruierender Pankreaserkrankungen und hormoneller Störungen beobachtet werden. Da vor allem die langsam einsetzende Blutzuckererhöhung meist symptomarm verläuft, sind die Grenzwerte der Blutzuckererhöhung für die Diabetesdiagnose nicht symptombestimmt, sondern orientieren sich an epidemiologischen Risikokalkulationen im Hinblick auf die Entstehung von Folgeschäden. Aufgrund zunehmender Evidenz einer Risikosteigerung für diabetische Folgeschäden bereits bei niedrigeren Blutzuckerwerten wurden deshalb die Grenzwerte für die Diabetesdiagnose mehrfach nach unten korrigiert.

Merke!

Die Diagnose Diabetes mellitus kann gestellt werden bei einem Nüchtern-Blutzucker ≥ 126 mg/dl (7,0 mmol/l) oder bei einem Gelegenheitsblutzucker ≥ 200 mg/dl (11,1 mmol/l). Erhöhte Werte müssen für eine sichere Diagnosestellung mindestens zweimal dokumentiert sein. Goldstandard für eine eindeutige Diabetesdiagnose besonders in Grenzfällen ist der orale Glukosetoleranztest mit 75 g Glukose. Ein Blutzuckeranstieg von einem normalen Nüchternwert auf über 200 mg/dl nach dem Referenzzeitpunkt 2 Stunden beweist eindeutig das Vorliegen eines Diabetes mellitus. Der Test erlaubt darüber hinaus die Diagnose einer sogenannten pathologischen Glukosetoleranz (impaired glucose tolerance) bei Blutzuckeranstieg auf 140–200 mg/dl nach 2 Stunden.

Der Befund einer pathologischen Glukosetoleranz ist mit einem deutlich erhöhten Risiko des Übergangs in einen manifesten Typ-2-Diabetes verbunden und weist bereits ein erhöhtes Gefäßrisiko auf. Es vollzieht sich deshalb im Moment ein Paradigmenwechsel, die pathologische Glukosetoleranz nicht länger als reinen Risikomarker, sondern bereits als behandlungsbedürftige Krankheitsentität im Sinne eines Frühdiabetes zu betrachten.

Diabetes mellitus Typ 1

Der Typ-1-Diabetes wurde früher wegen seines bevorzugten Auftretens im Kindes- und jugendlichen Alter juveniler Diabetes genannt. Pathogenetisch handelt es sich um eine Autoimmunerkrankung mit selektiver Zerstörung der insulinbildenden Betazellen im Inselzellapparat des Pankreas durch eine zellgebundene Immunreaktion. Als Triggermechanismus für die Induktion der zytotoxischen Immunreaktion werden Virusinfekte verantwortlich gemacht. Durch den Verlust der körpereigenen Insulinsekretion entwickelt sich ein absoluter Insulinmangel, der zwingend eine Insulinsubstitutionstherapie erforderlich macht. Im Rahmen der Erstmanifestation wird häufig die typische Symptomatik mit Polyurie, Polydipsie und Gewichtsverlust beobachtet, die bei nicht rechtzeitiger Insulinzufuhr zur ketoazidotischen Stoffwechselentgleisung bis hin zum ketoazidotischen Koma führen kann. Bei typischer Akutsymptomatik im jüngeren Lebensalter im Zusammenhang mit einer neu feststellbaren Blutzuckererhöhung mit oder ohne Ketoazidose und meist vorhandener Normalgewichtigkeit kann die Diagnose Typ-1-Diabetes in der Regel klinisch gestellt werden. Eine zusätzliche Diagnosesicherung ist möglich durch den Nachweis einer niedrigen oder ganz fehlenden Insulinrestsekretion mit Hilfe des C-Peptid-Testes und dem Nachweis humoraler Antikörper, wobei sich der GAD-Antikörpertest am weitesten durchgesetzt hat. Durch die zusätzlichen Laborbestimmungsmethoden gelingt es immer mehr, auch Fälle von Typ-1-Diabetes jenseits des 35. Lebensjahres zu identifizieren. Dieser wird als LADA-Diabetes (**l**ate **au**toimmune **d**iabetes in **a**dults) bezeichnet.

Diabetes mellitus Typ 2

Der Typ-2-Diabetes wurde wegen seines bevorzugten Auftretens im mittleren und höheren Lebensalter früher Erwachsenen- oder Altersdiabetes genannt. Im Gegensatz zum Typ-1-Diabetes liegt pathogenetisch nicht primär ein Insulinmangel, sondern eine Insulinresistenz mit kompensatorisch gesteigerter pankreatischer Insulinsekretion vor.

Merke!

Wesentlicher Promotor für die Entwicklung der Insulinresistenz ist die Adipositas, wobei der abdominellen Adipositas eine besondere Bedeutung zukommt.

Dementsprechend sind rund 90 % der neu diagnostizierten Typ-2-Diabetiker übergewichtig mit einem Body-Mass-Index über 25 kg/m^2. Mit zunehmender Krankheitsdauer des Typ-2-Diabetes muss mit einer kontinuierlichen Verschlechterung der pankreatischen Betazellsekretion gerechnet werden, so dass meist eine zunehmende Intensivierung der Therapie erforderlich ist. Initial- und Basistherapie ist bei Abwesenheit einer akuten Stoffwechselentgleisung immer eine Verbesserung der Insulinresistenz durch Gewichtsreduktion und Steigerung der körperlichen Aktivität. Unter Umständen kann dies dazu führen, dass ein bereits manifester Typ-2-Diabetes wieder in eine normale Kohlenhydratstoffwechsellage zurückgeführt werden kann. Bei nicht ausreichender Basistherapie kommt eine zusätzliche medikamentöse Behandlung mit oralen Antidiabetika in Betracht. Bei Nichtansprechen oder nachlassender Wirkung der oralen Antidiabetika muss eine Umstellung auf eine Insulintherapie vorgenommen werden, so dass nach langjähriger Krankheitsdauer immer mehr Typ-2-Diabetiker eine Insulintherapie benötigen.

Merke!

Der Typ-2-Diabetes ist sehr häufig assoziiert mit Begleiterkrankungen wie der arteriellen Hypertonie und der Dyslipidämie, welche eine zusätzliche Risikoerhöhung für eine beschleunigte Arteriosklerose darstellen. Für diese Kombination hat sich der Begriff „metabolisches Syndrom" durchgesetzt, wobei im Regelfall die Adipositas als wesentlicher zugrunde liegender Faktor betrachtet werden muss.

Die Therapie des Typ-2-Diabetes hat sich deshalb gewandelt von der reinen blutzuckersenkenden Betrachtungsweise („glukozentrisches Weltbild") zum umfassenden Management des gesamten metabolischen Syndroms.

Gestationsdiabetes

Besondere Verhältnisse des Kohlenhydratstoffwechsels liegen während der Schwangerschaft vor mit einem kontinuierlich steigenden Insulinbedarf bis zum Ende des 3. Trimenons bedingt durch den Anstieg der kontrainsulinären Schwangerschaftshormone. Während der Schwangerschaft kann deshalb ein latent vorhandener in einen manifesten Diabetes übergehen, was als Gestationsdiabetes bezeichnet wird. In der Mehrzahl der Fälle handelt es sich um einen Typ-2-Diabetes. Auch nach Verschwinden der diabetischen Stoffwechsellage nach der Entbindung muss bei den betroffenen Frauen mit einem anschließend erhöhten Risiko einer dauerhaften Typ-2-Diabetesentwicklung gerechnet werden.

Sekundärer Diabetes

Bei den sekundären Diabetesformen hat der pankreoprive oder pankreatogene Diabetes die größte Bedeutung. Die häufigsten Grundkrankheiten sind
- chronische Pankreatitis
- Zustand nach ausgedehnter Pankreasresektion
- Hämochromatose.

Neben dem Diabetesmanagement muss zusätzlich die Grunderkrankung und die fast immer vorhandene exokrine Pankreasinsuffizienz behandelt werden. Bei sekundären Diabetesformen in Zusammenhang mit endokrinen Erkrankungen wie Cushing-Syndrom, Phäochromozytom oder Akromegalie besteht grundsätzlich die Möglichkeit, durch dauerhafte Beseitigung des Hormonexzesses mit kontrainsulinärer Wirkung auch die diabetische Stoffwechsellage kausal zu beseitigen.

Merke!

Die häufigste medikamentös induzierte sekundäre Diabetesform ist durch Steroide bedingt. Dauer und Intensität der Diabetesbehandlung richtet sich hier nach der erforderlichen Steroidmedikation.

Epidemiologie

Trotz zunehmender Diagnose des Typ-1-Diabetes im mittleren und höheren Lebensalter treten Neuerkrankungen weiterhin überwiegend im Kindes- und Jugendalter auf. Die altersbezogene Inzidenz ist am höchsten zwischen 11 und 13 Jahren. In Deutschland beträgt die Gesamtzahl der geschätzten Typ-1-Diabetiker zirka 300 000. In den letzten Jahrzehnten wird eine Häufigkeitszunahme auch in Deutschland beobachtet, die jedoch nicht vergleichbar ist mit der dramatischen Zunahme der Fälle mit Typ-2-Diabetes.

Der Typ-2-Diabetes war bis Mitte des letzten Jahrhunderts eine eher seltene Erkrankung. Eine bevölkerungsweite Erhebung aus dem Jahre 1960 in der ehemaligen DDR ergab eine Erkrankungsrate von 0,6 %. Die letzte Häufigkeitsberechnung für Deutschland aufgrund von Krankenkassendaten aus dem Jahre 2003 ergab eine Zunahme auf annähernd 7 % der Bevölkerung. Dabei muss aufgrund des symptomarmen Beginns der Erkrankung mit einer hohen Zahl nicht entdeckter Typ-2-Diabetiker gerechnet werden. Wahrscheinlich sind mindestens 10 % der Bevölkerung schon jetzt direkt betroffen mit weiter steigender Tendenz. Noch viel höhere Häufigkeitszahlen ergeben sich, wenn man zusätzlich die pathologische Glukosetoleranz mit einbezieht. Generell nimmt die Häufigkeit des Typ-2-Diabetes mit zunehmendem Lebensalter zu und erreicht in geriatrischen Einrichtungen Werte weit über 30 %. Durch die zunehmende Häufigkeit der Adipositas auch im Kindes- und jugendlichen Alter steigt die Zahl der Typ-2-Diabetiker im jüngeren und mittleren Lebensalter ebenso dramatisch an. Die Zahl der insulinbehandelten Typ-2-Diabetiker unter 40 Jahren übertrifft mittlerweile die Gesamtzahl der Typ-1-Diabetiker. Über 90 % der heute in Deutschland lebenden Diabetiker müssen dem Typ-2-Diabetes zugerechnet werden.

Über die Anzahl sekundärer Diabetesfälle gibt es nur ungenaue Schätzungen. Der prozentuale Anteil an allen Diabetikern ist klein und dürfte unter 3 % liegen. Dagegen zählt der Gestationsdiabetes zu den häufigsten Schwangerschaftskomplikationen. Mit der Zunahme der Adipositas auch bei schwangeren Frauen hat parallel dazu die Häufigkeit des Gestationsdiabetes deutlich zugenommen mit weiter steigender Tendenz. Verlässliche Häufigkeitszahlen aus Deutschland liegen leider nicht vor, da bislang kein einheitliches Screening-Verfahren angewandt wurde.

Sozialmedizin

Es gibt eine krasse Diskrepanz zwischen der medizinischen und ökonomischen Bedeutung von Stoffwechselerkrankungen insbesondere des Typ-2-Diabetes im Gesundheitswesen insgesamt und in der Rehabilitation. Nach der Jahresstatistik 2004 des Verbandes Deutscher Rentenversicherungsträger entfielen für den Bereich der gesetzlichen Rentenversicherung nur 1,4 % von über 700 000 durchgeführten Rehamaßnahmen auf Patienten mit der Hauptdiagnose Diabetes mellitus (E10–E14 nach ICD 10). Zusätzlich 0,8 % der durchgeführten Rehamaßnahmen betrafen Patienten mit der Hauptdiagnose Adipositas. Deutlich höhere Zahlen ergeben sich, wenn man den Diabetes mellitus als Zweitdiagnose und als Drittdiagnose mit einbezieht mit ca. 10 % und ca. 15 % Anteil an allen durchgeführten Rehamaßnahmen. Insgesamt wurden aber im Jahr 2004 nur knapp 10 000 Rehamaßnahmen der gesetzlichen Rentenversicherung für Versicherte mit der Hauptdiagnose Diabetes mellitus durchgeführt. Das Durchschnittsalter von Rehapatienten mit Hauptdiagnose Diabetes mellitus lag mit 49,3 Jahren etwas unterhalb des allgemeinen Altersdurchschnitts von 50,4 Jahren. Deutlich jünger waren Rehapatienten mit Hauptdiagnose Adipositas mit einem Durchschnitt von 42,6 Jahren (jeweils VDR-Statistik 2004). Der Anteil der Erwerbsminderungsrenten aufgrund eines Diabetes mellitus als Erstdiagnose an allen Frührenten liegt etwas unter dem Anteil der Rehabilitanden mit Diabetes mellitus an den Leistungen zur Rehabilitation. Allerdings muss davon ausgegangen werden, dass der Anteil der Erwerbsminderungsrenten bei Diabetikern in weit größerer Zahl auf Krankheiten beruht, die zwar diabetesbedingt sind, aber nicht als solche ausdrücklich kenntlich gemacht werden.

Risikofaktoren, Begleitkrankheiten und Folgeerkrankungen

Entgegen früheren Auffassungen besteht für den Typ-1-Diabetes im Durchschnitt eine eher geringe genetische Belastung, obwohl mitunter einzelne sogenannte Diabetesfamilien vorkommen. Gesicherte präventive Maßnahmen sind für den Typ-1-Diabetes bislang nicht bekannt. Im Gegensatz zum Typ-1-Diabetes liegt beim Typ-2-Diabetes eine durchschnittlich höhere genetische Belastung vor. Es wird ein polygenetisches Vererbungsmuster angenommen. Nach allgemeiner Auffassung entwickelt sich der manifeste Typ-2-Diabetes in aufeinander folgenden Phasen ausgehend von der genetischen Mehrbelastung über die Insulinresistenz und die pathologische Glukosetoleranz. Sehr frühzeitig und bereits vor Erreichen des manifesten Diabetesstadiums ist das kardiovaskuläre Risiko zunehmend erhöht. Der Typ-2-Diabetes eignet sich deshalb hervorragend für frühzeitige präventive Maßnahmen. Entsprechende Präventionsstrategien werden derzeit in Deutschland intensiv entwickelt.

Sowohl Typ-1- als auch Typ-2-Diabetes ist mit einer erhöhten Morbidität und Mortalität verbunden. Dafür sind in erster Linie die sogenannten diabetischen Folgekrankheiten verantwortlich. Für den Typ-1-Diabetes stehen dabei die sogenannten mikroangiopathischen Komplikationen im Vordergrund:

- diabetische Retinopathie
- diabetische Nephropathie
- diabetische Polyneuropathie einschließlich Neuropathie des autonomen Nervensystems.

Häufigkeit und Ausprägung sind im Wesentlichen abhängig von der Krankheitsdauer und der Qualität der Stoffwechseleinstellung ersichtlich am HbA1c-Wert als Langzeitparameter der durchschnittlichen Blutzuckererhöhung über 2–3 Monate. Weitere Einflussfaktoren sind Bluthochdruck und Zigarettenrauchen sowie der Eiweißgehalt der Nahrung für die Nierenschädigung sowie der Alkoholkonsum für die Nervenschädigung. In der großen amerikanischen Multicenterstudie DCCT über die Auswirkungen unterschiedlicher Stoffwechseleinstellung auf Folgekomplikationen bei Typ-1-Diabetes konnte überzeugend nachgewiesen werden, dass eine Absenkung des HbA1c-Wertes um durchschnittlich 2 % über mehrere Jahre gegenüber einer Vergleichsgruppe die Entwicklung und das Fortschreiten von mikroangiopathischen Komplikationen drastisch reduziert.

Beim Typ-2-Diabetes stehen die makroangiopathischen Komplikationen im Vordergrund, da 70–80 % der Typ-2-Diabetiker an kardiovaskulären Erkrankungen versterben. Aufgrund der Diabeteserkrankung wird der natürliche Verlauf der Arteriosklerose drastisch akzeleriert. Die vorherrschenden klinischen Krankheitsbilder sind:

- koronare Herzkrankheit
- Arteriosklerose der hirnversorgenden Arterien
- periphere arterielle Verschlusskrankheit.

Weiter verschärft wird das Problem der beschleunigten Arteriosklerose durch die Begleitkrankheiten des metabolischen Syndroms wie Hypertonus und Dyslipidämie insbesondere im Zusammenhang mit Zigarettenrauchen.

4

Merke!

Das kardiovaskuläre Risiko ist bereits im Stadium der pathologischen Glukosetoleranz erhöht und führt bei manifestem Typ-2-Diabetes zu einer 3–4-fach höheren kardiovaskulären Mortalität im Vergleich mit altersentsprechenden Nichtdiabetikern.

Mikroangiopathische Komplikationen spielen beim Typ-2-Diabetes eine eher nachrangige Rolle. Aufgrund der wahrscheinlich jahrelangen Latenzzeit bis zur häufig zufälligen Erstdiagnose sind zum Zeitpunkt der Erstfeststellung allerdings häufig schon Augenschäden nachweisbar, die in einzelnen Untersuchungskollektiven bis zu 35 % betrugen. Eine wichtige Bedeutung hat die periphere Polyneuropathie auch bei Typ-2-Diabetes für die Entwicklung des diabetischen Fußsyndroms. Die periphere Polyneuropathie ist nicht selten bei Typ-2-Diabetes für die ersten subjektiv wahrgenommenen Krankheitssymptome wie Parästhesien, Gangunsicherheit und einschießende Schmerzen verantwortlich. Mitunter können solche Symptome insbesondere chronische Schmerzzustände trotz optimaler Diabetesbehandlung auch mit verschiedenen Analgetika-Kombinationen nur schwer beherrscht werden, so dass sie einen Arbeitsplatz- oder Berufswechsel oder sogar eine Frühberentung nach sich ziehen können. Daneben ist die Polyneuropathie allein oder in Kombination mit der arteriellen Verschlusskrankheit für einen Großteil des diabetischen Fußsyndroms als Grundkrankheit anzusehen. Durch das diabetische Fußsyndrom haben Diabetiker ein drastisch erhöhtes Risiko, eine sogenannte Major-Amputation der unteren Extremitäten zu erleiden. Durch umfassende Schulung der Patienten und frühzeitige konservative Therapie ließen sich viele Major-Amputationen bei Diabetikern vermeiden. Die sozialmedizinischen und ökonomischen Konsequenzen der hohen Amputationsrate von Diabetikern sind enorm.

Nach der großen britischen Therapiestudie UKPDS für den Typ-2-Diabetes vermag eine alleinige Verbesserung der Stoffwechseleinstellung mit Absenkung des HbA1c-Wertes um ca. 1 % gegenüber einer Vergleichsgruppe die mikroangiopathischen Komplikationen in begrenztem Umfang zu reduzieren. Nur marginale Effekte vermag diese Stoffwechselverbesserung an den makrovaskulären Ereignissen zu bewirken. Dagegen konnte durch eine Blutdrucksenkung die Rate der makroangiopathischen Folgekomplikationen deutlich gebessert werden.

Merke!

Die größten Therapieeffekte für den Typ-2-Diabetes im Hinblick auf die Reduktion der Folgeschäden werden erreicht durch eine multimodale Intervention bei gleichzeitiger konsequenter Therapie der Blutzuckereinstellung, des Bluthochdrucks, der Blutfetteinstellung sowie der Bekämpfung des Zigarettenrauchens.

Sowohl der Typ-1-Diabetes als auch der Typ-2-Diabetes sind als Modellfall chronischer lebenslanger Erkrankungen mit einer hohen psychischen Komorbidität verbunden. Im Mittel liegt die Depressionsrate bei Diabetikern etwa doppelt so hoch wie in der Allgemeinbevölkerung. Die psychische Komorbidität wirkt sich erheblich nachteilig auf die Behandlungsqualität und Prognose aus. In Diabetesfachkliniken, die bevorzugt ambulant schwer einstellbare Diabetespatienten behandeln, muss mit etwa 20–30 % Patienten mit behandlungsbedürftigen psychischen Störungen gerechnet werden.

Versorgungsstrukturen

Die Diabetikerversorgung in Deutschland unterscheidet sich teilweise gravierend von anderen Ländern. In den letzten 10 Jahren ist eine deutliche Verlagerung vom stationären in den ambulanten Bereich zu beobachten. Insgesamt sind 3 Versorgungsebenen zu unterscheiden:

- Die Ebene 1 umfasst die Hausärzte einschließlich der hausärztlich niedergelassenen Internisten, welche die Basisversorgung für die überwiegende Mehrzahl vor allem der Typ-2-Diabetiker übernimmt.
- Als 2. Versorgungsebene haben sich in den letzten Jahren die Diabetes-Schwerpunktpraxen etabliert, wobei es zwischen einzelnen Bundesländern teilweise erhebliche Unterschiede in der Struktur und Anzahl gibt. Ergänzt werden die Diabetes-Schwerpunktpraxen durch spezielle Krankenhausambulanzen einschließlich Universitätspolikliniken. Grundsätzlich soll ein Patient

von der Ebene 1 in die Ebene 2 überwiesen werden, wenn die individuell angestrebten Therapieziele längerfristig in der Ebene 1 nicht erreicht werden können. Danach soll wieder eine Rücküberweisung in die Ebene 1 erfolgen. Aufgrund der geringeren Zahl der Typ-1-Diabetiker und deren besonders aufwändiger Insulintherapie erfolgt die wegweisende Therapie einschließlich Schulung dieser Patienten im Regelfall in der Ebene 2 mit ergänzender Basisbetreuung in der Ebene 1.

- Die Ebene 3 umfasst die stationäre Diabetikerbetreuung. Sie kann bei akuten Stoffwechselentgleisungen unmittelbar in Anspruch genommen werden. Ansonsten erfolgt die Weiterüberweisung von der Ebene 2 aus bei dort nicht ausreichend beherrschbaren speziellen Problemfällen. Ein Schwerpunkt der Betreuung in der Ebene 3 ist außerdem die stationäre Behandlung des diabetischen Fußsyndroms. Da eine angemessene wohnortnahe Versorgung mit Diabetes-Schwerpunktpraxen nicht flächendeckend verfügbar ist, kann auch aus diesem Grunde eine Direktüberweisung von der Ebene 1 in die stationäre Betreuung der Ebene 3 erfolgen. Neben Akut- und Universitätskliniken sind auch Rehakliniken an der Ebene 3 beteiligt. Es gibt für die Betreuung von Diabetikern spezialisierte sogenannte Diabetes-Fachkliniken, die teilweise dem Akut-, teilweise dem Rehabereich zugeordnet sind.

Weitgehend neu gestaltet wurde die Diabetikerbetreuung seit 2003 durch die Einführung des ersten Disease-Management-Programms für Typ-2-Diabetiker. Entsprechende Versorgungsverträge zwischen Krankenkassen und meist lokalen kassenärztlichen Vereinigungen sind deutschlandweit in Kraft. Die Zahl der teilnehmenden Patienten steigt stetig an. Eine Beteiligung der Versorgungsebene 3 am Disease-Management-Programm für Typ-2-Diabetiker ist vorgesehen, allerdings noch nicht ausreichend umgesetzt. Die administrativen Grundlagen für ein Disease-Management-Programm für Typ-1-Diabetes sind ebenfalls vorhanden im Sinne einer Rechtsverordnung. Es fehlen allerdings noch weitgehend entsprechende Versorgungsverträge zwischen Krankenkassen und Leistungserbringern.

Voraussetzungen, Ziele und Methoden der Rehabilitation bei Stoffwechselerkrankungen/Diabetes mellitus

Voraussetzungen der Rehabilitation

Die Rehabilitationsmedizin geht im Gegensatz zur Akutmedizin von einem anderen Ansatz aus, der gerade für den Bereich der Stoffwechselerkrankungen besondere Bedeutung hat.

Merke!

Die Rehabilitation dient generell der Prävention, Kompensation, Linderung oder Verzögerung der Folgen chronischer Krankheitsprozesse für Aktivitäten und Teilhabe im Sinne der internationalen Klassifikation der Funktionsfähigkeit, Behinderung und Gesundheit der WHO (ICF).

Die Rehabilitation hat damit einen weit umfassenderen Auftrag als die Besserung von subjektiven und objektiven Krankheitserscheinungen oder die günstige Beeinflussung von Risikofaktoren. Der Rehabilitationsauftrag wird weiter präzisiert durch die gesetzliche Grundlage der jeweiligen Rehabilitationsträger. So geht es bei der gesetzlichen Rentenversicherung („Reha vor Rente") um die wesentliche Besserung oder Wiederherstellung der geminderten oder erheblich gefährdeten Erwerbsfähigkeit. Dagegen steht bei der gesetzlichen Krankenversicherung („Reha vor Pflege") der Erhalt oder die Besserung von Funktionen und Fähigkeiten im Vordergrund. Um dem umfassenden Rehabilitationsauftrag gerecht werden zu können, hat sich das biopsychosoziale Krankheitsmodell weitgehend durchgesetzt, bei dem neben der Verminderung von Defiziten die Förderung von Ressourcen eine gleichberechtigte Rolle einnimmt.

Rehabilitation wird im Wesentlichen erst auf einen formellen Antrag hin eingeleitet. Die Bewilligung setzt eine versicherungsrechtliche und medizinische Prüfung voraus. Für den Bereich Diabetes mellitus handelt es sich ganz überwiegend um allgemeine Heilverfahren, die aus dem ambulanten Bereich heraus meist vom Hausarzt oder der Diabetes-Schwerpunktpraxis medizinisch begründet werden. Die sogenannte Anschlussheilbehandlung im Gefolge eines Krankenhausaufenthaltes spielt nur eine untergeordnete Rolle für insulinbehandelte Diabetiker nach einer Insulinneueinstellung oder Stoffwechselentgleisung. Rehabilitationsmaßnahmen für Diabetes mellitus werden nahezu ausschließlich stationär durchgeführt. Ambulante oder teilstationäre Rehaangebote sind allenfalls in Ansätzen vorhanden.

Als medizinische Voraussetzungen für eine Rehabilitation sind der **Rehabilitationsbedarf**, die **Rehabilitationsfähigkeit** und die **positive Rehabilitationsprognose** (Kap. 1.6) zu betrachten. Bei der Handhabung dieser Begriffe bereitet die Abschätzung des Rehabilitationsbedarfs im Allgemeinen die größten Schwierigkeiten. Für den Bereich des Typ-2-Diabetes wurde in den letzten Jahren versucht, durch eine systematische Auflistung von Rehaindikatoren mit daraus abzuleitenden therapeutischen Interventionsmodulen einen sogenannten Reha-Score zu entwickeln (Dodt et al., 2002). Bei Vorliegen von mindestens 6 von 12 möglichen Rehaindikatoren wird von einem sicheren Rehabedarf ausgegangen. Die Frage des Rehabedarfs orientiert sich weniger an den bereits vorhandenen Krankheitsfolgen, sondern an der erforderlichen Notwendigkeit verschiedener therapeutischer Interventionen.

Die Frage der Rehabilitationsfähigkeit ist in der Regel einfacher zu entscheiden. Neben der Abwesenheit schwerwiegender akuter Erkrankungen sowie eingeschränkter körperlicher und psychischer Belastbarkeit spielt für den Bereich Diabetes mellitus auch die Fähigkeit und Motivation zur Teilnahme an Schulungs- und Gruppenveranstaltungen eine besondere Rolle. Die erforderliche positive Rehabilitationsprognose setzt eine gewisse Wahrscheinlichkeit des Erreichens der gesetzten Rehabilitationsziele voraus.

Rehabilitationsziele

Für die anzustrebenden Rehabilitationsziele der Patienten mit Diabetes mellitus sind einige Besonderheiten dieser Erkrankung im Vergleich zu anderen Rehabilitationsdiagnosen von besonderer Bedeutung:

- Vor allem der Typ-2-Diabetes ist charakterisiert durch einen geringen Leidensdruck bei schleichendem Beginn und meist langer Symptomarmut.
- Es sind die jüngeren und mittleren Altersstufen erheblich betroffen mit entsprechender Beeinträchtigung von Lebensperspektiven.
- Die Entstehung und die Behandlung des Typ-2-Diabetes sind in hohem Maße abhängig vom persönlichen Lebensstil (Ernährung, Bewegung, Stressverarbeitung).

Als wesentliche Ziele für ein Rehabilitationsprogramm bei Diabetes mellitus sind folgende Punkte zu nennen:

- Entwicklung eines langfristigen individuellen Behandlungskonzepts gemeinsam mit dem Patienten
- Vermittlung von ausreichendem Wissen über die eigene Erkrankung und die angemessenen Behandlungs- und Bewältigungsmöglichkeiten
- Verbesserung der Einstellung zur Diabeteserkrankung (emotionale Krankheitsbewältigung/-akzeptanz, Motivation zum eigenverantwortlichen Handeln u. a.)
- Vermittlung von Selbstkontrollfertigkeiten wie Stoffwechselselbstkontrolle und eigenständige Therapieanpassung
- Optimierung der medikamentösen Therapie mit Minimierung der Belastungen und Nebenwirkungen
- Veränderung der Ernährungsgewohnheiten bei Übergewichtigen mit dem Ziel der langfristigen Gewichtsreduktion
- Erhöhung der körperlichen Aktivität vor allem beim Vollbild des metabolischen Syndroms
- Raucherentwöhnung
- Erkennung und Verminderung von psychosozialen Belastungen
- Klärung sozialmedizinischer Problemstellungen mit Unterstützung bei der beruflichen und sozialen Integration.

Rehabilitationsteam

Die Rehabilitation bei Stoffwechselerkrankungen und insbesondere bei Diabetes mellitus stellt besondere Anforderungen im Sinne einer häufig notwendigen multidisziplinären-multimodalen Intervention. Daher ist für die Behandlung ein aus verschiedenen Berufsgruppen zusammengesetztes Rehabilitationsteam (multiprofessionelles/multidisziplinäres Behandlungsteam) erforderlich:

- Ärzte/Diabetologen DDG (Deutsche Diabetesgesellschaft)
- Psychologen/Fachpsychologen DDG
- Diabetesberater/innen DDG

- Diabetesassistent/innen DDG
- Podologen/-innen
- Ernährungsberater/innen
- Physio- und Sporttherapeuten
- Sozialarbeiter/innen.

Rehabilitationsdiagnostik

Auch wenn mit zunehmender Krankheitsdauer eines Diabetes mellitus immer mehr Befunde von den Vorbehandlern erhoben werden, ist zu Beginn der Rehabilitation nochmals eine systematische Sichtung und gegebenenfalls Ergänzung der diagnostischen Befunde sowie ein aktueller Status als Grundlage der einzuleitenden Therapie erforderlich. Die spezielle Rehabilitationsdiagnostik bei Diabetes mellitus umfasst im Einzelnen:

- Erfassung familiärer Belastungen für Stoffwechsel- und kardiovaskuläre Erkrankungen
- aktuelle Stoffwechselsituation (Symptome, Blutzuckerprofil, HbA1c-Wert, [schwere] Unterzuckerungen)
- bisherige Therapie, Schulungen und Stoffwechselselbstkontrolle
- bei Insulintherapie Injektionstechnik überprüfen
- Erfassung atherogener Risikofaktoren
- Erfassung von Begleitkrankheiten (Hypertonus, pAVK, Dyslipidämie, Schlaf-Apnoe-Syndrom, Fettleber etc.)
- Erfassung von Folgekrankheiten (Augen, Nieren, sensomotorisches und autonomes Nervensystem, Füße, Gefäßsystem)
- psychosoziale Belastungen und Ressourcen
- berufliche Belastungen und Arbeitsplatzsituation.

Rehabilitationstherapie

Das therapeutische Rehabilitationsprogramm bei Stoffwechselerkrankungen mit Schwerpunkt Diabetes mellitus setzt sich zusammen aus einer ganzen Reihe von Einzelelementen. Die einzelnen Therapiemodule müssen jedoch aufeinander abgestimmt sein und während des Rehabilitationsaufenthalts in einer systematischen Reihenfolge angeboten werden.

Ernährungstherapie

Traditionell spielt dieser Bereich in der Rehabilitationsmedizin für Stoffwechselerkrankungen eine tragende Rolle. Es hat sich auf diesem Gebiet für die Behandlung des Diabetes mellitus ein Paradigmenwechsel vollzogen weg von der früheren Diätetik zur modernen Ernährungsbehandlung. Es besteht in der Diabetologie heute weitgehend Einigkeit darüber, dass ein Großteil der Typ-1- und Typ-2-Diabetiker keine Diät im herkömmlichen Sinne mehr benötigt. Daher entfällt der sehr aufwändige Einkauf spezieller Diätnahrungsmittel. Selbst der Gebrauch von Haushaltszucker kann sowohl Typ-1- als auch Typ-2-Diabetikern in begrenztem Umfang nach entsprechender Schulung zugestanden werden. Hauptziel der Ernährungstherapie bei Typ-1- und Typ-2-Diabetes ist die Vermittlung eines gesunden Ernährungsverhaltens entsprechend den Empfehlungen für die Gesamtbevölkerung. Sobald Übergewichtigkeit vorliegt, kommt allerdings als zusätzliche Aufgabe der Ernährungsbehandlung die alltagsgerechte Vermittlung einer Kostform hinzu, welche eine langfristige Gewichtsabnahme ermöglicht. Eine solche Ernährungsempfehlung in Form einer ausgewogenen Mischkost sieht vom Grundsatz her wie folgt aus:

- reduzierter/modifizierter Fettanteil
- Betonung komplexer Kohlenhydrate
- ausreichend Ballaststoffe
- anzustrebendes tägliches Energiedefizit: 500–800 kcal (1 200–2 000 kcal/Tag)
- Vermeidung stark hypokalorischer (< 1 200 kcal) einseitiger Diäten
- keine gewichtsreduzierenden Pharmaka.

Für die praktische Vermittlung der Ernährungstherapie stehen folgende Möglichkeiten zur Verfügung:

- Lehrküche
- Einkaufstraining
- Fachberatung bei möglichst kompletten selbst zusammengestellten Buffet-Mahlzeiten
- Patientenseminar „gesunde Ernährung"
- individuelle Einzelschulung und -beratung bei Bedarf.

Die klassische Kohlenhydratberechnung der Diabeteskost, die in Deutschland in Form der Broteinheiten (BE) gebräuchlich ist, benötigen lediglich Patienten mit einer Insulintherapie. Gerade die modernen Formen der Insulintherapie für den Typ-1- und Typ-2-Diabetes ermöglichen eine möglichst liberale Mahlzeitengestaltung. Um dennoch eine

4

optimale Blutzuckereinstellung zu erreichen, müssen die Patienten die jeweilige Insulindosis vor jeder Mahlzeit mit der geschätzten Menge an aufzunehmenden Kohlenhydraten abgleichen. Das Abschätzen von Broteinheiten und der entsprechende Umgang damit bleibt daher für diese Patienten ein wichtiges Thema der Rehabilitation.

Bewegungstherapie

Neben einer überkalorischen Ernährung spielt der Bewegungsmangel eine ebenso herausragende Rolle bei der drastischen Zunahme von Übergewicht und Typ-2-Diabetes. Der Trend zu häufigerem und stärkerem Übergewicht in der Bevölkerung macht allerdings auch vor Typ-1-Diabetikern nicht halt. Eine Bewegungstherapie ist in der Rehabilitation sowohl für Typ-2- als auch Typ-1-Diabetiker von besonderer Bedeutung. Beim Typ-2-Diabetiker bietet die Bewegungstherapie quasi einen kausalen Ansatz zur Reduktion des Körpergewichts und zur Verbesserung der Insulinresistenz. Nicht selten werden im Rehabilitationsalltag dramatische Verbesserungen der Blutzuckereinstellung bereits wenige Tage nach Aufnahme einer moderaten körperlichen Aktivität beobachtet. Dagegen ist eine Bewegungstherapie für Typ-1-Diabetiker mit dem potentiellen Risiko von Unterzuckerungen verbunden und setzt daher eine vorherige spezielle Schulung voraus.

Die Bewegungstherapie für Diabetiker während der Rehabilitation muss auf die besonderen Bedürfnisse der häufig übergewichtigen Patienten abgestimmt werden. Patienten mit bisheriger ausgeprägter Bewegungsarmut und eventuell bereits vorhandenen Beschwerden vonseiten des Bewegungsapparates sollten möglichst langsam und vorsichtig belastet werden. Dabei ist vonseiten der Stoffwechseleffektivität ohnehin eine mittlere Belastungsintensität (60–70 % der maximalen Sauerstoffaufnahme) am effektivsten, so dass ein zu intensives Training grundsätzlich vermieden werden sollte. Da Patienten nicht selten bei einmal begonnener Bewegungstherapie zur eigenen Überforderung neigen, sollten regelmäßige Pulskontrollen durchgeführt werden. Patienten mit besonderer kardialer Gefährdung benötigen darüber hinaus eine spezielle Trainingsüberwachung nach vorheriger Prüfung der Belastbarkeit. Neben dem zu demonstrierenden kurzfristigen Effekt von Bewegung auf die Stoffwechselsituation sollten Patienten für eine langfristig durchzuführende Bewegungstherapie motiviert werden. Minimum für eine stoffwechselwirksame regelmäßige körperliche Aktivität sollte eine gesonderte Bewegungstherapie von 90 Minuten pro Woche sein. Analog zu Herzsportgruppen befinden sich derzeit für die Nachsorge sogenannte Diabetessportgruppen im Aufbau.

Optimierung der medikamentösen Therapie

Als medikamentöse Therapie steht beim Typ-1-Diabetes durch den Ausfall der körpereigenen Insulinsekretion die Insulinsubstitutionsbehandlung ganz im Vordergrund. Die heutigen modernen Therapieverfahren versuchen die physiologische Insulinsekretion möglichst entsprechend den Verhältnissen beim Stoffwechselgesunden nachzuahmen. Es wird versucht, den kontinuierlichen basalen Insulinbedarf unabhängig von der Mahlzeitenaufnahme einerseits und den passageren zusätzlichen Insulinbedarf bedingt durch die Nahrungsaufnahme von Kohlenhydraten andererseits gezielt zu berechnen und in ein entsprechendes Dosierungsschema zu überführen (Basis-Bolus-Prinzip, intensivierte Insulintherapie). Da auch bei größtmöglicher Sorgfalt der Lebensführung gerade beim Typ-1-Diabetes gewisse Schwankungen des Blutzuckerspiegels nicht vermeidbar sind, müssen regelmäßige Stoffwechselkontrollen durchgeführt werden, um Korrekturen der Insulindosierung vornehmen zu können. Im Allgemeinen sind mindestens 4-mal tägliche Blutzuckerselbstkontrollen für eine intensivierte Insulintherapie erforderlich. Am besten – technisch allerdings am aufwändigsten – gelingt eine Insulinsubstitutionstherapie bei Typ-1-Diabetes mit der Insulinpumpentherapie (CSII). In spezialisierten Rehakliniken wird ausführlich auf die Möglichkeiten und Probleme dieser Therapieform eingegangen. Die Insulinpumpentherapie wird allerdings nur von einer begrenzten Anzahl der Typ-1-Diabetiker praktiziert. Standardtherapie ist die intensivierte Insulintherapie mit ein- bis zweimaliger täglicher Applikation eines Verzögerungsinsulins und zusätzlicher Zufuhr eines kurz wirksamen Mahlzeiteninsulins mindestens vor jeder Hauptmahlzeit. Durch moderne Injektionshilfen (Pens) sind die Insulininjektionen heute weitgehend schmerzfrei und auch unterwegs und am

Arbeitsplatz unproblematisch durchführbar. Statt regulärer Humaninsuline haben in den letzten Jahren immer mehr gentechnologisch veränderte Analoginsuline Eingang in die Therapie gefunden. Sie haben die Insulintherapie weiter vereinfacht und die Lebensqualität erhöht, obwohl die langfristige Sicherheit und die Vorteile für eine bessere Stoffwechselführung noch nicht abschließend bewertet werden können.

Auch bei Typ-2-Diabetikern kann eine Insulinbehandlung notwendig werden, wenn die Basistherapie nicht mehr ausreichend wirksam ist und auch mit zusätzlich eingesetzten oralen Antidiabetika die angestrebte Stoffwechseleinstellung nicht mehr erreicht wird. Außerdem muss Insulin immer im Falle drohender oder eingetretener Stoffwechselentgleisungen eingesetzt werden. Da im Gegensatz zum Typ-1-Diabetes die Insulineigensekretion nicht vollständig auf Null absinkt, genügt im Allgemeinen die Zufuhr von kurz wirkendem Insulin zu den Hauptmahlzeiten und/oder die gesonderte Applikation eines Verzögerungsinsulins vor der Nacht zur Absenkung des erhöhten Nüchternblutzuckerwertes (sogenanntes Bettkanteninsulin).

Vor Beginn der Insulinbehandlung von Typ-2-Diabetikern wird im Regelfall bei nicht ausreichender Basistherapie ein orales Antidiabetikum eingesetzt, wobei gegebenenfalls auch eine Kombination verschiedener Präparate sinnvoll sein kann. Nachdem in früheren Jahren eine weitgehend einheitliche Verordnung oraler Antidiabetika üblich war, hat sich heute ein mehr differenziertes Vorgehen entsprechend den Leitlinien der Deutschen Diabetesgesellschaft durchgesetzt.

Merke!

Übergewichtige Typ-2-Diabetiker mit ausgeprägter Insulinresistenz sollten bevorzugt mit Insulinresistenz-mindernden oralen Antidiabetika wie Metformin behandelt werden. Direkt die Insulinsekretion der Betazellen stimulierende Pharmaka sollten den normalgewichtigen Typ-2-Diabetikern vorbehalten bleiben.

Spezielle Aufgabe der Rehabilitation ist es, vorhandene medikamentöse Therapiekonzepte zu überprüfen und bei nicht ausreichender Wirkung zu ergänzen oder eventuell komplett umzustellen. Dabei spielt die Neueinstellung auf eine Insulintherapie bei Typ-2-Diabetikern im Alltag der Rehabilitation eine besondere Rolle. Da viele Typ-2-Diabetiker in der Rehabilitation dem metabolischen Syndrom zuzurechnen sind, ist auch die Pharmakotherapie des Hypertonus und der Dyslipidämie ebenso intensiv zu überprüfen und bei Bedarf zu optimieren. Dies folgt den einschlägigen Leitlinien der Fachgesellschaften.

Psychologische Betreuung

Im Rehabilitationskonzept für Typ-1- und Typ-2-Diabetiker ist die psychologische Betreuung unverzichtbar, wobei von der Deutschen Diabetesgesellschaft eine spezielle Qualifikation (Fachpsychologe DDG) definiert wurde. Schwerpunkte der psychologischen Betreuung sind:

- Besserung der Krankheitsakzeptanz und -bewältigung
- Unterstützung bei der Ausbildung und Beibehaltung eines gesundheitsfördernden Lebensstils
- Erkennung von psychischen Komorbiditäten mit Abklärung der in Frage kommenden therapeutischen Möglichkeiten.

Verhaltenstherapeutische Ansätze haben sich bei der psychologischen Arbeit am meisten bewährt.

Hilfsmittelversorgung

Die Insulintherapie für Typ-1-Diabetiker und betroffene Typ-2-Diabetiker wurde in den letzten Jahren enorm erleichtert durch die Einführung von modernen Blutzuckerselbstmessgeräten, Insulin-Pens, sowie Stechhilfen zur Gewinnung von kleinstmöglichen Blutproben für die Blutzuckerselbstmessung. Trotz der breiten Verfügbarkeit dieser Hilfsmittel sind Anwendungsfehler häufig und nicht selten Ursache für schwerwiegende Therapieprobleme. Wichtige Aufgabe der Rehabilitation ist, die Handhabung und das Funktionieren dieser Hilfsmittel systematisch zu überprüfen und gegebenenfalls zu korrigieren. Weitere wichtige Hilfsmittel sind Blutdruckselbstmessgeräte bei gleichzeitigem Vorliegen eines Hypertonus, deren Handhabung ebenfalls sorgfältig überwacht werden muss. Für Patienten mit diabetischem Fußsyndrom muss nach Abschluss der Akutbehandlung eine dauerhafte Schuhversorgung sichergestellt werden. Auch wenn die abschließende Versorgung während der Rehabilitation eher selten möglich sein dürfte, ist die entsprechende Planung und Einleitung eine wichtige Voraussetzung für die baldige Wiederherstellung der Arbeitsfähigkeit.

Schulungsmaßnahmen
Die Schulung von Patienten mit Diabetes mellitus gehört heute zu den unverzichtbaren Bestandteilen jeder Therapie. Mittlerweile ist auch in den Disease-Management-Programmen ein generelles Anrecht eines jeden Diabetikers auf eine qualifizierte Schulung verankert. Obwohl die Primärschulung von Typ-2-Diabetikern in der ersten Versorgungsebene stattfinden sollte, werden in der Rehabilitation immer wieder Patienten mit langjähriger Diabetesdauer ohne bisherige oder ausreichende Schulung beobachtet. Häufiger sind allerdings Patienten, die teilweise schon mehrfach geschult worden sind, ohne die erworbenen Schulungsinhalte nachhaltig im Alltag umsetzen zu können. Wichtige Aufgabe der Rehabilitation ist es, diese Zusammenhänge aufzuklären und etwaige Barrieren für einen Schulungserfolg aufzudecken. Eine häufig übersehene Ursache ist in diesem Zusammenhang das Vorliegen einer psychischen Komorbidität insbesondere einer Depression. Vor einer erneuten Schulung muss in einem solchen Fall eine wirksame antidepressive Behandlung eingeleitet werden.

Während im ambulanten Bereich zeitlich und inhaltlich standardisierte Schulungsprogramme die Regel sind, hat sich die Rehabilitation besonders auf Patienten zu konzentrieren, die von früheren Schulungsmaßnahmen nicht ausreichend profitiert haben. Diesen Patienten bietet ein modulares Schulungssystem Vorteile, da gezielt bisherige Defizite durch individuelle Auswahl der Schulungsthemen angegangen werden können. Moderne Schulungsprogramme beschränken sich nicht auf eine reine Wissensvermittlung, sondern versuchen alltagsorientiertes praktisches Lernen zu ermöglichen. Durch die regelhafte Einbeziehung der psychologischen Betreuung kommt der Rehabilitation innerhalb der gesamten Diabetologie eine Vorreiterrolle für diese neuen Schulungskonzepte zu.

Berufliche und soziale Unterstützung
Häufig greift eine Diabeteserkrankung massiv in den beruflichen und privaten Lebensbereich ein, so dass die Rehabilitation gefordert ist, auch hierzu spezielle Hilfen anzubieten. Durch die Vereinfachung früherer strenger Diätvorschriften und die größere Flexibilität moderner Insulintherapien kann allerdings vielen Diabetikern über längere Zeit eine uneingeschränkte Berufstätigkeit ermöglicht werden. Problematisch für eine weitere Berufstätigkeit sind vor allem einsetzende Folgekomplikationen. Durch Hilfsmittel bei Sehbehinderung infolge Retinopathie sowie bei diabetischem Fußsyndrom sind wirksame Hilfen möglich, die während der Rehabilitation eingeleitet werden.

Zur Standardbetreuung von Diabetikern in der Rehabilitation gehört mittlerweile auch die Sozialberatung im Hinblick auf wirtschaftliche Sicherstellungsmaßnahmen, Sicherung der Ansprüche aus dem Schwerbehindertengesetz sowie Kontaktvermittlung zu Sozialeinrichtungen einschließlich Einleitung von Nachsorgemaßnahmen.

Nachsorge und Rehabilitationsprognose
Essentiell für den längerfristigen Rehabilitationserfolg gerade bei einer chronischen Erkrankung wie Diabetes mellitus ist ein systematisches Nachsorgekonzept. Die Patienten müssen deshalb während der Rehabilitation bereits mit den anschließend erforderlichen Kontrolluntersuchungen sowie weiteren therapeutischen Maßnahmen vertraut gemacht werden. Der Schwerpunkt der Weiterbetreuung liegt beim Hausarzt oder der Diabetes-Schwerpunktpraxis. Nach Möglichkeit wird auch das familiäre Umfeld für die nachfolgenden Planungen miteinbezogen. Hilfreich kann auch der Kontakt zu Selbsthilfeorganisationen oder zum betriebsärztlichen Dienst des Arbeitgebers sein.

Aufgrund des multimodalen Therapieansatzes der Rehabilitation bei Stoffwechselerkrankungen sind wissenschaftlich eindeutige Wirksamkeitsnachweise nur sehr schwer zu führen und allenfalls ansatzweise vorhanden. Eindrucksvolle Langzeitergebnisse der stationären Rehabilitation bei Diabetes mellitus, die eine bleibende Verbesserung der Stoffwechselsituation und einen drastischen Rückgang von Arbeitsausfallszeiten ergaben, zeigte insbesondere die Bad Kissinger Diabetesinterventionsstudie (KID: Haupt et al., 1996, 1997). Die (stationäre) Rehabilitation bietet für Patienten, die unter hausärztlicher und fachärztlicher diabetologischer Behandlung ihre individuellen Therapieziele nicht erreichen, eine besondere Chance, durch

Vernetzung der verschiedenen Therapieangebote dennoch eine den heutigen Möglichkeiten entsprechende Qualität ihrer Behandlung zu erreichen.

4.1.2 Falldarstellung Diabetes mellitus Typ 2

Statt verdrängen aktiv handeln und besser leben!

Anamnese und Befunde

Eine 54-jährige Kassiererin in einem großen Supermarkt erhielt auf Initiative der Hausärztin die Bewilligung zu einem 3-wöchigen stationären Rehabilitationsverfahren durch die gesetzliche Rentenversicherung in einer spezialisierten Rehabilitationsklinik für Stoffwechselerkrankungen mit Schwerpunkt Diabetes mellitus.

Anlass des Rehaantrags war eine berufliche Überforderung wegen ständig wachsendem Arbeitspensum durch Personalabbau. Außerdem wollte die Patientin bei 10 Jahre bekanntem Typ-2-Diabetes erstmals eine reguläre Diabetesschulung absolvieren und ihre Stoffwechseleinstellung verbessern. Speziell hatte sie sich vorgenommen, Gewicht abzunehmen, da sie seit Beginn einer Insulintherapie ca. 9 Monate zuvor rund 3 kg zugenommen hatte.

Ernsthafte Erkrankungen waren bis zum 40. Lebensjahr nicht aufgetreten. Auch in der Familie sind keine besonderen Erkrankungen bekannt, bei Eltern und Geschwistern waren bislang keine Diabetes- oder Herz-Kreislauf-Erkrankungen aufgetreten.

Mit 42 Jahren war eine Cholezystektomie wegen Cholezystolithiasis erfolgt. Im Alter von 44 Jahren wurde bei einer Routineuntersuchung erstmals ein Typ-2-Diabetes bei deutlichem Übergewicht festgestellt und zunächst über viele Jahre mit oralen Antidiabetika behandelt. Etwa gleichzeitig wurde eine Fettstoffwechselstörung diagnostiziert und medikamentös mit einem Cholesterin-Synthesehemmer therapiert. Die Behandlung der Diabeteserkrankung erfolgte über die Hausärztin. Eine reguläre Diabetesschulung wurde zunächst nicht durchgeführt. Wegen Verschlechterung der Blutzuckerwerte ca. 9 Monate vor Beginn der Rehabilitation hatte sich die Hausärztin für den Beginn einer Insulintherapie in Form einer Monotherapie mit dem Langzeitanaloginsulin Lantus® entschlossen. Im weiteren Verlauf erfolgte die Umstellung auf eine intensivierte Insulintherapie mit dem schnellwirkenden Analoginsulin NovoRapid® zu den Mahlzeiten sowie dem Langzeitanaloginsulin Levemir® spät abends in Kombination mit dem oralen Antidiabetikum Metformin. Erst kurz vor Rehabilitationsbeginn wurde erstmals ein Diabetesgesundheitspass ausgehändigt. Trotz der zuletzt mitgeteilten intensivierten Insulintherapie wurden nur sporadische Blutzuckerselbstkontrollen durchgeführt. Dagegen erfolgte eine regelmäßige Kontrolle des Kohlenhydratstoffwechsels durch die Hausärztin. Der Patientin war kein HbA1c-Wert als Messparameter der langfristigen Blutzuckereinstellung bekannt. Ungefähr 3 Monate vor Beginn des Rehaverfahrens wurde eine augenärztliche Untersuchung durchgeführt, wobei keine diabetesbedingten Augenhintergrundveränderungen feststellbar waren. Unter der Insulintherapie waren bislang keine schwerwiegenden Unterzuckerungen aufgetreten. Allerdings bemerkte die Patientin bei körperlicher Bewegung einen Abfall des Blutzuckerspiegels, auf den sie jedoch rasch und schnell reagierte.

Vegetative Anamnese und Risikofaktoren

- Gewichtszunahme von ca. 3 kg seit Beginn der Insulintherapie vor 9 Monaten
- ausgeprägte Nykturie bis zu 3-mal pro Nacht
- Alkoholkonsum selten
- Nichtraucherin.

Biografische und Sozialanamnese

Die Patientin hatte nach dem Schulabschluss mit dem Abitur eine Ausbildung als Verkäuferin erfolgreich absolviert. In den letzten 9 Jahren war sie als Kassiererin in Teilzeitbeschäftigung mit 24 Stunden pro Woche beschäftigt. Für den Weg zum Arbeitsplatz legte sie mit dem eigenen Pkw ca. 24 km pro einfache Wegstrecke zurück. Zu Beginn des Rehaverfahrens lag Arbeitsfähigkeit vor, größere Arbeitsunfähigkeitszeiten waren zuvor nicht aufgetreten.

Die Patientin lebt zusammen mit ihrem Ehemann im eigenen Haus. Sie hat einen erwachsenen Sohn, der nicht mehr im Haushalt lebt. Besondere psychische und soziale Belastungen wurden verneint. In ihrer Freizeit unternimmt die Patientin gerne ausgedehnte Wanderungen, sie ist auch Mitglied in einem Wanderverein. Außerdem macht sie täglich ausgedehnte Spaziergänge mit dem Hund.

Aktuelle Befunde
Körperliche Untersuchung:

- 54-jährige deutlich adipöse Patientin in gutem Allgemein- und Kräftezustand, Körpergröße 160 cm, Körpergewicht 80,6 kg, BMI 31,4 kg/m^2
- auffallende Ruhetachykardie von 96/Min., grenzwertig erhöhter Blutdruck von 140/75 mmHg, wobei nachfolgende Kontrollen im Bereich zwischen 140 und 160 mmHg systolisch und 80–90 mmHg diastolisch lagen; keine kardiorespiratorischen Insuffizienzzeichen
- unauffälliger Befund der Abdominalorgane bei reizloser Cholezystektomienarbe
- bis auf einzelne Schulter-Nacken-Myogelosen unauffälliger Befund des Bewegungsapparates mit aktiv und passiv frei beweglichen großen Extremitätengelenken sowie frei beweglicher Wirbelsäule
- unauffällige Arterienpulse
- unauffällige neurologische Untersuchung ohne Hinweise auf Polyneuropathie.

Labor:

- völlig unzureichend eingestellter Diabetes mellitus mit einem HbA1c-Wert von 9,2 % (Normalbereich 4,0–6,4 %); C-Peptid-Test mit mäßiger Insulinrestsekretion gut vereinbar mit einem langjährigen Typ-2-Diabetes
- Mikroalbuminurie als frühester Hinweis auf eine diabetische Nierenschädigung nicht nachweisbar
- durch lipidsenkende Medikation ausreichend eingestellte Blutfettwerte mit einem LDL-Cholesterin unter 100 mg/dl.

Technische Untersuchung:

- Langzeit-RR-Messung und Dopplerdruckmessung zur Bestimmung des Knöchelarmindex bestätigen eine arterielle Hypertonie; unter neu eingeleiteter antihypertensiver Medikation sehr gute Blutdruckeinstellung im 24-Stunden-RR-Test
- Ruhe- und Belastungs-EKG: keine Hinweise für eine koronare Herzerkrankung
- kein Hinweis für eine zerebrovaskuläre oder periphere Arteriosklerose.

Rehabilitationsziele und -verlauf

Als Rehabilitationsziele wurden festgelegt:

- erstmalige strukturierte Diabetesschulung mit Verbesserung der Blutzuckereinstellung und Beseitigung der Symptomatik (Nykturie)
- Optimierung der bisherigen Diabetesmedikation unter regelmäßigen Blutzuckerselbstmessungen
- Bluthochdruckschulung mit Erlernen der regelmäßigen Blutdruckselbstkontrollen
- Ernährungsumstellung mit dem Ziel der langfristigen Gewichtsabnahme
- Verbesserung der körperlichen Leistungsfähigkeit und Beweglichkeit durch vermehrte körperliche Aktivität
- Linderung muskulärer Verspannungen des Schultergürtels durch physikalische Therapie.

Rehabilitationsprogramm

Die Patientin nahm an einem strukturierten Schulungsprogramm für Insulin-behandelte Typ-2-Diabetiker teil, das insgesamt 4 Einzelberatungen und 35 Schulungseinheiten in Form von Gruppenschulungen umfasste. Neben Grundinformationen erhielt die Patientin ein modular zusammengestelltes Schulungsprogramm mit Schwerpunkten auf den Gebieten Ernährung, Insulintherapie bei Typ-2-Diabetes sowie Vermeidung von Folgeschäden. Daneben nahm die Patientin an einer Bluthochdruckschulung teil und erlernte die Technik der Blutdruckselbstkontrolle. Im Rahmen der praktischen Ernährungstherapie beteiligte sie sich an einer Lehrküchenveranstaltung und hatte täglich die Möglichkeit, am Buffet im Speisesaal diabetesgerechte Kost mit BE-Berechnungen unter Anleitung einer Diätassistentin selbst zu erproben. Weiterer Schwerpunkt des Rehaprogramms war die Bewegungstherapie mit regelmäßigem Ergometertraining, therapeutischem Schwimmen, Nordic Walking sowie Gruppengymnastik. Dieses Programm umfasste insgesamt 30 Therapieeinheiten in 3 Wochen zu je einer Stunde. Zur Schmerzlinderung und Entspannung der Nacken-Schultergürtel-Muskulatur wurden Massagen, Saunaanwendungen sowie medizinische Wannenbäder verordnet.

Verlauf und Bewertung

Trotz 10-jähriger Diabetesdauer und extern bereits begonnener Insulintherapie war die Patientin weitgehend uninformiert über ihre Diabeteserkrankung, hatte ein nur sehr gering ausgeprägtes Krankheitsverständnis und wies eine schlechte Stoffwechseleinstellung mit erheblicher Nykturie auf. Unter marginaler Veränderung der bisherigen Insulintherapie (Austausch des Langzeitanaloginsulins Levemir® gegen ein herkömmliches Verzögerungsinsulin vom NPH-Typ vor der Nacht) konnte eine deutlich bessere Blutzuckerkontrolle erreicht werden mit Rückgang des HbA1c-Wertes auf vorläufig 8,1 % und Blutzuckerschwankungen im Tagesprofil zwischen 61 und 113 mg/dl, was praktisch einer Normalisierung entspricht. Wesentlich zur besseren Stoffwechseleinstellung beigetragen hatte eine Gewichtsabnahme um ca. 2 kg in 3 Wochen unter einer Reduktionskost von zunächst 1 500 kcal (14 BE) später 1 200 kcal (11 BE) pro Tag. Ein noch größerer Effekt dürfte allerdings die Einsicht zur Notwendigkeit einer regelmäßigen Blutzuckerselbstkontrolle ergeben haben. Insbesondere war dadurch die unmittelbare Auswirkung der Ernährung und körperlichen Aktivität auf Blutzuckerwerte für die Patientin selbst nachvollziehbar.

Während des Rehabilitationsaufenthalts wurde eine arterielle Hypertonie neu festgestellt, die unter einer medikamentösen Monotherapie mit einem ACE-Hemmer sehr gut eingestellt werden konnte.

Trotz der angegebenen regelmäßigen Freizeitaktivitäten war der allgemeine Trainingszustand bei auffälliger Tachykardieneigung eher unbefriedigend. Unter der Bewegungstherapie mit häufigem Ergometertraining konnte der Trainingszustand deutlich verbessert und die Gewichtsabnahme unterstützt werden.

Um die Motivation für eine dauerhafte Lebensstiländerung mit kontrollierterem Ernährungsverhalten und intensiverem Ausdauertraining zu stärken, wurde zusätzlich ein Körperwahrnehmungs- und Genusstraining sowie ein Stressbewältigungsseminar angeboten.

Die Patientin war mit dem Rehabilitationsverlauf überaus zufrieden und berichtete bei der Entlassung über einc hohe Motivation, zu Hause eine weitere Gewichtsabnahme zu erreichen. Für die Nachsorge wurde eine regelmäßige fachdiabetologische Mitbetreuung empfohlen. Als persönliche Nachsorgeziele wurden regelmäßige Gewichtskontrollen und regelmäßige körperliche Aktivität möglichst im Sinne eines Ausdauertrainings gemeinsam festgelegt.

4.2 Geriatrische Rehabilitation

Wolfgang von Renteln-Kruse,
Dorothea Schäperkötter, Carsten Preiss,
Alexander Rösler

4.2.1 Einführung

Rehabilitationsziele

Medizinische Rehabilitation ist ein wichtiger Bestandteil geriatrischer Behandlung.

Merke!

Ziel geriatrischer Rehabilitation ist, Behinderung einschließlich Pflegebedürftigkeit abzuwenden, zu beseitigen, zu mindern, auszugleichen, ihre Verschlimmerung zu verhüten oder ihre Folgen zu mildern.

Damit sind geriatrische Rehabilitationsziele die dauerhafte Wiederherstellung, Verbesserung oder der Erhalt der Selbstständigkeit bei den alltäglichen Aktivitäten. Ein konkretes Ziel wäre beispielsweise der Verbleib in der Häuslichkeit, das durch die Verbesserung der Mobilität oder der Vermeidung bzw. Verringerung der Abhängigkeit von personeller, auch professioneller Hilfe angestrebt wird.

Alltagsrelevante Teilschritte (-ziele) können sein:
- Erreichen der Stehfähigkeit
- Erreichen des Bett-Rollstuhl-Transfers
- Erreichen der Rollstuhlfähigkeit
- Erreichen des Toilettengangs oder der selbstständigen persönlichen Hygiene
- selbstständige Nahrungsaufnahme
- selbstständiges An- und Auskleiden
- Gehfähigkeit über mehrere Treppenstufen
- Gehfähigkeit innerhalb der Wohnung
- Tagesstrukturierung.

Unterschied zur indikationsspezifischen Rehabilitation

Die Grundlagen für Leistungen medizinischer Rehabilitation in der Geriatrie sind die gesetzlichen Regelungen des SGB V und SGB IX. Dabei gelten die Grundsätze „Rehabilitation vor Pflege“ sowie „ambulant vor stationär“. Der Grundsatz „Rehabilitation vor Pflege“ gilt auch dann, wenn ein älterer Mensch bereits als pflegebedürftig eingestuft wurde.

Merke!

Im Unterschied zur indikationsspezifischen Rehabilitation ist in der Regel die gesetzliche Krankenkasse Kostenträger für die geriatrische Rehabilitation.

Voraussetzungen für geriatrische Rehabilitation

In Ergänzung zu den „Begutachtungsrichtlinien Vorsorge und Rehabilitation“ des MDS (Medizinischer Dienst der Spitzenverbände der Krankenkassen) wurden eine Begutachtungshilfe „Geriatrische Rehabilitation“ sowie „Rahmenempfehlungen zur ambulanten geriatrischen Rehabilitation“ entwickelt. Diese enthalten neben Definitionen zum geriatrischen Patienten und zu geriatrietypischer Multimorbidität auch Indikationskriterien für die geriatrische Rehabilitation (Leistner, Bublitz, 2004). Im Sinne dieser, o. g. Rahmenempfehlungen ist ein geriatrischer Patient charakterisiert durch „geriatrietypische Multimorbidität und höheres Lebensalter“. Danach ist „ein Patient multimorbide, wenn er multiple strukturelle oder funktionelle Schädigungen bei mindestens zwei behandlungsbedürftigen Erkrankungen aufweist.“ Behandlungsbedürftig in diesem genannten Sinn bedeutet, dass die aus diesen Erkrankungen entstandenen medizinischen Probleme während der Rehabilitation engmaschig ärztlich überwacht und bei der Therapie berücksichtigt werden müssen.

Das „Geriatrietypische“ der Multimorbidität ist eine Kombination folgender Merkmalskomplexe sowie relativ hoher Risiken, wie sie für die Entwicklung geriatrischer Syndrome häufig bei alten Patienten bestehen (von Renteln-Kruse, 2004a):

- Immobilität
- Sturzneigung und Schwindel
- kognitive Defizite
- Inkontinenz (Harn-, Stuhlinkontinenz)
- Dekubitalulzera
- Fehl- und Mangelernährung
- Störungen im Flüssigkeits- und Elektrolythaushalt
- Depression, Angststörung
- chronische Schmerzen
- Sensibilitätsstörungen
- herabgesetzte körperliche Belastbarkeit/Gebrechlichkeit
- starke Sehbehinderung
- ausgeprägte Hörbehinderung.

Für das „Geriatrietypische“ relevante Sachverhalte – außerhalb der Systematik der Schädigungen und Fähigkeitsstörungen – sind:

- Mehrfachmedikation
- herabgesetzte Medikamententoleranz
- häufige Krankenhausbehandlung („Drehtüreffekt“).

Als spezifische Risiken geriatrischer Patienten gelten:

- relativ hohes Risiko der Einschränkung der Selbstständigkeit im Alltag bis hin zur Pflegebedürftigkeit
- relativ hohes Risiko von Krankheitskomplikationen (Thrombosen, interkurrente Infektionen, Frakturen, verzögerte Rekonvaleszenz u. a.)“.

Geriatrische Versorgungsstrukturen

Geriatrische Versorgungsstrukturen in Deutschland sind heterogen und nehmen unterschiedliche Aufgabenschwerpunkte wahr (von Renteln-Kruse, 2004a). Die Heterogenität beruht auf lokalen Klinikbesonderheiten mit etablierten Versorgungsschwerpunkten aufgrund selektiver Zuweisungsmuster und regional unterschiedlicher Entwicklungen aufgrund bundeslandspezifischer politischer Vorgaben bzw. Geriatrieplänen. Die Ausgangslage hierfür ist die unterschiedliche Ansiedlung geriatrischer Versorgung im Sozialrecht. Die Besonderheit der Geriatrie in Deutschland ist ihre sozialrechtlich verankerte Unterteilung in Akutgeriatrie nach § 108/109 SGB V und in geriatrische Rehabilitation nach § 111 SGB V (Sozialgesetzbuch V, Rechtsstand 1. Juni 2005). Folgende klinische Versorgungsformen existieren:

- stationäre und teilstationäre (geriatrische Tagesklinik) Krankenhausbehandlung (nach § 108/109 SGB V)
- stationäre und teilstationäre Rehabilitationsbehandlung (nach § 111 SGB V)
- ambulante geriatrische Rehabilitation (AGR) (nach § 111 SGB V).

Tageskliniken

Die Durchführung einer teilstationären Behandlung in Tageskliniken (von Montag bis Freitag) setzt voraus, dass Patienten während der Nacht sowie an Wochenenden und Feiertagen zu Hause zurechtkommen oder versorgt sind. Für die Behandlung werden sie von zu Hause abgeholt, zur Tagesklinik gebracht und nach Beendigung der Behandlung nach Hause befördert. Die zweite Voraussetzung für tagesklinische Behandlung ist deshalb die Transportfähigkeit.

Ein aus klinisch-geriatrischer und gerontologischer Sicht bedeutsamer Vorteil der geriatrischen Tagesklinik besteht einerseits in der aktiven Aufrechterhaltung sozialer Kompetenz und andererseits der Nutzung der gesamten diagnostischen und therapeutischen Möglichkeiten einer geriatrischen Klinik. Diese besteht insbesondere für funktionell höhergradig beeinträchtigte Patienten (z. B. ausgeprägte Apraxien, Wahrnehmungs- und Orientierungsstörungen) in der erforderlichen alltagsrelevant übenden Ablauf- und Tagesstrukturierung sowie der in der Tagesklinik vorhandenen aktivierend therapeutischen Pflege (wichtig z. B. für das Toilettentraining). Sie stellt deshalb eine etablierte „wohnortnahe" Form geriatrischer Versorgung bzw. Rehabilitation für hierfür geeignete Patienten dar.

Zugang zur Rehabilitation

Der Patientenzugang erfolgt unterschiedlich, sowohl als Direktzuweisung oder Direktaufnahme via Notaufnahme oder Aufnahmestation als auch als Verlegung aus anderen Krankenhausabteilungen bzw. Kliniken. Direkter Zugang zu geriatrischer Abklärung (geriatrisches Assessment) und Behandlung ist ein integrierter Bestandteil medizinischer Versorgung, die im Krankenhaus möglichst in der Aufnahme oder Aufnahmestation beginnt (Lübke, Meinck, von Renteln-Kruse, 2004). Als Besonderheit ist vor der Aufnahme in ambulante, teilstationäre oder stationäre geriatrische Rehabilitation die Kostenübernahmeerklärung des Kostenträgers erforderlich. Die Anmeldung erfolgt über spezielle Antragsformulare, die u. a. neben den Diagnosen und angestrebten Rehabilitationszielen auch Angaben zum Selbsthilfestatus sowie eine Einschätzung der Rehabilitationsprognose enthalten. Das Verfahren beinhaltet die Überprüfung des Rehabilitationsantrags und die daraus resultierende Empfehlung des MDK an den über die Antragsgenehmigung entscheidenden Kostenträger. Die Frührehabilitation ist seit Inkrafttreten des Sozialgesetzbuches IX Bestandteil der akutstationären Behandlung im Krankenhaus (Stier-Jarmer, Pientka, Stucki, 2002).

4

Umfassendes geriatrisches Assessment als Grundlage klinischer Geriatrie

Geriatrisches Assessment ist wichtige Grundlage und Bestandteil laufender geriatrischer Behandlung, weshalb von Assessment und Behandlungsplanung gesprochen wird (Kap. 1.5).

Merke!

Unter umfassendem geriatrischen Assessment versteht man einen multidimensionalen und interdisziplinären Prozess mit dem Ziel, die medizinischen, psychosozialen und funktionellen Probleme und Ressourcen des Patienten zu erfassen und einen umfassenden Behandlungs- und Betreuungsplan zu entwickeln.

Der Einsatz von standardisierten Assessmentverfahren ist klinischer Beurteilung insbesondere beginnender und leichtgradiger (präklinischer) funktioneller Einschränkungen überlegen (Pinholt et al., 1987). Als sogenannte Performance-Tests messen sie, z. T. unter zeitlicher, also leistungsbezogener Vorgabe konkrete Alltagsfunktionen wie z. B. Mobilität. Die hierdurch erhaltenen Informationen gehen über den klinischen Untersuchungsbefund am Bewegungsapparat, beispielsweise einer Gonarthrose mit Angabe der Gelenkbeweglichkeit in Winkelgraden hinaus. Maßzahlen als Resultat von Assessmentverfahren erlauben z. T. auch näherungsweise prognostische Aussagen zu Hilfs- und Pflegebedürftigkeit.

Merke!

Geriatrisches Assessment als Methodik dient der Verbesserung diagnostischer Präzision und unterstützt die Formulierung von Therapiezielen. Es kann wertvolle Hinweise liefern, um Prioritäten für einen Therapieplan zu erstellen (Dringlichkeit, Umfang und Intensität zu ergreifender Maßnahmen).

Die Verwendung von standardisierten Funktionsbewertungen ermöglicht und erleichtert außerdem die Kommunikation innerhalb eines interdisziplinären Teams (von Renteln-Kruse, Rösler, 2006). Assessmentprogramme waren und sind obligatorischer Bestandteil kontrollierter Studien zum Nachweis der Wirksamkeit geriatrischer Versorgungsformen (Stuck et al., 1999).

Es ist nicht möglich, in diesem Rahmen verschiedene Assessmentverfahren im Einzelnen zu besprechen (Nikolaus, 2000; Rubenstein, Wieland, Bernabei, 1995). Die zielgerichtete Auswahl bestimmter Instrumente bzw. deren Zusammenstellung ist natürlich abhängig vom klinischen Zweck, differiert erheblich bezüglich des zeitlichen Aufwandes und ist deshalb auch abhängig vom Einsatzort (Praxis, Notaufnahme, geriatrische Abklärungsstation oder geriatrische Rehabilitationsklinik). In Deutschland sind erstmals Empfehlungen zur Verwendung von Standardverfahren und zu einem abgestuften Vorgehen von der deutsch-schweizerischen Arbeitsgruppe „Geriatrisches Assessment" in Form eines sogenannten Basis-Assessments gegeben worden (Arbeitsgruppe Geriatrisches Assessment, 1997). Später wurden diese Empfehlungen durch eine gemeinsame Arbeitskommission der Deutschen Gesellschaft für Gerontologie und Geriatrie (DGGG) und der Deutschen Gesellschaft für Geriatrie (DGG) erweitert und präzisiert (Nikolaus, 2001).

Entsprechend seinem ganzheitlichen Ansatz umfasst geriatrisches Assessment i. d. R. folgende Dimensionen (s. auch Fallbeispiel): physische Gesundheit, psychische Gesundheit, Selbsthilfestatus, soziale Gesundheit und soziales Netz sowie Informationen zu Wertvorstellungen (von Renteln-Kruse, 2004a). Hierzu zählen neben der medizinischen Diagnostik praktisch bedeutsame Informationen zum Ernährungszustand, eine umfassende Medikamentenanamnese unter Einschluss auch frei verkäuflicher Medikamente (Selbstmedikation), sensorische Funktionen und Kommunikationserschwernisse sowie Informationen zu Arztbesuchen, Krankenhausaufenthalten und ggf. Nutzung gesundheitlicher Dienstleistungen (z. B. ambulanter Pflegedienst, Therapeuten).

Das geht Sie an!

Ältere Patienten tendieren nicht selten zur Überschätzung ihrer funktionellen Kompetenz und neigen trotz objektiver Befunde zum Herunterspielen von Beschwerden und Problemen aus Furcht vor Konsequenzen, z. B. nicht wieder in die eigene Wohnung zurückkehren zu können. Gerechnet werden muss auch mit sogenanntem „Underreporting" bei Problemen, die z. B. Scham besetzt sind wie Inkontinenz. Depressive Patienten unterschätzen ihre funktionellen Fähigkeiten eher. Eine Fremdanamnese ist oft hilfreich oder zur Verifizierung der Angaben sogar unverzichtbar.

Häufig wichtig sind Prüfung von Depressivität und kognitiven Funktionen: Gedächtnis, Orientierung, Aufmerksamkeit, Kommunikation und visuellräumliche Fähigkeit. Beim Einsatz von Testverfahren zur „orientierenden" Prüfung kognitiver Funktionen ist zu beachten, dass die Instrumente nur eine Einschätzung der globalen Fähigkeiten, aber keine Aussage zu Störungsursachen erlauben. Den Selbsthilfestatus erfassen Instrumente zur Bestimmung der grundlegenden (basalen) Aktivitäten des täglichen Lebens und weiter die instrumentellen Aktivitäten des täglichen Lebens. Performance-Testverfahren beschreiben und messen z. B. Funktionen der Mobilität. Die soziale Dimension ist von großer Bedeutung. So stellen fehlende oder nur spärlich vorhandene soziale Kontakte einen Risikofaktor im Alter für die Entwicklung von Hilfsbedürftigkeit dar (Stuck et al., 1999). Informationen zu Wertvorstellungen, persönlichen Wünschen und Ressourcen (verstanden als körperliche und geistige Reserven, aber auch verfügbare Unterstützung) von Patienten sind für eine Behandlungsplanung wichtig. Sie sollen ebenfalls routinemäßig in Erfahrung gebracht werden, da hiervon die Motivation entscheidend bestimmt wird. Dies betrifft die eigenen Wünsche und Vorstellungen des Patienten zur

Behandlung insbesondere auch zu lebensverlängernden Maßnahmen sowie zur subjektiven Einschätzung des weiteren Verlaufs und möglicher Perspektiven (subjektive Prognose).

Multimorbidität, geriatrische Syndrome und Instabilität als klinische Herausforderungen

Das Merkmal von Multimorbidität (Robert-Koch-Institut, 2003; von Renteln-Kruse, 2001) im hohen Lebensalter ist, dass bereits scheinbar geringe Anlässe (körperliche, psychosoziale Belastungen oder geringe Veränderungen an der Medikation beispielsweise) genügen können, um grenzwertig kompensierte homöostatische Gleichgewichte zum Zusammenbruch zu bringen, z.B.

- Glukosetoleranz
- Wasser- und Elektrolythaushalt
- Blutdruck- und Gleichgewichtsregulation
- sensorische und kognitive Funktion
- Mobilität.

Die im höheren Lebensalter erhöhte Komplikationsrate ist hierdurch teilweise schlüssig erklärt (Leape et al., 1991).

Merke!

Die durch eingeschränkte Kompensationsmechanismen bzw. funktionelle Reserven begründete Labilität bzw. Anfälligkeit wird als Syndrom der Instabilität bezeichnet.

Instabilität ist ein Merkmal im wahrsten Sinne des Wortes „gebrechlicher" alter Menschen und geht mit Fluktuationen im Grad funktioneller Behinderung einher. Behinderung selbst ist ein Indikator für weiteren Funktionsverlust. Essenzielle Komponenten funktioneller Kompetenz sind die muskuloskelettale Funktion, die aerobe Kapazität als Maß für Ausdauer bzw. Belastbarkeit, kognitive und integrative neurologische Funktionen sowie der Ernährungszustand. Ihnen gemeinsam ist, dass sie sowohl durch Krankheiten als auch Altersveränderungen beeinträchtigt werden können.

Übliche klinische Problemlösung sucht verschiedene Symptome pathophysiologisch möglichst auf eine einzelne spezifische Krankheit (Ursache) zurückzuführen. Bei Patienten im höheren Lebensalter mündet jedoch die Summe zahlreicher Ursachen (Krankheiten und alternsbedingte Funktionseinschränkungen) zunehmend häufiger in phänomenologisch unspezifischer Symptomatik. Hierzu zählen die klassischen geriatrischen Syndrome wie Immobilität, Verwirrtheit, Inkontinenz, das Sturz-Syndrom, iatrogene Störungen u.a.

Stürze und sturzbedingte Verletzungen

Stürze sind bei geriatrischen Patienten sehr häufig und sturzbedingte Verletzungen sind häufiger Anlass für geriatrische rehabilitative Behandlung (Borchelt, Vogel, Steinhagen-Thiessen, 1999; Sozialministerium Baden-Württemberg, 1996). Jeder zweite Heim- und Freizeitunfall ist ein Sturzereignis. Beim Hinfallen (Sturz in der Ebene) ereignen sich überdurchschnittlich viele Frakturen der Extremitäten. Etwas mehr als ein Drittel der Sturzunfälle führt zu bleibenden Beeinträchtigungen (Bundesärztekammer, 2001). Proximale Femurfrakturen führen bei mehr als der Hälfte der Patienten in Privathaushalten zu eingeschränkter Mobilität oder vermehrter Hilfs- und Pflegebedürftigkeit. Bei vorher noch geh- und transferfähigen Alten- oder Pflegeheimbewohnern kommt es häufig als Folge zu bleibendem Verlust der Selbsthilfefähigkeit. Daten aus Deutschland zum Verlauf nach proximaler Femurfraktur Älterer belegen ein erhebliches Ausmaß an funktionellen und sozialen Einbußen.

Merke!

Nach unerwünschten Arzneimittelwirkungen zählen Stürze bei alten Patienten zu den häufigsten unerwünschten, komplizierenden Ereignissen im Verlauf stationärer Behandlung.

Ihre Häufigkeit ist bei älteren Patienten besonders hoch, weil prädisponierende Risikofaktoren, z.B. akute Verwirrtheit ebenfalls aufgrund altersabhängiger Krankheitsprävalenz häufiger werden (Inouye, 1998; Leape et al., 1991; Lindesay, Rockwood, Rolfson, 2002; Morgan et al., 1985; Oliver et al., 2004; Rubenstein, Josephson, 2002; von Renteln-Kruse, 2004b; von Renteln-Kruse, Krause, 2004).

Tab. 4.2.1: Verwendete Instrumente aus dem Geriatrischen Assessment sowie zur Risiko-Abschätzung im Fallbeispiel.

Instrument/ Verfahren	Dimension	Ergebnis des Patienten bei stationärer Aufnahme	Kommentar/Hinweis zur Bewertung
Barthel-Index*	Selbsthilfestatus; 10 basale ADL*	35 Punkte	0–100 Punkte (Bereich)
Frühreha-Barthel Index	Funktionell und pflegerisch/therapeutisch erschwerende Faktoren	bis 50 Punkte beaufsichtigungspflichtige Schluckstörung	Erfasste Faktoren: intensivmedizinisch überwachungspflichtiger Zustand, absaugpflichtiges Tracheostoma, intermittierende Beatmung, beaufsichtigungspflichtige Orientierungsstörung, beaufsichtigungspflichtige Verhaltensstörung mit Eigen- und/oder Fremdgefährdung, schwere Verständigungsstörung, beaufsichtigungspflichtige Schluckstörung
Mini Mental State Examination MMSE	Kognitives Screening Orientiertheit, Merkfähigkeit, Kurzzeitgedächtnis, Kopfrechnen, Benennen, Lesen, Schreiben, visuell-konstruktiv	19 Punkte = Hinweis für kognitive Einschränkung	≤ 24 Punkte: Hinweis für kognitive Einschränkung
Geriatrische Depressions-Skala GDS	Depressivität	3 Punkte = unauffällig	≥ 6 Punkte: Hinweis für Depressivität
Timed Up & Go	Basale funkt. Beweglichkeit	nicht durchführbar	> 30 Sekunden: ausgeprägte Mobilitätseinschränkung
Mobilititäts-Test n.Tninetti	Balance, Stand, Gang	nicht durchführbar	< 20 Punkte: Sturzrisiko deutlich erhöht
Sturzrisiko (n. „Stratify")	Risiko-Abschätzung der Sturzgefährdung	3 Punkte = sturzgefährdet	Erfasste Risikofaktoren: Sturz innerhalb der letzten 2 Monate, agitiert/verwirrt, alltagsrelevante Sehbehinderung, gehäufte Toilettengänge, Summe „Transfer" + „Gehen" (B-I) = 15–20 Punkte; ≥ 2 Punkte: hohes Risiko
Erweiterte Norton-Skala	Risiko-Abschätzung für die Dekubitusentwicklung	22 Punkte = Dekubitus gefährdet	Erfasste Faktoren: Alter, Hautzustand, Zusatzerkrankungen, körperlicher Zustand, geistiger Zustand, Aktivität, Beweglichkeit, Inkontinenz ≤ 25 Punkte: Dekubitusrisiko

* gemäß Hamburger Einstufungsmanual (Lübke et al., 2004)

Wirksamkeit

Der Nachweis der Wirksamkeit geriatrischer Rehabilitation wurde mehrfach geführt (Meier-Baumgartner et al., 2002). Beispielhafte Studien hierzu liegen zum Schlaganfall sowie zu hüftgelenksnahen Frakturen vor (Goldstein et al., 1997; Hager, Weitkamp, 1998; Nosper, Hock, Hardt, 2003; Trögner et al., 2006). Als erfolgbestimmende Faktoren erwiesen sich u. a. strukturiertes geriatrisches Vorgehen unter Anwendung von Assessmentverfahren sowie die Interdisziplinarität des geriatrischen Behandlungskonzepts (Stuck et al., 1993).

4.2.2 Falldarstellung: geriatrischer Patient mit Multimorbidität

Das folgende Fallbeispiel zeigt, dass häufig Patienten in geriatrische Behandlung und geriatrische Rehabilitation zugewiesen werden, die z.T. erheblich komplizierte klinische Verläufe hinter sich gebracht haben. Geriatrische Rehabilitation selbst geschieht auch angesichts einer nicht zu vernachlässigenden Rate an Komplikationen und erfordert ein hohes Maß an medizinischer Diagnostik und Therapiemöglichkeiten (Sozialministerium Baden-Württemberg, 1996; von Renteln-Kruse, Ebert, 2003).

Die Kaskade

Als Herr P., 73 Jahre, im Januar in Begleitung seiner Lebensgefährtin, Sabine M., 66 Jahre, etwas aufgeräumter und ruhiger als gewöhnlich am Steuer seines nagelneuen Wagens der oberen Mittelklasse in die herzchirurgische Abteilung des 56 km entfernten Krankenhauses aufbricht, ahnt er nicht, dass er erst im August nach Hause zurückkehren wird.

Herr P. weiß schon seit anderthalb Jahren von seinem kombinierten Aortenvitium mit überwiegender Stenose sowie seiner stabilen koronaren Herzerkrankung. Nach ausführlicher Diagnostik und eingehenden ärztlichen Beratungen mit seinem Hausarzt und seinem Kardiologen hat er sich zur empfohlenen Operation entschlossen. Zuvor war er während des Sommers zweimal im Abstand weniger Wochen – jedes Mal nach Gartenarbeit – wegen akuter Luftnot aufgrund eines Prä-Lungenödems im Kreiskrankenhaus kurzzeitig stationär behandelt worden.

Am Tag nach der Aufnahme erfolgen problemlos eine 3-fach ACB-Operation (LIMA auf LAD und 2-mal ACVB auf RCX und RCA) sowie der Aortenklappenersatz (25 mm Mosaik-Bioprothese). Am 1. postoperativen Tag kommt es bereits Stunden nach erfolgter Extubation zu erheblicher Unruhe und ausgeprägter Agitiertheit mit drohender Erschöpfung, so dass wegen massiver Hyperkapnie erneut intubiert und beatmet werden muss. Hohes Fieber stellt sich ein, wiederholte Weaning-Versuche verlaufen frustran; am 6. postoperativen Tag stellt sich Tachyarrhythmie ein, die durch einmalige Kardioversion erfolgreich behandelt wird. Die wechselnd ausgeprägten Unruhezustände halten an; weiterhin Temperaturen > 39 °C. Am 8. postoperativen Tag klagt Herr P. (mittlerweile mit Sprechkanüle) über Bauchschmerzen. Noch am selben Tag erfolgt die Laparotomie in der chirurgischen Abteilung. Wegen ausgedehnter Nekrose des Colon ascendens (histol.: ischämische Colitis) wird eine Hemikolektomie durchgeführt. Nach zwei weiteren Tagen tritt Anurie bei Multiorganversagen auf, was weitere intensivmedizinische Maßnahmen und die Hämofiltration über Wochen erfordert. Nach langsamer Rücknahme der Sedierung wird Herr P. nicht wach; im EEG zeigen sich mittelschwere Allgemeinveränderungen. Zwei Tage später kommt es zu einer massiven oberen Gastrointestinalblutung bei fibrinös ulzerierender Ösophagitis und ausgeprägter hämorrhagischer ulzeröser Pangastritis; inzwischen konnten Pseudomonaden im Trachealsekret nachgewiesen werden. Ein Ulcus ventriculi wird zwischenzeitlich geklippt. Zwanzig Tage nach Operation ist Herr P. zeitweise so wach, dass er Blickkontakt aufzunehmen beginnt und einfache Fragen mit Kopfbewegungen zu beantworten scheint; Spontanbewegungen aller Gliedmaßen sind möglich. Es wird eine PEG angelegt nach Einverständniserklärung durch den Sohn. Dieser wurde inzwischen gerichtlich zum Betreuer bezüglich folgender Bereiche bestellt: Aufenthaltsbestimmungsrecht, Gesundheitsfürsorge, Vertretung in Vermögensangelegenheiten sowie gegenüber Einrichtungen der Pflege und Rehabilitation. Im weiteren Verlauf treten Hämoptysen auf, wechselnde Antibiotikabehandlungen erfolgen; rezidivierende Pleuraergussbildung erfordert wiederholte Punktionen, intermittierend kommt es zu absoluter Arrhythmie bei Vorhofflimmern bis zur Tachyarrhythmie.

Sechs Wochen nach der Herzoperation ist Herr P. in der Lage, auf der Intensivstation mit Hilfe zweier Personen für kurze Zeit in einen Stuhl gesetzt zu werden; er ist wechselnd ausgeprägt desorientiert und psychomotorisch unruhig. Beispielsweise meint er nach einem Tierfilm im Fernsehen, ein Pferd gebären zu müssen. Dann tritt ein akutes Abdomen auf, weshalb erneut laparotomiert werden muss (Sigmateilresektion und Hartmann-Op.; endständiger Anus praeter); postoperativ kommt es zu akuter Pankreatitis und Cholecystitis. Nach Stabilisierung wird Herr P. in die neurologische Abteilung verlegt, wo er – mittlerweile ist es Mitte April – weiterbehandelt wird. Die Diagnose lautet: septische Enzephalopathie. Der initiale Verdacht auf eine Critical-Illness-PNP bestätigt sich nicht, es wird von einem schweren Immobilitäts-Syndrom ausgegangen. Die Schluckstörung bessert sich; allerdings bleibt die Nahrungs- und Flüssigkeitszufuhr – tagesformabhängig – insgesamt ungenügend, weshalb zusätzlich über die PEG ernährt werden muss. Ebenso bessert sich der Schweregrad der deliranten Symptomatik, allerdings erst unter einer neuroleptischen Kombinationsbehandlung. Kurz- und Langzeitgedächtnis sind schwer beeinträchtigt, Krankheits- und Störungsbewusstsein fehlen, und Aufmerksamkeit sowie Konzentrationsfähigkeit bestehen für maximal 15 Minuten. Eine Woche nach Aufnahme in der neurologischen Abteilung stürzt Herr P. am frühen Morgen in verwirrtem Zustand im Patientenzimmer vor seinem Bett auf den Boden und zieht sich eine rechtsseitige pertrochantere Femurfraktur zu, die dann mittels Implantation einer Hüft-TEP komplikationslos operativ behandelt wird. Nach weiteren 12 Tagen wird Herr P. dann wohnortnah in eine Abteilung mit rehabilitativem Schwerpunkt einer geriatrischen Klinik verlegt.

Anamnese und Befunde

Frühere Erkrankungen, Risikofaktoren

Seit Jahren besteht bei Herrn P. ein arterieller Hypertonus, der medikamentös eingestellt ist. Als atherosklerotische Manifestation besteht weiter eine periphere arterielle Verschlusskrankheit (Fontaine-Ratschow I–II). Die medikamentöse Dauertherapie bestand bis zum Krankenhausaufenthalt aus einem Antihypertensivum und Acetylsalicylsäure. Herr P. war bis zur Berentung Kettenraucher, befand sich ebenfalls bis zur Berentung wiederholt in Behandlung wegen Lumboischialgien und eines Bandscheibenvorfalls, war sonst im Wesentlichen jedoch gesund und beschwerdefrei. Herr P. liebt gutes Essen und trinkt regelmäßig bis zu einer halben Flasche Rotwein, achtete jedoch stets auf sein Körpergewicht. Zusammen mit seiner Lebensgefährtin geht er einmal wöchentlich zum Schwimmen.

Sozial- und Berufsanamnese

Herr P. ist seit acht Jahren berentet, Vater eines 47-jährigen Sohnes und einer 45-jährigen Tochter, Großvater von drei Enkelkindern und seit fünf Jahren verwitwet. Nach dem Abitur absolvierte er eine Ausbildung zum Bankkaufmann, trat in den Dienst einer Sparkasse und war zuletzt bis zur Pensionierung als Leiter einer Sparkassenfiliale tätig. Er bewohnt ein Reiheneckhaus mit versetzten Wohnebenen über drei Etagen (zahlreiche Treppen) mit gepflegtem Garten, den er mit Liebe hegt. Herr P. ist begeisterter Autofahrer und unternimmt gern weitere Urlaubsreisen per Auto. Über ein Konzertabonnement hat er vor vier Jahren seine Lebensgefährtin, eine pensionierte Grundschullehrerin kennengelernt. Diese ist vor einem knappen halben Jahr zu ihm ins Haus gezogen und hat ihre Wohnung aufgegeben.

Zum Sohn und seiner Familie, die in einem Ort unweit entfernt leben, bestehen enge Beziehungen und häufige Kontakte mit regelmäßigen gegenseitigen Besuchen. Herr P. schaut nach Haus und Garten, wenn die Familie in Ferien ist. Die Enkelkinder kommen gern zum Großvater; der älteste Enkel, der Maschinenbau studiert, wird monatlich vom Großvater finanziell unterstützt. Die Tochter ist ebenfalls verheiratet, lebt jedoch mit ihrem Mann, einem Reedereidirektor und ihrer Tochter im Ausland. Es wird wenigstens einmal wöchentlich telefoniert, und mindestens dreimal im Jahr fährt Herr P. für mehrere Tage auf Besuch.

Aufnahmebefund

73-jähriger Patient in erheblich geschwächtem Allgemeinzustand mit seitengleich herabgesetztem Muskeltonus und generalisiert hypotropher Muskulatur, reduziertem Ernährungszustand (Größe 1,84 m, 57 kg), Dekubitalgeschwüre II.–III. Grades an beiden Fersen, reizlos verheilte Operationsnarben, noch Hämatom-bedingte Schwellung des rechten Oberschenkels, leicht druckschmerzhaft, rechter Unterschenkel diskret geschwollen, ohne sichere klinische Thrombosezeichen, PEG-Einstichstelle und Anus praeter reizlos, transurethraler

Blasenkatheter (18 Ch.), keine Ödeme, keine klinischen Zeichen der Herzinsuffizienz, trockene Haut und Zunge, ca. tennisballgroßes Lipom am rechten Oberarm, Puls 72/Min. regelmäßig zentral und peripher, RR 115/65 mmHg, Abdomen weich und ohne Druckschmerz, Darmgeräusche regelhaft in allen Quadranten, kein Klopfschmerz über den Nierenlagern, rektal digital schlaffer Sphinktertonus, Prostata ohne tastbare Auffälligkeit, Leber 1 QF unter dem Rippenbogen, Milz nicht tastbar, freundlich zugewandt, zeitlich und örtlich sehr unscharf bzw. deutlich desorientiert, heisere, belegte Sprache, Hypoglossusparese links, Zahnprothese ohne festen Sitz, Gebiss saniert, Sehen auch mit Brille reduziert, Gesichtsfeld fingerperimetrisch nicht eingeschränkt, MER seitengleich, keine Pyramidenbahnzeichen, Rechtshänder, rechts KG 3, links herabgesetzt, herabgesetzte Sensibilität an beiden Beinen, Eudiadochokinese, kein Klopf- oder Stauchungsschmerz über der WS, große Gelenke bis auf rechte Hüfte frei und ohne Schmerz beweglich, kein selbstständiges Aufsitzen möglich, Sitz an der Bettkante nur äußerst kurz und unsicher, kein freier Stand, kein Gehen, auch nicht mit personeller Hilfe, Dekubitalgeschwüre beider Fersen Grad 3, Stadium 2, > 2 cm im Durchmesser. Die Ergebnisse der verwendeten Verfahren aus dem geriatrischen Assessment sind in Tab. 4.2.1 aufgeführt.

Medikamente bei Aufnahme: Metoprolol, Amlodipin, Vitamin B_1, Perazin, Haloperidol, Risperidon, Natriumchlorid p. o., Esomeprazol, niedermolekulares Heparin.

Medizinische Diagnostik

- **Pathologische Laborbefunde:** Leukozytose 11 900/nl, Hyponatriämie Na 131 mmol/l, CRP 16,5 mg/l, im Urin signifikante Bakteriurie, Leukozyturie und Erythrozyturie; Urin-Kultur: Pseudomonas und Klebsiella mit anschließendem Antiobiogramm
- **Ruhe-EKG:** noch normofrequenter SR 94/Min., Indifferenztyp, desz. ST-Strecken in II, III, aVF, V5 und V6
- **Sonografie:**
  - beide Nieren nach Form, Lage und Größe unauffällig, Milz normal groß, Harnblase regelrecht; im Verlauf (ohne Blasenkatheter) Restharnsonografie: kein Restharn
  - kein Anhalt für auslaufenden Pleuraerguss
- **transthorakale Echokardiografie:** unauffälliger AKE, kein Vitium, Hypokinesie des Septums anteroseptal und z.T. inferior, mäßig eingeschränkte LV-Funktion, Myokardhypertrophie, keine Dilatation
- **Rhinolaryngoskopie:** ausgeprägte polypöse Strukturen in Höhe der Stimmlippen bis in die Trachea reichend; hierdurch erhebliche Behinderung der Aryknorpel; bei Gabe von pürierter Konsistenz: Residuen im Bereich der Vallecula, postdeglutitive Aspiration bei Gabe von nicht angedickter Flüssigkeit, die zu ausreichend effektivem Hustenstoß führt
- **HNO-Konsil:** laryngoskopisch: ausgeprägte Intubationsgranulome; nach Besserung des AZ Mikrolaryngoskopie und Abtragung
- **MR Neurocranium:** symmetrische Hirnstrukturen mit mittelgradiger Erweiterung der inneren und äußeren Liquorräume, letzteres frontal betont, bds. im periventrikulären Marklager einzelne fleckige Signalanhebungen (am ehesten unspezifische Gliose), TOF-Angiografie: diskrete Wandunregelmäßigkeiten der zentralen Hirnarterien ohne hochgradige Stenosen, linkes P1-Segment mit deutlichen Kaliberschwankungen, kein Hinweis für postentzündliche Veränderungen, unauffälliger knöcherner Schädel
- Im Verlauf: **Röntgen Thorax:** Herz normal groß, keine Ergüsse, Stauungszeichen oder Infiltrate, Sternalcerclagen nach Op. geschlossen.

Weitere Befunderhebung und Assessment durch Pflegepersonal und Therapeuten

- **Pflegeprobleme**: phasenweise ausgeprägte Verwirrtheit und Halluzinationen, mangelnde Orientierung, unzureichende und erschwerte Nahrungsaufnahme; Dysphagiekost, Sturzgefährdung, kurze Schlafphasen

  Ziele und Vorgehen: Kommunikation verbessern, Orientierung geben, komplette Übernahme der Körperpflege, Mobilisation aus dem Bett in den Rollstuhl mit längeren Phasen außerhalb des Bettes, Sitzphasen am Bett und Stehen am Bett mit Hilfe verlängern unter Beachtung von Sicherheitsaspekten, Angst des Patienten und kardiopulmonaler Belastbarkeit; Routine-Programm zur Vermeidung von Sturzereignissen gemäß hausinterner Checkliste, Ernährungszustand verbessern, Nahrungs-Supplement, tägl.

Ernährungsprotokoll, wöchentliche Bestandsaufnahme, B-I zweiwöchentlich, im Verlauf nach Entfernung des Blasenverweilkatheters Miktionsprotokoll

- **Behandlungspflege:** Dekubitus (Fotodokumentation initial und im Behandlungsverlauf mit feuchter Wundbehandlung mittels Hydrokolloidverband), Anus-praeter-Pflege und -Versorgung, Kontakt zur Stoma-Therapeutin (extern) mit Einbeziehung der Lebensgefährtin zur Vorbereitung häuslicher Versorgung und Übergabe an Stoma-Therapeutin für ambulante Betreuung
- **Neuropsychologie:** Abklärung kognitiver Funktionsstörung, Aufmerksamkeitsspanne verlängern, Patient ist nur wenig und kurzzeitig belastbar, Diagnostik deshalb nur begrenzt möglich; keine Hinweise auf intellektuelle Funktionseinschränkungen (Uhrzeichnung unauffällig, Cramon: 16/20, CERAD, Tiere: RW = 18); Abnahme der Halluzinationen
- **Physiotherapie:** Befunderhebung gemäß standardisiertem Protokoll (ausgeprägtes Immobilitäts-Syndrom mit rezidivierenden Orthostasen und Kollaps nach kurzer Belastung bereits im Bett; noch schmerzbedingte Bewegungseinschränkung rechte Hüfte)
  Ziele: aktives Stehtraining, aktive Transferschulung, Steigerung der Belastbarkeit unter Berücksichtigung der kardiopulmonalen Situation, dann Gehen am Barren, am Rollator, später Ausbau der Gehstrecke, geht einher mit Unterstützung und Verbesserung von Ausdauer, Selbstvertrauen, Abbau von Angst (Sturzangst), Treppen gehen (Pat. muss zu Hause in den 3. Stock gelangen können, Pat. hat selbst größte Bedenken), Hilfsmittel zur Mobilität
- **Physikalische Therapie:** Schmerzreduktion v. a. im operierten Bein, aber auch im Schulter-Nacken-Bereich und Rücken; nach Ausschluss einer Thrombose im operierten Bein Lymphdrainage unter Beachtung kardiopulmonaler Belastbarkeit; Streichungen, Massagen, Heupackungen, später auch Stimulation des M. quadriceps
- **Logopädie:** prioritär: Dysphagie-Diagnostik zusammen mit ärztlichem Dienst (Rhinolaryngoskopie), Befunderhebung zu Möglichkeiten der Kommunikation (Absprache mit dem Neuropsychologen)
  Initial: Aspiration von Speichel und von sämtlichen Nahrungskonsistenzen, Aspiration und Penetration von Speichel sowie dünnflüssiger als auch angedickter Flüssigkeiten und breiiger, fester sowie krümeliger Nahrungskonsistenzen und Mischkonsistenzen bei mundastbetonter Fazialisparese links, leicht- bis mittelgradig gestörter peri- und intraoraler Sensibilität, leicht- bis mittelgradig eingeschränkter Lippenfunktion. Die zahnprothetische Versorgung ist locker und wird vom Patienten nicht toleriert.

Therapie

Therapieplan

- Kostformanpassung und -aufbau
- Regulierung des Gesamt- und orofazialen Tonus und der Wahrnehmung in Abhängigkeit von Sitzposition und Lagerung
- Behandlung der Fazialisparese
- Behandlung der buccofazialen Apraxie
- Verbesserung von Lippen- und Zungentonus, -kraft, -bewegungsauslenkung und -koordination
- Reduktion von extraoraler Salivation sowie Flüssigkeits- und Speisenaustritt
- intraorale Stimulation (FOT)
- Erlernen und Verbesserung von Kompensationsstrategien (Kopfhaltung, Sitzposition, supraglottisches Schlucken, reinigendes Nachschlucken), Modifizierung des Verhaltens bei der Nahrungsaufnahme (Esstempo, Bolusportionierung)
- Erarbeiten eines entsprechenden Übungsprogramms zur eigenständigen Durchführung, Krankheitsbewältigung (hoher Leidensdruck bei ausgeprägten emotionalen Schwankungen), Angehörigenberatung in Absprache und Zusammenarbeit mit Pflege, Physiotherapie, Lebensgefährtin (häufig anwesend) und Diätassistentin.

Ergotherapie

- Befunderhebung zu ADL und ADL-Training, beginnend mit Waschtraining im Sitzen im Bad, möglich nach Steigerung der kardiopulmonalen Belastbarkeit Hilfsmittelbedarf, Anpassung eines Leichtlaufrollstuhls (zur Mobilität für weitere Strecken)
- Erwägung eines späteren therapeutischen Hausbesuchs (Patient zusammen mit Physiotherapeutin und Ergotherapeutin) wegen ggf. notwendi-

ger räumlicher Anpassungen und Einbau von Hilfen zur Überwindung von Mobilitätshindernissen (Sanitär, Treppen; Haus mit versetzten Ebenen und drei Etagen).

Ernährungstherapie und -beratung
Zunächst Schluckkost Stufe Dys. III; Absprache mit dem Logopäden, Ernährungs-Supplement mit Sondenkost und später tägl. Kost-Befragung des Pat. nach Kostwunsch, wiederholte Beratung der Lebensgefährtin (Ernährung bei Z. n. Pankreatitis).

Sozialpädagogik
- Beratung und Abklärung über Möglichkeiten häuslicher Unterstützung, ggf. Terminierung der gerichtlichen Betreuung im Verlauf, wiederholte intensive Beratung der Lebensgefährtin
- Ziel: Sicherstellung der Rückkehr des Patienten in die häusliche Umgebung.

Therapieprogramm
- Täglich: aktivierende Pflege inkl. o. g. Prophylaxen, Physiotherapie, physikalische Therapie (später nach Befundbesserung reduzierte Frequenz), Logopädie und Evaluierung durch Diätassistentin
- dreimal wöchentlich: Neuropsychologie
- wöchentlich: Team-Besprechung aller an der Behandlung Beteiligten unter ärztlicher Leitung sowie oberärztlicher Supervision mit Evaluation der Befunde und erreichten sowie nicht erreichten Fortschritte, Zielanpassung bzw. weitere Planung, Abstimmung über Behandlungsdauer, Bestimmung des Übergangs in teilstationäre Behandlung, Entlassungsplanung, Planung weiterer ambulanter Versorgung.

Verlauf

Die erhöhten Temperaturen waren durch einen interkurrenten Harnwegsinfekt (nosokomiale Infektion) erklärt, der nach antibiogrammgemäßer Behandlung ausheilte. Eine Endokarditis konnte ausgeschlossen werden, ebenso pulmonale Infekte. Der transurethrale Blasenverweilkatheter konnte später entfernt werden. Durch Toilettentraining wurde Herr P. rasch harnkontinent. Zusätzlich wurden ausgeprägte Intubationsgranulome diagnostiziert. Deren mikrochirurgische Entfernung wurde mit der HNO-Abteilung für einen späteren Zeitpunkt vereinbart.

Im weiteren Verlauf kam es zur Abnahme der Halluzinationen, kognitive Funktionseinschränkungen wurden nicht objektiviert; die psychopharmakologische Behandlung konnte schrittweise komplett abgesetzt werden. Die gerichtliche Betreuung durch den Sohn wurde überflüssig und deshalb nicht verlängert.

Die Dekubitalulzera der Fersen heilten unter konsequenter Behandlung gut, waren jedoch am Ende der stationären Behandlung noch nicht vollständig geschlossen.

Nach konsiliarischer Rücksprache mit den vorbehandelnden Chirurgen sollte mit der prinzipiell möglichen Rückverlegung des Anus praeter gewartet werden, da das Risiko für einen komplizierten Verlauf als zu hoch eingeschätzt wurde.

Nach fast einem Monat kam es zu ersten Gehversuchen am Rollator mit einer maximalen Strecke zwischen 5–10 Metern. Der Transfer vom Bett in den Rollstuhl wurde selbstständig bewältigt.

Bei Entlassung aus stationärer Behandlung nach neun Wochen hatte sich Herr P. bezüglich seines Selbsthilfestatus gemäß Barthel-Index auf 80 Punkte verbessert (Lübke et al., 2004). Er war am Rollator selbstständig gehfähig und absolvierte den Timed-up-and-Go-Test am Rollator in 35 Sek.; Treppensteigen am Handlauf in Begleitung („Schutzengel") war auf und ab sicher möglich. Das Körpergewicht hatte auf 65 kg zugenommen.

Entlassungsmedikation: Metoprolol, Acetylsalicylsäure, Oxazepam zur Nacht, niedermolekulares Heparin.

Teilstationäre Behandlung in der geriatrischen Tagesklinik
Herr P. wurde nach Hause entlassen und die Behandlung teilstationär in der geriatrischen Tagesklinik an insgesamt 18 Behandlungstagen fortgesetzt, zunächst täglich von Montag bis Freitag, dann an drei Tagen der Woche, Montag, Mittwoch und Freitag. Die Schwerpunkte der Therapie und aktivierenden Pflege wurden weiter verfolgt. Auf diese Weise machte Herr P. weitere Fortschritte und wurde zur ambulanten geriatrischen Rehabilitation angemeldet.

Ambulante geriatrische Rehabilitation

Nach Kostenzusage durch die Krankenkasse trat Herr P. diese für 15 Behandlungstage an. Die Therapieschwerpunkte lagen in den Bereichen Physiotherapie, physikalische Therapie, Logopädie und Neuropsychologie. Im Unterschied zur tagesklinischen Behandlung war keine pflegerische Betreuung mehr erforderlich, der Patient geordnet, frei von Halluzinationen und in der Lage, Therapiesitzungen bei anhaltender Konzentration und verbesserter Motivation aktiv mitzumachen. Der Punktwert im MMSE betrug 29 von 30 Punkten und lag damit im Normbereich dieses Screening-Vefahrens, der Barthel-Index hatte sich schließlich auf 95 von 100 Punkten verbessert.

Weiterer Verlauf

Eine Woche nach erfolgter mikrochirurgischer Abtragung der Intubationsgranulome konnte die PEG-Sonde entfernt werden. Nach Abschluss der ambulanten geriatrischen Rehabilitationsbehandlung wurde Herr P. auf ambulanter Basis zweimal wöchentlich in einer physiotherapeutischen und einer logopädischen Praxis weiterbehandelt. Der Punktwert im Motilitätstest nach Tinetti betrug bei Entlassung 21 von 28 Punkten. Die frei und sicher mögliche Gehstrecke am Rollator in der Ebene betrug 140 Meter. Mit Unterstützung durch seine Lebensgefährtin war er selbstständig in häuslicher Umgebung. Eine Pflegestufe wurde nicht beantragt, die gerichtliche Betreuung endete. Die chirurgische Rückverlegung des Anus praeter wurde vorerst zurückgestellt. Herr P. und seine Lebensgefährtin kommen in der selbstständigen Versorgung des Stomas zurecht.

4.3 Kardiologische Rehabilitation

HEINZ VÖLLER

4.3.1 Einführung

Krankheitsspektrum

Nach wie vor dominiert die koronare Herzkrankheit das kardiologische Krankheitsspektrum. Pathomorphologisches Korrelat ist die Atheromatose, die in der Regel auf dem Boden einer Plaqueruptur zum klinischen Erscheinungsbild des akuten Koronarsyndroms führt. Die Definition orientiert sich an dem klinischen Erscheinungsbild Angina pectoris sowie damit einhergehenden EKG- und Laborveränderungen.

Merke!

Bei positivem Troponin-Test als Zeichen der myokardialen Schädigung und einer ST-Strecken-Hebung liegt ein ST-Elevationsinfarkt (STEMI) vor. Bleiben die typischen EKG-Veränderungen aus, spricht man bei positivem Troponin-Test von einem Nicht-ST-Elevationsinfarkt (NSTEMI). Ist die typische Angina pectoris weder von einer Troponin-Erhöhung noch von einer ST-Strecken-Elevation begleitet, handelt es sich um eine instabile Angina pectoris.

Die koronare Herzerkrankung ist nicht ausschließlich auf stenosierende Gefäßprozesse zurückzuführen. Bei bestehender endothelialer Dysfunktion können Kompensationsmöglichkeiten (Remodeling) in Gang gesetzt werden, die bei hoher Plaquelast nicht zur Lumeneinengung führen. Bezüglich einer mittel- bis langfristigen Prognose unterscheiden sich die klinischen Verlaufsformen wenig, allenfalls ist der Nicht-ST-Elevationsinfarkt mit einer schlechteren Lebenserwartung verbunden, da diese, meist älteren Patienten häufig bei bestehender Komorbidität ein Zweit- oder Drittereignis erlitten haben.

Neben einer positiven Familienanamnese bewirken die klassischen Risikofaktoren wie Nikotinabusus, Bewegungsmangel, Übergewicht, Bluthochdruck, Fettstoffwechselstörungen und Diabetes mellitus nicht nur im Bereich des Herzens entsprechende Endorganschäden. Hierzu gehören neben der beschriebenen koronaren Herzerkrankung auch die linksventrikuläre Hypertrophie. Eine Manifestation der Atheromatose in anderen Gefäßbezirken kann zu einem Schlaganfall, einer peripheren arteriellen Verschlusskrankheit oder einer Nephropathie führen. Daher gilt der Sekundärprävention, d.h. der Verhinderung eines Wiedereintritts eines Krankheitsereignisses, eine besondere Aufmerksamkeit. Ziel ist die Vermeidung von Spätfolgen, die bei Koronarkranken, insbesondere durch lebensbedrohliche Rhythmusstörungen (anhaltende ventrikuläre Tachykardien) und/oder eine Herzinsuffizienz bestimmt werden. Letztere entwickelt nahezu jeder fünfte Patient. Sie ist wesentlicher Prädiktor für den Tod durch Rhythmusstörungen.

Somit konzentriert sich die Rehabilitation der Patienten auf die Lebensstiländerung bezüglich vorliegender Risikofaktoren, einer leitlinienorientierten medikamentösen Sekundärprophylaxe sowie einer Risikostratifizierung. Ziel ist neben dem Lebenserhalt die Verhinderung eines Rezidivs bei Progression der Erkrankung mit hiermit verbundenen sozialen Funktionseinbußen. Diese können zusätzlich durch die Manifestation der Atheromatose in anderen Gefäßbezirken (zerebral, peripher) verstärkt werden.

Epidemiologie

Im Jahre 2002 waren nahezu die Hälfte aller Todesfälle (46,8 %) durch Herz-Kreislauf-Erkrankungen bedingt. Dabei lag der Anteil der Frauen mit 59 % deutlich höher als der der Männer mit 41 %. Dies ist auch dadurch zu erklären, dass Frauen bei der älteren Bevölkerung deutlich überwiegen: älter als 75 Jahre sind annähernd 4,3 Millionen Frauen aber nur 2,1 Millionen Männer (Stand 31.12. 2004). Dementsprechend ist die Anzahl tödlicher Herzinfarkte bei Frauen mit 87 000 im Vergleich zu den Männern mit 82 000 erhöht (www.gbe-bund.de). Trotzdem haben im Jahre 2002 deutlich mehr Männer (154 000) einen Herzinfarkt erlitten als Frauen (123 000).

Insgesamt ist in den letzten 20 Jahren jedoch ein erfreulicher Trend bezüglich der Morbidität und Mortalität der koronaren Herzerkrankung zu verzeichnen. Männer weisen einen Rückgang der inzidenten Ereignisse (1. Myokardinfarkt) um 25 % innerhalb von 6 Jahren auf: von 349/100 000 Einwohner im Jahre 1985 auf 262/100 000 Einwohner im Jahre 2001. Noch ausgeprägter war der Rückgang um 44 % bei den Rezidivmyokardinfarkten. Bei Frauen ist die Entwicklung nicht so ausgeprägt, da die Erstereignisse lediglich einen Rückgang von 18 % (von 115/100 000 auf 86/100 000 Einwohner) sowie die Rezidivmyokardinfarkte eine Reduktion von 30 % zu verzeichnen haben (www.gbe-bund.de). Da die Überlebensrate nach akutem Koronarereignis höher ist, ist die Anzahl zu betreuender Personen annähernd gleich geblieben. Während 1985/1987 noch über ein Drittel der Patienten prästationär verstarb, ist das im Zeitraum 2000/2002 nur in einem Viertel der Patienten der Fall. Bei ebenfalls rückläufiger Krankenhausmortalität überleben jetzt bis zu 60 % der Patienten ein akutes Koronarereignis.

Bei dem demografischen Wandel der Bevölkerung nimmt die Anzahl atherosklerotisch bedingter Aortenstenosen sowie auch ischämiebedingter Mitralklappeninsuffizienzen zu. Demzufolge ist ein Anstieg der Patienten mit Herzklappenersatz von 7500 im Jahre 1990 auf 16 800 im Jahre 2003 zu verzeichnen. Noch bedeutender ist die Zunahme von Patienten mit Herzinsuffizienz.

Krankheitsfolgen

Nach der internationalen Klassifikation der Funktionsfähigkeit, Behinderung und Gesundheit (ICF) der WHO sind bei kardiologischen Erkrankungen strukturelle und funktionelle Einschränkungen zu berücksichtigen. In erster Linie sind hierbei das linksventrikuläre Myokard sowie der Klappenapparat im Hinblick auf morphologische und funktionelle Integrität zu untersuchen. Das unterschiedliche Ausmaß von Veränderungen dieser Körperstrukturen und -funktionen hat Auswirkungen auf die Aktivitäten im Alltag des Patienten und auf die Partizipation z. B. am Berufsleben. 2003 wurden bei Männern 5 % und bei Frauen 1 % der Renten wegen verminderter Erwerbsfähigkeit mit ischämischen Herzkrankheiten begründet (www.deutsche-rentenversicherung.de). Rund 40 % der Patienten klagen bereits im ersten halben Jahr nach dem Infarkt erneut über Angina pectoris. Ein Fünftel der Patienten leidet unter einer Postinfarktdepression (www.gbe-bund.de). Sie führt zu deutlichen Einbußen der Lebensqualität und nimmt eigenständig Einfluss auf den Krankheitsverlauf. Patienten mit koronarer Herzerkrankung und ausgeprägter Angst und Depression sind mit einer signifikant schlechteren Prognose behaftet (Jiang et al., 2004; Zellweger et al., 2004).

Die Prognose ist nach einem akuten Myokardinfarkt sehr von der Umwelt des Patienten bzw. seinem sozialem Status abhängig. Patienten unterer sozialer Schichten haben im Vergleich zu denjenigen höherer sozialer Schichten ein um 30 % erhöhtes Mortalitätsrisiko. Auch ist die Todesrate um

47 % höher, wenn der Patient einen niedrigeren Bildungsstatus aufweist (Tonne et al., 2005).

Rehabilitation

Indikationen

Herz-Kreislauf-Erkrankungen sind nach orthopädischen und onkologischen Krankheiten die dritthäufigste Indikation für Anschlussheilbehandlungen (AHB). Die Zahl der abgeschlossenen AHB zu Lasten der gesetzlichen Rentenversicherung bei ischämischen Herzkrankheiten (ICD-10 I20–I25) betrug im Jahr 2003 insgesamt ca. 27 000, davon entfielen auf die Männer 23 000 und auf die Frauen 4 000. Vergleichbare Daten über die Anschlussrehabilitation der gesetzlichen Krankenversicherung liegen nicht vor (Bruckenberger, 2003). Aus multizentrischen Rehabilitationsstudien liegen Daten vor, nach denen der Anteil der über 65-Jährigen ca. 50 % beträgt. In den letzten Jahren verdoppelte sich die Anzahl durchgeführter AHB dieser Altersklasse jährlich (Völler et al., 2000).

Am häufigsten werden in der kardiologischen AHB Patienten im Anschluss an eine Bypass-Operation behandelt. Als zweithäufigste Indikation folgt der akute Myokardinfarkt einschließlich katheterinterventioneller Maßnahmen (perkutane koronare Intervention, PCI). Eine weitere Indikationsgruppe stellen Patienten mit koronarer Herzerkrankung und PCI ohne akutes Koronarsyndrom dar. Zunehmende Bedeutung erlangen in den letzten Jahren Patienten nach Herzklappenersatz. Andere Diagnosen sind Zustand nach Aortenaneurysma (vorwiegend infrarenal) sowie die periphere arterielle Verschlusskrankheit (Bruckenberger, 2003).

Angebotsstruktur

Im Jahre 2003 existierten in Deutschland 167 Rehabilitationseinrichtungen für kardiologische Erkrankungen, in denen überwiegend stationäre Leistungen erfolgten. Bei zunehmender Tendenz lag der Anteil ambulant durchgeführter kardiologischer AHB-Maßnahmen bei ca. 5 %, mit allerdings regional erheblichen Unterschieden. Im Ballungsraum Berlin wird zurzeit nahezu jede fünfte AHB ambulant durchgeführt (Bruckenberger, 2003).

Neben einer AHB werden in Rehabilitationskliniken auch Maßnahmen im allgemeinen Antragsverfahren durchgeführt (Heilverfahren). Bei der Deutschen Rentenversicherung Bund (früher Bundesversicherungsanstalt für Angestellte [BfA]) stellen Letztere die Hälfte der Patienten dar. Der Verlegungszeitraum vom Akutkrankenhaus in die Rehabilitation betrug im Jahre 2003 bei über 70 % der Patienten weniger als eine Woche (35 % Direktverlegung, 39 % innerhalb einer Woche), wenn die BfA Leistungsträger der AHB war. Somit haben sich kardiologische Rehabilitationskliniken auf den Trend der Akutmedizin mit Verringerung der Liegezeiten von 17,4 Tagen im Jahre 1997 auf 12,4 Tage im Jahre 2003 eingestellt und gewährleisten so eine lückenlose Behandlung der Patienten.

Ziele, Interventionen und Wirksamkeit der Rehabilitationsmaßnahmen

Entsprechend dem umfassenden Ansatz der Rehabilitation existieren unterschiedliche Zielvariablen. Hinsichtlich der Erhaltung oder Verbesserung der funktionalen Gesundheit wird bei einem Großteil der Patienten eine Steigerung der körperlichen Leistungsfähigkeit erzielt. Das Ausmaß ist von patientenseitigen Faktoren, aber auch von der durchgeführten akutmedizinischen Behandlung (katheterinterventionelle im Vergleich zur koronarchirurgischen Revaskularisation) abhängig. Eine Steigerung der gesundheitsbezogenen Lebensqualität von bis zu 20 % wird bei Rehabilitation nach kardiochirurgischen Eingriffen erreicht (Müller-Nordhorn et al., 2004). Nach erfolgter Bypassoperation sind 60 % der Männer und ca. 50 % der Frauen wieder in der Lage, zu arbeiten. Bei berufstätigen Patienten beträgt der Anteil der beruflichen Wiedereingliederung zwei Jahre nach dem Akutereignis ca. 70 % (Bruckenberger, 2003).

Lebensstilfaktoren haben einen großen Einfluss auf die Herzinfarktrate. Die Aufnahme von körperlicher Aktivität, der regelmäßige Verzehr von Obst und Gemüse sowie ein Rauchverzicht können die Anzahl von Herzinfarkten um 80 % verringern (Yusuf et al., 2004). Somit wird der Erfolg einer Rehabilitationsmaßnahme auch an der Reduktion der kardiovaskulären Risikofaktoren gemessen. In diesem Zusammenhang spielen edukative Maßnahmen wie Raucherentwöhnungsprogramme, Blutdruck- und Diabetes-Schulung sowie Diätberatung eine große Rolle. Nachweislich gelingt es, während einer Anschlussheilbehandlung die Zielwerte für Cholesterin und Blutdruck in hohem Maße zu erreichen (Völler, Bestehorn, Wegscheider, 2003; Völler et al., 1999). Liegen die systolischen Blutdruckwerte zu Beginn der Rehabilitation bei 45 % der Patienten über 140 mmHg, so weisen bei Entlassung nur noch 17 % pathologische Blutdruckwerte auf (Völler et al., 2003). Zielwerte für das LDL-Cholesterin werden bei Aufnahme noch von 80 % der Patienten überschritten, bei Entlassung ist das in 50 % der Fall. Die Veränderungen des Risikofaktorenprofils sind nicht allein auf Lebensstiländerungen, sondern auch auf eine Optimierung der medikamentösen Sekundärprophylaxe zurückzuführen. Die Wirksamkeit einer Rehabilitationsmaßnahme sollte im weiteren Verlauf durch ein Nachsorgeprogramm aufrechterhalten werden. Die Optimierung des Schnittstellenmanagements (Rehabilitationseinrichtung/Hausarzt) ist dabei ebenso eine wirksame Maßnahme wie eine zwischenzeitliche Wiederauffrischung durch z. B. Angebote zur Ernährungsberatung, Sporttherapie oder Raucherentwöhnung. Zusätzlich trug das Arztgespräch in der HANSA-Studie (**H**albtägige **A**uffrischungskurse **N**ach **S**tationärer **A**nschlussheilbehandlung) zu einem im Vergleich zur Kontrollgruppe dauerhaften Erfolg bei (Hoberg et al. für die HANSA-Studiengruppe, 2002).

Somit bilden Rehabilitationseinrichtungen im Rahmen integrierter Versorgungskonzepte sowie auch der jetzt eingeführten Disease-Management-Programme für koronare Herzerkrankung ein optimales Forum, da sie durch die interdisziplinäre Besetzung mit Ernährungsberatern, Sporttherapeuten, Psychologen und Ärzten alle Elemente einer ganzheitlichen Gesundheitsberatung abdecken (Deutscher Hausärzteverband e. V. und AOK-Bundesverband, 2004).

4.3.2 Falldarstellung: Patient nach Myokardinfarkt

Anamnese und Befunde

Herr W., 57 Jahre alt, wird niedergeschlagen und verängstigt in der Rehabilitationsklinik aufgenommen, nachdem es bei ihm aus völliger Beschwerdefreiheit vor 14 Tagen zu einem ST-Elevationsinfarkt der Vorderwand gekommen war. Bis dahin war er leistungsfähig und lebensbejahend gewesen. Jetzt verspürt er bei geringen Belastungen (Treppensteigen) Atemnot und leidet unter einer depressiven Verstimmung, die zeitweise von Angstgefühlen bestimmt wird. Daher verspricht er sich von der durch den Sozialdienst des Akutkrankenhauses bei der Landesversicherungsanstalt (LVA) beantragten Rehabilitationsmaßnahme nicht nur eine Verbesserung seines körperlichen Leistungsvermögens, sondern auch eine psychische Unterstützung. Darüber hinaus wünscht er eine fundierte Beratung und gegebenenfalls Hilfe bei der beruflichen Wiedereingliederung.

Aktuelle Anamnese
Der Patient berichtet, im Fitnessstudio plötzlich während des Laufbandtrainings retrosternale Schmerzen mit vegetativer Begleitsymptomatik bekommen zu haben. Im Verlauf habe sich Dyspnoe und ein starker thorakaler Druck entwickelt.

Er hat daraufhin das nächstliegende Krankenhaus aufgesucht, in dem ein ST-Elevationsmyokardinfarkt der Vorderwand diagnostiziert und intravenös ein Thrombozytenfunktionshemmer (GPIIb/IIIa Rezeptorantagonist) infundiert wurde. Eine sofortige Verlegung in ein kardiologisches Zentrum zur akuten perkutanen Koronarintervention (PCI) mit Stentimplantation in den Ramus interventricularis anterior (RIVA) erfolgte. Echokardiografisch war die linksventrikuläre Pumpfunktion mit einer Ejektionsfraktion von 30 % deutlich eingeschränkt. Im stationären Verlauf kam es zu selbstlimitierenden ventrikulären Tachykardien mit hämodynamischer Relevanz sowie intermittierend zu Vorhofflimmern, das nach intravenöser Bolusgabe von Amiodaron sistierte.

Die Aufnahme zur stationären Anschlussheilbehandlung erfolgte nach zweitägigem ambulanten Intervall. Der Patient gibt nächtliche Dyspnoe an. Angina pectoris oder Palpitationen habe er nicht mehr verspürt. Außerdem besteht ein Reizhusten. Er ist in der Lage, zwei Treppen ohne Dyspnoe zu steigen, die Gehstrecke ist unbegrenzt.

Diagnosen und Verlauf

- Akuter ST-Elevationsinfarkt der Vorderwand (STEMI) bei koronarer Eingefäßerkrankung (RIVA) mit den Risikofaktoren arterielle Hypertonie, Hyperlipoproteinämie, Infarkte in der Familie
- Akutversorgung mit PCI mit Stentimplantation in RIVA
- im Verlauf: Linksherzinsuffizienz NYHA II–III, EF 30 %, ventrikuläre Tachykardie, paroxysmales Vorhofflimmern, agitiertes Durchgangssyndrom.
- Hyperthyreose bei Struma multinodosa, kontrastmittelinduziert im Rahmen der Linksherzkatheteruntersuchung
- Adipositas.

Bei Herrn W. liegt ein komplexes Krankheitsbild vor, da sich infolge eines ausgedehnten Vorderwandmyokardinfarktes ($CK_{max.}$ 89 μmol/SL; Normwert bis 2,9) eine ischämische Kardiomyopathie mit einer Ejektionsfraktion um 30 % und klinisch bestehender Linksherzinsuffizienz NYHA II–III entwickelt hat. Periinfarziell ist es im Verlauf zu selbstlimitierenden ventrikulären Tachykardien mit hämodynamischer Relevanz und tachykardem Vorhofflimmern gekommen. Bei anamnestisch bekannter arterieller Hypertonie werden jetzt hypotone Werte registriert. Kardial ist der Patient bei zwischenzeitlich aufgetretenem Lungenödem bei Entlassung aus dem Akutkrankenhaus kompensiert. Anamnestisch war ein agitiertes Durchgangssyndrom aufgefallen. Bei differentialdiagnostisch möglicher kardialer Embolie (stark eingeschränkte Pumpfunktion und/oder intermittierendes Vorhofflimmern), konnte mittels kranialem Computertomogramm ein(e) zerebrale(r) Ischämie bzw. Infarkt ausgeschlossen werden. Da sich im weiteren Verlauf eine reaktive Depression entwickelte, wurde die Therapie mit einem selektiven Serotonin-Wiederaufnahmehemmer (SSRI) eingeleitet (Cipramil). Aufgrund der im Rahmen der Linksherzkatheteruntersuchung erfolgten Kontrastmittelexposition ist es zu einer kontrastmittelinduzierten Hyperthyreose gekommen, die mittels der dreimal täglichen Gabe von Perchlorat behandelt wird.

Im weiteren Verlauf ist bei dem Patienten seiner ischämischen Kardiomyopathie oberste Priorität einzuräumen, da diese ein hohes arrhythmogenes Potential und somit die Gefahr eines plötzlichen Herztodes in sich birgt. Daher ist von der Akutklinik nicht nur die Anschlussheilbehandlung eingeleitet, sondern auch eine Reevaluation des Koronarstatus zur Kontrolle des Interventionsergebnisses im Bereich des RIVA und die Abklärung einer möglichen Implantation eines ICD (Implantierbarer Cardioverter/Defibrillator) nach drei Monaten vorgesehen. Darüber hinaus ist der Patient auf eine fachärztliche Betreuung durch einen Kardiologen angewiesen.

Frühere Erkrankungen

Einmalig trat eine Nierenkolik bei Nephrolithiasis links im Jahre 1994 auf. Seit der Jugend sind Allergien auf Frühblüher bekannt.

Vegetative Anamnese

Bis zum Akutereignis war diese unauffällig. Jetzt leidet er unter Ein- und Durchschlafstörungen. Insbesondere besteht ein Morgentief mit Antriebslosigkeit und Schwindelzuständen. Auch hat er einen schlechten Appetit, es ist zu einem periinfarziellen Gewichtsverlust von 8 kg gekommen. Es wird einmalig Nykturie angegeben.

Kardiovaskuläre Risikofaktoren

Seit ca. 15 Jahren ist ein arterieller Hypertonus mit Werten bis 160/100 mmHg bekannt, der zuletzt nicht behandelt wurde. Eine Hyperlipoproteinämie mit einem Gesamtcholesterin bis 7 mmol/l ist ebenfalls bekannt. Auffällig ist eine positive Familienanamnese. Der Vater des Patienten erlitt seinen ersten Myokardinfarkt mit 54 Jahren und verstarb im 58. Lebensjahr an einem Rezidivmyokardinfarkt. Bei einem seiner Brüder ist im 48. Lebensjahr ein Myokardinfarkt aufgetreten.

Nikotinkonsum wird verneint, Diabetes mellitus ist weder in der Familie noch bei ihm selbst bekannt.

Sozialanamnese

Der 57-jährige Patient ist seit 30 Jahren verheiratet und hat eine erwachsene Tochter. Er lebt mit seiner Ehefrau in einer Wohnung im sechsten Stock mit Fahrstuhl. Der Patient hat noch keinen Antrag auf Schwerbehinderung gestellt.

Arbeits- und Berufsanamnese

Von 1964–1966 hat der Patient den Beruf eines Fernmeldemonteurs erlernt. Seine spätere Tätigkeit im Polizeidienst hat er nach der deutschen Wiedervereinigung aufgeben müssen. Seine Ehefrau betreibt als Inhaberin eines Friseursalons mehrere Filialen, in denen er seit der Kündigung als angestellter Geschäftsführer fungiert. Herr W. ist mit seinem Arbeitsplatz zufrieden. Er gibt überwiegend sitzende Tätigkeit und 20 Überstunden pro Woche an. Für den beruflichen Bedarf wird eine tägliche Gehstrecke von 500 m angegeben, allerdings legt er mit dem Auto eine Fahrstrecke von ca. 50 km zurück. In den vergangenen zwölf Monaten bestand keine Arbeitsunfähigkeit.

Aufnahmebefund bei Rehabilitationsbeginn

- 57-jähriger Patient in gutem Allgemeinzustand und adipösem Ernährungszustand (167 cm, 81 kg, BMI 29 kg/m^2); keine Zyanose, keine Ruhedyspnoe
- Herz-Kreislauf: Herzfrequenz zentral und peripher 68/min, Herzaktion rhythmisch, Herztöne rein; Blutdruck 110/60 mmHg rechts, 100/60 mmHg links; peripherer Pulsstatus unauffällig; beidseits mittelgradige Unterschenkelödeme, kein Hinweis auf Thrombose
- Der Patient wirkt ängstlich. Die Konversation ist zögerlich, die Sprache leise.

Medikation: Plavix® 75 1-0-0, ASS 100 mg 1-0-0, Sortis® 80 mg 0-0-0-1, Beloc-Zok® mite 1-0-1, Delix® plus 5 mg 1-0-0, Torem® 10 mg 1-1-0, Kalinor® BT 1-0-0, Aldactone® 25 mg, 1-0-0, Cipramil® 25 mg 1-0-0, Irenat® 20 Tr. 1-1-1.

Diagnostik nach ICF

Unter Berücksichtigung des Krankheitsfolgenmodells der Weltgesundheitsorganisation (WHO) sind die einzelnen Faktoren der International Classification of Functioning, Disability and Health (ICF) zu nennen. Demzufolge orientiert sich die während der Rehabilitation durchzuführende Diagnostik an vier Komponenten: Körperstruktur und -funktion, Aktivität und Partizipation, Umweltfaktoren und personenbezogene Faktoren. Am Beispiel von Herrn W. wird als wesentliche Untersuchung zur Erfassung der strukturellen Störung die Echokardiografie durchgeführt. Die funktionelle Auswirkung und Erfassung weiterer Endorganschäden wird durch das Belastungs-EKG, die Spiroergometrie sowie bezüglich einer Nephropathie durch die Berechnung der glomerulären Filtrationsrate und den Mikraltest erhoben. Hierdurch werden wichtige Informationen zur Dimension der Körperstrukturen und -funktionen gewonnen, die sich auf Aktivität und Partizipation auswirken. Additiv ist darüber hinaus die Einschätzung der psychischen Verfassung als wesentliche Determinante personenbezogener Faktoren zu berücksichtigen. Erlauben Familie und Arbeitswelt eine komplikationslose Integration sind die wesentlichen Voraussetzungen bestimmender Umweltfaktoren erfüllt.

Somit ergibt sich für den Patienten zunächst die Durchführung folgender Funktionsdiagnostik:

- **Labor bei Aufnahme (in SI-Einheiten):** Hb 8,2 mmol/l, Kreatinin auf 134 μmol/l (bis 115) erhöht, glomeruläre Filtrationsrate mit 82 ml/min/1,73 m^2 KÖF geringgradig erniedrigt, Harnstoff 12,8 mmol/l, GOT 0,97 und Gamma-GT mit 1,66 μmol/sl gering erhöht. TSH basal 0,02, fT4 27,2, fT3 4,1 μg/ml. Gesamt-Cholesterin 4,1, LDL-Cholesterin 2,64, HDL-Cholesterin 0,76 μmol/l. Arterioskleroseindex 3,47, Triglyzeride 1,34 μmol/l
- **Ruhe-EKG:** normfrequenter Sinusrhythmus, HF 89/min, überdrehter Linkslagetyp. PQ 0,16 s., QRS 0,09 s., QT 0,35 s. R-Verlust über der Brustwand von V1 bis V4, T-Negativierung in I und aVF
- **Belastungs-EKG:** fahrradergometrische Belastung in halbliegender Position über jeweils 2 min mit 20, 40 und 60 W; Abbruch bei muskulärer Erschöpfung. Blutdruckanstieg von 115/85 mmHg auf 130/85 mmHg; maximale Herzfrequenz 113/min, keine Angina pectoris, unter Belastung vereinzelt Couplets und ventrikuläre Extrasystolen. Beurteilung: Bei submaximaler Belastung klinisch und formal negatives Belastungs-EKG.
- **Echokardiografie:** beide Vorhöfe mit 50 mm deutlich dilatiert; rechter Ventrikel grenzwertig groß, Aortenbasis normal weit. Der linke Ventrikel ist mit enddiastolisch 70 mm und endsystolisch 54 mm deutlich dilatiert. Bei einer Akinesie der apikalen und anteroseptalen Wandabschnitte unter Einbeziehung der Herzspitze ist

die systolische Pumpfunktion deutlich eingeschränkt, die Ejektionsfraktion beträgt planimetrisch ca. 30 %. Im transmitralen Flussprofil bestehen Hinweise auf eine restriktive Füllungsstörung. Farbdopplerechokardiografisch Nachweis einer Mitralklappeninsuffizienz Grad II sowie einer Trikuspidalklappeninsuffizienz Grad I–II. Aus Letzterer errechnet sich eine mäßige pulmonale Druckerhöhung mit einem systolischen rechtsventrikulären Druck von 70 mmHg.
- **Pleurasonografie:** Bei ausreichender Zwerchfellbeweglichkeit stellen sich beidseits geringe Randwinkelergüsse mit etwa 200 ml dar.
- **Schilddrüsensonografie:** große Struma multinodosa mit einem Gesamtvolumen von 165 ml
- **Dopplersonografie der supraaortalen und peripheren Gefäße:** bei mäßig verdickter Intima-Media-Dicke keine stenosierenden Veränderungen in allen Gefäßabschnitten.

Assessmentverfahren
Zur Untersuchung der psychischen Belastung wird der HADS-D-Fragebogen (Hospital Anxiety and Depression Scale – deutsche Version [Herrmann, Buss, Snaith, 1995]) als Assessmentinstrument eingesetzt (Kap. 1.5). Herr W. weist einen auffälligen Depressionsscore von 11 (cut off > 8) sowie einen Angstscore von 13 auf (cut off > 8), so dass eine deutliche Belastung sowohl im Bereich der Depression als auch Angst zu bestehen scheint.

Rehabilitationsrelevante Diagnosen
Aus der dargestellten Anamnese und den aktuellen Befunden ergeben sich als behandlungsbedürftige Gesundheitsfolgestörungen folgende rehabilitationsrelevante Diagnosen:
- ischämische Kardiomyopathie mit Linksherzinsuffizienz NYHA II–III
- Anpassungsstörung mit Depressions- und Angstsymptomatik (F43.21)
- metabolisches Syndrom.

Rehabilitationsziele

Zunächst wird der Patient nach seinen Prioritäten der Rehabilitationsmaßnahme befragt. In Abstimmung mit ihm erfolgt als Zielsetzung:
- Wiederherstellung der körperlichen Leistungsfähigkeit
- Vermittlung von Hintergrundwissen bezüglich der koronaren Herzerkrankung und kardiovaskulärer Risikofaktoren
- Hilfe bei der Krankheitsbewältigung
- baldige berufliche Wiedereingliederung.

Bei der Festlegung der Ziele sollte die Realisierbarkeit beachtet werden. So ist zu Beginn der Anschlussheilbehandlung dem Patienten zu vermitteln, dass z. B. die gewünschte Gewichtsreduktion in der zur Verfügung stehenden Zeit nur begonnen, jedoch nicht erreicht werden kann. In diesem Zusammenhang ist es von immanenter Bedeutung, mit dem Patienten eine Zielvereinbarung, z. B. hinsichtlich der körperlichen Aktivität mit definierter Zielsetzung, Aushändigung eines Tagebuchs und der Unterzeichnung der Vereinbarung zu erwirken (Sniehotta et al. 2005). Die Rehabilitationsziele bedürfen einer strukturellen Unterteilung (Tab. 4.3.1).

Therapieplan

Aufgrund der deutlich eingeschränkten linksventrikulären Pumpfunktion und der dadurch bedingten erniedrigten Leistungsfähigkeit des Patienten mit inzwischen konsekutiver reaktiver Depression, stehen zunächst die Sport-, Physio- und Ergotherapie

Tab. 4.3.1: Strukturelle Unterteilung der Rehabilitationsziele am Beispiel eines Patienten nach Myokardinfarkt.

Somatische Ziele	Psychologische Ziele	Soziale Ziele	Edukative Ziele
• Steigerung der körperlichen Leistungsfähigkeit • Gewichtsreduktion • Rückgang prätibialer Ödeme	• Verminderung der psychischen Belastung • Hilfe bei der Krankheitsverarbeitung • Verbesserung der reaktiven Depression	• Einbeziehung von Familienangehörigen • Beratung zur beruflichen Wiedereingliederung	• Stressmanagement • Patientenschulungsprogramm: – Ernährungsberatung – Bewegungsberatung – Herzinsuffizienzschulung

auf der einen sowie die psychologische Betreuung auf der anderen Seite im Vordergrund.

Der Patient wird in die niedrigste Trainingsgruppe mit einer zunächst maximalen Belastung von 25 W im Intervalltraining bei einem Trainingspuls von 105/min eingeteilt. Das Ergometertraining wird um das Terraintraining mit einer Gehstrecke über 750 m sowie das Steigen von einer Treppe ergänzt. Darüber hinaus nimmt der Patient an der Gruppengymnastik teil. An physiotherapeutischen Einzelbehandlungen erhält der Patient ein wohldosiertes Krafttraining (Bjarnason-Wehrens et al., 2004) sowie bei peripheren Ödemen eine Lymphdrainage. Von einer Wassergymnastik bzw. insbesondere von der Teilnahme am freien Schwimmen muss aufgrund der damit verbundenen Vorlasterhöhung bei schlechter Pumpfunktion abgeraten werden.

Der ängstliche und depressive Patient nimmt an einer psychologischen Einzelberatung, zur Stressbewältigung am autogenen Training, an der konzentrativen Entspannung sowie an der Ergotherapie teil und erhält außerdem eine Ernährungsberatung.

Verlauf

Der Patient nimmt an den ihm angebotenen Veranstaltungen interessiert teil. Er äußert jedoch, sich gerne stärker belasten zu wollen. Bezüglich der Schulungsprogramme empfindet er einige Ratschläge unangebracht, das Gespräch mit den Psychologen hat auf ihn beruhigend gewirkt.

In einer weiteren Visite wird dem Patienten der Zusammenhang zwischen Trainingsbelastung und erniedrigter Pumpfunktion erklärt. Auch erhält er eine Unterrichtung bezüglich der notwendigen Titration von Betablockern und ACE-Hemmern zur Verhinderung eines nachteiligen Remodelings der linksventrikulären Muskulatur. Die vom Patienten gestellte Frage eines jetzt niedrigen Blutdrucks ist in diesem Zusammenhang erklärbar. Nochmals erhält der Patient Informationen über die prognostische Auswirkung der medikamentösen Herzinsuffizienztherapie.

Reanimationsalarm

Noch am selben Tag wird während des Abendessens Reanimationsalarm ausgelöst. Schwestern und Ärzte finden Herrn W. bewusst- und pulslos bei Schnappatmung im Speisesaal liegend vor. Am Monitor des Defibrillators ist Kammerflimmern zu erkennen, das durch eine einmalige Abgabe von 200 J in einen normfrequenten Sinusrhythmus überführt werden kann (Abb. 4.3.1). Der Patient wird nasotracheal intubiert und erhält einen venösen Zugang, über den bei Wiedereintreten des Bewusstseins Sedativa verabreicht werden. Mit dem inzwischen alarmierten Notarztwagen wird Herr W. wieder in die zuweisende Akutklinik verlegt. Obwohl weder laborchemisch (Troponin mit 1,72 ng/ml gering erhöht) noch im EKG Zeichen einer Myokardischämie bestanden, wurde der Patient zum Ausschluss eines ischämiegetriggerten Kammerflimmers erneut angiografiert.

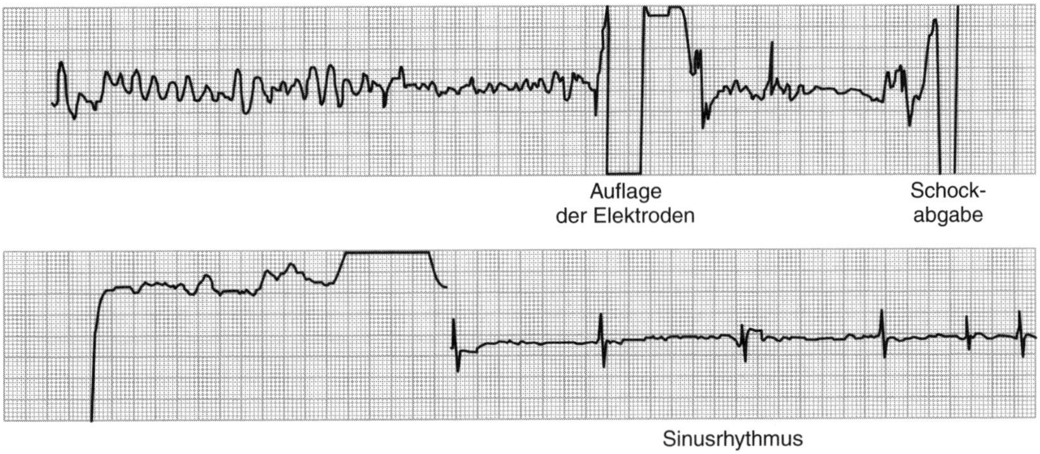

Abb. 4.3.1: Kammerflimmern, einmalige Defibrillation mit 200 W/s und darauf folgendem Sinusrhythmus.

4

Bei Ausschluss von Restenosierungen zuvor katheterinterventionell behandelter Gefäße wurde am Folgetag die Implantation eines ICD-Systems (Einkammer) vorgenommen.

Fortsetzung der Rehabilitation

Nach einem insgesamt 5-tägigem akutmedizinischem Intervall kann Herr W. die Anschlussheilbehandlung wieder fortführen. Bei Aufnahme ist der Patient jetzt nicht mehr so verängstigt, er fühlt sich aufgrund der erfolgreichen Reanimation und Versorgung mittels ICD in der Rehabilitationsklinik behütet. Körperlich weist der Patient bis auf eine reizlose Narbe nach ICD-Implantation linkspektoral keine Auffälligkeiten auf. Nach erfolgter Reanimation wird bei Aufnahme der Mini-Mental-Status-Test durchgeführt, der keine kognitiven Leistungsdefizite zeigt. Dennoch wird das vorher aufgestellte Trainingsprogramm um ein spezifisches Hirnleistungstraining in der Ergotherapie erweitert. Der Patient erhält unter Einbeziehung seiner Angehörigen darüber hinaus eine ICD-Schulung.

Für die Einschätzung seines positiven bzw. negativen Leistungsbildes im Rahmen der sozialmedizinischen Begutachtung sowie für die Nachsorge durch den Kardiologen werden im Verlauf eine Kontrollechokardiografie, eine Spiroergometrie sowie eine ICD-Kontrolle vorgenommen (Kap. 1.7). Die vormals auf drei Wochen begrenzte Anschlussheilbehandlung wird um eine Woche verlängert.

Kontrollechokardiografie

- Linker Vorhof auf 50 mm weiter dilatiert. Im Vergleich zur Voruntersuchung jetzt Rückgang der Vergrößerung des linken Ventrikels auf enddiastolisch 61 mm, endsystolisch auf 47 mm. Die globale Pumpfunktion ist bei einer Akinesie der Herzspitze sowie der spitzennahen anterioren Wand verbessert, aktuelle Ejektionsfraktion 35 %
- Rückgang der Mitral- und Trikuspidalklappeninsuffizienz
- pseudonormales linksventrikuläres Einstromprofil, kein Hinweis auf eine pulmonale Druckerhöhung
- Nachweis einer Schrittmachersonde im rechten Vorhof sowie Ventrikel.

Spiroergometrie

- Fahrradergometrische Belastung (Rampen-Protokoll), Dauer 11 min; maximale Leistung 90 W (50 % des Sollwertes), maximale Herzfrequenz 138/min, maximale Sauerstoffaufnahme 14,1 ml/min/kg (55 % des Sollwertes); anaerobe Schwelle bei 105/min und einer Sauerstoffaufnahme von 10,3 ml/min/kg (Abb. 4.3.2). Linearer Sauerstoffpulsanstieg (maximal 72 % des Sollwertes). Atemäquivalente für Kohlendioxid in Ruhe und an der anaeroben Schwelle sind erhöht, ebenso der VE-VCO_2-Slope mit 45 (Abb. 4.3.3)
- Abbruch wegen muskulärer Erschöpfung
- Beurteilung: deutlich reduzierte kardiopulmonale Leistungsfähigkeit bei einer maximalen Sauerstoffaufnahme von 55 % des Sollwertes; Atemeffizienzstörung bei kardialer Limitierung; empfohlene Ausdauertrainingsherzfrequenz maximal 105/min.

Im Rahmen der ICD-Kontrolle werden der Batteriestatus, die Stimulations- und Defibrillationsimpedanz sowie die Reizschwelle als unauffällig beschrieben. Antitachykarde Stimulation 176/min mit Burst. Antibradykarde Stimulation ab 40/min.

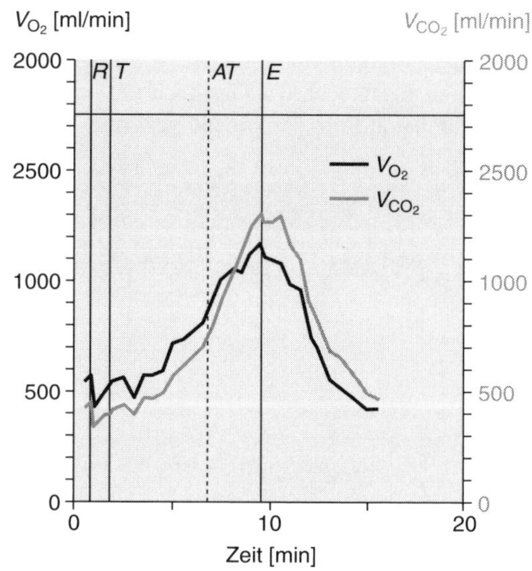

Abb. 4.3.2: Maximale Sauerstoffaufnahme (VO_2-Peak) und Sauerstoffaufnahme an der anaeroben Schwelle (VO_2AT). Beide Werte sind mit 14,1 ml/kg/min respektive 10,3 ml/kg/min deutlich erniedrigt.

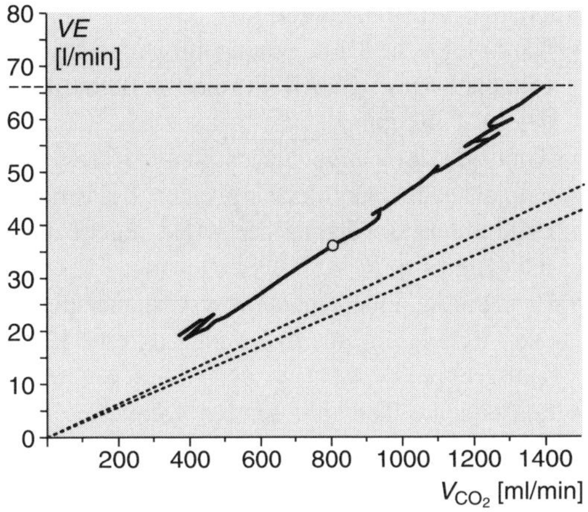

Abb. 4.3.3: Reduzierte Atemeffizienz mit einem erhöhten VE/VCO_2-Slope von 45; dies bedeutet, dass der Patient um 1 l CO_2 abzuatmen 45 l ventilieren muss (Normwert < 35); VE = Ventilation; VCO_2 = Kohlendioxidabgabe.

Es findet sich kein Nachweis ventrikulärer Episoden. Es besteht zu 100 % Eigenrhythmus.

Ärztlicher Abschlussbericht

Die Indikation zur Anschlussheilbehandlung war ein ST-Elevationsinfarkt der Vorderwand mit katheterinterventioneller Revaskularisation und konsekutiver Entwicklung einer ischämischen Kardiomyopathie. Bei primärem Kammerflimmern und erfolgreicher kardiopulmonaler Reanimation erfolgte zwischenzeitlich die Implantation eines ICD-Systems.

Als Nebenerkrankungen bestanden: reaktive Depression, kontrastmittelinduzierte Hyperthyreose, arterieller Hypertonus, Hyperlipoproteinämie sowie Adipositas.

In der klinisch unauffälligen und formal negativen Ergometrie bei Rückverlegung war der Patient lediglich bis 60 W belastbar. Echokardiografisch sah man zu diesem Zeitpunkt noch eine deutlich eingeschränkte LV-Funktion mit einer EF von 30–35 %. Die ICD-Kontrolle zeigte eine normale Funktion des antitachykarden und antibradykarden Systems.

Entsprechend der erhobenen Befunde wurde die medikamentöse Sekundärprophylaxe und Herzinsuffizienztherapie optimiert. Neben einer dualen Thrombozytenfunktionshemmung über neun Monate nach Stent-Implantation mittels Acetylsalicylsäure und Clopidogrel erhält der Patient bei bestehender Linksherzinsuffizienz einen Betablocker, einen AT1-Rezeptorantagonisten (bei Reizhusten durch ACE-Hemmer) in Kombination mit der morgendlichen Gabe eines Thiaziddiuretikums sowie einen Aldosteronantagonisten in niedriger Dosierung.

Unter einer cholesterinreduzierten Diät sowie der Therapie mit einem Kombinationspräparat aus einem Statin und einem Cholesterinresorptionshemmer lagen die Cholesterinwerte im sekundärprophylaktisch geforderten Zielbereich (LDL-Cholesterin < 2,6 mmol/l). Zusätzlich behandelten wir den Patienten mit Omega-3-Fettsäuren.

Aufgrund einer reaktiven Depression wurde die Therapie mit dem spezifischen Serotonin-Aufnahmehemmer fortgeführt. Der Patient nahm zudem wiederholt an psychologischen Einzelgesprächen zur besseren Krankheitsbewältigung teil.

Bezüglich der Hyperthyreose wurde die Perchlorat-Therapie für 10 Tage postinterventionell fortgeführt. Da bei Kontrolle der Schilddrüsenwerte weiterhin eine manifeste Hyperthyreose bestand, wurde die Behandlung mit Thiamazol begonnen. Aufgrund des sonografischen Befundes wurde eine Schilddrüsenszintigrafie, ggf. Feinnadelpunktion im Verlauf empfohlen.

Aufgrund der eingangs erhobenen funktionsdiagnostischen Daten erhielt der Patient ein differenziertes sport- und physiotherapeutisches Programm. Er wurde der Leistungsgruppe I bei einer Einteilung bis Grad IV zugeordnet. Die abschließende Ausdauerleistung betrug 25/5 W im Intervall über 15 min. Während der Spiroergometrie vor Entlassung war der Patient bis 90 W (50 % des Sollwertes) belastbar. Das physiotherapeutische Konditionierungsprogramm beinhaltete ein tägliches Intervall-Ergometertraining, eine Gruppengymnastik, ein Terraintraining, sowie Übungen im Treppensteigen.

Im Rahmen der Vorträge des Gesundheitserziehungsprogramms sowie in Seminaren zu den Themen „Lipidstoffwechselstörungen", „Herzfunktion", „Herzinsuffizienz", ICD-Schulung sowie Blutdruckseminar in Theorie und Praxis, wurde der Patient ausführlich über das vorliegende Krankheitsbild sowie die Möglichkeiten zur Reduktion atherogener Risikofaktoren informiert.

Empfohlene Medikation: Thiamazol 20 mg 1-0-0, Iscover® 75 mg 1-0-0, ASS 100 mg 1-0-0, Beloc Zok® mite 1-0-1, Lorzaar® 50 plus ½-0-1, Inegy® 40/10 0-0-1, Torem® 10 mg ½-0-0, Jenaspiron® 50 mg ½-0-0, Omacor® 1-0-0, Cipramil® 20 mg 1-0-0

Weitere Befunde bei Entlassung: Gewicht: 74 kg (−7 kg), Blutdruck: 85/65 mmHg, Herzfrequenz: 72/min.

Rehabilitationsergebnis

Insgesamt konnte ein sehr guter Rehabilitationserfolg erzielt werden, der vorwiegend auf der Verbesserung der psychologischen Situation beruht. Der Patient war bei Entlassung angstfrei (HADS-Angstscore 6) und seine Stimmung zunehmend aufgehellt (HADS-Depressionsscore 5). Somatisch war der Patient bei Entlassung kardial kompensiert.

Die Ausdauerleistung wurde auf 25/5 W über 15 min gesteigert, die maximale Leistung lag bei 90 W. Der Patient ist in der Lage, zwei Etagen Treppen ohne Dyspnoe zu steigen. Die atherogenen Risikofaktoren sind gut eingestellt, die edukativen Ziele sind weitgehend erreicht. Die in den Schulungsprogrammen angebotenen Informationen wurden vom Patienten interessiert verarbeitet. Ihm gelang eine Gewichtsreduktion von 7 kg. Dieser Effekt muss jedoch bei anfangs bestehender Hypervolämie bei Herzinsuffizienz relativiert werden. Das mit ihm vereinbarte Zielgewicht liegt bei 75 kg.

Nachsorgeempfehlungen

- Kardiologische Mitbetreuung mit Durchführung echokardiografischer Kontrolle zur Beurteilung der LV-Funktion
- Kontrolle des Zielgewichtes von ≤ 75 kg
- halbjährliche Durchführung eines Belastungs-EKG zur Einschätzung der KHK, regelmäßige ICD-Kontrolle
- Fortführung einer moderaten ausdauersportlichen Betätigung mit Anbindung an eine Herzsportgruppe
- konsequente Therapie der Risikofaktoren (RR < 130/80 mmHg, LDL-Cholesterin < 2,6 mmol/l, HDL-Cholesterin > 1 mmol/l, Triglyceride < 1,5 mmol/l)
- Fortführung der psychotherapeutischen Behandlung
- Kontrolle der Schilddrüsenhormonparameter, ferner Kontrollen von Blutbild und Cholestaseparametern unter laufender Thiamazol-Behandlung.

Sozialmedizinische Leistungsbeurteilung

Obgleich hinsichtlich der psychologischen und edukativen Ziele ein sehr guter Rehabilitationserfolg erzielt werden konnte, trifft dieses für die somatisch-funktionellen Ziele nicht zu. Der Patient weist in der Spiroergometrie mit einer maximalen Leistungsfähigkeit von 90 W einen altersentsprechend deutlich reduzierten Wert auf (50 % des Sollwertes). Die maximale Sauerstoffaufnahme (55 % des Sollwertes) sowie die Sauerstoffaufnahme an der anaeroben Schwelle sind ebenfalls stark erniedrigt, der VE/CO_2-Slope mit 45 eindeutig zu hoch. Auch ist die Ausdauerleistung mit 25/5 W über 15 min bezüglich des Alters noch deutlich reduziert. Dementsprechend ist der Patient nach den

Tab. 4.3.2: Korrelation von ergometrischer Maximalleistung, Dauerbelastbarkeit und körperlicher Belastbarkeit (Arbeitsgemeinschaft der Wissenschaftlichen Medizinischen Fachgesellschaften, 2006).

Maximalleistung (Ergometrie)	Dauerbelastbarkeit (15 min)	Körperliche Belastbarkeit
Ca. 75 Watt (ca. 1 Watt/kg KG)	Ca. 50 Watt	Leicht
> 75–125 Watt (> 1–1,5 Watt/kg KG)	> 50–75 Watt	Mittelschwer
125–150 Watt (> 1,5–2 Watt/kg KG)	75–100 Watt	Schwer
Ab 150 Watt (> 2 Watt/kg KG)	Ab 100 Watt	Schwerst

Leitlinien der Deutschen Rentenversicherung (Tab. 4.3.2) aktuell nicht in der Lage, eine körperliche Tätigkeit auszuüben. Er ist beruflich als Geschäftsführer eines Friseursalons angestellt und möchte diesen Beruf allerdings baldmöglichst wieder ausüben. Es handelt sich hierbei überwiegend um eine Büroarbeit, die allerdings an bis zu 50 km entfernten Arbeitsplätzen zu verrichten ist.

Da der Betroffene den Anforderungen beim Führen eines Kraftfahrzeugs für mindestens sechs Folgemonate nicht gewachsen ist, entlassen wir den Patienten arbeitsunfähig.

Rechtsgrundlagen zur Begutachtung der Fahrtauglichkeit

Nach den Begutachtungsleitlinien zur Kraftfahreignung (Auszug aus dem Gutachten „Krankheit und Kraftverkehr" des gemeinsamen Beirates für Verkehrsmedizin beim Bundesministerium für Verkehr, Bau- und Wohnungswesen und beim Bundesministerium für Gesundheit) ist für den Zustand nach Reanimation anzunehmen, dass der Betroffene den Anforderungen bei Führen eines Kraftfahrzeuges für mindestens sechs Folgemonate nicht gewachsen ist (Tab. 4.3.3 und 4.3.4; Bundesanstalt für Straßenwesen, 2000). Nach Implantation eines Kardioverters/Defibrillators (ICD) kann erst nach einer längeren Verlaufsbeobachtung (wenigstens sechs Monate) eine Beurteilung erfolgen, die von entsprechend ausgerüsteten Kardiologen durchgeführt wird.

Basierend auf einheitlichen europäischen Empfehlungen wird in der Tab. 4.3.5 eine Klassifizierung zur Begutachtung von ICD-Patienten dargestellt (Petch, 1998).

Bei Patienten der Kategorie I (prophylaktische Implantation) besteht eine zeitlich begrenzte Einschränkung der Fahrerlaubnis, da das Risiko einer ICD-Entladung mit relevanter hämodynamischer Beeinträchtigung bei dieser Patientengruppe als gering eingestuft wird. In der Regel ist den Patienten nach drei Monaten erlaubt, wieder Kraftfahrzeuge der Gruppe 1 (Krafträder, KfZ bis 3,5 Tonnen, Mofas, Zugmaschinen oder Arbeitsmaschinen bis 25 km/h) zu führen.

Tab. 4.3.3: Gruppeneinteilung bei Fahrerlaubnisklassen (Bundesanstalt für Straßenwesen, 2000).

Gruppe 1	Motorräder, Kfz bis 3,5 t, Mofa, Landwirtschaft
Gruppe 2	Alle anderen Kfz über 3,5 t (insbesondere LKW), Omnibusse, Fahrerlaubnis zur Fahrgastbeförderung (Taxi)

Tab. 4.3.4: Leitsätze zur Fahrerlaubnis (FE) bei koronarer Herzkrankheit (Herzinfarkt) (Arbeitsgemeinschaft der Wissenschaftlichen Medizinischen Fachgesellschaften, 2006).

Fahrerlaubnis nach Herzinfarkt mit komplikationslosem Verlauf ohne Herzinsuffizienz oder Rhythmusstörungen:
nach 3 Monaten für Gruppe 1
Mit Herzinsuffizienz oder Rhythmusstörungen:
nach 6 Monaten für Gruppe 1
Nach Herzinfarkt in der Regel keine FE für Gruppe 2!
Ausnahmen nach 3–6 Monaten/Wochen, bei Fehlen von:
- Gefährlichen oder prognostisch ungünstigen Herzrhythmusstörungen
- Schwerwiegender Einschränkung der Pumpfunktion der linken Herzkammer
- Herzwandaneurysma
- Angina pectoris der NYHA-Klassen III und IV

Tab. 4.3.5: Fahrerlaubnis (FE) nach ICD-Implantation (Bundesanstalt für Straßenwesen, 2000).

- Beurteilung nach 6 Monaten Verlaufsbeobachtung durch Kardiologen
- Klassifizierung zur Begutachtung der Gruppe 1
  - Kategorie I: Risiko einer ICD-Entladung wird als gering eingestuft (prophylaktische Indikation): FE nach 3 Monaten
  - Kategorie II A: niedriges Risiko, ohne erneutes Auftreten von Kammerrhythmusstörungen sind die Gefahren vorübergehend doch noch sehr groß: FE nach 6 Monaten
  - Kategorie II B: mittleres Risiko (gut tolerierte VT), Nachweis der Symptomfreiheit nötig: FE erst nach diesem Nachweis
  - Kategorie III: sehr hohes Risiko für hämodynamisch instabile tachykarde Herzrhythmusstörungen: keine FE
- Keine FE in der Regel für Gruppe 2!

4

Zur Kategorie II gehören alle anderen ICD-Patienten (außer Berufskraftfahrer), die über sechs Monate bis zum Nachweis der Symptomfreiheit unter ICD-Therapie kein Fahrzeug führen dürfen.

Für die Kategorie III (Patienten mit hohem Risiko bei instabiler Kammertachykardie oder bei Berufskraftfahrern) sind die Voraussetzungen zum sicheren Führen von Kraftfahrzeugen nicht gegeben.

Das geht Sie an!

Der Entlassungsbericht der Anschlussheilbehandlung geht an den Hausarzt, an den Kardiologen, den Rentenversicherungsträger als Leistungsträger der Maßnahme, die Krankenkasse sowie die zuweisende Akutklinik.

Ausblick

Die Prognose des Patienten wird im Wesentlichen durch den Verlauf seiner systolischen Pumpfunktionsstörung bestimmt. Darüber hinaus ist die Einstellung der atherogenen Risikofaktoren zur Vermeidung einer Progression der koronaren Herzerkrankung bedeutsam.

Obgleich Herr W. zum jetzigen Zeitpunkt deutliche Einschränkungen seiner Körperfunktionen und -strukturen aufweist, erlauben diese jedoch eine Teilhabe (Partizipation) am Alltags- und Familienleben. Die reaktive Depression zeigt bislang einen positiven Verlauf. Der Patient verfügt bei guter familiärer Einbindung auch über die Möglichkeit, nach Absprache mit seiner Ehefrau und bei Rezidivfreiheit hinsichtlich Kammertachykardie/Kammerflimmern nach einem halben Jahr wieder an seinen Arbeitsplatz zurückzukehren.

4.4 Rehabilitation bei muskuloskelettalen Erkrankungen

WILFRIED H. JÄCKEL, WILFRIED MAU, MICHAEL GÜLICH, URSULA TRABER

4.4.1 Einleitung

Krankheitsspektrum

Die muskuloskelettalen Krankheiten nehmen in allen Industrienationen eine der Spitzenpositionen in der Rangliste der Krankheitskosten ein. Dies hängt insbesondere mit der großen Häufigkeit dieser Krankheiten, dem Krankheitsbeginn oftmals im jüngeren Lebensalter, dem chronischen, bei vielen Krankheiten dieser Gruppe auch chronisch progredienten Verlauf sowie den hohen Kosten durch die Behandlung, durch hohe Arbeitsunfähigkeitszeiten und Frühberentungen zusammen.

Merke!

Die muskuloskelettalen Krankheiten sind sowohl im stationären als auch im ambulanten Bereich die mit Abstand häufigste Indikation für Rehabilitationsleistungen in Deutschland.

Für die Rehabilitation bei muskuloskelettalen Krankheiten stehen etwa 350 Rehabilitationskliniken mit ca. 45 000 Betten zur Verfügung (Statistisches Bundesamt, 1998).

Innerhalb der Gruppe der muskuloskelettalen Krankheiten sind – in der Reihenfolge der Häufigkeit für die Indikation zu stationären Rehabilitationsleistungen – folgende Krankheiten von besonderer Bedeutung:

- Rückenschmerzen
- degenerative Gelenkerkrankungen
- Unfallverletzungen
- entzündlich-rheumatische Krankheiten.

Epidemiologie

Das Halte- und Bewegungssystem ist die mit Abstand häufigste Lokalisation von Schmerzstörungen in der erwachsenen Bevölkerung in Deutschland (Statistisches Bundesamt, 1998). Dabei sind Rückenschmerzen (Dorsopathien) führend bei 30–40 % am Befragungstag bzw. in den letzten 7 Tagen, bei mehr als 60 % in den letzten 12 Monaten und etwa 80 % in der Langzeitprävalenz (Kohlmann, Schmidt, 2005). Die Prävalenz von Rückenschmerzen zeigt eine deutliche Geschlechts- und Altersabhängigkeit. Frauen sind in allen Altersgruppen häufiger als Männer betroffen. Die 7-Tagesprävalenz steigt mit dem Alter bis zum sechsten Lebensjahrzehnt, um dann wieder zu fallen. Dagegen ist die 12-Monatsprävalenz schon ab dem 20. Lebensjahr hoch mit nur geringer Steigerung im höheren Alter. Bemerkenswert sind sozioökonomische und -kulturelle Unterschiede der Rückenschmerzangaben. Personen mit niedrigem Sozialstatus haben ein etwa zweifach höheres Rückenschmerzrisiko verglichen mit Personen mit höherem Bildungs- oder Berufsstatus bzw. Einkommen. Ein deutlicherer Unterschied zwischen Ost- und Westdeutschland in den ersten Jahren nach der Wende zu Lasten der alten Länder hat sich Ende der 1990er-Jahre auf 4–6 % verringert (Kohlmann, Schmidt, 2005). Im Vergleich zu den befragten 50–79-Jährigen in Großbritannien geben gleichaltrige Männer und Frauen in Westdeutschland etwa doppelt so häufig Rückenschmerzen aktuell oder in den letzten 12 Monaten an (Raspe et al., 2004).

Im Hinblick auf Arthrose-Krankheiten ist die Häufigkeit der auffälligen Röntgenbefunde nicht mit der Prävalenz arthrotischer Beschwerden gleichzusetzen, da selbst bei mäßigen bis schweren morphologischen Veränderungen nicht alle Personen Schmerzen angeben. Von Beschwerden durch eine Arthrose sind ca. 5 Mio. Menschen in Deutschland (6 % der Bevölkerung) betroffen (Statistisches Bundesamt, 1998). Die Häufigkeit nimmt mit dem Alter deutlich zu, Frauen erkranken häufiger als Männer. Eine symptomatische Gonarthrose besteht bei ca. jeder zehnten Person über 62 Jahre, eine Coxarthrose etwa bei jeder zwanzigsten Person über 55 Jahre (Mau, Zink, 2005).

Im Jahr 2002 wurden in der gesetzlichen Unfallversicherung in Deutschland 1,3 Mio. Arbeitsunfälle (36 pro 1 000 Vollarbeiter) inkl. 1 071 Fälle mit Todesfolge (0,03 pro 1 000 Vollarbeiter) registriert sowie 223 300 Wegeunfälle (5 pro 1 000 Versicherte) mit 686 Todesfolgen (16 pro 1 Mio. Versicherte) (Bundesministerium für Wirtschaft und Arbeit, 2005). Die Unfälle betreffen weit überwiegend das Halte- und Bewegungssystem. Unter 1 000 Pflichtversicherten der AOK waren im Jahr 2003 63 Arbeitsunfähigkeitsfälle mit den ICD-10-Schlüsseln S40–S99 (AOK-Bundesverband, 2004).

Die rheumatoide Arthritis (RA) ist die häufigste chronisch-entzündliche rheumatische Erkrankung mit einer Prävalenz von 0,8 %. Bei einem Geschlechterverhältnis von ca. 3 : 1 tritt die RA bei 1,2 % der Frauen und 0,4 % der Männer auf (Symmons et al., 2002). Die Raten der Neuerkrankungen pro Jahr (Inzidenz) liegen in Europa bei 50 pro 100 000 Frauen und 24 pro 100 000 Männer. Die RA kann sich in jedem Alter manifestieren, am häufigsten zwischen dem 45. und 65. Lebensjahr.

Für die Spondylitis ankylosans als typische Form der Spondylarthritiden wurde aus klinischen Kollektiven eine Prävalenz von 0,1–0,2 % ermittelt, bei Einbeziehung symptomarmer Manifestationsformen aus Blutspenderuntersuchungen in Deutschland allerdings eine Prävalenz von 0,9 % (Mau, Zeidler, 2007). Bei Einschluss leichter Formen sind Frauen nur wenig seltener als Männer betroffen mit einem Verhältnis von 1 : 1,8 bis 2,6. Eine Manifestation ist in jedem Alter möglich, typischerweise aber zwischen dem 20.–40. Lebensjahr. Andere entzündliche Systemkrankheiten wie die Kollagenosen und Vaskulitiden sind sehr viel seltener (jeweils unter 0,01 %).

Sozioökonomische Folgen

Aus der Perspektive der Kostenträger und der Gesellschaft sind die Krankheitsfolgen aus der ICF-Komponente der „Teilhabe“ besonders relevant. Dazu zählen vor allem die sozialmedizinischen und gesundheitsökonomischen Konsequenzen.

Nach den psychischen Erkrankungen stellen die muskuloskelettalen Erkrankungen mit einem Anteil von ca. 20 % der Erwerbsminderungsrenten die zweithäufigsten Frühberentungsgründe dar (Verband Deutscher Rentenversicherungsträger, 2005). Dabei führen die bei den Männern gegenüber den Frauen häufigeren Dorsopathien mit 12 % aller Berentungen. Rückenschmerzen verursachen pro Jahr ca. 3,7 Mio. Fälle von Arbeitsunfähigkeit (AU) mit 75,5 Mio. AU-Tagen (Statistisches Bundesamt, 1998). Das entspricht 15 % aller AU-Tage. Daraus resultieren indirekte Kosten durch Arbeitsausfall in Höhe von ca. 11 Mrd. € pro Jahr (Krauth et al., 2005). Hinzu kommen ca. 5 Mrd. € direkte Kosten für Rückenschmerzbehandlungen: ambulant 2 Mrd. €, Krankenhausbehandlung 1,2 Mrd. € und stationäre medizinische Rehabilitation 1,6 Mrd. €.

Durch Arthrosen sind 188 000 AU-Fälle mit 8 Mio. AU-Tagen (2 % der AU-Tage der Krankenversicherung) und 6 % der Erwerbsminderungsrenten bedingt (Statistisches Bundesamt, 1998). Die direkten jährlichen Kosten der Arthrosen belaufen sich auf ca. 5 Mrd. €.

Die in den letzten Jahren rückläufigen AU-Zeiten werden bei den muskuloskelettalen Erkrankungen bei den Versicherten der Betriebskrankenkassen besonders deutlich: Sie sanken von 782 Tagen je 100 Pflichtmitglieder 1991 auf 355 im Jahr 2003. Dies bedeutet eine Reduktion um mehr als die Hälfte (BKK Bundesverband, 2004).

Unfallbedingte Verletzungen verursachen ca. ein Viertel aller indirekten Krankheitskosten, die sich laut Gesundheitsberichterstattung auf 130 Mrd. € pro Jahr belaufen (Statistisches Bundesamt, 1998). Davon entfällt fast die Hälfte auf Arbeitsunfälle, 17 % auf Verkehrsunfälle und 16 % auf Unfälle in Haus und Freizeit. Bei den Betriebskrankenkassen sind Verletzungen und Vergiftungen mit 10 % auf Rang 4 der AU-Fälle und bei den AU-Tagen mit 15 % auf Rang 3 (BKK Bundesverband, 2004).

Unter den entzündlich-rheumatischen Erkrankungen ist bei der Rheumatoiden Arthritis (RA) bereits im ersten Jahr bei 76 % wenigstens eine AU-Episode zu verzeichnen mit einer mittleren Dauer von 9 Tagen pro Monat (Mau, Bornmann, Weber, 1997). Mit einer Frühberentung (Erwerbsminderung) ist innerhalb der ersten vier Krankheitsjahre bei 25–42 % und nach 8–10-jähriger Krankheitsdauer bei 43–85 % zu rechnen (Mau et al., 1996; Mau, Zeidler, 1999). Innerhalb der ersten drei Krankheitsjahre belaufen sich für einen erwerbstätigen Patienten mit RA die indirekten jährlichen Kosten durch Produktivitätsausfall auf ca. 10 600 € (Merkesdal et al., 2001). Die direkten Kosten pro Patient und Jahr betragen im Mittel zwischen ca. 3 800 € und 5 000 € (Merkesdal, 2002; Ruof et al., 2003). Die Krankheitskosten steigen deutlich mit zunehmender Funktionseinschränkung. Werden alle Patienten der Kerndokumentation Deutscher Rheumazentren zugrunde gelegt und verglichen, so ergeben sich ähnliche jährliche Gesamtkosten von jeweils ca. 16 000 € für RA, Spondylitis ankylosans und Lupus erythematodes (Zink, 2004).

Krankheitsfolgen für die Betroffenen

An dieser Stelle werden ausgewählte Krankheitsfolgen für Betroffene mit Rückenschmerzen bzw. RA dargestellt und in den Fallbeispielen dieses Kapitels vertieft.

Merke!

Die wichtigsten Folgen der Erkrankungen des Halte- und Bewegungssystems aus Sicht der Patienten sind Schmerzen und die Behinderung bei Alltagsaktivitäten.

In Deutschland sind ein Viertel bis ein Drittel der Personen mit Rückenschmerzen hinsichtlich hoher Schmerzintensität oder Funktionseinschränkung in (klinisch) relevantem Umfang betroffen (Kohlmann, Schmidt, 2005). Dabei haben Frauen eine höhere Beschwerdelast als Männer zu tragen. Am Beispiel von Rückenschmerzen, die häufig als unspezifisch eingeordnet werden, ist das Risiko der Chronifizierung bei einer nicht selten ärztlich geförderten ungünstigen „Patientenkarriere" zu beachten (Pfingsten, Müller, 2005; Raspe, Hüppe, Matthis, 2003). Im sogenannten Amplifikationsmodell von Raspe et al. (2003) werden verschiedene Stadien der Ausweitung von Rückenschmerzen beschrieben:

- zeitliche und räumliche Ausbreitung der Schmerzen (häufigere und längere Schmerzphasen, weitere Schmerzregionen wie Kopf-, Brust-, Unterleibsschmerzen)
- Ausweitung auf weitere somatische Organe und Systeme mit nicht-schmerzhaften Beschwerden
- Ausweitung auf psychische Störungen (Katastrophisieren, Depression).

Die Charakteristika der verschiedenen Stadien werden in der Regel nicht als primäre externe Bedingungsfaktoren gesehen, sondern als Teile des Chronifizierungsprozesses. Die Wahrnehmung der beschriebenen Amplifikationsstadien und ihrer Merkmale beim Individuum mit einem multidimensionalen Assessment (Kap. 1.5) ist die Voraussetzung für erfolgreiche (rehabilitative) Interventionen. Inadäquate diagnostische oder therapeutische Maßnahmen können zu einer iatrogenen Chronifizierung beitragen (Pfingsten, Müller, 2005). Dazu können insbesondere invasive Verfahren gehören, aber auch die Verordnung von Bettruhe bei akuten Rückenschmerzepisoden.

Die Häufigkeit der psychischen Komorbidität von Teilnehmern an medizinischen Rehabilitationsmaßnahmen wegen muskuloskelettaler Erkrankungen unterstreicht die Notwendigkeit, diesen Problembereich wahrzunehmen und im Rehabilitationsprozess angemessen zu berücksichtigen: 43 % geben mittlere bis starke psychische Belastungen an mit deutlicher Ängstlichkeit bei 24 % und Depressivität bei 16 % (Härter et al., 2002).

Auch bei degenerativen und entzündlichen Gelenkerkrankungen stehen Schmerzen und Behinderungen im Alltag (z. B. Mobilität) im Vordergrund. Von mehr als 12 000 befragten RA-Kranken geben 28 % starke und 37 % mittlere Schmerzen an (Zink, Huscher, Westhoff, 2002). Mittelgradige Funktionseinschränkungen berichten 46 % der RA-Kranken und schwere Behinderungen im Alltag 24 %. Mit regelmäßigem Hilfebedarf ist bei 37 % zu rechnen, mit einer Pflegebedürftigkeit bei 14 %. Wie bei zahlreichen anderen Erkrankungen besteht bei Frauen eine ausgeprägtere Behinderung und eine höhere Schmerzintensität als bei Männern (Affleck et al., 1999; Daltroy et al., 1999). Dies steht möglicherweise im Zusammenhang damit, dass Frauen mit RA häufiger unter Depressionen leiden als Männer (Dowdy et al., 1996). Bei dem beobachteten Zusammenhang zwischen Funktionsbehinderung und Depression wird davon ausgegangen, dass nicht nur durch die Behinderung die Depression bedingt wird, sondern dass umgekehrt Depression das wahrgenommene Ausmaß der Funktionsbehinderung beeinflusst (Escalante, del Rincon, 1999). Deshalb können (psychologische) Interventionen u. a. zur Verminderung der Depression von Bedeutung sein für eine Reduktion der wahrgenommenen Funktionsbehinderung und weiterer Krankheitsfolgen wie den Teilhabestörungen des sozialen Rückzugs, der Arbeits- und Erwerbsunfähigkeit, der Inanspruchnahme von medizinischen Diensten und damit auch der direkten und indirekten Krankheitskosten.

Rehabilitation

Zahlen

Von der gesetzlichen Rentenversicherung wurden im Jahr 2003 wegen muskuloskelettaler Krankheiten (ICD-Schlüssel M00–M99) insgesamt 291 093 (ca. 40 % der Gesamtmaßnahmen) stationäre Rehabilitationsleistungen durchgeführt, davon 153 227 bei Männern. Das Durchschnittsalter der Rehabilitanden betrug 48,9 Jahre. Davon entfielen auf die Erkrankungen der Wirbelsäule und Rückenschmerzen (M40–M43 und M45–M54) 205 974, dies entspricht einem Anteil von etwa 71 %. Die nächsthäufige Indikation waren die Arthrosen (M15–M19) mit einem relativen Anteil von 16 %. Die entzündlichen Gelenk- und Wirbelsäulenerkrankungen spielen mit 4 % zahlenmäßig nur eine untergeordnete Rolle. Wegen muskuloskelettaler Krankheiten wurden 2003 von der Rentenversicherung 68 602 stationäre Anschlussheilbehandlungen (AHB) durchgeführt (Verband Deutscher Rentenversicherungsträger, 2004).

Für den Bereich der gesetzlichen Krankenkassen liegen exakte Fallzahlen zu den Rehabilitationsleistungen nicht vor. Nach Angaben des Statistischen Bundesamtes betrug die Gesamtzahl der durchgeführten stationären Rehabilitationsleistungen im Jahr 2004 etwa 565 000 (Statistisches Bundesamt, 1998).

Der Anteil der ambulanten Rehabilitationsleistungen an den Gesamtleistungen liegt im Bereich der Rentenversicherung derzeit noch knapp unter 10 % (Verband Deutscher Rentenversicherungsträger, 2004). Die ambulanten Maßnahmen haben in den letzten Jahren kontinuierlich zugenommen, und es wird mittelfristig für Ballungsgebiete ein Anteil von 20 % an den Gesamtmaßnahmen prognostiziert.

Indikationsstellung

Die Indikation zur Rehabilitation sollte gestellt werden, wenn

- die Erwerbsfähigkeit erheblich gefährdet oder vermindert ist (gesetzliche Rentenversicherung)
- nicht nur vorübergehende alltagsrelevante Einschränkungen der Funktionsfähigkeit (gesetzliche Krankenversicherung) bestehen
- eine multimodale, interdisziplinäre Behandlung erforderlich ist.

Diese Voraussetzungen sind insbesondere bei den entzündlich-rheumatischen Krankheiten oftmals bereits in frühen Stadien der Erkrankung gegeben.

Circa zwei Drittel der Patienten mit rheumatischen Krankheiten waren wenigstens einmal in einer Rehabilitationseinrichtung, mindestens ein Drittel nahm niemals (stationäre) Leistungen zur medizinischen Rehabilitation in Anspruch (Mau et al., 1996). Von Patienten, die wegen rheumatischer Krankheiten frühberentet werden, haben 40–50 % niemals an Rehabilitationsmaßnahmen teilgenommen. Auch wenn bei einem Teil dieser Kranken wahrscheinlich eine negative Rehabilitationsprognose gestellt wird, ergeben sich Hinweise darauf, dass der gesetzlichen Forderung des Vorrangs rehabilitativer Maßnahmen vor Berentung („Reha vor Rente") bei zahlreichen Betroffenen nicht entsprochen wird.

Anhaltspunkte zur Differenzialindikation zwischen stationärer und ambulanter Rehabilitation sind im Kap. 1.11 dargestellt.

Rehabilitationsziele

Häufige Rehabilitationsziele bei Personen mit muskuloskelettalen Krankheiten sind (nach Jäckel et al., 1996):

- Minderung der Krankheitsaktivität und Progredienz bei rheumatischen Krankheiten
- Linderung und Bewältigung beeinträchtigender, chronischer Schmerzzustände
- Beseitigung oder Begrenzung von Funktionseinschränkungen und -verlusten am Bewegungssystem
- Beseitigung, Begrenzung oder Kompensation von Fähigkeitsstörungen und Beeinträchtigungen
- Förderung einer adaptiven Einstellung zur jeweiligen rheumatischen Krankheit
- Identifikation und Bewältigung von Belastungen und Anforderungen im privaten, beruflichen und sozialen Umfeld
- Bearbeitung psychischer und sozialer Probleme.

Im Einzelfall sind die Ziele der Rehabilitation detailliert und konkret zu beschreiben. Dabei hat sich eine Unterteilung in somatische, funktionale, psychosoziale und edukative Ziele bewährt (Kap. 1.8). In Tab. 4.4.1 werden für jede dieser Gruppen Beispiele für individuelle Reha-Ziele aufgeführt (Protz et al., 1998).

Interventionen in der Rehabilitation

Koordiniert und supervidiert durch den Arzt arbeiten im Rehabilitationsteam bei muskuloskelettalen Krankheiten insbesondere folgende Berufsgruppen eng zusammen: Ergotherapeuten, Ernährungsberater, Pflegedienst, Physio- und Bewegungstherapeuten, Psychologen, Sozialberater. Einige wichtige Schwerpunkte der Tätigkeiten der verschiedenen Berufsgruppen sind in Tab. 4.4.2 gelistet.

Tab. 4.4.1: Beispiele für individuelle Reha-Ziele bei den muskuloskelettalen Erkrankungen.

Somatische Ziele	Funktionale Ziele	Psychosoziale Ziele	Edukative Ziele
• Beseitigung von Blockierungen • Verminderung der humoralentzündlichen Aktivität • Verbesserung der Gelenkbeweglichkeit • Reduktion der Gelenkschwellung • Zunahme der Handkraft • Verminderung bestehender Kontrakturen • Verbesserung der Muskelkoordination • Schmerzreduktion • Verbesserung der Wirbelsäulenbeweglichkeit	• Verbesserung der Fähigkeit, sich an- und auszukleiden • Verbesserung der Fähigkeit zur Nahrungsmittelaufnahme (z. B. Speisen zum Mund führen) • Verbesserung der Fähigkeiten der persönlichen Hygiene • Verbesserung der Fähigkeit Treppen zu steigen • Verbesserung der Fähigkeiten zur Verkehrsmittelbenutzung (Auto, Fahrrad, öffentliche Verkehrsmittel)	• Verminderung von Ängstlichkeit • Verminderung von Depressivität • Verbesserung der beruflichen Integration • Verbesserung der sozialen Integration • Verbesserung der sozialen Kompetenz	• Verbesserung des Informationsstandes über die Krankheit • krankheitsgerechtes Verhalten • Beherrschen von Techniken und Strategien zur Stressbewältigung

Tab. 4.4.2: Schwerpunkte der Tätigkeiten der verschiedenen Berufsgruppen.

Ergotherapeuten	Hilfsmittelberatung und -versorgung, Gelenkschutz, Training der Aktivitäten des täglichen Lebens, Funktionsfähigkeit am Arbeitsplatz, Erhaltung der Selbstversorgungsfähigkeit
Ernährungsberater	Beratung bzgl. gesunder Ernährung, Lehrküche
Pflegedienst	Pflege bettlägeriger Patienten, insbesondere im AHB-Bereich
Physio-, Sport- und Bewegungstherapeuten	Verbesserung der Gelenkbeweglichkeit, der Muskelkraft, Koordination und Ausdauer, Gehschulung
Psychologen	Schmerzbewältigungsprogramme, Entspannungstraining, Interventionen bei erhöhter Depressivität und Ängstlichkeit
Sozialberater	Beratung in sozialmedizinischen Fragen, Beratung und Organisation von stufenweiser Wiedereingliederung und Rehabilitationsnachsorge

Die intensive Schulung der Patienten ist bei muskuloskelettalen Krankheiten ein unverzichtbarer Bestandteil der Rehabilitation (Kap. 1.9). Im standardisierten Schulungsprogramm der Deutschen Gesellschaft für Rheumatologie erarbeiten Rheumatologen, Psychologen, Krankengymnasten und Ergotherapeuten gemeinsam mit den Patienten Wissensinhalte über verschiedene Aspekte der Rheumatoiden Arthritis sowie selbst durchzuführende Übungen zur Schmerz- und Krankheitsbewältigung. Das Programm besteht aus 6 Modulen à 90 Minuten. Dadurch konnten in verschiedenen Studien eine günstige Beeinflussung des Krankheitswissens, der Hilflosigkeit bis hin zur Verbesserung der Arbeits- und Erwerbsfähigkeit mit entsprechend günstiger Kosteneffektivität national und international nachgewiesen werden (Krauth et al., 2005; Langer, Ehlebracht-König, Josenhans, 1998; Lorig et al., 1985; Mau, Bräuer, 2005).

4.4.2 Falldarstellung: Patient mit Rückenschmerzen

„Wenn meine Schmerzen nicht besser werden, habe ich Angst, meinen Arbeitsplatz zu verlieren" sagt der 52-jährige Arbeiter K. M. bei der Aufnahme in der Rehabilitationsklinik auf die Frage nach dem Grund für seine Rehamaßnahme.

Anamnese und Befunde

Vorgeschichte und Krankheitsverlauf

Seit dem 30. Lebensjahr bestehen Schmerzen im Rücken mit gelegentlicher Ausstrahlung in die Beine. Der Verlauf war insgesamt rezidivierend, beschwerdefreie Intervalle über mehrere Monate hat der Patient in den letzten Jahren aber nie gehabt. Die Schmerzen haben einen bohrenden, manchmal auch stechenden Charakter, Schwächen der Muskulatur oder Taubheitsgefühle in den Beinen sind Herrn M. nicht aufgefallen. Längeres Sitzen und insbesondere längere Autofahrten verstärken die Schmerzen ebenso wie längeres Stehen und Arbeiten in gebückter Körperhaltung. Durch das Heben und Tragen von schweren Gegenständen nimmt die Schmerzintensität für einige Stunden deutlich zu.

Wegen der Schmerzprobleme ist er immer wieder von seinem Hausarzt und zwischenzeitlich auch von einem Orthopäden behandelt worden. Röntgenuntersuchungen einschließlich CT zeigten keine gravierenden Befunde. Als Schmerzursache sind ihm beginnende Verschleißerscheinungen der Wirbelsäule genannt worden. Die verordnete medikamentöse Therapie hat ihm immer nur kurzzeitig geholfen, auch durch Injektionen durch den Hausarzt und den Orthopäden ist es nicht zu einer wesentlichen Verbesserung der Schmerzen gekommen. Rehabilitationsmaßnahmen sind bei ihm bisher nicht durchgeführt worden.

In den ersten Jahren hat er mehrfach Krankengymnastik verordnet bekommen. Dies hat anfangs die Schmerzen eher verstärkt, im weiteren Verlauf haben die Schmerzen aber etwas abgenommen. In den letzten Jahren ist ihm keine Krankengymnastik mehr verschrieben worden, da sein Arzt sagte, dass die Krankenkasse das nicht mehr bezahle.

Bei einer Laborkontrolle durch den Hausarzt vor einigen Monaten wurden erhöhte Fett- und Leberwerte festgestellt. Auf die Frage nach dem Alkoholkonsum berichtet Herr M., dass er durchschnittlich drei Flaschen Bier pro Tag trinke, „um mit den Schmerzen und der Nervosität besser zurechtzukommen“.

Wegen der Schmerzen hat er auch vor fünf Jahren mit dem Fußballtraining in einer Vereinsmannschaft aufgehört. Danach ist sein Körpergewicht um acht Kilogramm angestiegen, die Fitness (insbesondere die Ausdauerleistung) hat deutlich nachgelassen.

Aktuelle Beschwerden
Die Rückenschmerzen bestehen seit mehreren Jahren jeden Tag, die Intensität ist jedoch deutlich wechselnd. Zurzeit sind die Schmerzen eher stark ausgeprägt, auf einer Skala von 0–10 gibt der Patient eine Stärke von 8 an. Seit einigen Wochen strahlen die Schmerzen in den linken Oberschenkel aus. Am Ende eines Arbeitstages sind die Schmerzen besonders stark ausgeprägt.

Berufliche Anamnese
Der gelernte Kraftfahrzeugmechaniker arbeitet seit über 20 Jahren in einem Werk eines großen Automobilherstellers mit insgesamt etwa 3 000 Arbeitsplätzen. Seit 10 Jahren ist er dort im Schichtdienst an einem Montageband in einer Gruppe mit acht Arbeitern tätig. Zu den Aufgaben seiner Gruppe gehören das Einziehen von Kabelsätzen und die Montage der Türen. Die meisten der Tätigkeiten sind mit gebückter oder einseitiger Körperhaltung verbunden. Im letzten Jahr war er insgesamt vier Monate arbeitsunfähig. Vor Beginn der Rehamaßnahme bestand eine Arbeitsunfähigkeit von sechs Wochen. Der werksärztliche Dienst des Automobilherstellers hatte ihm die Beantragung einer Rehabilitation empfohlen.

Familiäre Situation
Herr M. ist verheiratet und hat zwei Kinder mit abgeschlossener Berufsausbildung, die nicht mehr im eigenen Haushalt leben. Seine Frau ist als Verkäuferin ganztags tätig. Er bewohnt ein eigenes Reihenhaus, das aber „längst noch nicht abgezahlt“ sei.

Psychosoziale Belastungen
Herr M. macht sich Sorgen um seinen Arbeitsplatz. Überall wird in der Firma rationalisiert und Arbeitsplätze werden abgebaut. Da er häufiger krank war, ist sein Schichtleiter nicht mehr so gut auf ihn zu sprechen. Er befürchtet, bei einem Ausscheiden aus seinem jetzigen Betrieb in seinem Alter keinen neuen Arbeitsplatz zu finden. Er müsste dann sein Reihenhaus verkaufen, da er Zinsen und Tilgung der Hypothek nicht mehr bezahlen könnte. Mit seinen Kollegen versteht er sich zwar sehr gut, wegen der langen Arbeitsunfähigkeitszeiten im letzten Jahr hat er aber „etwas den Kontakt zu ihnen verloren“. Er hat außerdem den Eindruck, dass die Kollegen ihn wegen seiner eingeschränkten Leistungsfähigkeit nicht mehr so schätzen wie früher.

Seine Ehefrau hat zwar Verständnis für seine Krankheit (z. B. macht sie die Gartenarbeit fast allein), leidet jedoch unter seiner Reizbarkeit und seiner häufig „schlechten Stimmung“.

Aufnahmeuntersuchung
Herr M. ist in einem altersentsprechenden Allgemeinzustand. Bei einer Körpergröße von 179 cm und einem Gewicht von 98 kg besteht eine Adipositas (BMI = 31 kg/m^2). Er hat Schwierigkeiten bei den ersten Schritten nach dem Aufstehen vom Stuhl im Wartebereich. Probleme bereitet ihm das Aus- und Anziehen der Strümpfe. Bei der Inspektion fällt eine Steilhaltung der LWS auf. Das Gangbild ist unauffällig. Der Schober-Test beträgt 10/14 cm, der Finger-Boden-Abstand 30 cm. Der Lasègue ist beidseits bei 60° positiv. Bei der Prüfung des lumbosakralen Bandapparates (insbesondere des Ligamentum iliolumbale) werden lokale Schmerzen angegeben. Die Reflexe sind seitengleich normal auslösbar, Hypästhesiezonen im Bereich der unteren Extremität bestehen nicht. Die Leber ist 2 cm unter dem rechten Rippenbogen tastbar. Der übrige Untersuchungsbefund ist unauffällig.

Sonstige Untersuchungsergebnisse
Bei den Laboruntersuchungen fällt eine Erhöhung der Gamma-GT und eine Erhöhung der Triglyceride auf. Die übrigen Laborbefunde sind unauffällig.

Sonografisch ist die Leber leicht vergrößert. Die mitgebrachten Röntgenaufnahmen der LWS zeigen degenerative Veränderungen in Höhe LWK 3–5. Das CT ergibt keine Hinweise auf einen Bandscheibenvorfall. Für eine ankylosierende Spondylitis finden sich keine Anhaltspunkte.

Assessmentverfahren
Im IRES-Fragebogen (Gerdes, Jäckel 1995, Bührlen et al., 2005) finden sich im Vergleich zu alters- und geschlechtsgleichen Normalpersonen gravierende Einschränkungen bei den körperlichen Aktivitäten sowie deutlich erhöhte Werte für Depressivität und Ängstlichkeit. Auffallend ist außerdem eine Einschränkung der Vitalität.

Diagnosen

- Chronisches Lumbalsyndrom
- Adipositas
- Fettleber bei Hyperlipidämie.

Durch die Störungen der Körperstrukturen und -funktionen ist es auch zu Einschränkungen der Aktivitäten und zu Beeinträchtigungen der Partizipation (Berufstätigkeit, Mitgliedschaft im Sportverein) gekommen, und es bestehen darüber hinaus gravierende psychosoziale Belastungen (Depressivität und Ängstlichkeit). Als positive Kontextfaktoren sind die Unterstützung durch seine Ehefrau und die Arbeitskollegen, als hemmender Faktor die negative Einstellung des Schichtleiters zu nennen.

Rehabilitationsziele

Vordringliches Ziel aus Sicht von Herrn M. ist die Abnahme der Schmerzen. Er hat ein ausschließlich somatisch orientiertes Krankheitsverständnis. In einem ausführlichen Gespräch mit ihm werden die Zusammenhänge seiner Rückenschmerzen mit den psychosozialen Belastungen herausgearbeitet.

Herr M. wird am Tag nach der Aufnahme von einem Psychologen, einer Physiotherapeutin und einem Ergotherapeuten untersucht. Anschließend werden in einer Teambesprechung gemeinsam mit Herrn M. – neben der Schmerzreduktion – folgende Rehabilitationsziele definiert:

- **somatische Ziele:** Verbesserung der Beweglichkeit und Kräftigung der Rücken- und Bauchmuskulatur, Verbesserung der Ausdauerleistung, Gewichtsreduktion, Reduktion des Alkoholkonsums
- **funktionale Ziele:** Verbesserung der Aktivitäten im täglichen Leben
- **psychosoziale Ziele:** Verminderung von Depressivität und Ängstlichkeit, Verminderung der Arbeitsunfähigkeitszeiten
- **edukative Ziele:** Verbesserung der Information über die Krankheit, über eine gesunde Ernährung und über die Risiken eines erhöhten Alkoholkonsums.

Therapieplan

Der Therapieplan wird in der Teambesprechung im Beisein von Herrn M. festgelegt:

- Physiotherapie in der Gruppe (3-mal pro Woche)
- Physiotherapie im Bewegungsbad in der Gruppe (3-mal pro Woche)
- Ergotherapie in der Gruppe (2-mal pro Woche)
- psychologische Gruppenbehandlung zum Erlernen von Stressbewältigungs- und Entspannungstechniken (3-mal pro Woche)
- medizinische Trainingstherapie (3-mal pro Woche)
- 6 Massagen (auf dringenden Wunsch von Herrn M.)
- Teilnahme an einem aktiven Schulungsprogramm für Rückenschmerzen, am Gesundheitsbildungsprogramm und an der Beratung für gesunde Ernährung und Gewichtsreduktion
- kalorienreduzierte Kost von etwa 1 000 kcal.

Zur Besprechung der beruflichen Situation wird Herr M. einen Gesprächstermin mit der Reha- und Sozialberaterin vereinbaren. Außerdem wird vereinbart, dass die leitende Ärztin telefonischen Kontakt mit dem Werksarzt aufnimmt, um weitere Informationen über den Arbeitsplatz zu erhalten und um Möglichkeiten der Umsetzung auf einen anderen Arbeitsplatz innerhalb des Betriebes zu besprechen.

Rehabilitationsverlauf

In den ersten Tagen nehmen die Schmerzen nach der Gruppengymnastik geringfügig zu und anfänglich hat Herr M. einige Probleme, sich beim autogenen Training zu konzentrieren. In der zweiten Woche berichtet Herr M. bereits über eine Zunahme der Beweglichkeit, und er fühlt sich körperlich deutlich leistungsfähiger. Er gibt an, dass die Rückenschmerzen trotz körperlicher Anstrengung besser werden. Auf Alkohol hat er seit der Aufnahme in der Klinik vollständig verzichtet, ohne dass es dabei zu Unruhezuständen gekommen ist. Das Telefongespräch mit dem Werksarzt bestätigt die Angaben von Herrn M. zu seinem Arbeitsplatz. Der Werksarzt hat inzwischen die innerbetrieblichen Umsetzungsmöglichkeiten geprüft. Herr M. soll nach der Entlassung an einen Arbeitsplatz in der Endkontrolle der Kraftfahrzeuge versetzt werden. Dort ist eine Tätigkeit ohne Heben und Tragen und ohne einseitige Körperhaltung gewährleistet.

Abschlussuntersuchung

Herr M. berichtet über eine deutliche Verminderung der Schmerzintensität, Restschmerzen bestehen aber noch. Durch die Gruppenphysiotherapie und die medizinische Trainingstherapie hat die Ausdauerleistung etwas zugenommen, und er ist motiviert, das Training weiterzuführen.

Bei der klinischen Untersuchung ist der Lasègue negativ, der Finger-Boden-Abstand beträgt 15 cm, und bei der Prüfung des lumbosakralen Bandapparates werden keine Schmerzen mehr angegeben.

Herr M. ist mit der Umsetzung auf den neuen Arbeitsplatz sehr einverstanden, auch wenn er den Kontakt zu den bisherigen Kollegen vermissen wird.

Das Gewicht wurde um 2,9 kg reduziert, schriftliche Empfehlungen zu einer gesunden und kalorienreduzierten Ernährung wurden Herrn M. ausgehändigt. Er strebt eine weitere Reduktion des Gewichtes um 10 kg in den nächsten 12 Monaten an.

Die anfangs erhöhten Werte für die Depressivität, Ängstlichkeit und Vitalität im IRES-Fragebogen liegen jetzt im Normbereich. Die Gamma-GT ist nicht mehr erhöht, die Triglyceride liegen ebenfalls im Normbereich.

Bei der sozialmedizinischen Beurteilung stimmt Herr M. mit dem ärztlichen Urteil überein, dass er nach der Entlassung an dem neuen Arbeitsplatz vollschichtig arbeiten kann. Eine stufenweise Wiedereingliederung wird deshalb nicht für notwendig erachtet.

Nachsorge

Herr M. erhält ein schriftliches Heimtrainingsprogramm zur Kräftigung der Rücken- und Bauchmuskulatur. Er wird außerdem in der werkseigenen medizinischen Trainingstherapie dreimal pro Woche trainieren. Die vorgeschlagene psychologische Weiterbehandlung hält er nicht für erforderlich, da er sich jetzt wieder ausgeglichener fühle.

4.4.3 Falldarstellung: Patientin nach Hüft-Totalendoprothese

„Ich hoffe, Sie können mir helfen, wieder so fit zu werden, dass ich mit dem künstlichen Hüftgelenk wieder allein zu Hause zurechtkomme“, sagt die 74-jährige E. R. bei der Aufnahme in der Rehaklinik auf die Frage, was sie denn von der Rehabilitation erwarte.

Anamnese und Befunde

Vorgeschichte und Krankheitsverlauf
Seit 10 Jahren bestehen bei Frau R. Belastungsschmerzen in der rechten Hüfte, die anfänglich vor allem bei längerem Gehen und beim Treppensteigen auftraten. In den letzten drei Jahren sind die Schmerzen deutlich stärker geworden und die Beeinträchtigungen im täglichen Leben haben erheblich zugenommen. Regelmäßige Krankengymnastik, die ihr Hausarzt jeweils sechsmal pro Quartal verordnete, hat zuletzt ebenso wenig bewirkt wie die Einnahme von Schmerzmitteln. Vor einem halben Jahr kamen Schmerzen in der linken Hüfte hinzu, die von Frau R. auf die Überlastung bei Schonung der rechten Hüfte zurückgeführt werden. Insgesamt hatte sie erhebliche Probleme im täglichen Leben: Schwierigkeiten beim An- und Auskleiden, bei der Toilettenbenutzung und bei der Körperpflege. Da ihr das Treppensteigen sehr starke Beschwerden machte, hat sie ihre Wohnung kaum mehr verlassen. Auch Autofahrten fielen ihr wegen der Probleme beim Ein- und Aussteigen sehr schwer. Außerdem fühlte sie sich wegen der schmerzbedingten Schlafstörungen tagsüber häufig abgeschlagen und müde. Bei der Versorgung des Haushalts, z.B. bei der Wäsche, beim Bügeln und Staubsaugen war sie auf die Hilfe ihrer Tochter angewiesen, die sie täglich besuchte und auch den

Einkauf und das Kochen für sie erledigte. Als die Tochter für zwei Wochen in Urlaub war, hatten sie die Mitarbeiterinnen eines ambulanten Pflegedienstes morgens und abends aufgesucht, und das Mittagessen wurde ihr in die Wohnung geliefert.

Die degenerativen Veränderungen im Röntgenbild der rechten Hüfte haben in den beiden letzten Jahren deutlich zugenommen. Der behandelnde Orthopäde stellte die Indikation zur Implantation einer Totalendoprothese (TEP) rechts, und Frau R. wurde 12 Tage vor der Aufnahme in der Rehaklinik in einem großen Akutkrankenhaus operiert. Der postoperative Verlauf nach der Implantation der zementierten Endoprothese war komplikationslos. Nach Angaben des Operateurs darf Frau R. die Hüfte voll belasten.

An weiteren Erkrankungen bestehen bei Frau R. ein mit oralen Antidiabetika behandelter Diabetes mellitus und ein medikamentös gut eingestellter Hypertonus.

Aktuelle Beschwerden

Frau R. berichtet über Schmerzen in der Wundregion, insbesondere bei Bewegungen im operierten Hüftgelenk. Die nächtlichen Schmerzen in der Hüftregion sind seit der Operation bereits deutlich geringer geworden, und sie kann nachts wieder besser schlafen. Sie ist noch nicht in der Lage, Schuhe und Strümpfe allein anzuziehen, und braucht noch Hilfe bei der Benutzung der Toilette und beim Waschen. Sie kann ebenerdig mit zwei Gehstützen gehen, die Kraft im rechten Bein ist aber noch vermindert. Sie hat bisher noch nicht versucht, Treppen zu steigen.

Sozialanamnese

Frau R. ist seit vier Jahren verwitwet und lebt allein in einer Drei-Zimmer-Mietwohnung im dritten Stock eines Mehrfamilienhauses ohne Fahrstuhl. Seit dem Tod des Ehemanns ist der Freundeskreis deutlich kleiner geworden. Der Kontakt zu drei älteren Damen aus der Nachbarschaft, mit denen sie sich bis vor einem Jahr einmal wöchentlich getroffen hatte, ist durch ihre Krankheit deutlich geringer geworden. Die berufstätige Tochter von Frau R. wohnt mit ihrem Ehemann und zwei schulpflichtigen Kindern in einem anderen Stadtteil. Die Tochter kommt täglich zu ihr, die Enkel sieht sie etwa alle zwei Wochen. Mit ihrer Rente kommt sie gerade aus, wenn sie sich deutlich einschränkt. Insbesondere fällt es ihr schwer, die Miete für die recht große Wohnung zu finanzieren.

Aufnahmebefund

Die 74-jährige, rüstige Patientin ist in einem guten Allgemeinzustand bei deutlichem Übergewicht (Größe 175 cm, Gewicht 91 kg, BMI 29,7 kg/m^2). Das Aufstehen vom Stuhl gelingt nur mit Abstützen. Der Gang an zwei Unterarmgehstützen ist kleinschrittig und unsicher.

Bei der allgemeinen körperlichen Untersuchung zeigt sich eine Hypertonie mit Werten von 175/105 mmHg beidseits. Die Wundverhältnisse über der rechten Hüfte sind reizlos bei noch liegendem Nahtmaterial. Der rechte Oberschenkel ist leicht geschwollen (Umfangsdifferenz gegenüber links 15 cm suprapatellar: 2 cm), es besteht keine Rötung, Fluktuation oder Überwärmung. Die passive Beweglichkeit der rechten Hüfte beträgt: Extension/Flexion: 0/0/70°, Abduktion 25°, auf eine Prüfung der Rotation und der Adduktion wurde wegen der Gefahr einer Luxation verzichtet. Die passive Beweglichkeit der linken Hüfte beträgt: Extension/Flexion: 0/0/100°, Außen-/Innenrotation: 40/0/30°.

Der neurologische Untersuchungsbefund ist mit Ausnahme einer deutlichen Kraftminderung im rechten Bein unauffällig. Das Bein kann derzeit nicht aktiv von der Liege angehoben werden. Bei der Auswertung des Screening-Fragebogens zu psychischen Belastungen finden sich keine erhöhten Werte für Depressivität und Ängstlichkeit.

Sonstige Untersuchungsergebnisse

- Labor: BSG mit 30/50 mm nach Westergren deutlich beschleunigt, CRP mit 9 mg/l mäßig erhöht; erhöhte Werte für Triglyceride (350 mg/dl), Cholesterin (280 mg/dl) und HbA1c (7,1 %); im Blutzuckertagesprofil Werte zwischen 145 und 220 mg/dl
- EKG unauffällig.

Diagnosen

- Zustand nach Implantation einer Totalendoprothese des rechten Hüftgelenks
- Coxarthrose links

4

- Übergewicht, Diabetes mellitus Typ 2, Hyperlipidämie, Hypertonus.

Rehabilitationsziele

Gemeinsam mit Frau R. und dem Therapeutenteam wurden folgende Ziele definiert:

- **somatische Ziele:** Kräftigung der Beinmuskulatur, Zunahme der Beweglichkeit (Flexion in der rechten Hüfte 90°), Schmerzreduktion, Gewichtsreduktion, Diabeteseinstellung, Hypertonuseinstellung
- **funktionale Ziele:** Verbesserung der Mobilität (sicherer Gang an einer Gehstütze, sicheres Treppensteigen), Verbesserung der Selbstversorgungsfähigkeit (An- und Auskleiden, Waschen und Toilettenbenutzung ohne fremde Hilfe)
- **psychosoziale Ziele:** Klärung der Wohnsituation
- **edukative Ziele:** Verbesserung der Kenntnisse über die Ernährung bei Übergewicht, Diabetes mellitus und Hyperlipidämie.

Therapieplan

In der Teambesprechung wird folgendes Vorgehen beschlossen:

- tägliche Einzelkrankengymnastik und Gangschulung
- zweimal täglich Bewegungsschiene
- nach Entfernung des Nahtmaterials und abgeschlossener Wundheilung zusätzlich Einzelgymnastik im Bewegungsbad (dreimal pro Woche)
- lokale Kryotherapie
- manuelle Lymphdrainage (dreimal pro Woche)
- Hilfsmittelberatung (Strumpfanzieher, Greifzange zum Aufheben von Gegenständen, Toilettensitzerhöhung) und Einübung durch die Ergotherapie
- Diätberatung (zweimal pro Woche)
- Beibehaltung der bisherigen medikamentösen Therapie des Diabetes mellitus und des Hypertonus
- täglich zweimalige Blutdruckmessung durch die Patientin (nach Einweisung durch die Krankenschwester)
- niedrigmolekulares Heparin und Antithrombosestrümpfe zur Thromboseprophylaxe
- Diabetesdiät von 1 500 kcal.

Rehabilitationsverlauf

Die dreiwöchige Rehamaßnahme verläuft bei Frau R. komplikationslos. Die Fäden können am 14. postoperativen Tag entfernt werden, die Wundverhältnisse bleiben unproblematisch, und die Schwellung des Oberschenkels geht zurück. Die lokalen Schmerzen nehmen ab. Die aktive und passive Beweglichkeit des operierten Hüftgelenks und die Muskelkraft nehmen langsam zu. Frau R. wird zunehmend sicherer beim Gehen, sie kann sich auf der Stationsebene sicher mit einer Gehstütze bewegen und ist in der dritten Woche in der Lage, Treppen über eine Etage zwar langsam, aber sicher auf- und abwärts zu bewältigen. Unter Zuhilfenahme des Strumpfanziehers, dessen Gebrauch sie in der Ergotherapie erlernt hat, kann sie sich in der letzten Woche weitgehend ohne fremde Hilfe anziehen. Beim Binden der Schuhe und beim Schneiden der Fußnägel ist sie noch auf Hilfe angewiesen.

Die Blutdruckwerte liegen im oberen Normbereich, und nach Anpassung der Dosis des oralen Antidiabetikums zeigt das Blutzuckertagesprofil normale Werte. Das Gewicht konnte um 1,4 kg reduziert werden.

Abschlussuntersuchung

Frau R. ist mit dem Ergebnis der Operation und der Rehamaßnahme sehr zufrieden. Sie ist am Vortag zum ersten Mal allein auch außerhalb der Klinik gegangen und hat sich dabei nicht unsicher gefühlt. Die leichten lokalen Schmerzen im Bereich der Wunde sind von Tag zu Tag geringer geworden und jetzt sehr gut auszuhalten. Schmerzen beim Gehen bestehen nicht.

Das Aufstehen vom Stuhl macht keine Probleme mehr und das Gangbild ist flüssig. Die Narbenverhältnisse sind reizlos, zwischen beiden Oberschenkeln besteht keine Umfangsdifferenz mehr. Die Flexion im rechten Hüftgelenk beträgt 90°. Das rechte Bein kann aktiv von der Liege gehoben werden. Der Blutdruck beträgt 145/85 mmHg.

Bei der abschließenden Laborkontrolle ist das CRP im Normbereich, die BSG mit 15/27 mm n. W. deutlich rückläufig. Die Blutzuckerwerte liegen im Normbereich, Triglyceride und Cholesterin sind noch leicht erhöht.

Nachsorge

Frau R. erhält von ihrer Physiotherapeutin ein schriftliches Heimtrainingsprogramm zur weiteren Kräftigung der Muskulatur und zur weiteren Verbesserung der Beweglichkeit. Ein Strumpfanzieher und eine Greifzange werden Frau R. mitgegeben. Für die Kontrolluntersuchung beim Operateur wurde vom Sozialdienst der Rehaklinik mit der Akutklinik ein Termin vereinbart.

In einem Gespräch, das die Reha- und Sozialberaterin der Rehaklinik mit Frau R. und deren Tochter führte, wurde deutlich, dass – auch aus finanziellen Gründen – die Suche nach einer kleineren Wohnung für Frau R. erforderlich ist. Gesucht werden soll eine Zwei-Zimmer-Wohnung, die entweder ebenerdig liegt oder mit einem Fahrstuhl erreicht werden kann. Die Tochter von Frau R. wird sich darüber informieren, ob und zu welchen Konditionen eine Wohnung mit der Möglichkeit einer pflegerischen Betreuung gefunden werden kann. Bis zum Umzug wird die Tochter Frau R. zunächst zweimal täglich besuchen. Es ist zu erwarten, dass Frau R. in einigen Wochen ihren Haushalt wieder weitgehend selbstständig versorgen kann. Bei größeren Einkäufen und bei Tätigkeiten wie dem Fensterputzen wird sie aber weiterhin auf Unterstützung angewiesen sein.

4.4.4 Falldarstellung: Patientin mit rheumatoider Arthritis

„Wenn ich die Medikamente nicht hätte und die regelmäßige Bewegungstherapie, würde ich vielleicht schon im Rollstuhl sitzen“, sagt die 44-jährige Frau F. beim Aufnahmegespräch in der Rehabilitationsfachklinik für entzündlich rheumatische Erkrankungen.

Entwicklung der Krankheit und ihrer Folgen

Auf die Frage nach dem Beginn der Krankheit berichtet die Patientin: „Als vor 3 Jahren meine rheumatoide Arthritis begann, ahnte ich noch nicht, was durch die Schmerzen und Bewegungseinschränkungen vor allem in den Gelenken der Hände, Schultern, Zehen und Kniegelenke auf mich zukommt. Zuerst habe ich meinem Internisten nicht geglaubt, als er sagte, dass ich Rheuma hätte. ‚Das kriegen doch nur alte Menschen‘, dachte ich. ‚Ich bin doch mit meinen 41 Jahren noch viel zu jung für Rheuma und für den Rollstuhl!‘ Die ersten Monate waren besonders schlimm, mit dick geschwollenen und schmerzenden Hand-, Finger- und Kniegelenken. Nachts war an Durchschlafen nicht mehr zu denken. Besonders schlimm waren die Schmerzen und die Steifigkeit der Gelenke am Morgen, so dass ich mich kaum bewegen konnte. Erst nach zwei Stunden wurde es etwas besser.“

Frau F. wird gefragt, wie sich die Erkrankung auf ihren Alltag, ihre Familie, den Beruf und sie persönlich ausgewirkt hat. Sie ist sichtlich froh, dass sich jemand für diese sie sehr belastenden Aspekte interessiert. „Mein Mann ging schon um 6 Uhr zur Arbeit. Dann musste ich unseren 6 und 8 Jahre alten Kindern allein das Frühstück machen und sehen, dass sie rechtzeitig zur Schule kamen. Obwohl die Kleinen morgens ziemlich langsam waren, mussten sie lernen, ihre Frühstücksbrote selbst zu schmieren, weil ich das Messer mit meiner Hand nicht halten konnte. Auch die Treppen zu unserer Wohnung im zweiten Stock konnte ich nur unter heftigen Schmerzen in den Knie- und Zehengelenken gehen.

Mein Mann musste die großen Einkäufe erledigen, weil ich schwere Einkaufstaschen nicht mehr tragen konnte. Zum Glück half mir meine Schwester, die damals arbeitslos war, etwas im Haushalt. Staubwischen auf Regalen oder Wäsche aufhängen konnte ich zum Beispiel gar nicht mehr, weil ich wegen der Schulterschmerzen meine Arme nicht mehr über den Kopf heben konnte.

Zuerst habe ich ja noch versucht, mich zur Arbeit in einem großen Drogeriemarkt zu schleppen, in dem ich ganztags beschäftigt bin. Bald konnte ich aber die verpackten Waren nicht mehr tragen und in die hohen Regale einräumen. Auch an der Kasse war ich nicht zu gebrauchen, weil ich mit meinen geschwollenen Fingern die Tastatur nicht schnell genug bedienen und die Münzen nicht richtig greifen konnte. So war ich dann bald drei Monate krankgeschrieben. Da waren meine Kolleginnen und der Marktleiter natürlich alles andere als begeistert. Und für uns bedeutete das ja auch finanzielle Einschnitte durch das geringere Krankengeld ab der siebten Woche der Krankschreibung.

Früher sind wir oft mit unseren Freunden zum Tanzen gegangen. Das ging dann natürlich auch nicht mehr. In dieser Zeit war ich oft sehr niedergeschlagen, weil ich nicht mehr wusste, wie es werden sollte mit den Schmerzen, der Familie, der Arbeit."

Behandlungsverlauf

Auf die Frage nach der Behandlung antwortet Frau F.: „In den ersten vier Monaten habe ich nur Diclofenac eingenommen, manchmal bis zu 250 mg, obwohl ich höchstens 150 mg pro Tag nehmen sollte. Aber das half alles nicht genug. Schließlich war ich doch mit Kortison einverstanden. Mein Arzt wollte mir das Mittel ja schon kurz nach Beginn der Krankheit verschreiben. Aber ich hatte einfach zu viel Negatives davon gehört und wollte nicht aufgehen wie ein Hefekuchen. Unter der zunächst hohen Dosis von Kortison (30 mg Prednisolon) ließen die Schmerzen nach wenigen Tagen deutlich nach, auch wenn sie nicht ganz verschwanden. Ich fühlte mich erstmals nach vielen Wochen wieder wie ein Mensch. Das war schon ein tolles Gefühl, sich endlich wieder bewegen zu können. Dafür war auch die krankengymnastische Übungsbehandlung zweimal pro Woche wichtig, die mir mein Arzt verschrieb. Ich habe auch geschafft, fast täglich für 20 Minuten die Bewegungsübungen durchzuführen, die mir die Therapeutin gezeigt hat.

Leider passierte aber das, was ich als Nebenwirkung von Kortison befürchtet hatte: Mein Gesicht schwoll an und mein Gewicht nahm zu. Ich habe dann die Dosis von Kortison noch schneller reduziert, als mein Arzt es empfahl und bekam auch prompt die Quittung mit deutlich mehr Schmerzen nach wenigen Tagen. Auch die Entzündungswerte im Blut, die deutlich abgefallen waren, stiegen nach Auskunft meines Arztes wieder an. Bei etwas höherer Kortisonmenge wurde es dann wieder erträglich. Etwa 2 Wochen später konnte ich Kortison dann ohne Verschlechterung der Beschwerden auf 5 mg reduzieren, was ich seitdem als Mindestmenge einnehme. Mein Arzt hatte mir erklärt, dass diese Kortisonreduktion jetzt möglich wurde, weil nach 3–4 Wochen meine mit dem Kortison begonnene Basistherapie mit Methotrexat (15 mg pro Woche i. v.) wirken würde. Ich konnte sogar bis vor einer Woche wieder zur Arbeit gehen, zumal meine Kolleginnen mir die schweren Arbeiten abnahmen."

Aktuelle Zielprobleme und Rehabilitationsziele aus Sicht der Patientin

Bei Aufnahme in der Rehabilitationsklinik wird Frau F. gefragt, welche Beschwerden jetzt im Vordergrund stehen. Sie gibt an, dass innerhalb der letzten zwei Monate unter Beibehaltung der genannten Medikamente (Methotrexat 15 mg i. v. einmal pro Woche, Prednisolon 5 mg pro Tag – bisher ohne Osteoporoseprophylaxe – und Diclofenac 100 mg Supp. zur Nacht) allmählich eine deutliche Zunahme der Schmerzen und Schwellungen in den gleichen Gelenken wie zu Beginn sowie eine zunehmende Erschöpfung aufgetreten seien. Aus Sicht von Frau F. stehen folgende **Probleme** im Vordergrund (Abb. 4.4.1):

- Schmerzen mit einer Morgensteifigkeit von zwei Stunden und Bewegungseinschränkungen in folgenden Gelenken: linkes Schultergelenk, rechtes Handgelenk, rechtes Kniegelenk, Vorfüße beidseits
- Einschränkungen vor allem der Alltagsaktivitäten mit Gebrauch der rechten Hand und Über-Kopf-Arbeit mit dem linken Arm sowie Gehen mit einer Gehzeit von 15 Minuten
- Erschöpfung
- Niedergeschlagenheit
- verminderte berufliche Leistungsfähigkeit mit Arbeitsunfähigkeit seit einer Woche
- zusätzlich Schmerzen der Nacken- und Schultergürtelmuskulatur (Erstmanifestation lange vor Beginn der RA im 20. Lebensjahr und seither mit wechselnder Intensität).

Entsprechend sieht sie als **Ziele** der Rehabilitationsmaßnahme Verbesserungen in jedem dieser Problembereichen sowie Informationen über die aktuellen Behandlungsmöglichkeiten.

Untersuchungsbefunde

Die Anamnese und körperliche Untersuchung der normal gewichtigen Patientin ergeben eine depressive Stimmungslage, sonst keine Anhaltspunkte für Erkrankungen oder nennenswerte Gesundheitsstörungen außerhalb des Halte- und Bewegungssystems.

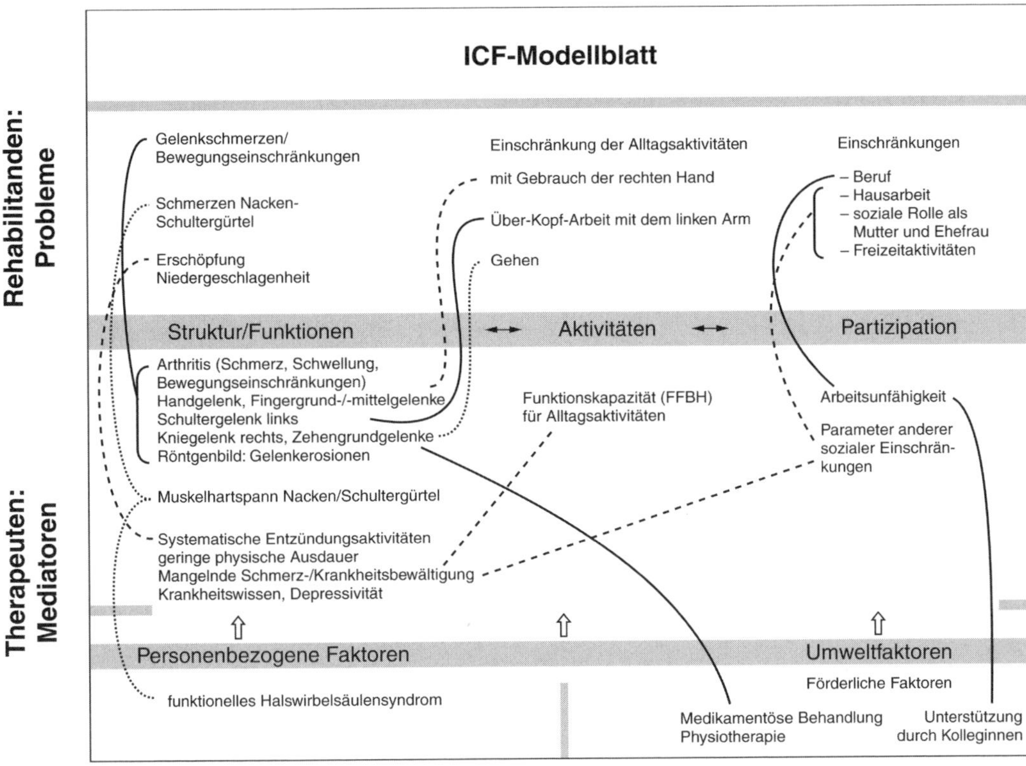

Abb. 4.4.1: Komponenten der ICF: Differenzierung und Zuordnung der Probleme aus Sicht einer Rehabilitandin mit rheumatoider Arthritis zu den entsprechenden Mediatoren aus den Untersuchungsbefunden des Rehabilitationsteams (nach Steiner et al., 2002).

Die rheumatologische Untersuchung unter Berücksichtigung der ICF-Komponenten ergibt die in Abb. 4.4.1 dargestellten Befunde.

Als Einschränkungen der **Körperfunktionen und -strukturen** bestehen:

- **obere Extremitäten:** entzündliche Schwellungen des rechten Handgelenks (Extension-Flexion: 50-0-60°), der Fingergrundgelenke 2 und 3 links sowie 2 und 4 rechts und der Fingermittelgelenke 3 links und 4 rechts jeweils mit angedeuteter Knopflochdeformität und mit einem Faustschlussdefizit dieser Finger von 2 cm; leichte Handskoliose und Ulnardeviation des 4. und 5. Fingers rechts; am rechten Schultergelenk Druck- und Bewegungsschmerzen bei deutlicher Bewegungseinschränkung: Anteversion/Retroversion 100-0-30°, Abduktion/Adduktion: 80-0-30°, Außenrotation/Innenrotation: 50-0-40°; sonografisch intraartikulärer Ergussnachweis
- **untere Extremitäten:** rechtes Kniegelenk Schwellung mit mäßiger Ergussbildung, Extension/Flexion: 10-10-100° entsprechend einer Beugekontraktur von 10°; Inaktivitätsatrophie des M. quadriceps femoris rechts mit einer Seitendifferenz von 2,5 cm; Druckschmerz der Zehengrundgelenke 2 und 3 beidseits mit plantarer Schwielenbildung unter den Metatarsalköpfchen dieser Gelenke
- ausgeprägter Muskelhartspann im Bereich des M. trapezius beidseits bei normaler Halswirbelsäulenbeweglichkeit in allen Ebenen.

Laborbefunde: BSG 35 mm n. W. in der ersten Stunde, CRP 28 mg/l, Leukozyten 10 200/ml, Hb 11,5 g/dl, Rheumafaktoren 110 U/ml, keine weiteren Auffälligkeiten des Blutbildes, der Elektrolyte, der Nierenretentionswerte und der Leberenzyme. Synoviaanalyse rechtes Kniegelenk: entzündlicher Erguss mit 8 300 Leukozyten pro Mikroliter und einem Granulozytenanteil von 74 % ohne Kristallnachweis und ohne Bakteriennachweis.

Arthrosonografie: rechtes Kniegelenk: deutliche Synovialisproliferation (1,5 cm) und Ergussbildung; linkes Schultergelenk: Ergussbildung.

Röntgenuntersuchung: Hände und Vorfüße bds.: erosive Veränderungen am Processus styloideus ulnae rechts sowie im Bereich mehrerer Fingergrund- und -mittelgelenke sowie Zehengrundgelenke beidseits entsprechend Ratingen-Score 20 (Erläuterung s. Tab. 4.4.4). Die Röntgenfunktionsaufnahme der Halswirbelsäule in Flexions- und Extensionsstellung sowie eine kernspintomografische Halswirbelsäulenuntersuchung ergeben keine strukturellen Veränderungen, insbesondere keine Anhaltspunkte für eine atlantodentale Dislokation, wie sie im Verlauf einer RA auftreten kann. Die Osteodensitometrie mit DXA ergibt eine Osteopenie mit einem T-Score von −1,5.

Assessmentverfahren

Eine deutliche Einschränkung der Alltagsaktivitäten wird durch die Funktionskapazität von 63 % (normal 100 %) im Funktionsfragebogen Hannover veranschaulicht. Die untersuchten psychosozialen Skalen des Fragebogens zu Indikatoren des Rehastatus (IRES-2) zeigen vor allem im Vergleich zur alters- und geschlechtsspezifischen Normpopulation deutliche Einschränkungen bei vitaler Erschöpfung, Depressivität, Schlafstörungen und familiären Sorgen. (Diese Veränderungen sind nach dem ICF-Modell der Komponente der Körperfunktionen zuzuordnen [Domäne: mentale Körperfunktionen, Kategorie: emotionale Funktionen]).

Rehabilitationsrelevante Diagnosen

Nach der differenzierten Diagnostik zu Beginn der Rehabilitationsmaßnahme ergeben sich die folgenden rehabilitationsrelevanten Diagnosen:

- rheumafaktorpositive erosive rheumatoide Arthritis (ICD 10: M05) seit drei Jahren mit partiellem Sekundärversagen der basistherapeutischen Monotherapie mit Methotrexat, erhöhter Entzündungsaktivität, Einschränkungen bei zahlreichen Alltagsaktivitäten und der Teilhabe
- funktionelles Halswirbelsäulensyndrom mit schmerzhaftem Muskelhartspann (als RA-unabhängige Komorbidität und somit negativer personenbezogener Kontextfaktor nach dem ICF-Modell)
- reaktive Depression.

Rehabilitationsziele

Gemeinsam mit Frau F. werden die Rehabilitationsziele festgelegt. Dazu werden zunächst die nach den ICF-Komponenten differenzierten Probleme aus Sicht von Frau F. in Verbindung gebracht mit den Mediatoren, die vom multidisziplinären Rehabilitationsteam festgestellt werden (Steiner et al., 2002) (Abb. 4.4.1). Zur Operationalisierung dieser Mediatoren dienen Ergebnisse der Anamnese, körperlichen und technischen Untersuchungen sowie Assessmentverfahren und Instrumente (Tab. 4.4.4). Dadurch werden konkrete, d. h. messbare Rehabilitationsziele formuliert. Diese Ziele sind vom Rehabilitationsteam im Rahmen der wöchentlichen Bilanzierung im Sinne des Rehab-Cycles ggf. zu adaptieren. Zum Entlassungszeitpunkt werden die erreichten Befunde dokumentiert, sodass durch Gegenüberstellung eine Beurteilung der Zielerreichung ermöglicht wird.

Rehabilitationsziele:

- Verminderung der Krankheitsaktivität (operationalisiert mit den genannten Parametern)
- Erhöhung der Beweglichkeit vor allem der betroffenen Schulter-, Knie- Hand- und Fingergelenke
- Reduktion der Schmerzintensität
- Beseitigung des Muskelhartspanns im Nacken- und Schultergürtelbereich
- Aufhebung des Erschöpfungszustands
- Verbesserung der Alltagsaktivitäten, vor allem mit dem Gebrauch der rechten Hand, Über-Kopf-Arbeit mit dem linken Arm und Gehen
- Verbesserung der psychosozialen Beeinträchtigungen: Schmerz- und Krankheitsbewältigung, Wissen über die RA, Depressivität
- Sondierung von Verbesserungs- und Anpassungsmöglichkeiten der Erwerbstätigkeit.

Interventionen der Rehabilitation

Medikamentöse Behandlung

Da Frau F. bisher nicht beim Rheumatologen war (nächstgelegene Praxis 60 km entfernt, mindestens dreimonatige Anmeldezeit), sind sie und ihr betreuender Arzt deshalb froh über die Anpassung der medikamentösen Therapie durch erfahrene Fachärzte während der Rehabilitationsmaßnahme.

Zur Minderung der erhöhten Krankheitsaktivität ist eine Intensivierung der Basistherapie und bis zum Wirkungseintritt eine Erhöhung der Kortisondosis erforderlich. Die Basistherapie mit Methotrexat 15 mg i. v. pro Woche wird erweitert um die zusätzliche Einnahme von Sulfasalazin 2-mal 500 mg pro Tag und Hydroxychloroquin 200 mg pro Tag.

Die Prednisolon-Dosis wird gesteigert auf morgens 10 mg und abends 5 mg mit Pausieren der Diclofenac-Medikation wegen erhöhtem Risiko eines Magenulkus bei Kombination mit erhöhten Prednisolon-Dosen von 10 mg pro Tag oder mehr. Gleichzeitig werden zur Behandlung der bereits nachweisbaren kortisoninduzierten Osteoporose ohne bisherige Prophylaxe Calzium 1 000 mg/d als Brausetablette und Vitamin D 500 mg verabreicht.

Da angenommen wird, dass bei ausgeprägter lokaler Entzündung der Knie- und Schultergelenke die gewählte mäßige Erhöhung der systemischen Kortisonmedikation nicht ausreicht, werden beide Gelenke punktiert mit Ergussaspiration und Injektion von Kortisonkristallsuspension (je 40 mg Triamcinolonhexacetonid). Die Punktion erfolgt am ersten Freitagnachmittag des Aufenthaltes in der Rehabilitationsklinik, da Frau F. am Wochenende für die optimierte lokale Wirkung des injizierten Kortisonpräparates das Gelenk schonen soll. Fünf Tage nach der Injektion ist nur noch eine geringe Schwellung des rechten Kniegelenks ohne erneute Ergussbildung nachweisbar bei fortbestehendem Streckdefizit von 10°. Die Schmerzen im Schultergelenk sind deutlich geringer.

Pflegepersonal

Bereits am ersten Kliniktag hat Frau F. den Eindruck eines sehr guten Zusammenspiels des therapeutischen Teams: Als die Krankenschwester Frau F. eine Nachricht in ihrem Zimmer überbringt, trifft sie sie auf dem Bett liegend mit einer Rolle unter der rechten Kniekehle zur Entlastung an. Sie erklärt Frau F. die richtige Gelenklagerung: Trotz des Spannungsgefühls sollt die Rolle entfernt werden, weil sonst die Beugekontraktur des entzündeten Gelenks verstärkt bzw. gefördert wird. Stattdessen soll das Gelenk gekühlt werden. Dazu zeigt die Schwester Frau F. das Kühlfach auf der Station, aus dem sie sich selbst möglichst mehrfach am Tag Kühlelemente für die entzündlich geschwollenen Gelenke holen und für jeweils 20–30 Minuten auflegen soll.

Physiotherapie

An fünf Tagen pro Woche erfolgt nach kryotherapeutischer Vorbehandlung mit 20-minütiger Einwirkung einer Kältepackung auf dem rechten Kniegelenk die 20-minütige physiotherapeutische Einzelbehandlung auf neurophysiologischer Grundlage mit Fokussierung auf Verminderung der Flexionskontraktur und Inaktivitätsatrophie des M. quadriceps über eine Kombination aus Muskeldehn- und Weichteiltechniken sowie mobilisierenden Techniken und Muskelkräftigung. Dabei werden auch die von Frau F. über den ganzen Tag verteilt selbstständig durchzuführenden isometrischen Anspannungsübungen für den atrophierten M. quadriceps femoris kontrolliert und korrigiert.

Für die betroffene linke Hand werden Bewegungsübungen der Fingergelenke entgegen der beginnenden Knopflochdeformität durchgeführt sowie aktive Übungen zur Korrektur der Handskoliose (3. Mittelstrahl in Verlängerung des Unterarms bringen, Bewegung der Finger der Reihe nach aus der Ulnardeviation nach radial), Schulung zur Ausübung von Griffen in Nullstellung bzw. Palmarflexion des Handgelenks.

Für das rechte Schultergelenk werden im Rahmen der physiotherapeutischen Einzelbehandlung aktiv geführte Bewegungen mit Betonung des Bewegungsendes sowie intermittierende Traktion und Kompressionsbehandlungen durchgeführt.

Als besonders hilfreich empfindet Frau F. die physiotherapeutische Kleingruppenbehandlung im Bewegungsbad in der HWS-/Schultergruppe (5-mal 30 Minuten pro Woche).

Ergotherapie

Synergistisch zu der physiotherapeutischen Behandlung wirken die verschiedenen Maßnahmen der Ergotherapie mit insgesamt 2-mal 45 Minuten pro Woche. Vertiefend zu den allgemeinen Informationen im Rahmen des Patientenschulungsprogramms (s. u.) werden in der ergotherapeutischen Einzelbehandlung die individuellen Besonderheiten von Frau F. thematisiert.

Bei der Gelenkschutzberatung wird u. a. hingewiesen auf die notwendige Vermeidung von Scherkräften auf die pathologisch veränderten Handstrukturen mit entzündungsbedingter Instabilität des Kapsel-Band-Apparates, z. B. beim Auswringen eines Scheuerlappens oder beim Schneiden mit einem Messer.

Wichtige Hilfen für den Haushalt werden im Gebrauch erklärt, wie Griffverdickungen und der Einsatz weiterer Hilfsmittel und Umbaumöglichkeiten wie Schwenkarme für die Wasserhähne zur Ausnutzung der Hebelwirkung.

Hinsichtlich der Nutzung von Orthesen leuchtet Frau F. die Verordnung einer Rehbandbandage für das rechte Handgelenk ein, weil sie eine Verbesserung der Handkraft durch die stabilisierende Wirkung bei verschiedenen Tätigkeiten im Alltag empfindet. Die passend während des Rehabilitationsaufenthaltes angefertigte Nachtlagerungsschiene für die linke Hand gegen die beginnende Ulnardeviation stört Frau F. zwar in den ersten Nächten etwas, sie gewöhnt sich aber rasch daran, zumal keine nächtlichen Schmerzen mehr im Handgelenk auftreten, die früher beim Bewegen zum Aufwachen geführt hatten. Sehr wohltuend empfindet Frau F. das Öffnen und Schließen der Faust in der Eiserbsenanwendung.

Beim Weben mit dem Kufenwebstuhl verfolgt die Beschäftigungstherapie mehrere funktionelle Ziele für die betroffenen Gelenke: Ante- und Retroversion sowie Ab- und Adduktion des Schultergelenks, Flexion und Extension der Kniegelenge, Faustschluss mit einer Griffverdickung am Webkamm. Frau F. kann am Ende des Rehaaufenthalts nicht nur ihren ersten selbst gewebten kleinen Wandteppich stolz mit nach Hause nehmen, sondern hat gleichzeitig die Erfahrung gemacht, wie eine sinnvolle Freizeitbeschäftigung die Gelenkbeweglichkeit verbessert.

Hilfsmittelversorgung

Frau F. erhält zur Entlastung der mittleren Vorfüße nach Gipsabdruck ganzsohlige Schaleneinlagen aus Weichkunststoff mit Vorfußpolster, d. h. einer eingearbeiteten weichen Polsterung zur Druckverteilung proximal der Metatarsalköpfchen. Nach einer kurzen Eingewöhnung sind die Schmerzen beim Abrollen des Fußes deutlich reduziert, sodass nur noch eine geringe Einschränkung des Gehens durch die Arthritis der Zehengelenke bestehen.

Balneotherapie

Die wegen des Muskelhartspanns in der Nacken- und Schultergürtelmuskulatur täglich für je 20 Minuten durchgeführten warmen Teilkörper-Fangopackungen mit anschließender Massage empfindet Frau F. als sehr wohltuend. Sie führen nach 10 Tagen zu einem kompletten Verschwinden dieser Beschwerden.

Patientenschulung

Frau F. nimmt an einem Patientenschulungsprogramm teil, das aus 2-mal 90-minütigen Seminaren pro Woche zu den in Tab. 4.4.3 dargestellten Themen besteht.

Obwohl Frau F. inzwischen zwangsläufig durch die Auseinandersetzung mit ihrer Erkrankung über zahlreiche Informationen verfügt, hat sie in der Gruppe gemeinsam mit 8 weiteren Patienten mit derselben Erkrankung aus den Darstellungen der Gruppenleiter und vor allem aus den Erfahrungsberichten und der Diskussion in der Gruppe viele Zusammenhänge besser verstanden und Neues über die zahlreichen Behandlungsmöglichkeiten erfahren.

Vor dem ersten Seminar hatte sie noch überlegt, ob sie überhaupt daran teilnehmen sollte. Insbesonde-

Tab. 4.4.3: Inhalte des standardisierten Patientenschulungsprogramms der DGRH für Patienten mit RA.

- Modul 1: Krankheitsbild, Krankheitsverlauf, Krankheitsursachen, Diagnostik
- Modul 2: Medikamentöse und operative Therapie
- Modul 3: Krankengymnastik
- Modul 4: Psychologische Schmerzbewältigung
- Modul 5: Ergotherapie
- Modul 6: Alltagsbewältigung – mit der Krankheit leben

re hatte sie Angst davor, dass sie durch den Kontakt und die Erfahrungsberichte von noch schwerer Erkrankten noch mehr in ein Stimmungstief hinuntergezogen würde. Es überwiegen dann aber doch schnell das positive Erleben und die Beispiele der anderen, die trotz zum Teil schwerer Betroffenheit vielfach selbst oder mit Hilfe anderer zurechtkommen. Neu war für sie die Erfahrung, wie sie selbst durch die erlernten Techniken wie Progressive Muskelentspannung nach Jacobsen und andere Schmerzbewältigungstechniken etwas gegen die vermeintliche Übermacht von Schmerzen tun kann.

Psychologische Betreuung
In drei Einzelgesprächen mit der sehr zugewandten Psychologin der Klinik kann sie persönliche Problembereiche der Beziehung zu ihrem Mann einschließlich der Sexualität ansprechen und Unterstützung erfahren.

Rehafachberatung zur Erwerbstätigkeit
Insbesondere zur Klärung der weiteren beruflichen Situation erfolgt eine Vorstellung bei der Rehafachberaterin der Rentenversicherung. Es wird festgestellt, dass grundsätzlich eine gute Unterstützung durch die Arbeitskolleginnen im Drogeriefachmarkt besteht. Bereits in den vergangenen Monaten wurde Frau F. das Heben und Tragen schwerer Verpackungen abgenommen. Die anderen Arbeiten traut sie sich am Ende der Rehabilitation im Wesentlichen zu, nur das Erreichen höherer Regale wird ihr wahrscheinlich weiter Probleme bereiten. Deshalb wird vereinbart, dass für sie die Anschaffung einer geeigneten Stufenleiter beim Rentenversicherungsträger beantragt werden soll. Weiterhin hat Frau F. inzwischen sowohl mit dem Arbeitgeber als auch wegen der finanziellen Einschnitte mit ihrem Mann geklärt, dass die wöchentliche Arbeitszeit auf 30 Stunden reduziert werden soll.

Rehabilitationsverlauf und Entlassungsbefund

Nachdem Frau F. die erste Woche als recht anstrengend empfand, stellt sich im weiteren Verlauf eine zunehmende Erholung und Leistungssteigerung ein. Bis zum Entlassungszeitpunkt kann die Prednisolon-Dosis auf 7,5 mg pro Tag reduziert werden, ohne dass eine erneute Verschlechterung der Beschwerden eintritt. Während der 3-wöchigen Rehabilitationsmaßnahme kann durch die Kombination der dargestellten Interventionen eine deutliche Verbesserung bei verschiedenen Messparametern mit Erreichen der meisten Ziele festgestellt werden (Tab. 4.4.4), auch wenn sich die gesetzten Ziele in wenigen Bereichen als etwas zu hoch erweisen. Frau F. gewinnt zunehmend die Sicherheit, dass sie selbst und die Therapeuten wirksam etwas gegen die Schmerzen und die Behinderung tun können.

Sozialmedizinische Beurteilung
Frau F. wird arbeitsfähig entlassen mit der Feststellung, dass sie 6 Stunden oder mehr pro Tag arbeiten kann mit folgendem qualitativen Leistungsbild:
- positives Leistungsbild: leichte bis mittelschwere Tätigkeiten mit Wechsel zwischen Sitzen, Stehen und Gehen
- negatives Leistungsbild: keine schwere körperliche Arbeit, insbesondere kein Heben oder Tragen schwerer Lasten, keine Arbeiten auf den Knien.

Auf die weitergehende Festschreibung von Einschränkungen wird bewusst angesichts der begrenzten Beschäftigungsmöglichkeiten auf dem Arbeitsmarkt auch auf Wunsch von Frau F. verzichtet.

Nachsorgeempfehlungen
Zum Erhalt der erreichten Funktionsverbesserungen wird die anschließende Teilnahme an einem Rheumafunktionstraining zweimal pro Woche über sechs Monate empfohlen, das über die Rheuma-Liga am Wohnort der Frau F. angeboten wird. Die Verordnung erfolgt zu Lasten der Rentenversicherung durch den betreuenden Arzt.

Weiterhin werden 3-monatliche Kontrolluntersuchungen beim Rheumatologen zur Beurteilung der Wirksamkeit sowohl der veränderten medikamentösen Behandlung als auch des Funktionstrainings empfohlen.

Frau F. erhält Adressen von Psychologen für ggf. weiteren späteren Unterstützungsbedarf in der Nähe Ihres Wohnortes.

Tab. 4.4.4: ICF-Komponenten mit ihren Assessmentverfahren für die rheumatologische Outcome-Messung (modifiziert nach Jäckel et al. 2001).
DAS: Disease Activity Score; NRS: Numerische Ratingskala; FFBH-P: Funktionsfragebogen Hannover für Rheumatoide Arthritis; IRES: Indikatoren des Rehastatus für psychosoziale Belastungen und Probleme: insbesondere Depressivität, Ängstlichkeit, vitale Erschöpfung, soziale Aktivitäten

ICF-Komponenten	Assessmentverfahren	Aufnahme	Entlassung	
			Ziel	*erreicht*
Körperstrukturen/-funktionen				
Krankheitsaktivität	Anzahl druckschmerzhafter Gelenke[1, 2]	10	2	3
	Anzahl geschwollener Gelenke[1, 2]	8	0	2
	BSG[1]	33	15	17
	DAS	5,1	2,7	3,4
	Gesamturteil Patient (NRS 0–10)[3]	8	4	4
	Gesamturteil Arzt (NRS 0–10)[3]	7	4	4
Beweglichkeit	Neutral-Null-Messung	HG: Ext-Flex: 50-0-60° SG: AV-RV: 100-0-30° KG: Ext-Flex:10-10-100°	70-0-75° 140-0-50° 0-0-120°	65-0-70° 145-0-60° 0-0-130°
Gelenkstrukturen	Röntgenbefund (Ratingen-Score 0–190)[4]		–	–
Schmerz	Urteil Patient (NRS 0–10)[3]	20	3	3
Psychosoziale Parameter	Abnorme Skalen aus IRES	6 (vitale Erschöpfung, Depressivität, Schlafstörungen, familiäre Sorgen)	keine	familiäre Sorgen
Aktivitäten	FFBH-P (0–100 %)[5]	63	75	73
Teilhabe (Partizipation)				
Berufs- und Erwerbsfähigkeit	Arbeitsunfähigkeitswochen in den letzten 12 Monaten	2	–	–
Übergreifende Parameter				
Allgemeiner Gesundheitszustand	Urteil Patient (NRS 0–10)[1, 3]	8	4	4

[1] Im DAS enthalten; [2] 28 Gelenke zu untersuchen (PIP-, MCP-, Hand, Ellenbogen-, Schulter- und Knie-Gelenke), [3] höchste Werte jeweils am ungünstigsten, [4] Ratingen-Score: 38 Gelenke der Hände und Zehen jeweils zu beurteilen nach Anteil zerstörter Gelenkoberfläche (Grad1: 1–20 % bis Grad 5 mehr als 80 %), [5] höchster Wert am günstigsten

Ausblick

Frau F. kann an ihrem Arbeitsplatz bei reduzierter Arbeitszeit von 30 Stunden pro Woche und Entlastung von schweren Arbeiten die Tätigkeiten gut bewältigen. Nach sehr guter Entwicklung der Symptome in den ersten Monaten verstärken sich sechs Monate nach der Rehabilitationsmaßnahme die Schmerzen im linken Schultergelenk mit geringer Ergussbildung bei kurzer Mehrbelastung am Arbeitsplatz durch den Urlaub von Kolleginnen wieder. Der Rheumatologe, bei dem sich Frau F. jetzt alle drei Monate vorstellt, kann durch eine erneute Steroidinjektion rasch eine Besserung erreichen. Sonst ist die Krankheitsaktivität weiterhin gut kontrolliert und die Therapieergänzung wird ohne Nebenwirkungen gut vertragen, sodass die Prednisolon-Dosis wieder auf 5 mg pro Tag reduziert werden kann.

Frau F. nimmt sich fast täglich die Zeit für die selbstständige Durchführung der erlernten Bewegungsübungen und Entspannungsverfahren. In ihrem Haushalt werden zahlreiche der ergotherapeutisch empfohlenen Anpassungen vorgenommen. Sie achtet darauf, dass sie wenigstens am Wochenende regelmäßig mit der Familie Fahrrad fährt oder zum Schwimmen geht, was ihrer Gelenkbeweglichkeit, ihrer allgemeinen Kraft und Ausdauer und nicht zuletzt ihrer Stimmung sehr guttut. Wegen der weit überwiegend positiven Erfahrungen hat sich Frau F. vorgenommen, nach vier Jahren – bei Verschlechterung auch früher – eine erneute Rehabilitationsmaßnahme zu beantragen.

4.5 Neurologische Rehabilitation, Schwerpunkt Apoplex

JOCHEN STEINMETZ, ANDREAS CHRISTOPH ARLT

4.5.1 Einführung

Definition Krankheitsbild

Unter einem Schlaganfall (apoplektischer Insult, Hirninfarkt, Gehirnschlag) versteht man eine in der Regel akut auftretende neurologische zentralnervöse Fokalsymptomatik. Schlaganfälle können hervorgerufen werden durch:

- zerebrale Ischämie (70–80 %)
- arterielle oder venöse Hirnparenchymblutung (10–15 %)
- Subarachnoidalblutung (ca. 5 %)
- Sinusvenenthrombose (ca. 4 %)
- in seltenen Fällen durch Gerinnungsstörungen, Kollagenosen, Vaskulitiden oder Gefäßmissbildungen.

Ursachen einer zerebralen Ischämie können sein:

- In-situ-Thrombose oder arterioarterielle Embolie auf dem Boden einer Arteriosklerose oder Gerinnungsstörung
- kardiale Embolie, verursacht durch eine Herzerkrankung (Vorhofthrombus, -septumdefekt (paradoxe Embolie)
- hämodynamische Ischämie, hervorgerufen durch Gefäßstenosen der hirnzuführenden Gefäße
- lakunäre Infarkte, die durch einen mikroangiopathischen Verschluss aufgrund einer arteriolären Hyalinose kleiner penetrierender Marklagerarterien bei Hypertonus oder Diabetes mellitus ausgelöst werden.

Neben den thrombotisch bzw. embolisch bedingten, durch Gefäßverschlüsse hervorgerufenen Schlaganfällen spielen Hirnblutungen eine wichtige Rolle (ca. 15–20 % der Schlaganfälle). Hierbei unterscheidet man prinzipiell Blutungen, die an sogenannter typischer Stelle („loco typico“) wie z. B. im Bereich der Stammganglien (Thalamus, Putamen etc.) aber auch im Kleinhirn oder Hirnstamm auftreten, welche ursächlich zumeist im Rahmen einer arteriellen Hypertonie bestehen, von solchen mit uneinheitlicher Ätiologie (z. B. im Zusammenhang mit einem neoplastischen Geschehen), die oft von der Rinden-Mark-Grenze ausgehen, sogenannten Lobärhämatomen. Auch sekundäre Einblutungen im Rahmen einer primären Ischämie sind häufig. Als seltenere Blutungsursache ist die sog. Subarachnoidalblutung (SAB) häufig als Folge einer Ruptur eines Aneurysmas der großen Hirnbasisgefäße zu nennen. Hirnvenen- oder Sinusthrombosen, Gerinnungsstörungen, Kollagenosen, Gefäßmissbildungen u. a. kommen eher eine untergeordnete Rolle zu. In diesem Zusammenhang haben, neben der Bewertung und Behandlung der kardialen Erkrankung, die Risikofaktoren (s. u.) für einen sklerotischen Gefäßprozess mit den hieraus resultierenden stenosierenden Veränderungen der kleinen und großen hirnzuführenden Gefäße (Makro-/Mikroangiopathie) unter präventiven Gesichtspunkten eine wesentliche Bedeutung. Dabei geht es sowohl um eine Primärprävention im Sinne der Verminderung von (Teil-)Ursachen des Schlaganfalls als auch um eine Sekundärprävention, d. h. die Verhinderung des Wiedereintritts eines Krankheitsereignisses oder auch bei erfolgreicher Frühtherapie in Frühstadien von sich entwickelnden Erkrankungen das Vermeiden von Krankheitsfolgen. Daneben ist es im Rahmen der Tertiärprävention möglich, eine Verschlimmerung oder Verzögerung einer solchen manifesten Erkrankung zu bewirken und/oder die hiermit verbundenen sozialen Funktionseinbu-

4

ßen zu mildern (Brandt, 2003; Diener, Hacke, 2005; Welter, 1997).

Epidemiologie

Schlaganfälle, d. h. vaskulär bedingte Hirnerkrankungen, gehören zu den häufigsten Krankheiten in der Neurologie mit einer Inzidenz von 174 auf 100 000 Personen in Deutschland. Sie sind die dritthäufigste Todesursache in den westlichen Industrienationen und für ca. 200 000 Klinikeinweisungen in Deutschland jährlich verantwortlich. Dabei ist in den letzten Jahren ein erheblicher Anstieg dieses Krankheitsbildes festzustellen. Da im Rahmen eines akuten gefäßbedingten zerebralen Ereignisses oft erhebliche anhaltende Funktionsstörungen sowohl im motorischen, kognitiven als auch psychoemotionalen Bereich bestehen, kommt diesem Erkrankungsspektrum eine besondere sozialmedizinische Relevanz zu. So zeigten Studien einerseits zwar, dass nach entsprechenden zerebrovaskulären Ereignissen lediglich 5 % der Patienten ihre obere Extremität wieder uneingeschränkt einsetzen konnten, jedoch in 20 % keinerlei Funktion im Bereich dieser zurückkehrten. Andererseits wurden in ca. 75 % hemiparetische Patienten eigenständig oder mit Hilfe wieder gehfähig und nur 25 % waren auf den Rollstuhl angewiesen oder bettlägerig. Allerdings zeigen lediglich ca. 15–20 % der Patienten, die eine intrazerebrale Blutung erleiden einen positiven Langzeitverlauf ihrer Erkrankung ohne wesentliche bleibende Behinderung mit Eigenständigkeit in den Aktivitäten des täglichen Lebens. Schlaganfallpatienten stellen insgesamt die größte Gruppe in der neurologischen Rehabilitation. Durch eine umfangreiche Infrastruktur ist es heute möglich, in ausgewiesenen Rehabilitationskliniken Schlaganfallrehabilitation im Rahmen eines komplexen multimodalen Behandlungskonzeptes umzusetzen. In diesem Zusammenhang hat, neben der neurologischen Akutbehandlung des zerebrovaskulären Ereignisses, die bereits früh einsetzende und dann im weiteren Verlauf kontinuierlich durchgeführte rehabilitative Versorgung der Betroffenen eine entscheidende Bedeutung zur Minderung oder Behebung von Krankheitsfolgen. So ist gerade auch die Rehabilitation des Schlaganfallpatienten konzeptionell in den Bereich der sog. Tertiärprävention einzuordnen. Dies bedeutet, dass durch eine entsprechende komplexe Behandlung eine wirksame Verhütung bzw. Verzögerung einer Verschlimmerung der manifesten Erkrankung einschließlich Folgeerkrankungen als auch die Verhinderung bzw. Verminderung anhaltender insbesondere auch sozialer Einbußen infolge der Erkrankungen bewirkt werden soll (Brandt, 2003; Brennecke, 2004; Welter, 1997).

Sozialmedizin

Auch wenn der Schlaganfall eher eine Erkrankung des höheren Alters ist und somit die Rehabilitation oft dem Bereich der gesetzlichen Krankenversicherung („Reha vor Pflege“) zugeordnet wird, hat diese Diagnosegruppe auch im Rahmen der Rehabilitation der gesetzlichen Rentenversicherung („Reha vor Rente“) eine erhebliche Bedeutung. So wurden im Jahr 2003 über die gesetzliche Rentenversicherung im Indikationsbereich zerebrovaskulärer Erkrankungen (ICD 10 I60–I69) 12 728 stationäre Leistungen (und 673 ambulante) zur medizinischen Rehabilitation und sonstige Leistungen zur Teilhabe für Erwachsene durchgeführt mit einer Dauer von durchschnittlich 33 Pflegetagen (Verband Deutscher Rentenversicherungsträger, 2004). Das Durchschnittsalter betrug dabei 50,6 Jahre. Die Quote der Rückkehrer in das Arbeitsleben bei den unter 45-jährigen Patienten wird um 50 % geschätzt (Brennecke, 2004; Verband Deutscher Rentenversicherungsträger, 2004).

Risikofaktoren

Zu den diesbezüglich auch im Rahmen der Rehabilitation zu berücksichtigenden relevanten Risikofaktoren sind von besonderer Bedeutung (Brandt, 2003; Brennecke, 2004; Bundesarbeitsgemeinschaft für Rehabilitation, 1998):

- arterielle Hypertonie
- Diabetes mellitus
- Hyperlipidämie
- Nikotin- und Alkoholabusus
- kardiovaskuläre Erkrankungen, insbesondere diejenigen, die mit Herzrhythmusstörungen (Vorhofflimmern) verbunden sind.

Behandlungskette

Ein Schwerpunkt der Arbeit in der Rehabilitation ist einerseits im Rahmen der Sekundärprävention die Beachtung der Ätiologie des Schlaganfalls mit den hieraus abzuleitenden therapeutischen Erfordernissen, wie z. B. die Behandlung des Risikoprofils, der Herzrhythmusstörungen oder die Einleitung einer antithrombotischen Dauertherapie. Andererseits steht die symptomatische Behandlung der Schlaganfallfolgen im Sinne der Tertiärprävention im Mittelpunkt der therapeutischen Bemühungen. Dabei ergeben sich in Abhängigkeit der jeweils betroffenen Hirnregionen eine Vielzahl von Störungs- und Schädigungsmuster, die zum Teil in typischer Konstellation in unterschiedlichster Ausprägung wie z. B. bei Durchblutungsstörungen im Bereich der A. cerebri media rechts mit brachiofazial betonter Hemiparese und Sprachstörung aber auch in vielfältigen Kombinationen bestehen können. Zumeist handelt es sich jedoch um schwerwiegende Symptomkomplexe mit immensen Rückwirkungen auf die Integrität des Individuums mit einer Fülle von Auswirkungen auf den Alltagsablauf sowie die gesamte Lebenssituation (Bundesarbeitsgemeinschaft für Rehabilitation, 1998, 2000a, b, c; Delbrück, Haupt, 1996b).

Ablauf der Rehabilitation in der Neurologie

Der neurologische Rehabilitationsprozess kann nach dem biopsychosozialen Modell der WHO aufgegliedert werden. Am Anfang steht die Rehabilitationsdiagnostik mit Analyse der Strukturschäden, der Aktivitäten, der Partizipationen sowie der Kontextfaktoren (Umwelteinflüsse und persönliche Faktoren) unter besonderer Berücksichtigung der Risikofaktorenkonstellation. Zum Rehabilitationsablauf gehört der Rehabilitationsplan mit Beschreibung von Rehabilitationszielen, die Rehabilitationsdurchführung und deren Überprüfung im Verlauf, die Dokumentation des Rehabilitationsverlaufes und der Rehabilitationsergebnisse, insbesondere unter Berücksichtigung der Rehabilitationsziele sowie natürlich ein Nachsorgekonzept. Dabei folgt der Ablauf im Prinzip dem sogenannten PDCA-Zyklus (Plan, Do, Check, Act) nach E. Deming. Für die Rehabilitation stehen hierfür auch computergestützte Programme zur Verfügung (z. B. Rehab-Cycle).

Grundlage für die Rehabilitation ist die Rehabilitationsbedürftigkeit, d. h., dass im Rahmen einer rehabilitativen Maßnahme eine Verbesserung der Funktionsfähigkeit mit den hieraus resultierenden Aktivitäten sowie auch der Partizipation unter Berücksichtigung der ICF voraussichtlich, d. h. mit überwiegender Wahrscheinlichkeit verbessert werden kann, d. h. eine sogenannte positive Rehabilitationsprognose vorliegt. Allerdings gilt gerade für neurologische Patienten, dass die Einschätzung einer positiven Rehabilitationsprognose, insbesondere zum Beginn der rehabilitativen Behandlung, sehr schwierig ist. Insofern ist bei Schlaganfallpatienten ein (Früh-)Rehabilitationsversuch bei prinzipiell vorliegender (Früh-)Rehabilitationsbedürftigkeit und (Früh-)Rehabilitationsfähigkeit unabhängig von der Rehabilitationsprognose gerechtfertigt.

Phasenmodell der neurologischen Rehabilitation

Die Rehabilitation des Schlaganfallpatienten findet auf/in speziell ausgerichteten neurologischen Rehabilitationsstationen/-einrichtungen statt. Diese sind im Rahmen der Frührehabilitation (s. u. Phase B) oft in Akutkrankenhäusern eingerichtet. Die postprimäre Rehabilitation (s. u. Phase C und D) wird in Rehabilitationskliniken durchgeführt. Das sogenannte Phasenmodell der neurologischen Rehabilitation ermöglicht es durch eine Definition von verschiedenen Zustandsphasen des Rehabilitanden den Verlauf einer neurologischen Rehabilitationsbehandlung genau zu beschreiben (Abb. 4.5.1). Es hat sich zur Klassifizierung von Patienten weitestgehend etabliert. Nach dem Flussdiagramm unterteilt man die Rehabilitation neurologischer Patienten in die Phasen A bis F. Die Phasenzugehörigkeit richtet sich nach dem Ausprägungsgrad des jeweiligen Beschwerdebildes.

Phase A

Bei der Phase A handelt es sich um die medizinische Akutbehandlung im Krankenhaus, die sogenannte Prärehabilitationsphase. Auch wenn in dieser Phase die eigentliche Akutereignisbehandlung im Vordergrund steht, sollte bereits hier, d. h. so

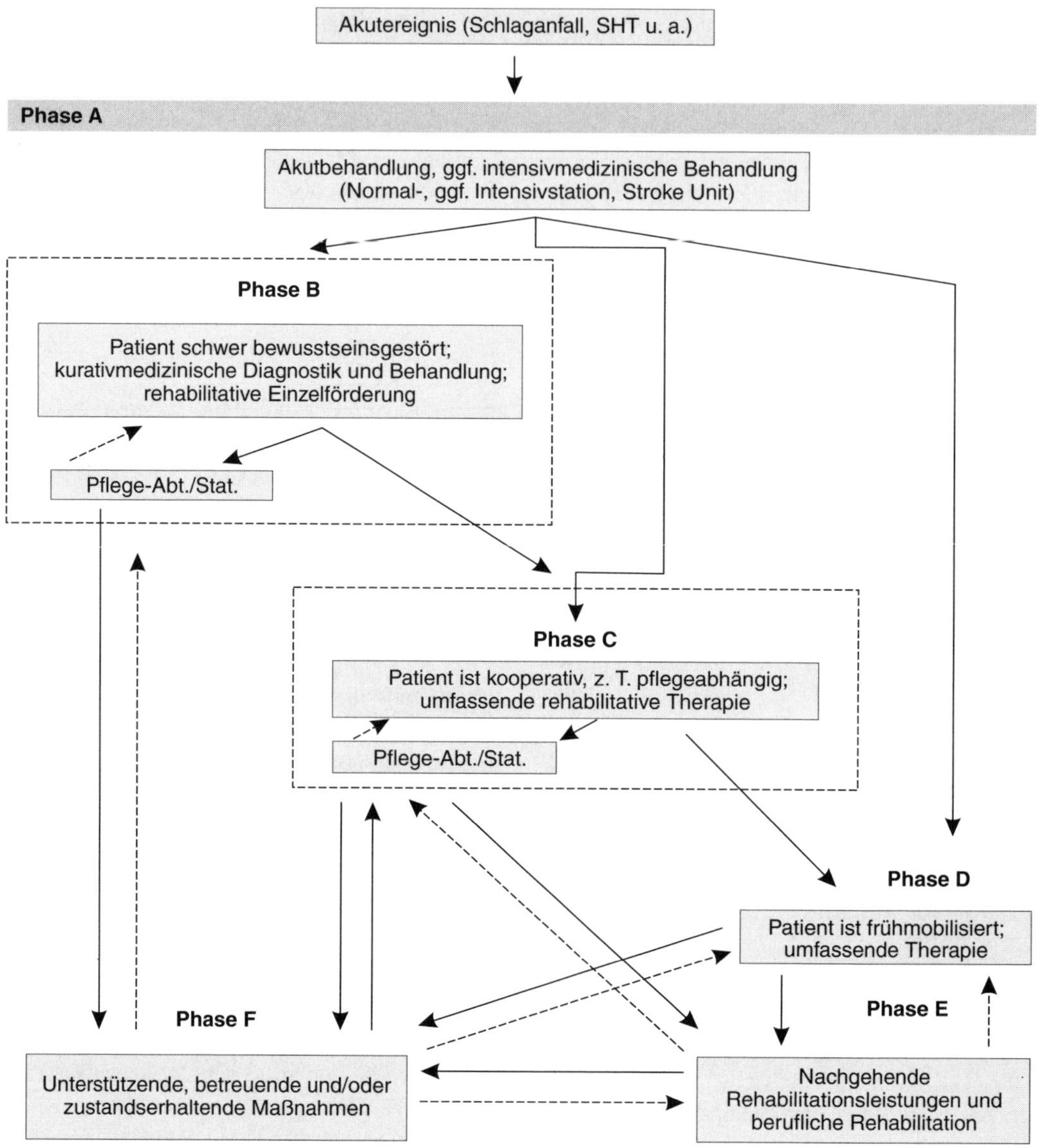

Abb. 4.5.1: Behandlungs- und Rehabilitationsphasen in der Neurologie.

früh wie möglich, mit rehabilitativen Maßnahmen begonnen werden.

So ist bereits parallel zur akutmedizinischen Betreuung auf der Intensivstation oder Schlaganfalleinheit (Stroke Unit) der Beginn einer rehabilitativen Behandlung sinnvoll, z. B. die Logopädie zur Verbesserung des Schluckvorgangs oder die Physiotherapie zur Verbesserung der Rumpfstabilität.

Phase B

Nach Abschluss der neurologischen Akutbehandlung erfolgt die Fortführung der Rehabilitationsmaßnahmen in einem speziellen neurologischen Rehabilitationszentrum, welches je nach Bedürftigkeit des Patienten für die entsprechenden Phasen ausgewiesen sein muss. Handelt es sich um schwerstkranke Patienten, die noch einer sehr umfangreichen kurativ-medizinischen Diagnostik und

Behandlung bedürfen, wie z.B. der Fortführung einer intermittierenden Beatmung nach Abschluss der Analgosedierung oder auch bei schwer bewusstseinsgestörten Patienten ist u.a. eine rehabilitative Einzelförderung erforderlich, welche als Phase B oder auch als Frührehabilitation (im Sinne des SGB V) bezeichnet wird. Bei diesen Patienten besteht also vordringlich akutstationärer Behandlungs- und gleichzeitiger Rehabilitationsbedarf bei oft erheblich eingeschränkter Rehabilitationsfähigkeit und oftmals unsicherer Rehabilitationsprognose. Hauptziel dieser Behandlungsphase ist, den Patienten wieder in die Lage zu versetzen, kooperativ Mitarbeit leisten zu können, um am weiteren Rehabilitationsprozess aktiv teilzunehmen.

Phase C

Bei günstigem Behandlungsverlauf kommt es zu einem Übergang des Rehabilitanden in die Phase C. Bei Patienten der Phase C, der sogenannten postprimären Rehabilitation, handelt es sich um Rehabilitanden, die noch ein ausgeprägtes funktionelles Defizit aufweisen und damit z.B. die Kriterien des AHB/AR-Verfahrens im Sinne der Rehabilitationsfähigkeit nicht erfüllen. Dabei müssen die Patienten bewusstseinsklar sein und kooperativ täglich an mehreren Therapiemaßnahmen teilnehmen können. In den Aktivitäten des täglichen Lebens (ADL) besteht jedoch noch eine ausgeprägte Beeinträchtigung mit hohem pflegerischem Bedarf. Das Hauptziel dieser Therapiephase ist die Selbstständigkeit im Alltag zu erreichen.

Phase D

Bei weiter günstigem Verlauf mit abgeschlossener Frühmobilisation und Eigenständigkeit in den wesentlichen Dingen des täglichen Lebens erfüllt der Patient die AHB/AR-Kriterien und entspricht somit nach dem Phasenmodell der Phase D.

Phase E

Im Anschluss an die Phase D erreicht der Patient die Phase E, wobei es sich um eine Nachsorgerehabilitation sowohl im Rahmen der bestehenden Funktionsstörungen aber auch z.B. um eine berufliche Rehabilitation handeln kann.

Phase F

Prinzipiell durchläuft nicht jeder Patient jede Phase. So können z.B. leichter beeinträchtigte Patienten von der Phase A direkt in die Phase D wechseln (durchgezogene Linie in Abb. 4.5.1), schwer beeinträchtigte Patienten jedoch auch jederzeit in einer der Phasen „stagnieren", so dass z.B. ein Teil der Patienten auch in die sogenannte Phase F, d.h. in die unterstützende, betreuende oder zustandserhaltende Pflege übergeht. Auch ist es möglich aus der Phase F erneut aktiv den Rehabilitationsprozess wieder in einer anderen Behandlungsphase (B, C oder D) bei Durchführung einer erneuten Rehabilitationsmaßnahme aufzunehmen (unterbrochene Linien in Abb. 4.5.1).

> **Merke!**
>
> Zur Phaseneinordnung und Dokumentation der Abgrenzung bzw. Übergänge der einzelnen Phasen ist die Anwendung eines neurologischen Beurteilungsverfahrens (s.u.) erforderlich.

Therapeutisches Team

Die neurologische Rehabilitation ist per se eine multimodal-interdisziplinär ausgerichtete Therapie, die in Anbetracht der Vielseitigkeit der bestehenden funktionellen Beeinträchtigungen zahlreiche medizinische Therapeuten und Arztgruppen miteinander verknüpft. Neurologische Rehabilitation heißt: Arbeit im therapeutischen Team. Hierunter versteht man die Gesamtheit aller am spezifischen Rehabilitationsprozess beteiligten Mitarbeiter:

- Ärzte
- Rehabilitationsschwester/-pfleger (aktivierende Pflege)
- Physiotherapeuten
- Sporttherapeuten
- Ergotherapeuten
- Logopäden
- Neuropsychologen/Psychologen
- Sozialberater
- Gesundheitsberater
- Mitarbeiter der physikalischen Therapie
- spezielle Therapeuten wie z.B. Diätberater.

Qualitätssicherung

Besondere Berücksichtigung finden im neurologischen Rehabilitationsprozess Qualitätssicherungsmaßnahmen. Dabei erfolgt die Umsetzung der Qualitätssicherung durch allgemeine Maßnahmen wie z. B. Bildung von Qualitätszirkeln, Zertifizierungsprozessen aber auch der externen vergleichenden Qualitätssicherung. Des Weiteren wird durch die Rentenversicherungsträger eine regelmäßige Erfassung der Struktur-, Prozess- als auch Ergebnisqualität unter Berücksichtigung der Patientenzufriedenheit vorgenommen. In diesem Zusammenhang kommt auch das Peer-Review-Verfahren zum Einsatz. Grundlage für eine qualitätsorientierte neurologische Rehabilitation ist die Umsetzung der Ergebnisse der Kommission zur Weiterentwicklung der Rehabilitation der gesetzlichen Rentenversicherung (Deutsche Rentenversicherung) sowie auch die von der Bundesarbeitsgemeinschaft Rehabilitation (BAR) herausgegebenen Rahmenempfehlungen (Tab. 4.5.1).

Daneben erfolgt die Durchführung einer qualitätsorientierten modernen Rehabilitation, so weit möglich auf Grundlage der von den Fachgesellschaften erarbeiteten Leitlinien (Leitlinien der Deutschen Gesellschaft für Neurologie, Diagnostik und Therapie in der Neurologie; Leitlinien der Arbeitsgemeinschaft der wissenschaftlichen Medizinischen Fachgesellschaften [AWMF]; Leitlinien der Deutschen Gesellschaft für Neurotraumatologie und Klinische Neuropsychologie [DGNKN] etc.). In diesem Zusammenhang ist die Behandlung mittels evidenzbasierter und auch praxisorientierter Therapiemodule möglich (Tab. 4.5.2). Weitere evidenzbasierte Empfehlungen sollen u. a. im Rahmen des von der Bundesversicherungsanstalt für Angestellte (BfA) initiierten Leitlinienprogramms erarbeitet werden.

Tab. 4.5.1: Rahmenempfehlungen der Bundesarbeitsgemeinschaft Rehabilitation (BAR) im Bereich Neurologie.

- Arbeitshilfe für die Rehabilitation von Schlaganfallpatienten, Schriftreihe der Bundesarbeitsgemeinschaft für Rehabilitation Band 4
- Empfehlung zur neurologischen Rehabilitation von Patienten mit schweren und schwersten Hirnschädigungen der Phase B und C, Bundesarbeitsgemeinschaft für Rehabilitation Ausgabe 1999
- Rahmenempfehlungen zur ambulanten neurologischen Rehabilitation, Bundesarbeitsgemeinschaft für Rehabilitation 2001

Tab. 4.5.2: Evidenz- und praxisbasierte Therapiemodule (nach Schönle et al,. 2004).

Evidenzbasiert	Praxisbasiert
• Motorisches Training (Rumpf-, Stand-, Gangmotorik, Koordination, Kau-, Schluckmotorik, Kontinenz) • Schmerzlinderung (Muskeldetonisierung) • Ausdauertraining • Alltagstraining • Hirnleistungstraining • Kommunikationstraining • Kompetenztraining • Stressbewältigungstraining	• Krankheitsbewältigung • Motivationsförderung • Ernährungsschulung • Klinische Sozialarbeit • Komorbidität

Besonderheiten der neurologischen Rehabilitation

Zusammenfassend handelt es sich bei der neurologischen Rehabilitation von Schlaganfallpatienten um einen komplexen Prozess, der hohe Ansprüche an sämtliche Beteiligten stellt und eine interaktive Vernetzung im therapeutischen Team zum Wohle des Betroffenen erfordert. Schwerpunkte der Behandlung sind dabei die körperlichen, die neuropsychologischen und psychologischen Funktionsstörungen. Auch wenn die neurologische Rehabilitation sich prinzipiell nicht von anderen rehabilitativen Maßnahmen unterscheidet, gelten jedoch für Patientengruppen mit neurologisch rehabilitativen Erkrankungen Besonderheiten. Dies liegt an den komplexen, oft umfangreichen, sich auf die gesamte Lebensgestaltung auswirkenden neurologischen Funktionsstörungen. Des Weiteren bildet sich oftmals ein Residualschaden mit der Folge einer Langzeitbehinderung heraus. In einem solchen Zustand steht die Kompensation der Schädigung, d. h. das Erlernen von Umgangsstrategien mit der jetzt neu bestehenden Beeinträchtigung im Vordergrund. Andererseits ist eine (partielle) Restitution bei zentralnervösen Erkrankungen im Rahmen der bestehenden Plastizität des Gehirns möglich.

Diese Prozesse weisen jedoch zum Teil einen erheblichen Zeitfaktor auf.

Merke!

Charakteristika der neurologischen Rehabilitation:
- In der Regel liegen schwere multidimensionale Funktionsstörungen vor
- Rehabilitationsprozesse erstrecken sich über einen längeren Zeitraum, z.T. über Jahre

Bei der körperlichen Funktion kann eine Störung der Mobilität (Motorik, Koordination, Sensibilität) mit Auswirkungen auf die Steh- und Gehfähigkeit und/oder den Transfer sowie eine Einschränkung der Gebrauchsfähigkeit der oberen Extremitäten mit Auswirkungen auf die ADL vorliegen. Oft treten Sehstörungen, z.B. in Form einer Hemianopsie mit den hiermit verbundenen Rückwirkungen auf höhere kortikale Funktionen wie Lesen, Schreiben aber auch die Orientierung im Raum sowie auch vielfältige spezifische Funktionsstörungen wie z.B. Schluckstörungen/Sprechstörungen (Dysarthrie) hinzu. Neuropsychologische Funktionsstörungen können eine Einschränkung der Aufmerksamkeit, der Gedächtnisfunktion, der Lern- und Merkfähigkeit, der exekutiven Funktion mit Planungs- und Handlungsunfähigkeit, der Sprache aber auch allgemeine psychomotorische Verlangsamung sowie Orientierungsstörungen als auch Neglect-Syndrome hervorrufen. Depressionen, reaktiv oder organisch bedingt, Einschränkungen sozialer interaktiver Fähigkeiten, aber auch Krankheitsbewältigungsprobleme (Coping) und Adaptationsschwierigkeiten an die neue Lebenssituation können im Sinne von psychischen Funktionsstörungen vorliegen (Brennecke, 2004; Statistisches Bundesamt, 1998; Bundesarbeitsgemeinschaft für Rehabilitation, 1998, 2000a, 2000d, 2005; Bundesversicherungsanstalt für Angestellte, 2003; Delbrück, Haupt, 1996b; Diener, Hacke, 2005; Freivogel, Hummelsheim, 2003; Frommelt, 1999; Hummelsheim, 1998; Prosiegel et al., 1996; Schönle, Kattein, Brüggemann, Klosterhuis, 2004; Welter, 1997; Werner, 2000).

Beurteilungsverfahren (Assessments) in der neurologischen Rehabilitation

Die Beschreibung des jeweiligen Gesundheitszustands des Patienten ist für die Bewertung des Rehabilitationsverlaufs sowie des Rehabilitationspotentials von besonderer Bedeutung. Hierzu stehen zahlreiche Rehabilitations-Assessmentverfahren zur Verfügung. Dabei können verschiedene Dimensionen unterschieden werden wie z.B. Assessmentverfahren, die die physische Gesundheit, die physische Funktion z.B. kognitive Leistungen (u.a. MMST, Dem-Tect), die psychische Funktion (z.B. BDI, geriatrische Depressionsskala, SF-36), die soziale Gesundheit (z.B. wirtschaftliche Lage, Familie, Wohnsituation etc.) oder die Selbsthilfefähigkeit (z.B. ADL, Barthel-Index, Frühreha-Barthel-Index, FIM) erfassen.

Im neurologischen Bereich haben sich, nicht zuletzt aufgrund der einfachen Handhabung, mehrere Tests etabliert wie z.B. der Barthel-Index (Tab. 4.5.3) der die Selbstständigkeit von Patienten orientierend evaluiert und auch im Verlauf somit Veränderungen anzeigt.

Allerdings werden dabei höhere kortikale Fähigkeiten wie z.B. auch Gedächtnis- oder Sprachstörungen nicht ausreichend berücksichtigt. Auch für den Frührehabilitationsbereich ist der Barthel-Index nur bedingt aussagekräftig. In diesem Zusammenhang wurde der sogenannte erweiterte Barthel-

Tab. 4.5.3: Erhebungsbogen Barthel-Index (BI).

Barthel-Index (max. 100 Punkte)	
Essen	0–10
Bett/(Roll-)Stuhltransfer	0–15
Waschen	0–5
Toilettenbenutzung	0–10
Baden	0–5
Gehen auf Flurebene bzw. Rollstuhlfahren	0–15
Treppensteigen	0–10
An- und Auskleiden	0–10
Stuhlkontrolle	0–10
Urinkontrolle	0–10

Tab. 4.5.4: Frühreha-Barthel-Index (FBI).	
Barthel-Index (Scorebereich von −325 bis 100)	
Intensivüberwachung	50
Tracheostoma mit Absaugungspflicht	50
Intermittierend Beatmung, beaufsichtigungspflichtige Orientierungsstörungen	50
Verhaltensstörungen	50
schwere Verständigungsstörungen	25
beaufsichtigungspflichtige Schluckstörungen	50

Index (EBI) entwickelt, der aus einer vierstufigen Skala besteht und sich in 16 Items von 0–64 Punkten unterteilt. Dabei basiert der EBI auf dem BI mit zusätzlicher Erfassung neuropsychologischer Items (Verstehen, Verständlichkeit, soziale Interaktion, Problemlösen, Gedächtnis/Lernfähigkeit/Orientierung, Sehen/Neglect). Auch der Frühreha-Barthel-Index (Tab. 4.5.4), der den Patienten mit maximal 100 Punkten erfasst abzüglich jeweils 50 Minuspunkte für vorliegende besonders wichtige frührehabilitative Probleme, ermöglicht eine bessere Beschreibung der funktionellen Situation des Rehabilitanden.

Eine differenzierte Form zur Umschreibung des funktionellen Zustandes auch von neurologischen Patienten ist die sogenannte FIM-Skala. Neben den Syndrom- und krankheitsabhängigen (z.B. NIH [National Institute of Health] Schlaganfall-Skala) Scores kommen naturgemäß auch symptomorientierte Skalen zur Anwendung. Etabliert haben sich u.a. zur semiquantitativen Beurteilung der Muskelkraft die Skala nach Medical Research Council (Tab. 4.5.5), der Tinetti-Test sowie der Timed-Up-and-Go-Test zur Bewertung der Kraft und Mobilität.

Tab. 4.5.5: Skala zur Beurteilung der Muskelkraft nach MRC (1964).	
0	Keine sichtbare Muskelkontraktion, auch keine Sehnenanspannung (Plegie)
1	Eben sicht- oder fühlbare Muskelkontraktion
2	Leichte Bewegung nach Ausgleich der Schwerkraft durch Unterstützung
3	Leichte Bewegung oder Haltung eben gegen die Schwerkraft ohne Unterstützung
4 (−/+)	Bewegung oder Haltung gegen die Schwerkraft und gegen leichten Widerstand
5	Volle Muskelkraft

Insgesamt ist es somit möglich mit Hilfe der Anwendung von unterschiedlichsten Skalen bzw. Scores den Rehabilitationsprozess im Ablauf des Phasenmodells zu beschreiben und eine Bewertung sowie prognostische Einschätzung zu ermöglichen. Eine entsprechende Beurteilung ist zur Umsetzung einer modernen, wenn möglich evidenzbasierten Rehabilitationsbehandlung, d.h. auch zur Gewährleistung einer Qualitätssicherung (s.o.) erforderlich (Bach, 1995; Bullinger, Kirchberger, 1998; Bundesarbeitsgemeinschaft für Rehabilitation, 1998, 2000a; Prosiegel et al., 1996; Stineman et al., 1994; World Health Organization, 2001).

Krankheitsfolgen

Die Durchführung der Rehabilitation erfolgt dabei unter besonderer Berücksichtigung des ICF-Modells (Internationale Klassifikation der Funktionsfähigkeit, Behinderung und Gesundheit/WHO 2001). Dies bedeutet, dass man im Rahmen des sog. biopsychosozialen Modells versucht den gesamten Hintergrund des Betroffenen zu verstehen und diese Aspekte im Rehabilitationsprozess entsprechend berücksichtigt und diesen hierauf ausrichtet. Beeinträchtigungen folgender Körperfunktionen finden sich bei Schlaganfallrehabilitationspatienten u.a. häufig: Orientierung (b114), Antrieb (b130), Aufmerksamkeit (b140), Gedächtnis (b144), Wahrnehmung (b156), kognitiv-sprachliche Funktionen (b167), Störungen von komplexen Bewegungshandlungen (b176), Sehfunktion (b210), Proprioception (b260), Artikulation (b320), Miktion (b620), Muskelkraft (b730), Muskeltonus (b735) oder Funktionen der Bewegungsmuster beim Gehen (b770). Besondere Bedeutung haben in diesem Zusammenhang die sogenannten Aktivitäten und die Partizipation. Häufige Einschränkungen in diesem Bereich betreffen entsprechend den typischen Schädigungsmustern höhere kortikale Leistungen wie z.B. Sprechen (d330) und Kommunizieren (d310) aber auch die sensomotorischen Aktivitäten, wie z. B. eine elementare Körperposition wechseln (d415), Gegenstände anheben und tragen (d430), feinmotorischer Handgebrauch (d440), Hand- und Armgebrauch (d445), Gehen (d450), sich auf andere Weise fortbewegen, mit deren Rückwirkung auf die Aktivitäten des täglichen Lebens wie z. B. sich waschen (d510), die Toilette benutzen (d530), sich kleiden (d540), essen (d550), Hausarbeiten erledigen (d640) und die Partizipation wie z. B. eine Arbeit erhalten, behalten und beenden (d845) oder das Gemeinschaftsleben (d910). Zur Erfassung der spezifischen Probleme stehen ICF-Core Sets u. a. für den Schlaganfall zur Verfügung. Deutlich wird, dass bei der Rehabilitation des Schlaganfalls eine Vielzahl von Einschränkungen der Aktivitäten eine Rolle spielen mit der hieraus resultierenden Auswirkung auf das Einbezogensein in eine Lebenssituation (Partizipation). Sowohl aus Sicht des Rehabilitanden als auch aus Sicht der Kostenträger bzw. Gesellschaft ist das Erreichen einer möglichst umfassenden Teilhabe, d. h. einer möglichst umfangreichen Reintegration in das häusliche (private) und/oder berufliche Umfeld von entscheidender Bedeutung. Erst in der Beachtung dieser Gesamtkonstellation insbesondere der Kontextfaktoren (Umweltfaktoren und personenbezogene Faktoren) kann, auch über das Erkennen von Förderfaktoren (externe/Umweltfaktoren sowie interne/personenbezogene Faktoren) sowie negativen Faktoren, sogenannte Barrieren (externe bzw. interne), der Rehabilitationsprozess günstig beeinflusst werden. Insofern bedarf es bei der Durchführung jeder rehabilitativen Maßnahme einer genauen Analyse des persönlichen Gesamtkontextes, um einen Zustand der funktionalen Gesundheit im Sinne des ICF zu erreichen. Im Rahmen der neurologischen Rehabilitation ist die Einbeziehung der Angehörigen oder ggf. auch weiterer Personengruppen, wie z. B. den Betriebsarzt im Zusammenhang mit der beruflichen Teilhabe von herausragender Bedeutung. Ein weiteres Beispiel hierfür ist die Analyse des häuslichen Bereiches durch den Ergotherapeuten oder den sozialen Dienst (World Health Organization, 2001).

Rehabilitationsziele

Die Unterteilung der einzelnen Behandlungsziele in der Rehabilitation nach somatischen, funktionalen, psychischen, sozialen und edukativen Gesichtspunkten findet auch bei der Rehabilitation des Schlaganfallpatienten seine Berücksichtigung. Allerdings haben diese Teilbereiche in Abhängigkeit des jeweiligen Rehabilitationstandes im Verlauf eine unterschiedliche Bedeutung und Gewichtung. Im Rahmen der neurologischen Frührehabilitation und postprimären Rehabilitation (Phase B und C) stehen die somatischen und funktionalen Ziele im Vordergrund, z. T. kommt aber auch in dieser Phase den psychischen und sozialen eine entscheidende Bedeutung zu, insbesondere bei ungünstigem Rehabilitationsverlauf (z. B. bei erkennbarer dauerhafter Pflegebedürftigkeit). In der Phase D haben die einzelnen Bereiche in der Regel eine gleichrangige Gewichtung.

Die Vielschichtigkeit macht deutlich, dass neurologische Rehabilitation unter Berücksichtigung der spezifischen Beeinträchtigungskonstellation des Rehabilitanden immer einer individuellen interdisziplinären Behandlung bedarf. Hieraus leiten sich die den Rehabilitationsprozess gestaltenden somatischen, funktionalen, psychischen, sozialen und edukativen Rehabilitationsziele ab:

- Eingliederung in den Alltag mit der hiermit verbundenen Selbstständigkeit bei den Aktivitäten des täglichen Lebens
- Verbesserung der Mobilität und der Ausdauer
- möglichst weitestgehende Wiederherstellung der Normalfunktion des Nervensystems bzw. Erwerb von Kompensationsstrategien mit der hiermit verbundenen Verbesserung der Lebensqualität
- Festlegung der Nachsorgekonzepte in Abhängigkeit vom Rehabilitationspotential
- Langzeittherapieplan
- häusliche Versorgung
- Beurteilung im sozialmedizinischen Bereich, Erwerbsleben etc.

Dabei korreliert u. a. der Umfang der Rückbildungsfähigkeit von motorischen Funktionsstörungen mit ihrem Ausprägungsgrad, der anfänglichen Eigenständigkeit im ADL sowie negativ mit einer vorliegenden Urininkontinenz. Auch kommt der

Lokalisation sowie dem Ausmaß der Schädigung eine prognostische Bedeutung zu. Dabei ist einerseits die Rückbildungsfähigkeit von motorischen Defiziten im Rahmen von Strukturschäden im Bereich der Basalganglien, des Thalamus oder des Praemotorkortex eher begrenzt, andererseits im Bereich des Versorgungsgebietes der A. cerebri media durch postläsionelle Adapationsvorgänge gegeben. Die Dynamik dieser Adaptation, d.h. der Plastizität des motorischen Systems ist abhängig von:

- der Übernahme von Funktionen durch funktionell verwandte Hirnregionen
- Rekrutierung inaktiver synaptischer Verbindungen zu funktionell kooperierenden neuronalen Systemen
- der Long-term-Potenzierung (d.h. eine länger anhaltende Zunahme exzitatorischer postsynaptischer Potentiale im Anschluss an eine kurze tetanische Stimulation der entsprechenden Afferenzen)
- dem Aussprossen erhaltener Axone mit nachfolgender Neubildung synaptischer Verbindungen.

Durch diese Vorgänge kommt es zu einer Verminderung der Diaschisis.

Merke!

Unter Diaschisis versteht man die Funktionsänderung bzw. den Funktionsverlust in umschriebenen mit der Hirnläsionsregion anatomisch-funktionell verbundenen Hirngebieten.

Dieses Reorganisationsmodell ist die wissenschaftliche Grundlage sämtlicher moderner Therapiekonzepte wie des Laufbandtrainings oder des forcierten Gebrauchs (forced use) in der neurologischen Rehabilitation. Dies bedeutet auch für die Rehabilitation: Zum Erlernen einer neuen motorischen Fertigkeit ist die wiederholte Durchführung des zu lernenden Bewegungsablaufes erforderlich (Bundesarbeitsgemeinschaft für Rehabilitation, 1998, 2000a).

4.5.2 Falldarstellung: Patient nach Schlaganfall

„Sekunden, die das Leben verändern."

Vorgeschichte

Beim Kaffeetrinken bemerkt die Ehefrau des 60-jährigen Walter S., dass der rechte Mundwinkel ihres Ehemannes herunterhängt. Kurz darauf fällt ihm die Kaffeetasse aus der rechten Hand. Der ansonsten sehr lebenslustige Walter S. erscheint durcheinander und kann sich nicht klar artikulieren. Frau S. ist zunächst nicht sehr beunruhigt, da ein ähnlicher Zustand bereits vor einem viertel Jahr aufgetreten war, welcher sich dann nach einer Minute wieder vollständig zurückgebildet hatte. Als dieser erneute Zustand jedoch nach einigen Minuten weiter anhält, ruft Frau S. den Notarzt, der dann ihren Ehemann sofort in das Krankenhaus einweist. Auch während dieser Zeit gelingt es Frau S. nicht, sich mit ihrem Mann sinnvoll zu unterhalten, sie hat das Gefühl, dass er auf sie nicht richtig reagiere. Auch mit dem rechten Bein scheint etwas nicht in Ordnung zu sein.

Fremdanamnese, Diagnose und Verlauf

Die Rettungswagenfahrer müssen Walter S. aus seiner Wohnung im ersten Stock tragen. Frau S. ist fassungslos, dass ihr Mann sich auf einmal so gravierend verändert hat. Er ist doch immer vital, lebensfroh und gesund gewesen, habe nie einen Arzt aufgesucht. Dies erläutert sie auch dem Arzt der Notaufnahme des Städtischen Krankenhauses, der darüber hinaus nach Risikofaktoren fragt. Frau S. ist hierzu nichts bekannt. Lediglich einen früher betriebenen Nikotinkonsum mit 25 Zigaretten pro Tag bis zum 50. Lebensjahr kann sie hierzu beitragen. Ein Alkoholkonsum wird verneint.

Aufnahmebefund

In der Notaufnahme zeigt sich im Rahmen des zugezogenen diensthabenden neurologischen Konsiliararztes eine zentrale Parese des Facialis (Mundast) rechts, annähernd seitengleiche MDR, kein Babinski-Phänomen, nicht auslösbare Bauchhautreflexe in sämtlichen Dermatomen bei schlaffen adipösen Bauchdecken. Der rechte Arm ist plegisch und schlaff. Das rechte Bein zeigt eine hochgradige schlaffe Parese Kraftgrad 3, wobei dieses nur wenige Zentimeter von der Unterlage angehoben werden kann. Die Koordination ist durch die schwere Funktionsstörung der rechten Körperhälfte beeinträchtigt. Herr S. ist nicht in der Lage frei zu sitzen, linksseitig zeigt sich eine unauffällige Koordination. Die Sensibilität ist aufgrund der Kommunikationsbeeinträchtigung im Rahmen der Sprachstörungen nicht zu beurteilen, wobei sich auf leichte Schmerzreize im Bereich des rechten Armes keine Fluchtreaktion, im Bereich des rechten Beines sich eine Abwehrreaktion zeigt. Herr S. ist nicht in der Lage, Worte zu bilden und auf Aufforderungen nonverbal sinngemäß zu reagieren. Dabei zeigt sich keine Bewusstseinsstörung, ein Meningismus lässt sich nicht nachweisen.

Der Blutdruck liegt bei 180/100 mmHg beidseits, Stenosegeräusche lassen sich über den hirnzuführenden Gefäßen und den darüber hinausgehenden größeren Körpergefäßen nicht auskultieren. Die Pulsfrequenz liegt um 100/min, eine Arrhythmie lässt sich auch mittels EKG nicht nachweisen. Das aktuelle Labor ergibt ein regelrechtes Blutbild, die allgemeinen Entzündungsparameter (BSG/CRP) sind normwertig. Leber- und Nierenwerte sind unauffällig. Der Gerinnungsstatus ist regelrecht, der Blutzuckerwert liegt um 180 mg/dl (ca. 2 Stunden postprandial).

In der durchgeführten CCT-Akutdiagnostik lassen sich geringgradige Aspekte einer zerebralen Mikroangiopathie ohne lakunäre und territoriale Läsionszeichen nachweisen. Angiografisch stellt sich ein Verschluss der A. carotis interna im Abgangsbereich links dar, wobei keine Kollateralversorgung über den Ramus communicans anterior erfolgt, die A. cerebri media lässt sich linksseitig nur sehr flau kontrastiert abgrenzen. Die sofort eingeleitete lokale Lyse-Behandlung führt nicht zu einer Eröffnung des Gefäßes. Der klinische Befund des Patienten verändert sich in den kommenden Stunden nicht.

Verlegung auf die neurologische Intensiveinheit

Herr S. wird nach erfolgter, nicht erfolgreicher Lyse-Behandlung auf die neurologische Intensiveinheit (Stroke Unit) verlegt und hier intensivmedizinisch beobachtet. Die durchgeführte Diagnostik mittels Doppler-/Duplexsonografie der hirnzuführenden Gefäße zeigt einen Verschluss der A. carotis interna abgangsnah linksseitig überwiegend durch arteriosklerotisches Gewebe und rechtsseitig arteriosklerotische Plaquebildung im Bereich der gesamten A. carotis communis sowie der Bulbusregion unter Einbeziehung der Abgangsregion der A. carotis externa als auch interna. Es besteht ein geringgradiger Kollateralfluss über die A. carotis externa linksseitig und ein jetzt nachweisbarer Kollateralkreislauf über den Ramus communicans anterior mit mäßiggradiger Kompensation der A.-cerebri-media-Perfusion. Die durchgeführte Echokardiografie ergibt einen unauffälligen kardiologischen Befund, insbesondere lassen sich keine flottierenden Thromben, Klappen- bzw. Wandveränderungen und kein offenes Foramen ovale dokumentieren.

Über die nächsten 24 Stunden bleibt der Gesundheitszustand des Patienten stabil, ohne dass sich das neurologische Beschwerdebild verändert. Eine Kontroll-CCT-Untersuchung am folgenden Tag ergibt jetzt einen sich demarkierenden Bereich im Stromgebiet der A. cerebri media linksseitig (A.-cerebri-media-Territorialteilinfarkt), weiterhin ohne Aspekte einer Blutung. Auch die im Folgenden durchgeführte Diagnostik mittels transösophagealem Echo und Langzeit-EKG ergeben keine Aspekte einer kardial embolischen Genese. Die 24-Stunden-Blutdruckmessung zeigt jedoch annähernd kontinuierlich erhöhte Blutdruckwerte. Laborchemisch lassen sich darüber hinaus immer wieder auch erhöhte Zuckerwerte messen bei einem HbA1c-Wert um 6,9 %. Die weitere umfangreiche Labordiagnostik mit Bestimmung des Homozysteins und rheumatologischer entzündlicher Parameter ergibt keine Auffälligkeiten (Brandt, 2003).

Rehabilitation im Rahmen der Akutbehandlung (Akutkrankenhaus)

Bereits im Rahmen der Primärversorgung auf der Stroke Unit erfolgt neben der Akutbehandlung eine Beachtung von rehabilitativen Gesichtspunkten:

- Vermeidung von pathologischen Bewegungsmustern
- Anbahnung von Bewegungen

- Anbahnung der Sprache
- Verhinderung von Sekundärschäden (Schulter-Arm-Syndrom, Thrombose, Dekubitus, Kontrakturen etc.).

Merke!

Im Rahmen der pflegerischen Versorgung wird eine spezifische Lagerung bei Halbseitensymptomatik unter Zuhilfenahme von Kissen durchgeführt, wobei darauf geachtet wird, dass die betroffene obere Extremität in Schulterhöhe gestreckt gelagert wird bei nach vorn geführtem Schulterblatt sowie vollständiger Unterlagerung des betroffenen Armes sowie entsprechender Lagerung des Beins (Bobath-Lage). Dabei soll diese Lagerung der Entwicklung von pathologischen Bewegungsmustern vorbeugen. Dies wird bei allen Positionsänderungen im Bett berücksichtigt.

Besonders achtet das Pflegepersonal dabei darauf, dass der gelähmte Arm nicht herunterhängt und beim Lagern nicht an den paretischen Extremitäten Zug ausgeübt wird. Bei Umlagerung des Patienten erfolgt immer eine Umfassung des Schulterblattes mit der Hand und der gelähmte Arm wird insgesamt unterstützt. Eine leichte Hochlagerung der Hand zur Verhinderung von Ödemen wird ebenfalls beachtet. Zweimal täglich werden durch die Physiotherapie verschiedene krankengymnastische Übungen u. a. auf neurophysiologischer Grundlage (wie z. B. Bobath, PNF, Vojta) durchgeführt. Ebenfalls erfolgt täglich eine ergotherapeutische und logopädische Behandlung. Eine Schluckstörung mit Aspirationsgefahr besteht bei Herrn S. nicht.

Nach zwei Tagen zeigen sich unter der eingeleiteten antihypertensiven Therapie mittels Beta-Blocker stabile Blutdruckwerte und durch die Diät Blutzuckerwerte im Normbereich. Es erfolgt eine Verlegung auf eine neurologische periphere Station. Hier wird das bereits eingeleitete rehabilitative Behandlungsprogramm weiter fortgesetzt.

Im Rahmen der Verlegung auf eine neurologische periphere Station ergibt sich ein unveränderter NIH-Wert von 13, ein Frühreha-Barthel-Index von –25 Punkten. Im Laufe der folgenden Woche zeigen sich weiterhin stabile Kreislaufparameter und normale Laborwerte. Eine doppler-/duplexsonografische Verlaufskontrolle ergibt keinen neuen Befund, eine EEG-Untersuchung zeigt links temporal eine dem Infarktmuster typische Theta-Delta-Verlangsamung (Theta-Delta-Herd), jedoch ohne Zeichen einer behandlungsbedürftigen epileptischen Erregbarkeitssteigerung. Die CCT-Verlaufskontrolle und das MRT bestätigen den demarkierten A.-cerebri-media-Teilinfarkt linksseitig. Das klinische Bild bessert sich derart, dass sich im Bereich des rechten Beines eine gesteigerte Kraftentfaltung, im Bereich der rechten Hand beginnende Bewegungsabläufe zeigen. Es gelingt, Herrn S. für Stunden in den Rollstuhl zu mobilisieren, wobei beim Transfer noch keine Unterstützung seinerseits erfolgt. Beim Essen wird jetzt die linke Seite eigenständig eingesetzt. Dabei ist noch Unterstützung beim Zubereiten der Nahrung erforderlich. Bei den übrigen Dingen des täglichen Lebens wird noch überwiegend Hilfe benötigt. Zunehmend versucht Herr S. Laute zu bilden, einfache Sachverhalte werden zum Teil zunehmend inhaltlich richtig umgesetzt. Bei fortbestehender Harninkontinenz wird der transurethrale Katheter durch einen suprapubischen ersetzt.

Nach einer Woche Behandlung auf der peripheren Station beträgt bei Herrn S. der NIH-Wert 7 und der Frühreha-Barthel-Index –20. Bei erkennbarem Rehabilitationspotential ist auch im weiteren Verlauf von einer Besserung des Beschwerdebildes auszugehen. Im Rahmen der Chefarztvisite wird so, unter Rücksprache mit Herrn S. sowie seiner Ehefrau besprochen, dass die Verlegung in eine Rehabilitationsklinik sinnvoll ist. Da Herr S. bis zu seinem bisherigen Erkrankungseintritt berufstätig war und in diesem Zusammenhang bei der Landesversicherungsanstalt (LVA) versichert ist, wird durch den Stationsarzt ein formloser schriftlicher Antrag zur Kostenübernahme einer stationären Rehabilitationsmaßnahme in der Phase C an den Rentenversicherungsträger geschickt (SGB VI). In diesem wird der Krankheitsverlauf kurz dargestellt unter besonderer Berücksichtigung der Rehabilitationsprognose. Die Einleitung einer Anschlussheilbehandlung (AHB) ist bei nicht vorliegender Rehabilitationsfähigkeit im Sinne dieses Verfahrens (u. a. keine Unabhängigkeit bei den Aktivitäten des täglichen Lebens, keine Mobilität auf Stationsebene, Harninkontinenz) nicht möglich. Nach wenigen Tagen liegt eine Kostenzusage vom Rentenversicherungsträger vor, so dass die Verlegung in eine neurologische Rehabilitationseinrichtung durchgeführt werden kann (Brandt, 2003; Bundesarbeitsgemeinschaft für Rehabilitation, 1998, 2000a).

Rehabilitation in der Phase C (Rehabilitationsklinik)

In der Rehabilitationsklinik wird Herr S. durch den Stationsarzt aufgenommen. Dieser hat im Vorfeld bereits die Anmeldung zur stationären Durchführung der Rehabilitation der Phase C vom Kostenträger zugeschickt bekommen und entsprechende Vorbereitungen (Auswahl der Station, Benachrichtigung des therapeutischen Teams etc.) eingeleitet.

Die Aufnahmeuntersuchung erfolgt auf Wunsch des Patienten in Anwesenheit seiner Ehefrau, die die Anamnese zum Teil verbal ergänzt. Frau S. möchte sich auf eigene Kosten als Begleitperson aufnehmen lassen und ihren Mann im Rahmen des Rehabilitationsprozesses unterstützen. Dieses wird auch durch den Stationsarzt befürwortet und veranlasst.

Das geht Sie an!

Durch eine Mitaufnahme und kontinuierliche Einbeziehung von Angehörigen, insbesondere in den Bereich der therapeutischen Pflege können Rehabilitationszwischenziele leichter erreicht werden, neue Zwischenziele abgestimmt und Ängste abgebaut, die Motivation verbessert sowie auch erforderliche Nachsorgekonzepte besser umgesetzt werden.

Aufnahmegespräch

Im Aufnahmegespräch erwähnt Frau S., dass sie sich große Sorgen mache, dass der Gesundheitszustand ihres Ehemannes sich nicht mehr verbessere. Allerdings verweist sie darauf, dass in den letzten 10 Tagen sich schon vieles zum Guten gewendet habe. Ihr Mann sei doch immer gesund gewesen, habe nie einen Arzt benötigt. Er hätte immer viel gearbeitet als Vorarbeiter eines größeren Betriebes im Elektrobereich als Elektromeister. Dabei habe ihn besonders seine Ausdauer und Einsatzfreudigkeit gekennzeichnet. Sicherlich habe er gesundheitliche Dinge eher vernachlässigt, insbesondere zu wenig Bewegung über das berufliche Ausmaß hinaus gehabt. Aber es sei ja auch nie erforderlich gewesen. Sie seien alleine, würden eine 3-Zimmer-Wohnung im ersten Stock ohne Fahrstuhl bewohnen. Herr S. bestätigt diese Angaben durch Lautieren überwiegend situationsgemäß richtig.

Körperliche Untersuchung

Im klinischen Befund zeigt sich jetzt eine mäßiggradige zentrale Fazialisparese rechts bei ansonsten unauffälligem Hirnnervenstatus. Die MDR sind an den oberen und unteren Extremitäten leicht rechtsbetont auslösbar, das Babinski-Phänomen ist rechts positiv. Es besteht eine subtotale Parese der rechten oberen Extremität (Kraftgrad 2) mit geringer Willkürinnervation der rechten Hand, wobei diese jetzt bereits leicht zur Faust verkrümmt gehalten wird, diese Position jedoch gegen leichten Widerstand durchbrochen werden kann. Darüber hinaus zeigt sich eine leicht flektierte Haltung im Ellenbogengelenk mit beginnender Tonusanbahnung. Im Bereich des rechten Beines besteht eine zentrale Parese, wobei diese gegen leichten Widerstand von der Unterlage angehoben werden kann (Kraftgrad 4–) mit ebenfalls leichter Tonuserhöhung. Die Koordination ist über die hemiparetische Problematik hinaus nicht eingeschränkt. Es zeigt sich eine Hypästhesie für die rechte Körperhälfte. Schmerzen bestehen insbesondere im Bereich des rechten Armes nicht. Es besteht eine hochgradige motorisch führende Sprachstörung, wobei es Herrn S. gelingt einzelne Laute jedoch auch „Ja“ und vereinzelt auch „Nein“ situationsgerecht einzusetzen. Das Sprachverständnis zeigt sich für einfache Sachverhalte nicht gestört. Herr S. ist in den Rollstuhl für ein bis zwei Stunden mobilisiert, Transferleistungen (Bett/Rollstuhl u. a.) sind nicht eigenständig möglich. Steh- oder Gehfähigkeit liegt nicht vor. Es besteht eine leichte ödematöse Schwellung des rechten Handrückens.

Rehabilitationsziele und Therapieplanung in der Phase C

Mit dem Rehabilitanden und der Ehefrau wird das Rehabilitationskonzept besprochen:

- Mobilisierung in den Rollstuhl mit zunehmender Übernahme von Transferleistungen
- Anbahnungen von Bewegungsmustern im Bereich des rechten Beines
- Erreichung einer Standfähigkeit
- Verbesserung der ADL.

Tab. 4.5.6: Rehabilitationsziele (somatisch/funktional/psychologisch) in der postprimären Rehabilitation (Phase C) am Beispiel eines Patienten nach Schlaganfall.

Woche 1–3
• Klärung des Rehabilitationspotentials • Anbahnung von Bewegungsmustern der rechten Körperhälfte • Tonusregulierende Maßnahmen • Eigenständiger Transfer Bett/Rollstuhl • Transfer in den Stand • ADL-Training • Kommunikationsaufbau • Unterstützung in der Krankheitsverarbeitung • Vermeidung von Sekundärschäden • Einbeziehung der Angehörigen in den Rehabilitationsprozess
Woche 4–6
• Eigenständige Rollstuhlbenutzung/Hilfsmittelgebrauch • Verbesserung der Gehfähigkeit auf Zimmer- und Stationsebene • ADL-Training • Unterstützung in der Krankheitsverarbeitung • Verbesserung der Kommunikation • Hilfsmittelversorgung

Darüber hinaus steht die logopädische Übungsbehandlung aufgrund der schweren Sprachstörung im Zentrum der Therapie. Des Weiteren wird das Arbeiten mit einzelnen kurz-, mittel- und langfristigen Rehabilitationszielen erläutert (Tab. 4.5.6).

In diesem Zusammenhang werden zunächst die ersten Ziele gemeinsam festgelegt, wobei als erstes Ziel die eigenständige Mobilisierung in den Rollstuhl und die zunehmende Eigenständigkeit in den ADL definiert werden. Des Weiteren soll später eine edukative Behandlung durchgeführt werden, unter Einbeziehung der Ehefrau einerseits bezüglich der Risikofaktoren, andererseits bezüglich des Schlaganfalls im Speziellen. Prinzipiell können Rehabilitationsziele durch vollständige Wiederherstellung der ursprünglichen Struktur und Funktion bzw. Fähigkeiten und der sozialen Rolle (Restitutio ad integrum) erreicht werden. Oft ist jedoch lediglich eine größtmögliche Wiederherstellung der ursprünglichen Struktur und Funktion bzw. Fähigkeiten und der sozialen Rolle (Restitutio ad optimum), der Einsatz von „Ersatzstrategien" bzw. Ausnutzung verbliebener Funktionen bzw. Fähigkeiten (Kompensation) oder die Anpassung der Umweltbedingungen an die Fähigkeitsstörungen bzw. Beeinträchtigungen des Rehabilitanden (Adaptation) möglich. Für den Rehabilitationsverlauf der neurologischen Rehabilitation von Herrn S. wird so das Zusammenspiel zwischen Restitutio ad optimum, Kompensation und Adaptation von besonderer Bedeutung sein, da in Anbetracht der schweren Funktionsstörung zwar einerseits eine Teilfunktionsfähigkeit erreicht werden kann, anderseits durch den Einsatz von Hilfsmitteln und Anpassung z. B. der Wohnsituation eine Kompensation und Adaptation möglich ist. Als Beispiel sei hierfür die Gehfähigkeit genannt (z. B. Möglichkeit des Gehens für kürzere Strecken ohne Hilfsmittelgebrauch – Einsatz eines Gehstockes oder Gehwagens für längere Wegstrecken – Anpassung der Wohnung [Stolperfallen, Türrahmen etc.]).

Der Stationsarzt erstellt den Rehabilitationsbehandlungsplan (Tab. 4.5.7), der zweimal täglich krankengymnastische Einzelbehandlung, täglich ergotherapeutische Einzelbehandlung, täglich logopädische Behandlungen sowie balneophysikalische Therapiemaßnahmen in Form von entstauenden physikalischen Behandlungen beinhaltet.

Des Weiteren werden Sozial- sowie psychologische Beratung geplant. Die Therapie wird über 6 Tage festgelegt, die Ehefrau, so weit wie möglich in das therapeutische Procedere insbesondere in die Rehabilitationspflege nach eigenen Wünschen und Möglichkeiten eingebunden.

Die medikamentöse Behandlung erfolgt in der bisherigen Dosierung mit antihypertensiver Behandlung (Beta-Blocker) sowie Sekundärprophylaxe (ASS 100 mg), eine 12 BE Diabetes-Diät wird fortgeführt. Der Stationsarzt leitet den Therapieplan mit Erläuterungen (Problemstellung, Rehabilitationsziele, Kontraindikationen etc.) an die zuständigen Therapeuten weiter. Krankengymnast, Ergotherapeut und Logopäde erheben am selben Tag einen Aufnahmebefund mit Erarbeitung von jeweils spezifischen Behandlungs(unter)zielen unter Beachtung der übergeordneten Rehabilitationsziele.

Tab. 4.5.7: Beispiel für einen Therapieplan in der 1. und 2. Woche der neurologischen Rehabilitation Phase C bei einem Patienten nach Schlaganfall.

Uhrzeit	Mo	Di	Mi	Do	Fr	Sa
8.00	Visite (ab 2. Woche)	Team-Vorstellung/Visite	Visite	OA/CA-Visite	Visite	Visite
9.00	Aufnahmeuntersuchung Arzt (1. Woche); Diagnostik	Lymphdrainage/Massage	Lymphdrainage/Massage	Lymphdrainage/Massage	Lymphdrainage/Massage	Lymphdrainage/Massage
10.00	Aufnahmeuntersuchung Einzel-KG (1. Woche) und Behandlung	Einzel-KG	Einzel-KG	Einzel-KG	Einzel-KG	Einzel-KG
11.00	Aufnahmeuntersuchung Logopädie (1. Woche)	Logopädie	Logopädie	Logopädie	Logopädie	Einzel-Ergotherapie
12.00–13.00	Mittagspause	Mittagspause	Mittagspause/ Teambesprechung	Mittagspause	Mittagspause	Mittagspause
13.30	Einzel-KG	Einzel-KG	Einzel-KG	Einzel-KG	Einzel-KG	Einzel-KG
14.30	Aufnahmeuntersuchung Einzel-Ergotherapie (1. Woche) und Behandlung	Einzel-Ergotherapie	Einzel-Ergotherapie	Einzel-Ergotherapie	Einzel-Ergotherapie	
16.00	OA-Vorstellung (1. Woche)	Sozialberatung	Diagnostik	Psychologe		

4

Am nächsten Tag erfolgt eine Vorstellung des Patienten im therapeutischen Team, wobei die einzelnen Therapieziele nochmals gemeinsam diskutiert, ggf. modifiziert werden. Dabei arbeitet sowohl der Physiotherapeut als auch der Ergotherapeut im Rahmen von etablierten Therapieverfahren u. a. nach Bobath, PNF oder Vojta und Durchführung des repetitiven, aufgabenspezifischen Übens sowie späterem Einsatz des Laufbandtrainings.

Rehabilitationsverlauf und Assessement in der Phase C

Prinzipien

Zunächst gilt es, die Anbahnung von Bewegungsmustern, insbesondere im Bereich des rechten Armes zu bewirken sowie eine zunehmende Stabilisierung der motorischen Funktion im Bereich des rechten Beines zu erreichen. In diesem Zusammenhang werden vom Rumpf ausgehend, z. B. über taktile oder propriozeptive Reize sowie über das vestibuläre System Stimulationen ausgeübt. Ein weiterer Schwerpunkt ist das Erlernen der Rumpfkontrolle, d. h. der Gleichgewichtsübernahme beim freien Sitzen, beim Stehen mit Gewichtsübernahme auf die betroffene Seite unter besonderer Beachtung einer Pushersymptomatik.

Merke!

Die Pushersymptomatik tritt insbesondere bei rechts hemisphäriellen Affektionen, passager jedoch auch bei links hemisphäriellen auf. Hierbei liegt eine Störung der Körpersymmetrie vor, so dass der Patient sich mit der nicht betroffenen Seite auf die betroffene Seite verlagert und die Körperbalance somit nicht mehr gegeben ist mit hieraus entstehenden negativen Rückwirkungen auf die aufrechte Körperhaltung sowie die Extremitäten.

Der Tonusregulation der Rumpfmuskulatur kommt hierbei therapeutisch eine besondere Bedeutung zu. In diesem Zusammenhang erfolgt auch u.a. der Einsatz eines Therapierollstuhls mit Therapietisch auf dem der Arm intermittierend funktionell gelagert wird.

Neben diesen etablierten Therapieverfahren können auch unterschiedliche spezifische Therapieansätze zum Einsatz kommen wie z.B. der forcierte Gebrauch (sogenanntes Taub-Training). Hierbei wird durch die anhaltende Immobilisierung des gesunden Armes nach einem bestimmten Schema der regelmäßige Einsatz der betroffenen gelähmten Extremität bei allen alltäglichen Verrichtungen gefordert. Darüber hinaus können im Rahmen der motorischen Rehabilitation die repetitive Wiederholung aufgabenspezifischer Bewegungen, die EMG-getriggerten elektrischen Stimulationen, das Arm-Fähigkeits-Training sowie das Laufbandtraining u.a. zum Einsatz kommen (Tab. 4.5.8). Insgesamt zeigt sich dabei, dass nach der bisherigen wissenschaftlichen Kenntnislage von den neueren Therapieansätzen das Taub-Training, die elektrische Stimulation, das repetitive, aufgabenspezifische Training sowie das Laufbandtraining eine nachweisbare Wirksamkeit aufweist.

Im therapeutischen Team wird festgelegt, dass mit Herrn S. zunächst nach dem Bobath-Verfahren gearbeitet werden soll. Im Rahmen der rehabilitativen Pflege und der Ergotherapie wird das Üben der Aktivitäten des täglichen Lebens wie Umsetzen, Waschen, Anziehen, Essen, Trinken etc. nach den gemeinsam vereinbarten Therapieprinzipien unter Einsatz des repetitiven, aufgabenspezifischen Übens durchgeführt. Unterstützt wird die Behandlung durch die von der Ergotherapie eingesetzten Hilfsmittel. Dabei werden in folgenden Bereichen oft Hilfsmittel bei Schlaganfallpatienten verordnet:

- Förderung der Mobilität
- Förderung der Beweglichkeit
- Bewältigung der Aktivitäten des Alltags
- Erleichterung der Pflege
- selbstständige Haushaltsführung
- berufliche Wiedereingliederung.

Dabei ist besonders darauf zu achten, dass es bei schlecht angepassten Hilfsmitteln oder auch einer Überversorgung zu einer Verdeutlichung der Behinderung kommen kann. Zur Vermeidung einer Fehlversorgung geht der Einsatz von Hilfsmitteln immer mit einer eingehenden Gebrauchsschulung einher. Bei Herrn S. kommen neben der bereits erfolgten Rollstuhlversorgung u.a. ein Einhänderbrett, Greif- und Anziehhilfen zur Anwendung. Dabei wird das eingesetzte Hilfsmittelspektrum kontinuierlich dem jeweiligen Rehabilitationsstand (-fortschritt) angepasst. Des Weiteren werden funktionelle Spiele zur Verbesserung der Feinmotorik durchgeführt. In den täglichen Visiten wird eine Überprüfung des Rehabilitationsplanes sowie der klinischen Symptomatik vorgenommen.

Zum Umsetzen einer ausreichenden, zweckmäßigen sowie wirtschaftlichen Erbringung der Rehabilitationsleistung erfolgt regelmäßig eine Funktionsdiagnostik der einzelnen Behandlergruppen zur Bewertung des Rehabilitationsverlaufs und des Zielerreichungsgrades, ergänzt durch das wöchentliche Rehabilitationsassessment (Tab. 4.5.9) sowie weiterführender apparativer Maßnahmen ärztlicherseits.

Tab. 4.5.8: Therapeutische Prinzipien zur Behandlung von sensomotorischen Funktionsstörungen beim Schlaganfall.

- Therapie auf neurophysiologischer Grundlage z.B. nach Bobath, propriozeptive neuromuskuläre Fazilitation (PNF), Vojta, Affolter etc.
- Forcierter Gebrauch (sogenanntes Taub-Training)
- Repetitives Training isolierter Bewegungen (z.T. mit Therapie-Roboter-Unterstützung)
- Repetitives Training aufgabenspezifischer Bewegungen
- Bilaterales Training
- EMG-getriggerte elektrische Stimulation
- Arm-Fähigkeits-Training
- Laufbandtraining

Tab. 4.5.9: Rehabilitationsassessmentverfahren (A: Aufnahme, E: Entlassung, W: wöchentlich, I: Intervall) bei einem Patienten nach Schlaganfall.

- NIH-Schlaganfallskala (A, E)
- Frühreha-Barthel-Index (A, W, E)
- Skala zur Bewertung der Muskelkraft nach MRC (A, W, E)
- Aachner-Aphasie-Test – AAT (A, E)
- Beck-Depressions-Inventar – BDI (A, I, E)
- SF-36 (I, E)
- Timed-Up-and-Go-Test (I, E)

Einmal wöchentlich diskutiert das Rehabilitationsteam den Rehabilitationsverlauf von Herrn S. mit gegenseitiger Abstimmung und Anpassung der einzelnen Therapieeinheiten und Strategien. Eine kritische Bewertung des gegliederten und zeitlich abgestimmten Rehabilitationsplans erfolgt so ganzheitlich im therapeutischen Team unter enger Einbeziehung der Rentenversicherungsträger bzw. des Medizinischen Dienstes der Krankenkassen (MdK). In Abhängigkeit von dem so dokumentierten Rehabilitationspotential gestaltet sich der weitere zeitliche Verlauf der stationären Rehabilitation der Phase C. Prinzipiell wird unter Berücksichtigung der Gesamtentwicklung des Rehabilitationsprozesses mit Beeinflussung der Beeinträchtigung, der Aktivitäten sowie der Partizipation das weitere rehabilitative Vorgehen geplant.

Befunde nach zwei Wochen

Nach zwei Wochen zeigt sich eine bereits erhebliche Stabilisierung der motorischen Funktion. So gelingt es Herrn S., mit jetzt noch leichter Unterstützung den Transfer vom Bett in den Rollstuhl über den kurzzeitigen Stand unter Belastung auch der paretischen Extremität eigenständig zu bewältigen. Auch im Bereich der rechten oberen Extremität zeigt sich eine motorische Anbahnung der rechten Hand. Diese kann kurzfristig auch gegen Widerstand kontrahiert, jedoch dann nur schwer geöffnet werden. Es kommt zu einer Rückbildung der ödematösen Schwellung. Bezüglich der Sprachstörung gelingt es Herrn S. jetzt, einzelne einfache Worte wie Auto, Haus, Stuhl deutlich zu artikulieren bei zunehmend verbessertem Sprachverständnis auch für komplexere Themen. Der jetzt erhobene Barthel-Index beträgt 35, wobei der zunächst noch liegende suprapubische Katheter entfernt werden konnte. Eine Sonografie der Harnblase ergab eine restharnfreie Entleerung. Die Doppler-/Duplexsonografische Verlaufskontrolle ergibt unverändert einen Verschluss der A. carotis interna links mit Kollateralversorgung der A. cerebri media über den Ramus communicans anterior sowie der A. ophthalmica links. Im EEG zeigt sich ein Alpha-Grundrhythmus mit nachweisbarer Delta-Herdstörung links temporoparietal ohne Aspekte einer spezifischen Erregbarkeitssteigerung.

Wechsel des Kostenträgers

Bei zunächst vorliegender Kostenzusage des Rentenversicherungsträgers (LVA) über drei Wochen erfolgt jetzt ein erneuter Antrag zur Kostenübernahme in der Phase C für weitere drei Wochen, wobei dieser, nach Rücksprache mit der zuständigen LVA jetzt an die zuständige Krankenkasse (SGB V) gerichtet wird. Dieser Wechsel der Kostenträgerschaft erfolgt, da nicht von einer positiven Erwerbsprognose ausgegangen werden kann, d.h. eine kurzfristige Rückkehr in das Erwerbsleben nicht zu erwarten ist. In Anbetracht des schweren komplexen Krankheitsbildes ist, trotz deutlicher Remissionstendenz im Sinne einer insgesamt positiven Rehabilitationsprognose, von einer anhaltenden ausgeprägteren Funktionsstörung insbesondere im Bereich des rechten Armes auch perspektivisch auszugehen. In dem gestellten Verlängerungsantrag wird insbesondere die Entwicklung des bisherigen Rehabilitationsprozesses mit der weiteren prognostischen Einschätzung thematisiert, die erreichten Rehabilitationsziele nochmals zusammengefasst und die jetzt neu formulierten definiert:

- eigenständige Rollstuhlbenutzung auf Stationsebene
- eigenständiges Gehen auf Zimmerebene
- größtmögliche Selbstständigkeit beim Essen und Anziehen
- weitere Verbesserung der Sprachfunktion/Kommunikation
- Unterstützung in der Krankheitsverarbeitung (Tab. 4.5.7).

Im Einzelnen werden für die Therapiebereiche die entsprechenden Therapieoptionen dargelegt. Nach Prüfung durch den MdK stimmt die zuständige Krankenkasse einer Fortführung der rehabilitativen stationären Maßnahme in der Phase C für weitere 3 Wochen zu.

Komorbidität Depression

Nach vier Wochen zeigt sich bei Herrn S. ein zunehmender emotionaler Rückzug. Sein Sprachantrieb lässt deutlich nach. Er sucht weniger Kontakt zum therapeutischen Team. Auch seine Ehefrau berichtet auf Nachfrage, dass ihr aufgefallen sei, dass ihr Ehemann in den letzten Tagen weniger aktiv an den Rehabilitationsmaßnahmen teilgenommen habe. Nach intensivem Gespräch wird deutlich, dass es zur Entwicklung einer depressiven Problematik gekommen ist, wobei Herr S. nun reflektiert, dass er mit einer bleibenden Funktionsstörung weiterleben muss. Obwohl dies bereits in früheren Gesprächen immer wieder von Seiten der Team-Mitarbeiter mit ihm auch thematisiert wurde, scheint erst jetzt eine Realisierung der Auswirkungen der erlittenen Erkrankung seinerseits zu erfolgen. Auch im therapeutischen Team ergibt sich, dass die bisher gezeigte Einsatzfreudigkeit des Herrn S. etwas nachgelassen hat. Es wird besprochen, erneut, wie bereits im Rahmen der ersten stationären Therapiewoche, eine psychologische Mitbetreuung zu veranlassen und eine erneute Erhebung des BDI zu veranlassen. Dabei ergibt sich jetzt ein Score von 25 im Vergleich zu einem früher erhobenen Wert von 10. Dabei weist ein Wert größer als 19 auf eine depressive Problematik hin. Darüber hinaus wird eine antidepressive Therapie mittels eines Serotonin-Wiederaufnahmehemmers in morgendlicher Dosierung (Paroxetin 20 mg) eingeleitet. In den darauffolgenden Tagen kommt es bereits zu einer deutlichen Stimmungsaufhellung. Es gelingt Herrn S., wieder zunehmend motivierter und engagierter den einzelnen Therapieeinheiten beizuwohnen.

Befunde nach fünf Wochen

Nach 5 Wochen zeigt sich folgender klinischer Befund: Leichte Fazialisparese rechts, die rechte Hand kann gegen leichten Widerstand geschlossen und geöffnet werden (Kraftgrad 3), im Bereich der proximalen Muskelgruppen im Armbereich lassen sich intermittierend andeutungsweise Bewegungsmuster erkennen bei leichter Muskeltonuserhöhung. Im Bereich des rechten Beines zeigt sich eine distal betonte Parese Kraftgrad 4 bis 4–, wobei es Herrn S. jetzt gelingt eigenständig sowohl vom Bett in den Stand als auch vom Rollstuhl in den Stand zu kommen und auf Zimmerebene, z. T. auch auf dem Stationsflur unter Zuhilfenahme eines 4-Punkte-Stockes sich langsam jedoch sicher fortzubewegen. Die MDR sind rechtsbetont auslösbar, Babinski-Phänomen rechts positiv. Herr S. setzt so weit wie möglich die rechte Körperhälfte im Alltag ein. Beim Anziehen als auch beim Waschen ist er überwiegend selbstständig. Die Sprachfähigkeit hat sich derart verbessert, dass es Herrn S., gelingt einige kurze Sätze sicher zu artikulieren bei gut vorhandenem Wortverständnis. Die depressive Verstimmung hat sich deutlich zurückgebildet (Bach, 1995; Brandt, 2003; Bullinger, Kirchberger, 1998; Bundesarbeitsgemeinschaft für Rehabilitation, 1998, 2000a; Delbrück, Haupt, 1996a; Diener, Hacke, 2005; Freivogel, Hummelsheim, 2003; Frommelt, 1999; Hummelsheim, 1998; Prosiegel, 2003; Prosiegel et al., 1996; Schönle, 1996; Stineman et al., 1994; Welter, 1997; Werner, 2000).

Rehabilitation in der Phase D (Rehabilitationsklinik)

Im Rahmen dieser Gesamtsituation ist davon auszugehen, dass es auch im weiteren Verlauf zu einer zunehmenden Stabilisierung der funktionellen Störungen kommt. Im therapeutischen Team wird somit einheitlich die Meinung vertreten, dass eine Fortführung der Rehamaßnahme Erfolg versprechend ist. Dies wird mit dem Ehepaar S. besprochen. Bei einem Barthel-Index von 70 wird ein erneuter schriftlicher Antrag an die Krankenkasse zur Verlängerung der Rehabilitationsmaßnahme jetzt in der Phase D gestellt. Wiederum werden die bisher erreichten Therapieziele dokumentiert und die neuen beschrieben und erläutert wie z. B. Treppensteigen, weitere edukative Maßnahmen (entsprechend den Curricula für das Gesundheitstraining in der medizinischen Rehabilitation der BfA) und Verbesserung der Sprachstörung (Tab. 4.5.10). Nach nochmaliger Rücksprache mit dem MdK wird dieser Maßnahme für 3 Wochen zugestimmt. In der jetzt durchgeführten neurologischen Rehabilitation der Phase D stehen neben einer Verbesserung der Gehfähigkeit sowie auch des Treppensteigens ein zunehmendes Funktionstraining der rechten oberen Extremität mit Einbeziehung von Auswärtstraining im Rahmen der ergotherapeutischen Behandlung unter Zuhilfenahme von Hilfsmitteln im Vordergrund. Darüber hinaus wird das Selbsthilfetraining weiter gefördert, insbesondere durch bestimmte Bewegungsmuster die rechte obere Extremität spastikmindernd einzusetzen. Das Rehabilitationsassessment wird erweitert. Im Timed-Up-and-Go-Test erreicht der Rehabilitand einen Wert von 55 Sekunden (Zeitdauer unter 10 Sekunden: der Proband ist in seiner für den Alltag erforderlichen Mobilität völlig uneingeschränkt; Zeitdauer über 30 Sekunden: bei dem

Tab. 4.5.10: Rehabilitationsziele (somatisch/funktional/psychisch/sozial/edukativ) in der Phase D am Beispiel eines Patienten nach Schlaganfall.

Phase D, Woche 7, 8
- Stabilisierung der Gehfunktion/Treppensteigen
- Verbesserung der Kommunikation
- Verhaltensanpassung im Rahmen des Risikoprofils (arterielle Hypertonie, lat. D. m., Bewegungsmangel)
- Klärung der Notwendigkeit und Einleitung von weiterführenden Rehabilitationsleistungen auf der Basis der Rehabilitationsprognose (Nachsorgekonzept)
- Erstellen einer Rehabilitationsprognose bezüglich der Leistungsfähigkeit im Erwerbsleben
- Planung der häuslichen Versorgung
- Hilfsmittelversorgung

Probanden liegt eine ausgeprägte Mobilitätseinschränkung vor, die in der Regel eine intensive Betreuung und adäquate Hilfsmittelversorgung erforderlich macht).

Im Rahmen einer Visite klagt Herr S. über Gedächtnisstörungen und führt diese auf die medikamentöse Behandlung seiner depressiven Episode zurück. Bei ausgeglichener Stimmungslage wird diese beendet. Im Verlauf werden jedoch noch entsprechende Symptome beklagt, so dass eine umfangreiche neuropsychologische Testung auch mittels computergestützter Verfahren durchgeführt wird. Diese zeigt eine leichte Störung des Kurzzeitgedächtnisses sowie der Konzentrationsfähigkeit. Das Therapieprogramm wird um ein computergestütztes Hirnleistungstraining dreimal in der Woche erweitert. Darüber hinaus nimmt Herr S. an den edukativen Maßnahmen bezüglich seiner Risikofaktoren (Nikotinabusus, Bluthochdruck, Diabetes mellitus) und an der Informationsgruppe „Ursachen und Folgen des Schlaganfalls“ teil.

Sozialberatung
Zur Planung der häuslichen Versorgung wird der Sozialdienst des Hauses eingeschaltet. Dabei geht es um die Veränderung, d.h. Anpassung der häuslichen Verhältnisse wie z.B. Einbau von Haltegriffen und rutschfesten Unterlagen im Sanitärbereich, Entfernung von Stolperfallen sowie Türschwellen etc. Nach genauer Analyse wird die Einleitung entsprechender Maßnahmen initiiert. Des Weiteren wird die berufliche und soziale Situation mit den Eheleuten diskutiert und nochmals besprochen, dass innerhalb eines Zeitraums von einem halben Jahr nicht mit einer vollen Wiederherstellung der Gebrauchsfähigkeit der rechten Hand, damit auch im Langzeitverlauf perspektivisch nicht zu rechnen ist. Auch sei er, im Rahmen der Funktionsstörung des rechten Beines in Zukunft nicht mehr in der Lage unter Absturzbedingungen zu arbeiten. Da Herr S. in seiner beruflichen Tätigkeit ständig u.a. bimanuelle Tätigkeiten, insbesondere auch solche mit feinmotorischen Anteilen, sowie Arbeiten auf Leitern u.a. verrichten musste, wird er darauf hingewiesen, dass für seine letzte berufliche Tätigkeit jetzt und auch in Zukunft keine Leistungsfähigkeit mehr besteht. Auch für darüber hinausgehende Tätigkeiten auf dem allgemeinen Arbeitsmarkt ist innerhalb des nächsten halben Jahres nicht mit einer Wiederherstellung der Leistungsfähigkeit zu rechnen. Es erfolgt eine entsprechende Beratung beim Rentenversicherungsträger mit dem Ergebnis, einen Rentenantrag zu stellen. Darüber hinaus informiert sich Herr S. über die Möglichkeit, einen Schwerbehindertenausweis (SGB IX) zu beantragen mit Gewährung der Nachteilsausgleiche G (erhebliche Beeinträchtigung der Bewegungsfähigkeit im Straßenverkehr) und B (Notwendigkeit ständiger Begleitung) sowie ggf. auch ein Antrag im Rahmen der Pflegeversicherung zu stellen (SGB XI). Herr S. wird mit seiner Ehefrau auf die formalen Voraussetzungen sowohl nach dem Schwerbehindertenrecht als auch auf die im Rahmen der Pflegeversicherung hingewiesen, mit seinen Möglichkeiten/Erfolgsaussichten entsprechende Leistungen zu beziehen.

Nachsorgekonzept
In den folgenden Tagen wird die rehabilitative Weiterbehandlung nach Beendigung der stationären Rehabilitation thematisiert und mit dem Patienten ein Nachsorgekonzept (Tab. 4.5.11) entwickelt. In diesem Zusammenhang möchte Herr S. im Rahmen einer ambulanten rehabilitativen Maßnahme die bereits erreichten Fortschritte weiter ausbauen, um so seinen Gesundheitszustand zu stabilisieren und somit eine weitere Reduktion der Pflegeabhängigkeit zu bewirken. Es wird die Möglichkeit einer teilstationären Nachbehandlung besprochen und Kontakt mit der Krankenkasse (Kostenübernahme) und einem ambulanten Rehabilitationszentrum

Tab. 4.5.11: Poststationäre Rehabilitation (Nachsorgekonzept) am Beispiel eines Patienten nach Schlaganfall.

- Teilstationäre Weiterbehandlung mit Physio-, Ergo- und Logopädie sowie Hirnleistungstraining, Laufbandtraining, ggf. MTT
- Eigenübungsprogramm
- Ggf. Rehabilitationssport/Funktionstraining
- Selbsthilfegruppe
- Selbstmanagement des Risikoprofils
- Ggf. erneute Prüfung der Fahrtauglichkeit

(Behandlungsplatz) aufgenommen, welches insbesondere die Therapiebereiche Physiotherapie, Ergotherapie, Hirnleistungstraining und Logopädie beinhalten muss. Darüber hinaus wird Herr S. auch auf die Möglichkeit einer Kontaktaufnahme mit Selbsthilfegruppen hingewiesen, entsprechende Adressen werden mitgeteilt.

Rehabilitationsabschlussbefund

Durch den Arzt und die einzelnen Therapeuten erfolgt eine Abschlussbefundung mit Dokumentation des Erreichten und Durchgeführten unter abschließendem Rehabilitationsassessment. mit der Erstellung eines Berichts für die weiterbehandelnden Therapeuten. Diese fügt der Stationsarzt nach der Abschlussuntersuchung später dem erstellten Arztbrief bei. Bei Entlassung besteht eine mimische Fazialismundastschwäche rechts, eine zentrale Parese des rechten Armes, proximal. Kraftgrad 2–3, distal Kraftgrad 4–, wobei die Hand in einfache Bewegungsabläufe einbezogen wird, eine zentrale Parese des rechten Beines Kraftgrad 4 mit leichter Muskeltonuserhöhung, die MDR sind rechtsbetont auslösbar, Babinski-Phänomen bds. negativ. Das Gangbild ist langsam, durch eine leichte Zirkumduktion rechts gekennzeichnet, wobei die Ferse unter Zuhilfenahme einer Vierpunkte-Gehhilfe sicher aufgesetzt werden kann. Die Transferleistungen vom Sitz in den Stand sowie Umwendebewegungen werden ebenfalls sicher absolviert. Es besteht eine Bradydiadochokinese rechts sowie eine erhebliche Störung der Feinmotorik der rechten Hand und eine geringgradige Hemihypästhesie rechts. Die motorisch führende Dysphasie (Broca-Dysphasie) ermöglicht ein langsames Sprechen mit einfachem Satzaufbau mit wenigen Paraphasien und gutem Sprachverständnis. Es liegt noch eine leichte Störung des Kurzzeit- sowie Arbeitsgedächtnisses vor. Die Stimmungslage ist ausgeglichen bei regelrechtem psychomotorischem Tempo. Der Barthel-Index beträgt 90 Punkte, der Timed-Up-and-Go-Test 38 Sekunden und die Gehstrecke am Vierpunktestock ca. 150 Meter. Für längere Wegstrecken wird ein Aktivrollstuhl verordnet. Im SF-36 lässt sich bei Herrn S. eine Verbesserung der gesundheitsbezogenen Lebensqualität sowohl in den Dimensionen der körperlichen als auch der psychischen Gesundheit erfassen (Statistisches Bundesamt, 1998; Bundesanstalt für Straßenwesen, 2000; Bundesarbeitsgemeinschaft für Rehabilitation, 1998, 1999; Delbrück, Haupt, 1996a; Diener, Hacke, 2005; Freivogel, Hummelsheim, 2003; Frommelt, 1999; Hummelsheim, 1998; Stineman et al., 1994; Welter, 1997; Werner, 2000).

Rehabilitationsentlassungsbericht und sozialmedizinische Bewertung

Der Arztbrief enthält zusammenfassend nochmals die medizinische (A.-cerebri-media-Teilterritorialinfarkt links bei Verschluss der A. carotis interna links) als auch die Rehabilitationsdiagnosen (Einschränkung der Gehfähigkeit und der Gebrauchsfähigkeit der rechten Hand bei brachiofazialbetonter Hemiparese rechts sowie der Kommunikation bei Sprachstörung in Teilremission bei sklerotischem Gefäßleiden (art. Hypertonie, latenter Diabetes mellitus, Z. n. Nikotinabusus) und der durchgeführten Maßnahmen sowie die hierdurch erreichten Therapieziele und die prognostisch noch zu erwartenden Optionen. In diesem Zusammenhang wird auch das empfohlene Reha-Nachsorgekonzept dargelegt und die Unterlagen dem Patienten ausgehändigt.

In Abhängigkeit der Kostenträgerschaft wird der Arztbrief in freier Form oder nach den Kriterien der Rentenversicherung in Form des einheitlichen Entlassungsberichts erstellt. Im Rahmen des einheitlichen Entlassungsberichts erfolgt auch eine Beschreibung des beruflichen Leistungsbildes unter Beachtung der vom Rentenversicherungsträger geforderten Kriterien mit Aussagen zum sozialmedizinischen Leistungsbild, d. h. der Möglichkeit des

Rehabilitanden in seiner letzten beruflichen Tätigkeit zu arbeiten als auch zum positiven und negativen Leistungsbild bezüglich einer allgemeinen beruflichen Leistungsfähigkeit. Dabei muss die Beurteilung der Leistungsfähigkeit individuell und die Möglichkeit einer Arbeitsplatzanpassung erwogen werden. Bei Herrn S. besteht eine Leistungsfähigkeit jeweils für unter drei Stunden im Rahmen der ausgeprägten in Teilremission befindlichen armbetonten Hemiparese mit hochgradiger Funktionsstörung des rechten Armes, mäßiggradiger Funktionsstörung des rechten Beines, welche Arbeiten auf Leitern, Gerüsten, bimanuelle Tätigkeiten als auch Tätigkeiten überwiegend im Stehen oder Gehen nicht möglich machen. Durch die noch deutliche Sprachstörung sind Arbeiten mit ständigem Publikumsverkehr, aufgrund der Gedächtnisstörungen Tätigkeiten, die ausgeprägtere Anforderungen diesbezüglich erfordern, nicht möglich. Herr S. wird darauf hingewiesen, dass er zurzeit keinen Pkw lenken darf. Die Bewertung der Fahrtauglichkeit erfolgt u. a. nach den Begutachtungsleitlinien zur Kraftfahrereignung (Bundesanstalt für Straßenwesen, 2000; Bundesversicherungsanstalt für Angestellte [BfA] Abteilung Rehabilitation; Verband Deutscher Rentenversicherungsträger, 2003).

Ausblick/Nachsorge

Herr S. absolviert im Anschluss an die stationäre Rehabilitationsbehandlung eine zweiwöchige teilstationäre rehabilitative Maßnahme im Rahmen einer tagesklinischen neurologischen Behandlung, in der das bisher durchgeführte Therapiekonzept fortgesetzt und modifiziert wird mit weiterer leichter Stabilisierung des Beschwerdebildes. Dabei ist es ihm möglich mit Hilfe der Pkw-fahrenden Ehefrau das Therapiezentrum innerhalb von 30 Minuten zu erreichen und von 8 – 16 Uhr dem Therapieprogramm beizuwohnen. Nach zwei Wochen beendet Herr S. die Rehabilitation auf eigenen Wunsch unter der Maßgabe, ein Eigenübungsprogramm auch perspektivisch weiter fortzuführen sowie ebenfalls die logopädische sowie Hirnleistungstherapie ambulant fortzusetzen mit dem Wunsch, ggf. in einem Jahr nochmals eine intensivere teilstationäre rehabilitative Maßnahme zu durchlaufen. Im häuslichen Umfeld gelingt es Herrn S., das Gelernte im Alltag umzusetzen und er ist überwiegend in Dingen des alltäglichen Lebens eigenständig. Einen Antrag zur Pflegeversicherung stellt er somit nicht (Bundesarbeitsgemeinschaft für Rehabilitation, 1998, 2000d).

4.6 Onkologische Rehabilitation

Corinna Bergelt, Hansjürgen Welk

4.6.1 Einführung

Epidemiologie

Der Oberbegriff „bösartige Neubildungen“ umfasst ein ganzes Spektrum von Erkrankungen, die unterschiedliche Ursachen, Verläufe und Prognosen haben.

Merke!

Bösartige Neubildungen sind nach den Herz-Kreislauf-Erkrankungen die zweithäufigste Todesursache in Deutschland.

Man muss davon ausgehen, dass ungefähr jeder dritte Deutsche im Laufe seines Lebens an Krebs erkrankt (Becker, 1999).

Jährlich erkranken in Deutschland ca. 395 000 Menschen an Krebs (Arbeitsgemeinschaft Bevölkerungsbezogener Krebsregister in Deutschland, 2004). Die häufigste Krebsdiagnose ist bei Frauen Brustkrebs und bei Männern Prostatakrebs, die häufigste Krebstodesursache bei Frauen Brustkrebs und bei Männern Lungenkrebs (Tab. 4.6.1). Das Risiko einer Krebserkrankung steigt mit zunehmendem Alter, das mittlere Erkrankungsalter liegt für Männer zurzeit bei 66, für Frauen bei 67 Jahren. Die Inzidenzraten nehmen für beide Geschlechter leicht zu, während die altersstandardisierte Krebsmortalität zurückgeht (Bevölkerungsbezogenes Krebsregister in Deutschland, 2004). Aufgrund der demografischen Entwicklung ist damit zu rechnen, dass die Inzidenzraten auch in Zukunft weiter steigen werden.

Tab. 4.6.1: Indikationsbezogene Krebsinzidenz, -mortalität und -überlebensrate in Deutschland, bezogen auf das Jahr 2000 (Arbeitsgemeinschaft Bevölkerungsbezogener Krebsregister in Deutschland, 2004).

	Neuerkrankungen pro Jahr		Krebssterbefälle pro Jahr		5-Jahres-Überlebensrate
	Absolut ca.	%	Absolut ca.	%	
Frauen					
Brustkrebs	47 500	24,4	17 800	17,8	76 %
Darmkrebs	34 200	17,6	15 300	15,3	55 %
Lungenkrebs	10 400	5,4	9 800	9,8	14 %
Männer					
Prostatakrebs	40 700	20,3	11 100	10,2	80 %
Darmkrebs	32 600	16,3	13 700	12,5	52 %
Lungenkrebs	31 800	15,9	29 100	26,8	13 %

Risikofaktoren

Krebserkrankungen werden multifaktoriell verursacht und aufgrund der vergleichsweise geringen Risikoerhöhung durch die einzelnen Faktoren ist es meist nicht möglich, die Ursache einer Krebserkrankung im Einzelfall zu identifizieren (Becker, 1999). Eine Ausnahme stellt hier der Risikofaktor Tabakkonsum dar, der für 30 % aller Krebserkrankungen in den Industriestaaten (Stewart, 2003) und für 85 % der Todesfälle durch Lungenkrebs verantwortlich gemacht wird (Statistisches Bundesamt, 1998). Als weitere Risikofaktoren für die Entstehung einer Krebserkrankung gelten unter anderem Alkoholkonsum, fettreiche Ernährung, Bewegungsmangel, genetische Faktoren, ionisierte Strahlung und Umweltgifte (Stewart, 2003).

Behandlungskette

Da viele Krebserkrankungen zunächst asymptomatisch verlaufen oder unspezifische Symptome verursachen, kommt Früherkennungsuntersuchungen und Screening-Programmen bei der Diagnose von Tumorerkrankungen ein besonderer Stellenwert zu, da die Prognose der Erkrankung vom Tumorstadium abhängig ist. Das gesetzliche Krebsfrüherkennungsprogramm sieht für Frauen Untersuchungen des inneren und äußeren Genitales (ab 20 Jahren), der Mammae und der Haut (ab 30 Jahren) und des Rektums und Kolons (ab 45 Jahren) und für Männer ab 45 Jahren Untersuchungen des äußeren Genitales, der Prostata, der Haut, des Rektums und des Kolons vor (von Karsa, 1999).

Die Diagnosestellung geschieht entweder beim Haus- oder Facharzt oder im Krankenhaus, eine eindeutige Diagnose lässt sich nur durch den histologischen Befund nach einer Biopsie bzw. Operation stellen. Die Behandlung beginnt meist in einer Akutklinik, da in den meisten Fällen eine Operation nötig ist. Nachfolgend werden vielfach Chemotherapie und/oder Bestrahlung durchgeführt. Die Art der Behandlung ist abhängig von Lokalisation und Stadium der Tumorerkrankung: bei Prostata- oder Harnblasenkarzinomen wird häufig lediglich operativ behandelt, während bei Hirntumoren meist Operation und Bestrahlung und bei Darmtumoren Operation und Chemotherapie kombiniert werden. Bei Brustkrebserkrankungen ist die häufigste Therapie eine Kombination von Operation, Chemotherapie und Bestrahlung.

Im Unterschied zu anderen Indikationen sind bei Krebspatienten bereits im Verlauf der Primärbehandlung mehrere medizinische Professionen beteiligt, wodurch eine hohe Interdisziplinarität der Versorgung gegeben ist und viele Versorgungsschnittstellen auftreten (Hausarzt, Facharzt, akutklinische Abteilung wie Urologie oder Gynäkologie, Radiologische Abteilung, Ambulanz oder Praxis).

Rehabilitation

Im Anschluss an die Primärbehandlung erfolgen medizinische Nachsorge und Rehabilitation, mit überlappenden Zielsetzungen (s. u.), die sich konzeptionell nicht eindeutig voneinander abgrenzen lassen.

Patienten bei denen die Rehabilitationsbedürftigkeit gegeben ist, haben die Möglichkeit, am Ende der Primärbehandlung eine Anschlussrehabilitation (oder mit einem etwas größeren zeitlichen Abstand ein allgemeines Heilverfahren) in Anspruch zu nehmen. Onkologische Rehabilitationsmaßnahmen finden in Deutschland vor allem im stationären Setting in Fachkliniken statt. Obwohl ambulante Konzepte auch für die Onkologie seit geraumer Zeit gefordert werden, sind sie bislang nur in geringem Maße implementiert worden.

Aktuelle Daten zu Inanspruchnahmeraten und Einflussfaktoren auf die Inanspruchnahme der onkologischen Rehabilitation liegen zurzeit nicht vor. Eine Expertise aus dem Jahr 1995 konstatiert jedoch, dass die Inanspruchnahme von Maßnahmen der medizinischen Rehabilitation je nach Tumorindikation sowie Alter und Geschlecht der Patienten unterschiedlich ist: Frauen nehmen häufiger als Männer eine Rehabilitation in Anspruch, ältere seltener als jüngere und Brustkrebspatientinnen von allen Tumordiagnosen am häufigsten (Koch et al., 1995).

Für die Durchführung stationärer medizinischer Rehabilitationsmaßnahmen stellen Krebserkrankungen derzeit mit etwa 18 % der Rehabilitationsleistungen der gesetzlichen Rentenversicherung die zweithäufigste Diagnosegruppe dar. Die häufigsten Diagnosen sind mit 39 % der Leistungen Erkrankungen des Skeletts, der Muskeln und des Bindegewebes. Insgesamt wurden im Jahr 2003 ca. 135 000 stationäre onkologische Rehabilitationsmaßnahmen der Rentenversicherung durchgeführt (Verband Deutscher Rentenversicherungsträger, 2004).

Krankheitsfolgen

Nach der Terminologie der ICF (Kap. 1.4) ist die Krebserkrankung das auslösende Gesundheitsproblem, welches sich über die Schädigung von Körperfunktionen und -strukturen auf Aktivität und Teilhabe der Patienten auswirken kann (World Health Organization, 2004). Krebserkrankungen und ihre Behandlung sind für die Patientinnen und Patienten meist mit gravierenden Belastungen verbunden und die Krankheits- und Behandlungsfolgen können alle Lebensbereiche betreffen.

Je nach Lokalisation und Art des Tumors kann die Erkrankung bestimmte Körperfunktionen und -strukturen direkt schädigen (z.B. bei Hirn-, Darm- oder Magentumor) oder sich indirekt über die zur Behandlung des Tumorleidens notwendigen Therapien auswirken (Operation, Chemotherapie, Bestrahlung, antihormonelle Therapie). Die Schädigungen können beispielsweise funktionelle Einschränkungen durch den Verlust von Organen oder Körperteilen, kognitive Einschränkungen nach Chemotherapie oder Einschränkungen des Sexuallebens nach Prostata- oder Brust-Operationen betreffen.

Mit diesen Beeinträchtigungen einhergehend sind teils gravierende Auswirkungen auf Aktivität und Teilhabe zu verzeichnen, die zum einen durch die genannten Schädigungen selbst, zum anderen aber auch durch die Auswirkungen von Erkrankung und Therapie im persönlichen, sozialen und beruflichen Bereich bedingt sind:

- Auf der Ebene der persönlichen Faktoren stehen in der Onkologie vor allem die Verarbeitung der Erkrankung und die häufig damit einhergehende psychische Belastung im Vordergrund. Die Verarbeitung und Belastungen werden durch personenbezogene Einflussfaktoren wie Persönlichkeitsmerkmale, frühere Stressverarbeitungsstrategien, wahrgenommene soziale Unterstützung und vorherige psychische Beeinträchtigungen und Erkrankungen beeinflusst.
- Auf sozialer Ebene können sich Krebserkrankung und -behandlung auf die Ausfüllung der bisher gewohnten Rollen auswirken. Psychische Belastung, eingeschränkte körperliche Leistungsfähigkeit, verändertes Körperbild und nicht zuletzt mögliche Stigmatisierung durch Außenstehende können sich beispielsweise auf die bisherigen sozialen Rollen auswirken und sowohl das Familienleben belasten als auch das Ausüben von z. B. Hobbys oder das Zusammensein mit Freunden und Bekannten beeinträchtigen.

Für das Ausmaß der Beeinträchtigung auf der sozialen Ebene spielen die von der ICF formulierten Umweltfaktoren eine besondere Rolle, wie z.B. die Einstellung des sozialen/beruflichen Umfelds und der Familie zur Erkrankung oder das Vorhandensein von Hilfs- oder Transportmitteln.

- Im beruflichen Bereich kann es durch Erkrankung und Behandlung zu langen Abwesenheitszeiten am Arbeitsplatz kommen. Darüber hinaus sind aufgrund der Krankheitsfolgen unter Umständen bestimmte Tätigkeiten nicht mehr möglich und es muss eine Anpassung von Arbeitsplatz oder Tätigkeiten erfolgen. Im Extremfall ist die Ausübung des Berufes aufgrund der Krankheitsfolgen nicht mehr möglich.

Ziele der Rehabilitation

Als übergeordnete Zielsetzung stehen die Linderung der Krankheitsfolgen und die Verbesserung von Partizipation und Teilhabe im Vordergrund der rehabilitativen Bemühungen. Im Vergleich zu anderen Indikationsgebieten spielt die berufliche Rehabilitation in der onkologischen Rehabilitation eine geringere Rolle. Nach § 31 Abs. 1 Satz 1 Nr. 3 SGB VI ist die sozialmedizinische Erfolgsprognose im Hinblick auf die Erwerbstätigkeit für die Beantragung einer onkologischen Rehabilitationsmaßnahme im Gegensatz zu anderen Indikationen entbehrlich (Schliehe, Haaf, 1996). Dies liegt zum einen daran, dass nur ein Teil der Patienten noch im erwerbsfähigen Alter ist, zum anderen an der besonderen Schwere der Krankheitsfolgen und dem potentiell progredienten Verlauf der Erkrankung.

Merke!

Zentrale Zielsetzungen der Rehabilitation von Krebspatienten beziehen sich auf den Erhalt und die Verbesserung der Lebensqualität sowie die Unterstützung bei der Verarbeitung der Erkrankung.

Entsprechend der unterschiedlichen Folgen von Krebserkrankung und -behandlung verfolgen onkologische Rehabilitation und Nachsorge vielfältige Zielsetzungen, die sich in vier Bereiche differenzieren lassen (Koch et al., 1995a; Koch et al., 1995b):

- **somatische Ziele:**
  - Diagnostik und Behandlung der meist gravierenden Therapiefolgezustände, der Begleiterkrankungen und der Funktionseinschränkungen
  - Fortsetzung der nach der Primärbehandlung begonnenen additiven oder adjuvanten Therapien
  - diagnostische und therapeutische Begleitung der Tumoraktivität einschließlich des Ziels einer Rezidivfrüherkennung
- **funktionale Ziele:**
  - Verbesserung von Funktionseinschränkungen durch Trainieren eingeschränkter und Kompensation ausgefallener Funktionen
  - Gebrauch von Hilfsmitteln
  - bedarfsgerechte Aktivierung von sozialen Ressourcen (bspw. Hilfen aus der näheren sozialen Umgebung)
- **psychologische und soziale Ziele:**
  - Wiederherstellung der psychischen und sozialen Funktionsfähigkeit
  - Unterstützung bei der Verarbeitung der Krankheit und ihrer Folgen
  - optimale Nutzung eingeschränkter und gezielte Förderung kompensierender Fähigkeiten
  - Stabilisierung der persönlichen, familiären, gesellschaftlichen und beruflichen Situation
  - Unterstützung der beruflichen Wiedereingliederung
- **edukative Ziele:**
  - Informationen über Risikofaktoren und Modifikation von gesundheitsgefährdendem Verhalten
  - Vermittlung von Informationen über die Krankheit, die Behandlung und Möglichkeiten psychosozialer Unterstützung
  - Unterstützung und Beratung bei der Veränderung von Arbeits- und Lebensbedingungen.

Wirksamkeit der onkologischen Rehabilitation

Seit Anfang der 90er Jahre wurden eine Reihe outcome-bezogener Evaluationsstudien vorgelegt, deren Ergebnisse belegen, dass **stationäre** onkologische Rehabilitationsmaßnahmen statistisch bedeutsame und klinisch relevante Effekte bewirken (Bergelt, 2002; Biskup, 1994; Herdt, 1996; Herschbach, 1994; Krischke, 1996; Petermann, 2002; Schwiersch, 1994; Teichmann, 2002; Uhlemann, Biskup, 1998; Weis et al., 2000). Bei diesen Studien handelt es sich zumeist um naturalistische Designs, bei denen Prä-Post-Vergleiche der Belastung der Patienten durchgeführt werden. Die dabei berücksichtigten Ergebnisparameter beziehen sich sowohl auf körperliche Beschwerden und Behinderungen bzw. funktionale Einschränkungen als auch auf die Lebensqualität der Patienten und psychische Parameter wie Angst und Depressivität. Die Ergebnisse zeigen im Hinblick auf die Belastungssituation der Patienten übereinstimmend deutliche Verbesserungen zum Ende der Rehabilitationsmaßnahmen. Uneinheitlich sind jedoch die bislang vorliegenden Ergebnisse hinsichtlich der langfristigen Wirksamkeit der onkologischen Rehabilitation. Die meisten Studien, die Katamnesezeitpunkte berücksichtigen, weisen jedoch auf eine Verringerung des Rehabilitationserfolges zum Follow-up-Zeitpunkt hin. Da der Katamnesezeitraum in der Regel 12 Monate beträgt, wird dieser Rückgang zumeist als Hinweis darauf gedeutet, dass im Rahmen der Nachsorgemaßnahmen verstärkte Bemühungen um eine Verstetigung des Rehabilitationserfolgs notwendig sind. Wissenschaftliche Ergebnisse zur Wirksamkeit **ambulanter** onkologischer Rehabilitationsmaßnahmen liegen bislang nur aus einem Modellprojekt vor (Koch et al., 2000).

4.6.2 Falldarstellung: Rehabilitation einer Brustkrebspatientin

Anamnese und Befund

Aus der Spur geworfen

Als Gerda Z. in die Rehabilitationsklinik kommt, ist sie erst mal erleichtert. Nachdem ihre Krebsbehandlung abgeschlossen ist, hofft sie, hier „wieder zu sich selbst finden zu können", wie sie sagt. In den letzten Monaten hat Frau Z. ein „Martyrium" durchgemacht und ist „noch völlig neben der Spur". Von ihrem Aufenthalt in der Klinik erhofft sie sich zum einen, sich körperlich zu erholen und wieder zu Kräften zu kommen, damit sie wieder „normal" am Familien- und Berufsleben teilnehmen könne, und zum anderen sieht sie die Rehabilitation als Möglichkeit, sich mit der Erkrankung auseinanderzusetzen und sich darüber klar zu werden, was die Krankheit für ihr (weiteres) Leben bedeutet.

Aktuelle Beschwerden

Frau Z. leidet an einem rechtsseitigen Schulter-Arm-Syndrom mit schmerzhafter Einschränkung der Beweglichkeit und einem mäßigen postoperativen Lymphödem im rechten Arm. Darüber hinaus hat Frau Z. Brust- und Narbenschmerzen nach Teilresektion der rechten Brust, sowie eine Hautreizung im Bestrahlungsfeld. Seit Beginn der Radiotherapie bemerkt die Patientin eine unerklärliche Müdigkeit und Antriebsmangel. Sie berichtet, dass sie wenig belastbar ist und sich zu bestimmten Aktivitäten zwingen muss. Außerdem leidet sie unter Konzentrationsstörungen, einer erhöhten Reizbarkeit und einem allgemeinen körperlichen Schwächegefühl (diese Symptome werden als krebsspezifische Fatigue bezeichnet). Sie hat große Ängste vor einem Fortschreiten der Erkrankung, da sie traumatische Erinnerungen an die Erkrankung ihrer Mutter hat, die unter erheblichen Schmerzen an einem metastasierten Mammakarzinom verstorben war. Außerdem macht sie sich Sorgen wegen möglicher finanzieller Belastungen. Es kostet sie noch große Überwindung, ihre operierte und bestrahlte Brust im Spiegel zu betrachten.

Onkologische Anamnese

Vor 8 Monaten entdeckte Gerda Z. morgens beim Duschen eine Verhärtung in ihrer rechten Brust. Sie war gleich sehr beunruhigt und vereinbarte sofort einen Termin bei ihrem Gynäkologen. Nach einer klinischen Brustuntersuchung überwies dieser sie zur Mammografie in eine radiologische Praxis. Das Ergebnis der dort durchgeführten Mammografie war auffällig, so dass sie ins Klinikum eingewiesen wurde. Nach einer Probeentnahme, die den Krebsverdacht bestätigte, erfolgte dort die brusterhaltende Operation mit Entfernung der regionären Lymphknoten. Die präoperative Diagnostik mit einer Röntgenaufnahme des Thorax, einer Skelettszintigrafie und eines Computertomogramms des Abdomens ergab keinen Hinweis auf eine Metastasierung.

4

Diagnose und Verlauf

Histologischer Befund des Tumors: im Durchmesser 3 cm großes, infiltrierendes duktales Karzinom G3, Östrogen- und Progesteronrezeptorstatus positiv, HER-2/neu-Protein negativ. Es wurden 16 Lymphknoten entfernt, von denen sich drei als von Krebszellen befallen herausstellten. Das TNM-Stadium betrug demnach pT2, pN1 bi (3/16), M0, G3, R0.

Eine Woche nach der Operation wurde Frau Z. aus der Klinik entlassen und anschließend in der Tagesklinik des Klinikums mit 6 Zyklen FEC im Abstand von je 3 Wochen chemotherapeutisch behandelt. Während sie den ersten Zyklus der Chemotherapie noch relativ gut vertragen hatte, nahmen die Nebenwirkungen im Verlauf immer weiter zu, so dass sie nach den späteren Zyklen in den Tagen nach der Behandlung zunehmend unter Übelkeit, Erbrechen, Erschöpfung, Schwächegefühl, Müdigkeit und Austrocknen der Schleimhäute litt. Außerdem fielen ihr nach dem dritten Behandlungszyklus die Haare aus, was sie zwar durch das Tragen einer Perücke kompensierte, wodurch aber ihr psychisches Befinden zusätzlich beeinträchtigt wurde.

Nach Abschluss der Chemotherapie wurde Frau Z. an eine radiologische Schwerpunktpraxis überwiesen und unterzog sich einer sechswöchigen Strahlentherapie (bis 54 Gy mit Boost von 10 Gy im Bereich des Tumorbettes). Dies hat sie besonders wegen der täglich anfallenden 30 km weiten Anfahrt zur Praxis als belastend empfunden (diese Fahrten wurden von ihrer ältesten Tochter, von Freunden und von einem Taxiunternehmen übernommen). Im Anschluss an die Strahlentherapie wurde eine adjuvante Antiöstrogenbehandlung eingeleitet.

Da Frau Z. sich im Verlauf der radiologischen Therapie körperlich und psychisch immer erschöpfter fühlte, regte die behandelnde Strahlentherapeutin an, im Anschluss an die strahlentherapeutische Behandlung eine Rehabilitationsmaßnahme in Anspruch zu nehmen. Dieser Vorschlag wurde von Frau Z. sehr positiv aufgenommen, und die Strahlentherapeutin leitete daraufhin eine Anschlussrehabilitation in die Wege. Da Frau Z. Mitglied der Deutschen Rentenversicherung (DRV) und die DRV damit Kostenträger der Maßnahme ist, setzte sich die Strahlentherapeutin telefonisch mit einer wohnortnahen Vertragsklinik der DRV in Verbindung, um den Termin für die Maßnahme zu vereinbaren. Sowohl die DRV als auch die Rehabilitationsklinik wurden außerdem durch die von Ärztin und Patientin unterschriebenen Antragsformulare informiert und Frau Z. reiste schließlich zwei Wochen nach Beendigung ihrer Strahlentherapie in die 130 km von ihrem Wohnort entfernte Rehabilitationsklinik.

Zusätzliche Erkrankungen

Frau Z. leidet seit ca. 10 Jahren an chronischen LWS-Beschwerden.

Gynäkologische Anamnese

- Menarche mit 14 Jahren
- zwei Spontanentbindungen
- Ausbleiben der Regelblutung unter Chemotherapie
- Patientin befindet sich in regelmäßiger gynäkologischer Behandlung.

Vegetative Anamnese

Frau Z. neigt zu Übergewicht, hat guten Appetit, guten Schlaf, keine bekannten Allergien und aufsteigende Hitze unter der Hormonbehandlung. Der Stuhlgang und das Wasserlassen sind geregelt.

Risikofaktoren

Bis vor 12 Jahren hat Gerda Z. regelmäßig geraucht (ca. eine Schachtel pro Tag). Sie trinkt gelegentlich ein bis zwei Gläser Wein und nimmt keine Beruhigungs- oder Schlaftabletten. Mit einem Gewicht von 76 kg bei einer Größe von 165 cm ist die Patientin übergewichtig (BMI = 28).

Sozialanamnese

Die Patientin ist 45 Jahre alt, seit 24 Jahren verheiratet und hat zwei Töchter im Alter von 23 (Studentin) bzw. 15 Jahren (9. Klasse Gymnasium). Sie wohnt mit dem Ehemann und der jüngeren Tochter in einem Einfamilienhaus, in dem auch ihr pflegebedürftiger Vater lebt, der von der Patientin versorgt wird. Einen Antrag auf Ausstellung eines Schwerbehindertenausweises hat die Patientin bisher nicht gestellt.

Während des Krankenhausaufenthaltes und der chemotherapeutischen und radiologischen Behandlung waren sowohl der Ehemann als auch die beiden Töchter eine große Hilfe für Frau Z., weil sie sich von ihnen seelisch sehr stark unterstützt fühlte und ihr die Zuwendung ihrer Familie sehr viel Kraft gab. Außerdem teilten sich Ehemann und zu Hause lebende Tochter die Versorgung des pflegebedürftigen Vaters von Frau Z. ebenso wie den größten Teil des Haushaltes, so dass die Patientin von ihren praktischen Pflichten weitestgehend entlastet war.

Berufliche Anamnese

Nach Abschluss der Realschule hat die Patientin eine Lehre als Einzelhandelskauffrau gemacht und in diesem Beruf bis zur Geburt des ersten Kindes gearbeitet. Vor 12 Jahren hat sie ihre Berufstätigkeit wieder aufgenommen und ist seither mit 30 Stunden pro Woche in der Filiale eines Kaffeegeschäftes tätig. Frau Z. gibt an, dass der Beruf ihr Spaß mache, sie sich in der Firma und unter ihren Kollegen wohlfühle und die Bestätigung durch die berufliche Tätigkeit ihr guttue. Sie müsse aber auch deshalb arbeiten, weil ihr Gehalt substantiell zum Familieneinkommen beiträgt und ein Wegfall dieses Gehaltes erhebliche Einschränkungen des Lebensstils der Familie bedeuten würde. Ihr Ehemann ist als Facharbeiter bei einem Zulieferbetrieb eines Automobilkonzerns tätig. Die Firma plant Stellenstreichungen, so dass sein Arbeitsplatz bedroht ist. Seit Diagnosestellung vor acht Monaten ist die Patientin arbeitsunfähig und bezieht Krankengeld.

Aufnahmebefund bei Beginn der Rehabilitation

- 45 Jahre alte Patientin in gutem Allgemeinzustand und mäßig übergewichtigen Ernährungszustand mit Blutdruck von RR 120/80 mmHg und einem Puls von 80 Schlägen pro Minute
- nachwachsendes Haupthaar bei Zustand nach Alopezie unter Chemotherapie
- Haut und sichtbare Schleimhaut gut durchblutet
- Pupillenreaktion auf Licht und Konvergenz konsensuell und seitengleich
- Racheninspektion unauffällig, Gebiss sehr gut saniert
- Thorax symmetrisch gebaut und seitengleich beatmet, Cor und Pulmo auskultatorisch und perkutorisch ohne pathologischen Befund
- Abdomen weich, Leber und Milz nicht tastbar vergrößert, Nierenlager beidseitig frei von Klopf- und Druckschmerz, intraabdominell keine pathologischen Resistenzen tastbar
- äußeres Genitale unauffällig, auf eine gynäkologische Untersuchung wird verzichtet, da diese kürzlich mit unauffälligem Befund beim behandelnden Frauenarzt durchgeführt wurde
- rektale Untersuchung: normaler Sphinctertonus, einwandfreier Tastbefund
- Extremitäten mit Ausnahme des rechten Schultergelenks frei beweglich
- Klopfschmerz über den Dornfortsätzen der Lendenwirbelsäule, Finger-Boden-Abstand 15 cm, Lasègue beidseitig negativ
- neurologisch keine Halbseitenzeichen, seitengleich auslösbare Muskeldehnungsreflexe, kein Hinweis auf Sensibilitätsstörungen
- keine peripheren Lymphome
- Fußrückenpulse beidseitig kräftig tastbar
- Lokalbefund: sehr gut verheilte Narbe nach brusterhaltender Operation eines im Durchmesser 3 cm großen Mammakarzinoms im oberen äußeren Quadranten rechts, noch mäßige Hautrötung im Bestrahlungsgebiet; keine vergrößerten regionären Lymphknoten tastbar; beide Mammae weich und ohne pathologische Resistenzen
- eingeschränkte Beweglichkeit im rechten Schultergelenk; Abduktion bis 120°, Anteversion und Retroversion 140°–0°–20°. Nacken- und Schürzengriff endgradig schmerzhaft.
- mäßiges Lymphödem des rechten Armes; Umfangsmaße: Oberarm rechts 27 cm – links 25 cm/Unterarm rechts 24 cm – links 23 cm/ Handgelenk rechts 21 cm – links 21 cm.

Psychischer Status

Die Patientin berichtet, dass die Diagnose „Krebs“ für sie äußerst belastend gewesen sei und sie im Verlauf der Behandlung immer wieder unter Stimmungsschwankungen, Ängsten und Sorgen gelitten habe. Aktuell berichtet sie eine gereizte und angespannte Grundstimmung sowie Zukunftssorgen und hat Angst davor, dass die Erkrankung wieder auftreten könnte. Außerdem berichtet sie, dass es ihr sehr schwer falle, ihre operierte Brust anzusehen und sie sich auch vor ihrem Partner nicht nackt zeigen wolle.

4

Assessmentverfahren
Neben der eingehenden ärztlichen Untersuchung wird zur Abklärung des Ausmaßes der psychischen Belastung der HADS-D-Fragebogen (Hospital Anxiety and Depression Scale – Deutsche Version; Herrmann, Buss, Snaith, 1995) als Assessmentinstrument eingesetzt. Hier ergibt sich in der Skala Depressivität ein unauffälliger Wert von 7, in der Skala Angst liegt Frau Z. jedoch mit einem Wert von 13 über dem Cut-off-Wert von 11, was als Hinweis auf eine klinisch relevante Belastung im Bereich Angst gewertet wird.

Derzeitige Medikation
Antiöstrogentherapie mit 20 mg Tamoxifen

Labordaten
Die erhobenen Laborparameter sind unauffällig, insbesondere kein Hinweis auf eine Anämie, Tumormarker CA 15-3 im Normbereich.

Aus der dargestellten Anamnese und den aktuellen Befunden ergeben sich als behandlungsbedürftige Therapiefolgestörungen und weitere **rehabilitationsrelevante Diagnosen**:
- Schulter-Arm-Syndrom rechts
- mäßiges Lymphödem des rechten Arms
- krebsspezifisches Fatigue-Syndrom
- Anpassungsstörung mit Angstsymptomatik
- fehlende Akzeptanz des veränderten Körperbildes
- chronisches LWS-Syndrom
- Übergewicht.

Rehabilitationsziele

Nach Erhebung der Anamnese und Durchführung der Aufnahmeuntersuchung werden am ersten Tag der Rehabilitationsmaßnahme die Rehabilitationsziele mit Frau Z. abgestimmt, wozu auch die Patientin selbst nach ihren Prioritäten für die Rehabilitationsmaßnahme befragt wird. Gerda Z. möchte sich erholen und „wieder zu sich selbst finden", körperlich wieder fitter werden und ihr seelisches Gleichgewicht wiederfinden. Aufgrund ihrer Vorstellungen, der Anamnese und der auf der Eingangsuntersuchung beruhenden Einschätzung des Arztes werden die nachfolgend aufgeführten Rehabilitationsziele vereinbart. Dabei wird auch besprochen, dass der Umsetzung mancher Ziele aufgrund des dreiwöchigen Rehabilitationszeitraums Grenzen gesetzt sind und bspw. eine Gewichtsreduktion nur sinnvoll ist, wenn diese nach Ende der Maßnahme fortgesetzt wird.

In Bezug auf die körperliche Verfassung werden als **somatische Ziele** die Besserung des Lymphödems, die Linderung der Rückenbeschwerden und eine Gewichtsreduktion vereinbart, als **funktionales Ziel** wird eine Besserung der Schultergelenksbeweglichkeit angestrebt. Die **psychologischen Ziele** beziehen sich auf die Verringerung der psychischen Belastung und der Angst sowie Unterstützung bei der Krankheitsverarbeitung und als **soziales Ziel** wird eine Beratung bezüglich der beruflichen Wiedereingliederung vereinbart. Darüber hinaus wird eine Verringerung der Fatigue-Symptome angestrebt.

Da die Patientin gut über ihre Erkrankung informiert ist und auch keinen spezifischen Informationsbedarf äußert, werden keine expliziten Ziele im edukativen Bereich formuliert. Dennoch wird die Patientin eingeladen, am regelmäßigen Patientenschulungsprogramm der Rehabilitationsklinik teilzunehmen. Im Rahmen dieses Programms werden zweimal wöchentlich Vorträge zu unterschiedlichen Themengebieten von verschiedenen Berufsgruppen angeboten (bspw. „Behandlungsmöglichkeiten bei Brustkrebs" durch einen an der Klinik tätigen Arzt, „Stressmanagement" durch einen Mitarbeiter des Psychologischen Dienstes, „Ernährung bei Krebs" durch eine Diätassistentin).

Therapieplan
Zur Umsetzung der somatischen und funktionalen Rehabilitationsziele erhält Frau Z. von einer an der Klinik beschäftigten Physiotherapeutin dreimal wöchentlich gezielte Krankengymnastik im Bereich der rechten Schulter zur Verbesserung der Schultergelenksbeweglichkeit sowie in der ersten Woche täglich, danach dreimal wöchentlich, manuelle Lymphdrainage für den rechten Arm. Zur Linderung der LWS-Beschwerden bekommt die Patientin während der Rehabilitation sechs Massagebehandlungen und nimmt als aktives Therapiemodul am dreimal wöchentlich stattfindenden Rückenschulkurs teil. Diese Behandlungen werden ebenfalls von Mitarbeitern der physiotherapeutischen Abteilung durchgeführt.

Zur Gewichtsreduktion erhält Gerda Z. eine ausführliche Diätberatung durch die Diätassistentin der Klinik und besucht zweimal wöchentlich die Lehrküche.

Zur Verringerung der körperlichen Symptome der Fatigue wird vereinbart, dass Frau Z. das Bewegungsbad der Klinik außerhalb der Therapiezeiten zum Schwimmen nutzt und an der geführten Wandergruppe der Klinik teilnimmt, die zweimal wöchentlich für ca. zwei Stunden stattfindet.

Zur Umsetzung der psychischen Rehabilitationsziele und der Verringerung der psychischen Symptome der Fatigue nimmt Frau Z. an der wöchentlichen 90-minütigen Gesprächsgruppe für Patientinnen mit Mammakarzinom teil und hat im Verlauf der Rehabilitationsmaßnahme insgesamt drei 50-minütige Einzelgespräche mit einer Klinik-Psychologin. Zusätzlich nimmt sie an einem Gruppenkurs zum autogenen Training teil, der zweimal pro Woche (je 30 Minuten) stattfindet.

Eine Beratung bezüglich der beruflichen Wiedereingliederung erfolgt durch den leitenden Arzt der Klinik. Außerdem führt die Patientin ein Einzelgespräch mit der Sozialarbeiterin im Hinblick auf ihre finanzielle Situation. Dabei wird auch ein Schwerbehindertenausweis beim zuständigen Versorgungsamt beantragt.

Verlauf der Rehabilitation
In der ersten Woche ist Frau Z. noch sehr erschöpft und empfindet ihren Therapieplan als sehr anstrengend. Sie findet es schwierig, alle Termine wahrzunehmen und fühlt sich über die konkreten Anwendungen hinaus nicht zu zusätzlichen Aktivitäten in der Lage. Vor allem bei den körperlichen Anwendungen (Lymphdrainage, Massage, Krankengymnastik) fühlt sie jedoch eine unmittelbare (zumindest kurzfristige) Verbesserung ihrer Symptome, was sie etwas positiver stimmt. Die erste Wanderung mit der Wandergruppe ist für die Patientin sehr anstrengend. Sie ist schnell erschöpft und muss daher häufige Pausen einlegen. In der ersten Woche ist sie abends immer so müde, dass sie sich gleich nach der letzten Anwendung oder Veranstaltung ins Bett legt.

Die Aufforderung zur Teilnahme an der Gesprächsgruppe für Brustkrebspatientinnen hatte sie zunächst mit Skepsis betrachtet, da sie sich nicht wohl dabei fühlte, über ihre Erkrankung zu sprechen und „zwischen lauter anderen Kranken zu sitzen". In der ersten Gruppensitzung hält sie sich daher noch sehr zurück und bringt sich kaum selbst ein. Als sie hört, was die anderen Frauen in der Gruppe berichten und bemerkt, dass diese sich mit ganz ähnlichen Sorgen und Gedanken wie sie selbst beschäftigen, wird jedoch ihr Interesse geweckt. Daraufhin bringt sie sich in den folgenden Sitzungen öfters in den Gruppenprozess ein.

Besonders in den ersten Tagen hat Frau Z. sehr mit Heimweh zu kämpfen und sorgt sich auch darum, ob zu Hause trotz ihrer Abwesenheit „alles glatt geht". Sie telefoniert täglich mit ihrem Ehemann, der ihr versichert, dass zu Hause alles problemlos läuft und sie immer wieder darin bestärkt, sich auf sich selbst und ihre Behandlung zu konzentrieren, da ihre Genesung im Moment das Wichtigste sei.

In der zweiten Woche hat Frau Z. sich gut in der Klinik eingelebt und ist auch nicht mehr so erschöpft wie zu Beginn. Sie hat bei den Mahlzeiten und in der Wandergruppe Kontakt zu zwei Mitpatientinnen geknüpft, mit denen sie sich sehr gut versteht. Die gymnastischen Übungen der Rückenschule findet sie etwas beschwerlich, aber da dort auch Informationen darüber gegeben werden, wie eine gestärkte Muskulatur präventiv gegen Rückenschmerzen wirken kann, nimmt sie gerne daran teil und beschließt auch, die Übungen nach der Rehabilitationsmaßnahme zu Hause fortzusetzen.

Im Einzelgespräch mit der Psychologin äußert Frau Z. ihre Ängste und berichtet wie sehr sie unter dem Leiden und Sterben ihrer Mutter gelitten habe. Diese sei an Brustkrebs erkrankt als die Patientin 17 Jahre alt war und sei 5 Jahre später an Metastasen verstorben. Besonders in den letzten Monaten habe sie dabei unter starken Schmerzen gelitten. Die Erinnerung daran belastet Frau Z. sehr und macht ihr Angst, was den möglichen Verlauf ihrer eigenen Erkrankung betrifft. Neben diesen Ängsten fühlt sie sich in ihrer Familie sehr stark gefordert, da sie das Gefühl habe, die Familie zusammenhalten zu müssen und für das reibungslose Funktionieren innerhalb des Familiensystems verantwortlich zu sein. Ihre Partnerbeziehung beschreibt sie als emotional erfüllt und ihr Ehemann sei gerade in der Zeit der Erkrankung sehr unterstützend. Sie hat jedoch auch das Gefühl, dass er seinerseits auf ihre Hilfe angewiesen ist, weil er durch ihre Erkrankung ebenfalls belastet sei. Hinzu komme seine unsichere berufliche Situation, die ihn dauerhaft bedrückt. Frau Z. hat häufig das Gefühl, dass sie ihn aufbauen und ihm immer wieder positive Rückmeldungen geben müsse. Da ihr dies seit ihrer Erkrankung nicht mehr in gleichem Maße möglich ist und er außerdem durch ihre Erkrankung viel mehr praktische Anforderungen in Haushalt und Familienleben übernehmen müsse und ebenfalls unter Ängsten leidet, scheut sie sich davor, ihn mit ihren eigenen Sorgen und Befürchtungen zusätzlich zu belasten.

Sie berichtet auch, dass es ihr schwerfalle, sich im Spiegel zu betrachten, und dass sie seit der Brust-Operation unter Minderwertigkeitsgefühlen leidet. Seit Beginn der Erkrankung hatte sie keinen sexuellen Verkehr mehr und habe auch das Interesse daran verloren. Ihr Mann beteure immer, dass ihm die Operation nichts ausmache, aber sie scheue sich dennoch davor, sich vor ihm nackt zu zeigen und ihr sei es auch unangenehm, mit ihm darüber zu sprechen.

Im Verlauf der psychologischen Sitzungen wird Frau Z. zum einen psychisch entlastet, weil sie Zeit und Raum hat, sich mit professioneller Begleitung über ihre Gedanken und Gefühle zu ihrer Erkrankung und ihrer Situation auszusprechen, ohne Rücksichten nehmen zu müssen. Darüber hinaus wird ihr in den Gesprächen klar, dass der Krankheitsverlauf ihrer Mutter keine „Vorhersage" ihrer eigenen Erkrankung ermöglicht, was ihre Ängste reduziert. Auf Vorschlag der Psychologin wird ein Paargespräch gemeinsam mit dem Ehemann von Frau Z. geführt, als dieser Frau Z. in der Rehabilitation besucht. Dabei lernen die beiden Gesprächsstrategien kennen, die es ihnen erleichtern sollen, miteinander über ihre Ängste zu sprechen.

Die Mitarbeiter des Rehabilitationsteams erleben Frau Z. als eine freundliche und gut motivierte Patientin, die sich aktiv an den verordneten Therapien und Maßnahmen beteiligt. In den wöchentlichen Teambesprechungen war in der ersten Woche von mehreren Mitarbeitern angesprochen worden, dass Frau Z. eher zurückhaltend und angespannt wirke. Da dies in der Anfangsphase jedoch als nicht ungewöhnlich angesehen wurde, wurden keine konkreten Maßnahmen ergriffen, sondern nur beschlossen, dies zu beobachten. Nachdem sich Frau Z. in der Klinik eingelebt hatte, wurde sie von den Mitarbeitern als sehr viel offener erlebt und als engagierte Patientin, die im Verlauf der Maßnahme gute Fortschritte machte. Gleiches war in den wöchentlichen ärztlichen Visiten zu beobachten, bei denen sich Frau Z. positiv über den Verlauf der Rehabilitation äußerte und sich abzeichnete, dass sich ihr Zustand zunehmend verbesserte.

Dauer der Rehabilitation

Die Rehabilitationsmaßnahme von Frau Z. dauerte wie vorgesehen drei Wochen. Von der Möglichkeit, eine Verlängerung der Maßnahme zu beantragen, wurde kein Gebrauch gemacht, da die für eine solche Verlängerung erforderliche medizinische Indikation nicht vorlag.

Ärztlicher Abschlussbefund

Bei der abschließenden ärztlichen Untersuchung wirkte die Patientin gut erholt. An den inneren Organen war weiterhin kein auffälliger Befund festzustellen. Beim Lokalbefund ergab sich kein Hinweis auf ein Rezidiv, die Hautrötung im Bereich des Bestrahlungsfeldes war nach lokaler Salbenbehandlung deutlich gebessert.

Die Beweglichkeit im rechten Schultergelenk war freier, Abduktion jetzt bis 160°, Anteversion und Retroversion 160°–0°–30°. Nacken- und Schürzengriff waren vollständig möglich. Eine Lymphstauung im rechten Arm war klinisch nicht mehr nachweisbar. Umfangsmaße: Oberarm rechts 26 cm (–1 cm), links 25 cm/Unterarm rechts 23 cm (–1 cm) – links 23 cm/Handgelenk rechts 21 cm – links 21 cm (die Patientin ist Rechtshänderin). Die Rückenbeschwerden waren rückläufig, der Finger-Boden-Abstand betrug noch 10 cm. Es war zu einer Gewichtsreduktion von 2 kg gekommen.

Psychologischer Abschlussbefund

Im Hinblick auf ihre psychische Situation ist Frau Z. am Ende der Rehabilitation stabilisiert und die Angstsymptomatik hat sich ebenso verringert wie die Symptome der Fatigue. Durch die Gruppen-

und Einzelgespräche hat sich die Krankheitsbewältigung verbessert und es fällt ihr leichter, über die Erkrankung und die damit einhergehenden Belastungen zu sprechen, was sie als emotional entlastend erlebt. Der verbesserte Allgemeinzustand und der Rückgang der körperlichen und psychischen Symptome verhelfen Frau Z. zu einer optimistischen Haltung bezüglich ihrer Rückkehr nach Hause, auch wenn sie sich noch nicht vollständig wiederhergestellt fühlt. Sie wurde über psychosoziale Unterstützungsmöglichkeiten im Anschluss an die Rehabilitation informiert, aber es bestand zum Entlasszeitpunkt Übereinstimmung, dass derzeit keine weitere psychologische Behandlung notwendig ist.

Entlassbericht

Der am Ende der Rehabilitationsmaßnahme vom behandelnden Arzt verfasste Entlassbericht fasst die durchgeführten Maßnahmen, den Verlauf der Erkrankung und der Rehabilitationsbehandlung und das Ergebnis der ärztlichen und psychologischen Abschlussuntersuchung zusammen. Außerdem werden Empfehlungen zur Nachsorge formuliert und eine sozialmedizinische Leistungsbeurteilung abgegeben.

Nachsorgeempfehlungen

Für die Nachsorge werden folgende Empfehlungen gegeben, die mit der Patientin im Abschlussgespräch auch ausführlich besprochen wurden:

- Es sollen regelmäßig ärztliche Kontrolluntersuchungen durchgeführt werden, die durch den behandelnden Frauenarzt und den Hausarzt erfolgen.
- Bei einem Wiederauftreten des Lymphödems sind erneute manuelle Lymphdrainagen und eventuell die Anpassung eines Stützstrumpfes nach Maß empfehlenswert.
- Mit der Patientin wurde abgesprochen, dass sie die in der Rückenschule und bei der Krankengymnastik für das Schultergelenk gemachten Übungen ebenso wie das erlernte autogene Training zu Hause fortsetzen wird und außerdem eine weitere allmähliche Gewichtsreduktion anstrebt.
- Außerdem wurde die Patientin über die Möglichkeiten psychosozialer Unterstützungsangebote informiert und hat Adressen von ambulanten Krebsberatungsstellen und Selbsthilfegruppen im Umkreis ihres Wohnortes erhalten.

Sozialmedizinische Leistungsbeurteilung

Die am Ende der Rehabilitation im Abschlussbericht abgegebene sozialmedizinische Leistungsbeurteilung fasst zusammen: Die Patientin ist als Verkäuferin in einem Kaffeegeschäft (Filiale) mit einer wöchentlichen Arbeitszeit von 30 Stunden angestellt und seit der Diagnose der Tumorerkrankung arbeitsunfähig. Sie bezieht Krankengeld. Aufgrund der erst kürzlich abgeschlossenen belastenden Therapie und der noch bestehenden Folgebeschwerden ist die Patientin zum Entlassungszeitpunkt noch nicht in der Lage, ihre berufliche Tätigkeit wieder aufzunehmen. Allerdings ist davon auszugehen, dass sich der Zustand der Patientin weiter verbessern wird, so dass sie nach ca. drei Monaten in der Lage sein sollte, an ihren Arbeitsplatz zurückzukehren. Der behandelnde Rehabilitationsarzt empfiehlt eine Maßnahme zur beruflichen Wiedereingliederung nach dem Hamburger Modell. Dieses Modell sieht vor, dass die Patientin zunächst mit einer reduzierten Stundenzahl tätig wird und sich die Arbeitszeit dann sukzessive bis zur vollständigen Wiederaufnahme der Berufstätigkeit im vorherigen Ausmaß steigert. Die Wiedereingliederungsmaßnahme wird von der zuständigen Krankenkasse finanziert und setzt voraus, dass die Patientin dauerhaft mit mehr als einer halben Stelle beschäftigt ist. Diese Voraussetzungen sind bei Frau Z. erfüllt.

Im Hinblick auf die Gefahr eines Wiederauftretens des Lymphödems wird empfohlen, dass die Patientin den rechten Arm nicht überlastet und das Heben, Tragen und Bewegen von Lasten über 5 kg sowie Risikofaktoren wie Kälte, Hitze und Verletzungen vermeidet. Nach Schilderung von Gerda Z. besteht eine solche Gefährdung an ihrem jetzigen Arbeitsplatz nicht. Die Patientin wird daher als leistungsfähig in ihrer derzeit ausgeübten beruflichen Tätigkeit, aber vorerst noch arbeitsunfähig, entlassen. Diese Beurteilung wurde mit der Patientin besprochen und wird von ihr geteilt. Frau Z. freut sich zwar darauf, wieder berufstätig sein zu können und auf die Kontakte mit ihren Kolleginnen. Sie merkt aber auch, dass sie im Moment noch nicht in der Lage wäre, „wieder voll einzusteigen" und noch etwas mehr Zeit braucht, um sich physisch und auch psychisch zu regenerieren.

Der Rehabilitations-Entlassbericht mit den entsprechenden Ausführungen zum Verlauf der Erkrankung und der Rehabilitation, zur sozialmedizinischen Leistungsbeurteilung und zu den Nachsorgeempfehlungen wird nicht nur an den Rentenversicherungsträger als Kostenträger der Maßnahme, sondern auch an den Hausarzt von Frau Z. und ihren Gynäkologen versendet. Außerdem bekommt die strahlentherapeutische Gemeinschaftspraxis, in der die Bestrahlung durchgeführt wurde ein Exemplar, ebenso wie die vorbehandelnde Klinik.

Weiterer Verlauf nach Ende der Rehabilitation

Als Frau Z. nach Hause zurückkehrt, fühlt sie sich gestärkt und ist sehr viel positiver gestimmt als zuvor. Sie fühlt sich gut informiert darüber, welche Nachsorgemaßnahmen nun für sie anstehen. Über die regelmäßigen medizinischen Kontrolluntersuchungen hinaus hat sie bei Ende der Rehabilitationsmaßnahme kein Bedürfnis, weitere Nachsorgeangebote in Anspruch zu nehmen, sondern möchte sich darauf konzentrieren, sich zu Hause wieder einzuleben. Sie ist zuversichtlich, die in der Rehabilitationsklinik erworbenen Fähigkeiten in Bezug auf kalorienreduzierte Ernährung, Rückenschule und autogenes Training auch in ihren Alltag integrieren zu können.

Die Einstellungsänderung in Bezug auf die Wiederaufnahme der Tätigkeit sieht sie positiv. Sie begreift es als entlastend, zunächst noch einige Wochen zu Hause bleiben zu können und sich dann langsam wieder an die Arbeitsbelastung gewöhnen zu können.

Als sie mit der beruflichen Wiedereingliederung beginnt, merkt sie, dass ihr die doppelte Belastung durch die Pflege des Vaters und die beginnende Werktätigkeit doch noch sehr zu schaffen machen. In dieser Zeit hilft ihr der telefonische Kontakt mit einer der Mitpatientinnen, die sie in der Klinik kennengelernt hatte. Außerdem fühlt sie sich sehr durch ihren Gynäkologen unterstützt, der die Nachsorgeuntersuchungen vornimmt und ihr immer wieder rät, es langsam angehen zu lassen und sich nicht zu übernehmen. In dieser Situation intensiviert sie die gelernten Entspannungsübungen und führt auf Anraten des Arztes und ihrer Freundin im Familiengespräch eine Klärung dahingehend herbei, dass Ehemann und zu Hause lebende Tochter sie auch weiterhin von Haushaltspflichten entlasten, nachdem es sich nach der Rehabilitation wieder langsam eingeschlichen hatte, dass Frau Z. für fast alles verantwortlich war. Nachdem das geklärt ist, fühlt Gerda Z. sich nicht mehr so belastet und hat das Gefühl, dass alles gut läuft und sie ihr Leben gut bewältigen kann.

Sechs Monate nach der Rehabilitation ist Frau Z. wieder mit 30 Stunden berufstätig. Sie fühlt sich körperlich und psychisch wiederhergestellt und hat das Gefühl, dass sie ihr Leben „wieder im Griff" hat. Vor den regelmäßigen Nachsorgeuntersuchungen hat sie immer noch jedes Mal ein sehr mulmiges Gefühl und hat Angst davor, wieder einen positiven Befund zu erfahren. Sie kann in den Nächten davor nur sehr schlecht schlafen und ist gereizt und nervös. Sie hat weiterhin Kontakt zu einer ihrer Mitpatientinnen, den sie als sehr unterstützend und bereichernd erlebt und hat mit dieser verabredet, sie im nächsten Jahr einmal an einem Wochenende zu besuchen (die Mitpatientin wohnt 300 km entfernt). Ihr Familienleben empfindet Frau Z. als harmonisch und die Beziehung zum Ehemann und zu ihren Töchtern ist durch die Erkrankung nach ihrem Empfinden intensiver geworden.

4.7 Pädiatrische Rehabilitation, Schwerpunkt Adipositas

HERMANN MAYER

4.7.1 Einführung

Die Rehabilitation in der Kinder- und Jugendmedizin ist Teil eines Langzeitmanagements von chronisch kranken Kindern und Jugendlichen für ausgewählte Krankheitsbilder, die langfristig negative Auswirkungen auf die Funktionsfähigkeit insbesondere auf den Ebenen der Aktivität und der Partizipation (Teilhabe an Lebensbereichen) eines Kindes oder Jugendlichen erwarten lassen. Grundsätzliche Festlegungen in Diagnostik, Therapie und Nachsorge dieser Krankheiten, wie sie in Leitlinien formuliert werden, dienen der Entscheidungsfindung für Ärzte und Patienten in spezifischen Situationen. Sie bilden die Grundlage für wissenschaftlich fundierte Konzepte und deren Evaluation.

Die Rehabilitation von Kindern und Jugendlichen ist zum gegenwärtigen Zeitpunkt nicht einheitlich strukturiert, wenngleich Rahmenkonzepte grundsätzliche (Bundesarbeitsgemeinschaft für Rehabilitation, 1998) und indikationsspezifische (Verband Deutscher Rentenversicherungsträger, 1998) Empfehlungen vorlegen. Innerhalb der Versorgung werden jedoch teilweise völlig unterschiedliche Konzepte vorgehalten, wie mit chronischen Erkrankungen bei Kindern und Jugendlichen umzugehen ist. Dies kann einerseits ganz im Sinne des Patienten sein, wird aber andererseits den Anforderungen, die Eltern, Kostenträger und nicht zuletzt die zuweisenden Ärzte einfordern, nicht gerecht. Die in diesem Bereich dringend notwendige Transparenz der Leistungen in Diagnostik und Therapie wird innerhalb eines internen Qualitätsmanagements zunehmend gefordert; sie ist Grundlage der Arbeit innerhalb eines multimodalen Ansatzes, der für die Rehabilitation wesentlich ist. Aus diesem Grund wurden in den vergangenen Jahren indikationsbezogene Leitlinien erstellt (www.awmf-online.de), um strukturiert diagnostische und therapeutische Notwendigkeiten festzulegen und deren Zweckmäßigkeit zu überprüfen und anzupassen. Dies gilt insbesondere in einer Zeit, in der die ambulante Rehabilitation für Kinder und Jugendliche noch nicht aufgebaut ist und andere Formen der Versorgung diskutiert werden (Kap. 1.12).

Maßnahmen zur Qualitätssicherung sind mittlerweile gesetzliche Vorgabe. Gegenwärtig stehen im Bereich der medizinischen Rehabilitation verschiedene Ansätze zu einer externen und internen Qualitätssicherung zur Verfügung (Kap. 1.15), die sich in sehr unterschiedlichem Umfang auf die drei Qualitätsebenen (Struktur, Prozess, Ergebnis) beziehen.

Epidemiologie

Eine Gesamterfassung aller Rehabilitationsbehandlungen erfolgt nicht, so dass nur die Zahlen vorliegen, die in der Kostenträgerschaft der gesetzlichen Rentenversicherung abgerechnet wurden. Danach ist die Fallzahl der Kinderheilbehandlungen (KiHB) in Kostenträgerschaft der Rentenversicherung von 1998 (23 740) bis 2003 (37 846) erheblich angestiegen.

Tab. 4.7.1 zeigt die Hauptindikationen in der gesetzlichen Rentenversicherung, wie sie nach Einweisungsdiagnosen verschlüsselt sind. Mit zu den häufigsten Indikationen zählen die Atemwegserkrankungen (hauptsächlich Asthma bronchiale), die zusammen mit Erkrankungen der Haut (hauptsächlich Neurodermitis) zu den atopischen Erkrankungen gerechnet werden. Die Indikation Adipositas hat sich im Berichtszeitraum (1998–2003) nahezu verdoppelt. Am deutlichsten zugenommen haben psychische Erkrankungen (anteilig von 14 % zu 18 %), dabei bilden Verhaltens- und hyperkinetische Störungen den Hauptanteil.

Im Folgenden wird beispielhaft auf die Adipositas näher eingegangen.

Adipositas

Eine Adipositas liegt vor, wenn der Körperfettanteil an der Gesamtkörpermasse pathologisch erhöht ist. Die Verwendung der einfach messbaren Parameter Körpergröße und Körpergewicht und des daraus abgeleiteten Body Mass Index (BMI = Körpergewicht/Körpergröße^2 [kg/m^2]) zur Abschätzung des Körperfettanteils hat sich weltweit durchgesetzt. Da der BMI im Kindes- und Jugendalter entsprechend den physiologischen Änderungen der prozentualen Körperfettmasse von deutlichen alters- und geschlechtsspezifischen Besonderheiten beeinflusst wird, muss man bei seiner Beurteilung Alter und Geschlecht berücksichtigen.

Da in Deutschland keine überregionalen BMI-Referenzwerte für Kinder und Jugendliche existieren, wurden diese unter Heranziehung der Daten von 17 bereits durchgeführten Untersuchungen aus verschiedenen Regionen Deutschlands erstellt (Kromeyer-Hauschild et al., 2001). Die Perzentilberechnung für den BMI erfolgte im Altersbereich von 0–18 Jahren nach der LMS-Methode von Cole (1990).

Entsprechend den Vorgaben der ECOG (Poskitt, 1995) empfiehlt die AGA (Arbeitsgemeinschaft Adipositas im Kindes- und Jugendalter, 2004) die Verwendung des 90. bzw. des 97. alters- und geschlechtsspezifischen Perzentils der oben vorgestellten Referenzdaten als Grenzwert zur Defini-

Tab. 4.7.1: Kinderheilbehandlungen – Fallentwicklung und Indikationen RV.

Indikationen	1998	1999	2000	2001	2002	2003
Atemwege	8 935	9 274	10 268	11 538	12 422	12 622
	38 %	35 %	34 %	34 %	34 %	33 %
Orthopädie	1 435	1 518	1 826	1 942	2 395	2 615
	6 %	6 %	6 %	6 %	7 %	7 %
Adipositas	3 795	4 328	5 329	5 964	6 389	6 900
	16 %	16 %	18 %	18 %	17 %	18 %
Diabetes	243	240	316	355	422	543
	1 %	1 %	1 %	1 %	1 %	1 %
Psyche	3 439	3 854	4 919	5 570	6 507	6 741
	14 %	15 %	16 %	17 %	18 %	18 %
Haut	2 647	2 852	3 328	3 965	4 614	4 210
	11 %	11 %	11 %	12 %	13 %	11 %
Karzinome			734	475	552	561
			2 %	1 %	2 %	1 %
Sonstige	3 246	4 184	3 188	3 942	3 381	3 654
	14 %	16 %	11 %	12 %	9 %	10 %
Summe	23 740	26 250	29 908	33 751	36 682	37 846

tion von Übergewicht bzw. Adipositas, entsprechend das 99,5. alters- und geschlechtsspezifische Perzentil für die extreme Adipositas. Diese rein statistische Festlegung der Grenzwerte ermöglicht für deutsche Kinder und Jugendliche einen nahezu kontinuierlichen Übergang zu den festen Grenzwerten im Erwachsenenalter.

Adipositas bei Kindern und Jugendlichen ist eine zahlenmäßig bedeutende Gesundheitsstörung, wobei die Prävalenz der Adipositas weltweit in allen Industrienationen zunimmt. Auf der Basis der aktuellen Referenzwerte (s. u.) der Arbeitsgemeinschaft Adipositas im Kindes- und Jugendalter (AGA) sind derzeit 10–18 % der Kinder und Jugendlichen in Deutschland übergewichtig, eine Adipositas liegt bei 4–8 % vor, wobei in jüngeren Altersklassen 10 % übergewichtig und 4 % adipös sind, in älteren Altersklassen 13–18 % übergewichtig und 5–8 % adipös (Wabitsch, 2004a).

Es konnte gezeigt werden, dass bei der Hälfte der adipösen Kinder und Jugendlichen mindestens eine Begleiterkrankung bzw. ein weiterer Risikofaktor vorliegt (Ravens-Sieberer, 2001; Reinehr et al., 2003) und dass das Ausmaß der Adipositas und damit die Anzahl extrem Adipöser deutlich ansteigt. Aus mehreren regionalen Studien wird erkennbar, dass die Prävalenz von Übergewicht und Adipositas in Deutschland weiter ansteigt, dabei wird mit einer Zunahme der Prävalenz von Übergewicht von ca. 0,5 % pro Jahr und für Adipositas von 0,2 % pro Jahr gerechnet (Kromeyer-Hauschild, 2004; Wabitsch, 2004b; Wabitsch et al., 2002).

Merke!

Kinder und Jugendliche mit Adipositas haben eine höhere Komorbidität als normalgewichtige und darüber hinaus ein deutlich erhöhtes Morbiditäts- und Mortalitätsrisiko im Erwachsenenalter (Must, 1992).

Risikofaktoren für die Adipositas

Die Ursachen für Adipositas im Kindes- und Jugendalter sind entsprechend dem Modell der ICF (Kap. 1.4) vor allem in personenbezogenen und Umweltfaktoren zu suchen. Hierzu zählen u.a. die sich verändernden Lebensbedingungen (übermäßige Zufuhr von kalorien- und fettreicher Nahrung und körperliche Inaktivität), die auf dem Boden einer genetischen Veranlagung wirksam werden und zur Zunahme der Fettmasse des Körpers führen. Ethnische Zugehörigkeit und ein niedriger sozialer Status werden ebenfalls als erhebliche Risikofaktoren genannt.

Der Krankheitswert der Adipositas im Kindes- und Jugendalter ergibt sich zum einen aus den Störungen von Körperfunktion und -struktur und den damit verbundenen funktionellen und individuellen Einschränkungen und der psychosozialen Beeinträchtigung.

Krankheitsfolgen und Komorbidität

Die gesundheitlichen Risiken der Adipositas im Erwachsenenalter sind wissenschaftlich gut belegt, wobei die Manifestation bereits im Kindesalter einen von der Komorbidität unabhängigen und zusätzlich ungünstigen Einfluss hat. Eine erhöhte Morbidität als Folge der Adipositas ist bereits im Kindesalter dokumentierbar. Hier sind vor allem arterielle Hypertonie, Hypercholesterinämie, Hypertriglyzeridämie, gestörte Glucosetoleranz, Diabetes mellitus Typ 2 zu nennen.

Bei 520 untersuchten deutschen Kindern und Jugendlichen (Murnauer Komorbiditätsstudie 1998–2001) wurden bei 35 % ein (prä)metabolisches Syndrom (Hypertonie, Fettstoffwechselstörung, Insulinresistenz, Hyperurikämie), bei 35 % orthopädische Folgestörungen (Genua valga, Epiphysiolysis capitis femoris u.a.) und bei 30 % eine Fettleber gefunden. Immerhin 6 % hatten eine Störung im Glucosestoffwechsel, davon 1 % einen Diabetes mellitus Typ 2.

Darüber hinaus werden auch obstruktive Atemwegserkrankungen, Schlafapnoesyndrom und erhebliche Störungen der psychosozialen Entwicklung und der Lebensqualität berichtet.

Bei psychiatrisch/psychologischen Erkrankungen ist es generell schwierig zwischen Ursachen und Folgen der Adipositas zu differenzieren. In einer deutschen Populationsstudie bei extrem adipösen Jugendlichen fanden sich in Reihenfolge ihrer Prävalenz 43 % Depressionen, 40 % Angststörungen, 15 % Somatisierungsstörungen und 17 % Essstörungen. Diese Erkrankungen traten dabei deutlich häufiger als in einem normalgewichtigen Kontrollkollektiv auf (Britz, 2000).

Behandlungskette

Die Versorgung in einer Behandlungskette ist für adipöse Kinder und Jugendliche in Deutschland nicht flächendeckend ausgebildet. Da die Vorsorgeuntersuchungen mit zunehmendem Alter der Kinder nicht mehr ausreichend angenommen werden, die Schuleingangsuntersuchungen in den einzelnen Bundesländern sehr unterschiedlich ausgewertet werden, liegen oft keine oder sehr unterschiedliche Daten zu diesem Krankheitsbild in der jeweiligen Region vor. Vielfältige Aktivitäten zur Vorsorge und Behandlung z.B. in Kindergärten, Schulen und Zentren können nicht darüber hinwegtäuschen, dass es in vielen Regionen an einer strukturierten Vorgehensweise mangelt. Es bleibt somit oft der Initiative von Eltern überlassen, eine Therapie (ambulant oder stationär) über den Hausarzt/Facharzt einzuleiten. Die Rehabilitation sieht sich dabei als Teilbereich in einer sinnvollen Behandlungskette.

Die leistungsrechtlichen Rahmenbedingungen sind je nach zuständigem Kostenträger in Deutschland unterschiedlich. Unterschieden wird dabei in ambulante und stationäre Maßnahmen. Dabei werden ambulante Interventionen nur über die GKV finanziert (§ 27 SGB V, Versicherte: § 1 SGB V), stationäre Maßnahmen über Renten- und Krankenversicherung (Rentenversicherungsträger: § 31, Abs. 1, Satz 4, SGB VI, Krankenversicherungen § 40, Abs. 2, SGB V). Nach einer Konsensusrunde unter Federführung des Bundesministeriums für Gesundheit und Soziale Sicherung wurde festgestellt, dass Rehabilitationsmaßnahmen bei adipösen Kindern und Jugendlichen dann indiziert sind, wenn zusätzlich Krankheiten auftreten, die mit dem erhöhten Körpergewicht zusammenhängen. Hieraus lassen sich dann folgende Indikationen zur Behandlung der Adipositas im Kindesalter ableiten:

- BMI > 99,5. Perzentile (extreme Adipositas) oder
- BMI > 97. Perzentile **und** es liegen adipositasassoziierte Risikofaktoren vor, die durch Reduktion oder Stabilisierung des Körpergewichts mit großer Wahrscheinlichkeit therapeutisch zu beeinflussen sind oder
- BMI > 95. Perzentile **und** es liegen adipositasassoziierte Krankheiten vor, die durch Reduktion oder Stabilisierung des Körpergewichts mit großer Wahrscheinlichkeit therapeutisch zu beeinflussen sind.

Als Risikofaktoren werden die familiäre Belastung genannt (Diabetes Typ 2 der Eltern; Herzinfarkt oder Schlaganfall vor dem 55. Lebensjahr bei Verwandten 1. und 2. Grades) sowie der Nachweis einer Insulinresistenz oder Hypercholesterinämie.

Krankheiten, für deren Therapie eine Gewichtsreduktion als notwendig erachtet wird, sind arterielle Hypertonie, Diabetes mellitus Typ 2, gestörte Glucosetoleranz, Pubertas praecox, Syndrom der polyzystischen Ovarien und orthopädische Erkrankungen (sofern der Zusammenhang mit dem Übergewicht plausibel ist).

Rehabilitation

In Deutschland gibt es neben einer Vielzahl von ambulanten Programmen zur Therapie der Adipositas eine Reihe pädiatrischer Fachkliniken (Reinehr, Wabitsch, 2003), die innerhalb der medizinischen Rehabilitation stationäre Behandlungsplätze vorhalten. Die Kliniken arbeiten dabei nach festgelegten Konzepten bei denen die Kriterien der ICF berücksichtigt werden. Die in der Regel 4- oder 6-wöchige Behandlungsdauer lässt den Ansatz einer kurzfristigen Intervention erkennen. Die Wiederherstellung oder wesentliche Besserung der Funktionsfähigkeit insbesondere auf den Ebenen der Aktivität (Durchführung einer Aufgabe oder Handlung durch eine Person) und der Partizipation (Teilhabe: das Einbezogensein in eine Lebenssituation) einer Person, ist eine zentrale Aufgabe und Ziel der Rehabilitation.

Damit ein lang anhaltender Erfolg der Rehabilitation erreicht werden kann, ist eine gute Abstimmung zwischen den ambulanten Behandlungsinstitutionen (z. B. niedergelassene Ärzte, Fachabteilungen von Krankenhäusern, ambulante Zentren), dem Kostenträger und der Rehabilitationseinrichtung erforderlich. Im Idealfall entsteht so eine **„Rehabilitationskette"** mit folgenden Beteiligten: Kind bzw. Jugendliche/r, Eltern, behandelnde niedergelassene Kinder- und Jugend-, Hausärzte, weitere Institutionen (z. B. Spezialambulanzen, Schwerpunktpraxen, Psychotherapeuten, evtl. karitative Einrichtungen), Krankenkassen und ihre medizinischen Dienste, Rentenversicherungsträger (Ärzte oder Fachberater), ggf. Selbsthilfeorganisationen, evtl. Jugendämter sowie die durchführende Rehabilitationseinrichtung. Die Institutionen dieser Kette erfüllen im Wesentlichen die Aufgaben in der Rehabilitationsvorbereitung, Rehabilitationsdurchführung und Rehabilitationsnachsorge. Grundsätzlich ist zum Aufbau von rehabilitativen Vernetzungen der regelmäßige Informationsaustausch zur gegenseitigen Abstimmung erforderlich. Derzeit entstehen entsprechende Adipositasnetzwerke für Kinder und Jugendliche in einigen Bundesländern (Rheinland-Pfalz, Saarland, Schleswig-Holstein u. a.).

Ziele der Rehabilitation

Die Ziele in der stationären Rehabilitation orientieren sich an den Leitlinien der Arbeitsgemeinschaft Adipositas im Kindes- und Jugendalter (Arbeitsgemeinschaft Adipositas im Kindes- und Jugendalter, 2004).

Merke!

Eine Reduktion der Energiezufuhr, die Steigerung des Energieverbrauchs und somit das Erreichen eines neuen Energiegleichgewichts des Körpers kann langfristig nur durch die Änderung der Ernährungs- und Bewegungsgewohnheiten bei den Betroffenen und ihren Familien erreicht werden.

Obgleich ein langfristig evaluiertes Programm für die Therapie der Adipositas im Kindes- und Jugendalter heute nicht vorliegt, ist der Einstieg in die Behandlung über eine stationäre Rehabilitation nach den Kriterien der ICF sinnvoll, wenn die Voraussetzungen dafür erfüllt sind.

Da sich die Rehabilitation als Interventionsbaustein in einem langfristigen Behandlungskonzept versteht, sind ihre Hauptziele und Ansatzpunkte die Verbesserung des Krankheitszustandes unter Berücksichtigung körperlicher, psychischer und sozialer Faktoren und die Vermeidung von sekundären Folgeerkrankungen entsprechend den Vorgaben und Zielen der ICF (World Health Organization, 2004). Um diese Ziele erreichen zu können, steht die Förderung der Krankheitsbewältigung und des Krankheitsmanagements, die Linderung akuter Krankheitssymptome sowie die Verbesserung einer eingeschränkten physischen oder psychischen Leistungsfähigkeit im Vordergrund der Rehabilitation.

Die alleinige **Wirksamkeit von Gewichtsreduktionsprogrammen** auf eine langfristige Stabilisierung des Körpergewichts gilt in der wissenschaftlichen Fachliteratur als nicht gesichert. Trotzdem gibt es eine Reihe von Untersuchungen, die durchaus langfristige Effekte der Adipositas-Therapie in der stationären Rehabilitation nachweisen (Fromme, Warschburger, 2000; Marinesse, 2001; Mast, Aerne, 2003; Stachow et al., 2004; Tiedjen, 2000). Der konzeptionelle Ansatz der stationären medizinischen Rehabilitation ist deshalb entsprechend den Kriterien der ICF so angelegt, dass die Vernetzung und Kooperation von verschiedenen Akteuren im Gesundheitswesen im Mittelpunkt steht (ambulant, stationär, Medizin, Psychologie, Schule, Pädagogik etc.). Die Einbindung der Familie kann im Rahmen der stationären Maßnahmen auch in Form von Elternschulungen gewährleistet werden, wenngleich eine langfristige Betreuung und Behandlung vor Ort angestrebt werden soll. Innerhalb der stationären Therapie sind Gewichtsreduktion, Verbesserung des Ernährungs- und Bewegungsverhaltens sowie eine deutliche Minderung der Risikofaktoren fast immer zu erreichen (Wabitsch et al., 1996).

Rehabilitation im Kindes- und Jugendalter

Bei der Rehabilitation von Kindern und Jugendlichen sind eine Reihe von Besonderheiten zu nennen. Diese betreffen vor allem konzeptionelle, bauliche und personelle Aspekte.

Unterbringung und Betreuung

Bezüglich der Unterbringung und Betreuung ist auf die Zusammensetzung alters- und entwicklungsbezogener Gruppen zu achten. Die Größe und Einrichtung erfolgt mit kind- und jugendgerechter Ausstattung in alters- und entwicklungsentsprechenden 2–4 Bettzimmern und entsprechendem Mobiliar. Sowohl Integration in die Gruppe als auch Selbstständigkeit und angemessene Rückzugsmöglichkeiten sollen dabei gefördert werden; das Risiko von Vermeidungsverhalten (inklusive Selbstisolation) soll verhindert werden. Die Raumplanung muss indikationsgerecht mit baulichen Voraussetzungen für eine behinderungsbedingt bestehende Einschränkung bei den Aktivitäten des Alltags sein. Bei Mitaufnahme von Begleitpersonen muss im Baukonzept eine Planung mit entsprechenden Räumen (z. B. Appartements bei der familienorientierten Rehabilitation) bestehen. Zusätzlich zu den Rehabilitanden können in Abhängigkeit von Alter und Indikation für **Begleitpersonen** (Mutter, Vater, Geschwister – familienorientierte Rehabilitation) die Kosten übernommen werden; die Begleitpersonen werden in den Rehabilitationsprozess mit einbezogen.

Pädagogik

Die Forderung, den Kindern alters- und entwicklungsgerecht zu begegnen, trifft auf alle Personalgruppen zu. Mit den Erziehern und Lehrern sind in der Kinder- und Jugendlichen-Rehabilitation zusätzlich spezielle Berufsgruppen tätig. Der Pädagogik in der Rehabilitation von Kindern und Jugendlichen liegt das Entwicklungsziel vom „kompetenten Kind“ zugrunde (Bundesarbeitsgemeinschaft für Rehabilitation, 1998). Dies wird durch ein entsprechendes Klinikkonzept und Stationsvorgaben sowie entsprechend ausgebildetes (pädagogisches und pflegerisches) Personal gewährleistet. Die Pädagogik bedient sich dabei der Grundprinzipien der Entwicklungspsychologie, der Gruppenpädagogik und des Situationsansatzes mit Verhaltensbeobachtung und Verhaltensmodifikation in alltagsnaher Situation, um die Kinder und Jugendlichen in ihren individuellen Kompetenzen sowie ihrer entwicklungsentsprechenden Selbstständigkeit zur Bewältigung der Beeinträchtigungen und gesundheitlichen Risiken zu fördern und zu unterstützen. Es werden gezielt Erfahrungs-, Lern- und Lebensräume zur Verfügung gestellt, welche die Kinder und Jugendlichen in angemessenem Rahmen mitgestalten können.

Weiterführung der schulischen Ausbildung

Im Rahmen einer stationären Rehabilitation ist für Kinder und Jugendliche auch die Weiterführung der schulischen Ausbildung in den Kernfächern in Form eines Stützunterrichts zu gewährleisten (bei Langzeitrehabilitation Regelunterricht). Dazu werden sie in klinikeigenen Schulen unter Berücksichtigung ihrer Schulart in kleinen Gruppen am eigenen Schulstoff unterrichtet. Der Unterricht wird in den Gesamttherapieplan eingebunden und dient in der Zusammenarbeit mit den anderen Disziplinen auch der Aufdeckung von Schulleistungsstörungen. Die Vermittlung von Lernstrategien und Lerntechniken soll diesen Beeinträchtigungen zielorientiert entgegenwirken. Schule ist Alltag für Kinder und Jugendliche und ist somit als „Belastungserprobung" während der Rehabilitation zu werten. Für Patienten der letzten oder vorletzten Schulklassen ihres Bildungsgangs wird in Absprache mit den Lehrkräften der Klinikschule und anderen beteiligten Fachdiensten der Klinik das Beratungsangebot der Arbeitsverwaltung in Anspruch genommen. Die eigentliche Berufswahlentscheidung muss dann am Heimatort unter Kenntnis der regionalen Ausbildungsmöglichkeiten erfolgen.

Berufsberatung

Im Rahmen der stationären Rehabilitation von Jugendlichen kann unter Berücksichtigung sozialmedizinischer Gesichtspunkte auch eine geeignete Berufsberatung angezeigt sein. Ziele dieser Berufsberatung in der Rehabilitation sind die Weckung eines spezifischen Problembewusstseins bezüglich der Berufswahl, die Ergründung einer individuellen beruflichen Perspektive nach Neigung des Jugendlichen sowie bei Bedarf alternative Ausbildungsmöglichkeiten, orientiert an der medizinischen Eignung, aufzuzeigen und dazu zu motivieren.

4.7.2 Falldarstellung: Rehabilitation eines adipösen Mädchens

Soziale und aktuelle Anamnese

Monika S. eine15-jährige stark übergewichtige Patientin stellt sich aufgrund rezidivierender Kopfschmerzen und Nasenbluten gemeinsam mit ihrer Mutter bei ihrem Kinderarzt vor. Die Beschwerden hatten in den letzten Monaten zugenommen. Des Weiteren ist sie aufgrund der bereits extremen Adipositas in ihrer Belastbarkeit und Ausdauer deutlich eingeschränkt und klagt häufig über Schmerzen in den Kniegelenken.

Schwangerschaft und Geburt waren unauffällig verlaufen. Das Geburtsgewicht betrug 3050 g bei einer Körperlänge von 51 cm. Auch die frühkindliche Entwicklung war normal verlaufen. Die Mutter berichtet, dass Monika schon als Kleinkind übergewichtig gewesen sei. Im Alter von 10 Jahren wurde eine Ovarialzyste diagnostiziert und operativ entfernt. Aufgrund eines BMI über der 97. Perzentile wurde eine ambulante Ernährungsberatung in die Wege geleitet. Dabei habe sie keine signifikante Gewichtsreduktion erzielen können.

Vor zwei Jahren ist ihr Vater, zu dem sie ein sehr enges Verhältnis gehabt hat, im Alter von 45 Jahren an einer Krebserkrankung verstorben. Seitdem ist eine gravierende Gewichtszunahme zu verzeichnen. Derzeit werden keine Medikamente eingenommen.

Monika besucht die 9. Klasse einer Gesamtschule und hat keine schulischen Probleme. Allerdings wird sie von ihren Mitschülern häufig wegen ihres Übergewichts gehänselt. Sie zieht sich daher in letzter Zeit zunehmend zurück und hat wenig Lust, sich mit Freunden zu treffen und mit ihnen gemeinsam etwas zu unternehmen.

Monika lebt als Älteste von drei Geschwistern bei ihrer Mutter. Die Mutter ist Vollzeit berufstätig und hat wieder einen neuen Lebenspartner, zu dem Monika ein distanziertes Verhältnis angibt. Sie kümmert sich viel um den Haushalt und ihre jüngeren Geschwister. An familiären Risikofaktoren bestehen eine Adipositas der Mutter und der Großeltern sowie ein Diabetes mellitus Typ 2 und eine Hypercholesterinämie der Mutter.

Aufgrund der anamnestischen Angaben ist die Beeinträchtigung der körperlichen Leistungsfähigkeit und der sozialen Integration evident. Die Adipositas nimmt seit vielen Jahren zu und konnte bisher ambulant nicht ausreichend behandelt werden. Risikofaktoren und psychosoziale Belastungen werden beim Kinderarzt erhoben und die Möglichkeit eines stationären Einstiegs in eine längerfristige Therapie mit Mutter und Tochter diskutiert. Monika will etwas unternehmen, um langfristig ihr Gewicht und ihre anderen Beschwerden in Griff zu bekommen.

Befunde

Vor der Rehabilitation erfolgt zunächst eine ausführliche Diagnostik beim Kinderarzt:

- **körperliche Untersuchung:** zurückhaltende stark adipöse Patientin in gutem Allgemeinzustand, HNO-Status unauffällig, Cor und Pulmo auskultatorisch ohne pathologischen Befund, Abdomen stark adipös mit multiplen Striae distensae, keine Resistenzen tastbar, keine Hepatosplenomegalie, Genua valga, Acne vulgaris perioral
- Körpergewicht 130 kg, Körpergröße 1,65 m, BMI 47, Kopfumfang 57 cm, Blutdruck 160/80 mmHg, Puls 90/min
- **Labor:** Nüchternblutzucker grenzwertig erhöht, Hyperchlolesterinämie, TSH-Wert leicht erhöht.

Es bestehen keine relevanten somatischen oder psychischen Kontraindikationen für eine stationäre Behandlung, jedoch der Verdacht auf ein beginnendes metabolisches Syndrom.

Einleitung der Rehabilitationsmaßnahme

Nach gemeinsamer Beratung mit dem Kinderarzt und ihrer Mutter entschließt sich Monika zu einer stationären Maßnahme. Der Kinderarzt stellt einen Antrag auf eine Rehabilitation bei der Rentenversicherung. Der Rentenversicherungsträger weist dann die Patientin in eine indikationsgerechte Klinik ein. Die Klinik vergibt nach Eingang der Kostenzusage den Aufnahmetermin. Die Familie und die Schule erhalten indikationsbezogene Fragebögen. Sie liegen bei Aufnahme ebenso vor, wie ein Elternfragebogen, in dem noch weitere Details zur Planung der Therapie abgefragt werden.

In der Klinik wird Monika auf einer Station mit 14 weiteren gleichaltrigen adipösen Jugendlichen untergebracht. Die individuellen Therapieziele der Rehabilitationsmaßnahme werden nach der ausführlichen Anfangsdiagnostik festgelegt und mit Monika bei der ärztlichen Visite besprochen.

Aufnahmeuntersuchung

Körperliche Untersuchung:

- HNO, Cor, Pulmo unauffällig. Abdomen stark adipös, Striae distensae, Acne vulgaris perioral, Genua valga, keine wesentliche Bewegungseinschränkung der Kniegelenke, keine Schwellung
- Körpergröße 165 cm (80. Perzentile), Körpergewicht 134,3 kg (> 99,5. Perzentile), BMI 49,33 kg/m^2 (> 99,5. Perzentile)
- RR 152/83 mmHg, Puls 83/min

Laboruntersuchung:

- Differentialblutbild unauffällig
- auffällige Werte Stoffwechselscreening: Nüchternblutzucker 94/min, Gesamtcholesterin 321 mg/dl, HDL 39 mg/dl, LDL 250 mg/dl, Triglyceride 136 mg/dl, Harnsäure 10,2 mg/dl
- Schilddrüsenhormone: TSH 7,7 μU/ml, T_3 ges. 1,12 μg/ml, T_4 ges 8,47 μg/dl
- Nüchtern-Insulin: 35 μ/ml, Hb1c: 7,5 %
- auffälliger oraler Glucosetoleranztest: Nüchternblutzucker 105 mg/dl, BZ nach 1 Stunde: 146 mg/dl, nach 2 Stunden: 135 mg/dl

Sonografie der Schilddrüse:

- beidseits deutlich vergrößerte inhomogene Schilddrüse mit echoreichen und echoarmen Arealen im Sinne von regressiven Veränderungen
- Abdomen: keine Ovarialzysten nachweisbar

Blutdruck:

- auffällige Langzeit-Blutdruckwerte: durchschnittlicher Tageswert 145/75 mmHg, MAD 61 mmHg, durchschnittlicher Nachtwert: 120/70 mmHg, Tag/Nacht-Absenkung: 15,3 %

EKG:

- Sinusrhythmus, 65/min, Rechtstyp, Sokolow-Lyon-Index 2,5 mV, keine ST-Streckenveränderungen
- kein Anhalt für Hypertrophie, keine Erregungsrückbildungsstörungen.

Ernährungsverhalten

Die Auswertung des Fragebogens über das Essverhalten (FEV) ergibt, dass Monika sich bisher kaum an Diäten gehalten oder sich damit beschäftigt hat. Sie hat ständig Appetit und kann beim Essen nicht aufhören, auch wenn sie schon satt ist. Sie lässt sich von Anblick und Geruch der Speisen zum Essen verführen. Sie isst häufig in Situationen, in denen sie ängstlich, angespannt oder frustriert ist. Sie hat außerdem besonders Schwierigkeiten sich bei Langeweile, Stress oder in Gesellschaft zurückzuhalten und hat häufig plötzlich Heißhunger.

Körperliche Leistungsfähigkeit und Bewegungsverhalten

- Ergometer-Belastungstest bei Aufnahme: Ruhepuls: 103/min, Erholungspuls nach 5 min: 114/min
- 125 Watt bei einer Herzfrequenz von 170/min und 60 RpM, dies entspricht 0,93 Watt pro kg Körpergewicht
- Münchener Fitnesstest: wechselndes Leistungsprofil, der mittlere Gesamtwert des konditionellen und koordinativen Fähigkeitsbereiches ist gerade ausreichend.

Psychosoziale Belastungen und Belastbarkeit

Monika ist ein ruhiges, angepasstes Mädchen. Sie kompensiert Probleme durch Frustessen. Sie leidet immer noch unter dem Tod des Vaters, der für sie vor allem in der Zeit vor seinem Tod eine wichtige Bezugsperson war. Sie fühlt sich sehr allein gelassen.

Die Wünsche bezogen auf das Verhältnis zu ihrer Mutter zeigen sich sehr ambivalent. Sie wünscht sich mehr und entspannteren Kontakt zu ihr. Die Mutter ist wenig zu Hause, und wenn, gibt es wegen jeder Kleinigkeit Streit. Sie muss sehr viel im Haushalt erledigen und sich um die jüngeren Geschwister kümmern. Manchmal hat sie das Gefühl, sie sei mehr für die Kleinen da als ihre Mutter. Sie fühlt sich damit total überfordert und ist frustriert und wütend auf die Mutter. Sie fühlt sich von ihrer Mutter nicht verstanden und redet daher nicht. So ist eine große emotionale Entfernung zur Mutter entstanden, die viel Enttäuschung und Wut in sich birgt.

Sozialverhalten

Auch hier stellt sich Monika als ein freundliches und ruhiges Mädchen dar. Sie zeigt sich sehr kameradschaftlich und hilfsbereit. In die Gemeinschaft lebt sie sich schnell ein und sucht nach und nach Kontakt. Sie wird von allen akzeptiert. An den Gruppenaktivitäten nimmt sie mit Interesse teil, sie beschäftigt sich gern mit ruhigen Aufgaben, im Sportbereich benötigt sie viel Motivation. Die Haus-und Gruppenregeln kann sie gut annehmen. Erwachsenen gegenüber ist sie höflich. Mit Kritik kann sie gut umgehen und solche angemessen verarbeiten. Konflikte löst sie selbstständig.

Schulleistung

Monika besucht die 9. Klasse einer Gesamtschule, es werden keine schulischen Probleme angegeben.

- Schreibprobe: gut (T-Wert 61, Prozentrang 87 %)
- d2-Konzentrationstest: bei einer Gesamtanzahl der bearbeiteten Zeichen von 374 war die gemessene Bearbeitungsgeschwindigkeit gering (t-Wert 42), dabei kam es zu 16 Auslassfehlern und 1 Verwechslungsfehler. Die Leistungsgüte war durchschnittlich (50 %).
- Angstfragebögen für Schüler AFS: manifeste Angst (t-Wert 77) überdurchschnittlich. Prüfungsangst (t-Wert 47), Schulunlust (t-Wert 57) durchschnittlich und soziale Erwünschtheit (t-Wert = 53) durchschnittlich.

Diagnosen bei der Aufnahme

- Adipositas per magna E66.8
- Beginnendes metabolisches Syndrom E88.9 mit Hypertonie, Hypercholesterinämie, Hyperurikämie, Diabetes mellitus
- Depression F32.9
- Angst und depressive Stimmung gemischt F41.2
- familienbezogene Störung F91
- Hypothyreose E039
- Struma diffusa E010
- Kopfschmerzssyndrom G448.

Therapieziele und Therapieplanerstellung

Folgende Therapieziele wurden für Monika festgelegt:

- Gewichtsreduktion
- Verbesserung des aktuellen Ess- und Bewegungsverhaltens sowie eine Verbesserung der

Adipositas-assoziierten Komorbiditäten (beginnender arterieller Hypertonus, pathologische Glucosetoleranz, Hypercholesterinämie sowie orthopädische Folgeerscheinungen)
- Steigerung der körperlichen Leistungsfähigkeit
- Verbesserung der psychosozialen Befindlichkeit und der psychischen Funktionsfähigkeit
- Aufbau einer Strategie für eine langfristige Verhaltensänderung.

Die Therapieplanerstellung gemäß den Therapiezielen erfolgt im klinikinternen Team durch den behandelnden Arzt, Bewegungs- und Ernährungstherapeuten, Psychologen, Pädagogen und Kinderkrankenschwestern. Bei regelmäßigen Visiten durch den Stationsarzt berichtet Monika, dass sie als Erstes abnehmen und insgesamt leistungsfähiger werden möchte. Auch das Verhältnis zu ihrer Mutter will sie neu überdenken und sehen, wie sie ihr zukünftiges Leben mehr selbstbestimmt angehen kann. Über den Beruf hat sie sich noch keine Gedanken gemacht.

Verlauf und Ergebnisse der Rehabilitationsmaßnahme

Die 12-wöchige stationäre Therapie setzte sich konzeptionell aus einer Reduktionsdiät, der Ernährungstherapie (inkl. Schulung), der Bewegungstherapie sowie einer verhaltenstherapeutisch ausgerichteten psychologischen und pädagogischen Betreuung zusammen.

Monika war überrascht über die schlechten Laborwerte und sie ging ihre Diät und das bewegungstherapeutische Programm mit guter Motivation an. Bei deutlich erhöhten BZ-Werten im OGTT, Hyperinsulinämie und Erhöhung von Hb1c erfolgte eine streng kalorien- und kohlenhydtratbilanzierte Ernährungstherapie mit Selbstkontrolle der BZ-Werte, die Monika konsequent und verlässlich durchführte. Eine spezielle Schulung machte sie dabei sicher im Umgang mit den Werten und den Konsequenzen, die sie selbst daraus ziehen musste.

Aufgrund der erhöhten Blutdruckwerte wurden mehrmals täglich Blutdruckkontrollen durchgeführt. Monika konnte nach einer Anleitung selbst ihre Werte messen und in ein Protokoll eintragen und bewerten. Die Ernährung wurde zunächst auf salzarme und aufgrund der deutlich erhöhten Harnsäure im Serum auch auf purinarme Kost umgestellt. Eine Therapie mit Metformin wurde in Erwägung gezogen, im Verlauf jedoch bei Besserung sämtlicher Werte vorerst zurückgestellt.

Durch die bilanzierte cholesterin- und purinarme Kost sank das Gesamtcholesterin von 321 mg/dl auf 224 mg/dl und das LDL-Cholesterin von 250 mg/dl auf 165 mg/dl und die Harnsäure von 10,2 mg/dl auf 6,3 mg/dl. Die deutliche Besserung der Werte trug bei Monika zu einer weiterhin guten Compliance bei und sie freute sich über die Erfolge.

Mit zunehmender Gewichtsreduktion war eine Normalisierung der Blutdruckwerte zu verzeichnen, die durchgeführte 24h-Blutdruckmessung zeigte zunächst Werte im Sinne einer Grenzwert-Hypertonie, dann jedoch normale durchschnittliche Tages- und Nachtwerte und eine ausreichende Tag-Nacht-Absenkung, so dass auf eine medikamentöse Therapie verzichtet werden konnte.

Im Ergometer-Belastungstest war eine deutliche Zunahme der Leistungsfähigkeit zu verzeichnen. Nach 12 Wochen erreichte die Patientin bei einer Herzfrequenz von 170/min und 60 RpM eine Leistung von 200 Watt. Dies entspricht 1,77 Watt/kg KG.

Auch das anamnestisch erhobene rezidivierende Nasenbluten konnte kaum noch beobachtet werden.

Die laborchemische Verlaufskontrolle zeigte eine Besserung der Harnsäure. Daher konnte im Verlauf der Maßnahme die Ernährung wieder auf normale Kost umgestellt werden.

Bei einem pathologisch erhöhten TSH-Wert und normalwertigen peripheren Schilddrüsenhormonen wurde eine sonografische Untersuchung der Schilddrüse durchgeführt. Hier zeigte sich eine deutlich vergrößerte Schilddrüse mit regressiven Veränderungen ohne Anhalt für einen Knoten. Eine medikamentöse Therapie mit L-Thyroxin 50 μg und 100 mg Jodid wurde eingeleitet. Bei der laborchemischen Verlaufskontrolle war das TSH deutlich rückläufig, T_3 und T_4 weiterhin im Normbereich.

Zu Beginn der Maßnahme klagte Monika häufig über Kopfschmerzen. Sie wurde mit einer Mischung aus physiotherapeutischer und manueller Behandlung (Entspannung, Atemtherapie, Kopfschmerzgymnastik) behandelt. Durch die Behandlung, die gute Gewichtsreduktion und die damit verbundene Normalisierung des Blutdrucks konnte eine völlige Beschwerdefreiheit erzielt werden. Monika lebte sichtlich auf und fühlte sich deutlich wohler.

Während der stationären Maßnahme nahm Monika kontinuierlich an Gewicht ab. Insgesamt war eine Gewichtsreduktion von 21,1 kg auf ein Entlassgewicht von 113,2 kg zu verzeichnen. Dies entspricht einem BMI von 41,58 kg/m^2 bei Entlassung gegenüber einem BMI bei Aufnahme von 49,33 kg/m^2.

Ernährungstherapie
Neben einer kalorienreduzierten Mischkost über drei Haupt- und zwei Zwischenmahlzeiten verteilt, erhielt Monika ein intensives Schulungsprogramm. Ziele hierbei waren die Vermittlung von Ernährungswissen und eine Verbesserung der Esskontrolle im Alltag mit Bemessung der Portionsgrößen und der Mahlzeitenfrequenz. Neben der Vermittlung theoretischer Inhalte waren praktische Übungen, wie Diätkochen, Mahlzeitenzubereitung, Einkaufstraining Teil der ernährungstherapeutischen Schulung.

Am Ernährungs- und Diätprogramm nahm Monika mit Interesse teil, zeigte sich durch die erzielten Erfolge zunehmend motiviert und setzte ihr Wissen nach anfänglichen Schwierigkeiten in der Einhaltung der Diät dann gut in den Alltag um.

Bewegungstherapie
Bewegungstherapeutische Ziele waren die Verbesserung der Ausdauer und der Koordination und eine Verbesserung der Körperwahrnehmung und des Körperbewusstseins. Das Programm setzte sich aus Ergometertraining, Geh- und Lauftraining, Ausdauerschwimmen, Ballspielen, Muskelaufbautraining und geführten Wanderungen zusammen. Hierbei sollte das Interesse für eine Lebensstiländerung in Richtung Steigerung der körperlichen Aktivität im Alltag, der Verminderung der inaktiven Freizeitgestaltung und das Interesse für Sportvereine geweckt werden.

Das Bewegungsverhalten war für Monika immer schon ein Problem. Sie war nie sehr sportlich und mit zunehmendem Gewicht hat sie sich immer weniger bewegt, vor allem weil damit auch zunehmend Beschwerden verbunden waren. Die ausgeprägten X-Beine machten ihr es schwer, an Ballsportarten teilzunehmen. Durch ein auf ihre Beschwerden angepasstes Programm wurde sie mit zunehmendem Aufenthalt im sportlichen Bereich aktiver, ausdauernder und engagierter und setzte ihre Bewegungsfreude gut in den Alltag um. Vor allem Schwimmen machte ihr Spass und sie konnte dort auch Ehrgeiz entwickeln. Zuverlässig und gerne kam sie zu den Therapieeinheiten und überlegte, wie sie zu Hause einem Schwimmverein beitreten könnte. In der Nähe der elterlichen Wohnung befindet sich ein großes Schwimmbad, in das sie früher gerne und oft mit ihren Geschwistern gegangen war. Nach der deutlichen Gewichtszunahme hatte sie aber den Schwimmbadbesuch eingestellt.

Verhaltenstherapie/Milieutherapie
In gruppentherapeutischen psychologischen und pädagogischen Gesprächen wurde eine realistische Zielvorstellung, Rückfallverhütungsstrategien und Kontakt- und Konfliktbewältigungsstrategien entwickelt und die soziale Kompetenz gefördert.

Aufgrund der belastenden Familiensituation mit dem Tod des Vaters, dem Gefühl des Alleingelassenseins und der pathologischen Bewältigungsstrategie durch Frustessen erhielt Monika zusätzlich regelmäßige psychologische Einzelgesprächstherapie. In den Gesprächen gelang es ihr immer mehr, ihre eigenen Anteile in der konflikthaften Beziehung zu ihrer Mutter zu sehen. Es wurde ein gemeinsames Gespräch mit Mutter und Tochter unter psychologischer Betreuung durchgeführt. Monika zeigte sich bereit, wieder mehr mit ihr ins Gespräch zu kommen und den neuen Partner der Mutter kennenzulernen. Eine Familientherapie nach Ende des stationären Aufenthaltes wurde angedacht und Monika und ihre Mutter konnten sich gut darauf einlassen.

Berufsberatung
Außerdem nahm Monika am Unterricht zur indikationsbezogenen Berufshinführung teil. Dabei wer-

den in indikationsbezogenen Gruppen (Adipositas) die Berufsvorstellungen und -wünsche der Patienten analysiert und realistische Berufsvorstellungen entwickelt. Die Fahrt ins Berufsinformationszentrum dient dazu, sich über mögliche Berufe zu informieren. Ein persönliches indikationsbezogenes Beratungsgespräch durch den Berufsberater des ortsnahen Arbeitsamtes wurde organisiert.

Hierbei wurden verschiedene Berufsinteressen nach Abschluss der Schule nach dem kommenden Schuljahr erörtert. Monika hat bisher ein zweiwöchiges Praktikum in einer physiotherapeutischen Praxis im Rahmen der Schule gemacht. Dies kommt aber aufgrund der Schmerzen in den Beinen bei zu langem Stehen nicht in Frage. Als Alternative wurde die Ausbildung zur Bürokauffrau vorgeschlagen und ein Praktikum empfohlen.

Vorbereitung und Einleitung der Nachsorge

Die Mutter von Monika nahm an einer 5-tägigen intensiven Elternschulung in der Klinik teil. Dabei werden die Zusammenhänge und Probleme von Kindern und Jugendlichen mit Adipositas dargestellt und konkrete Hilfen angeboten. Ärzte, Psychologen, Ernährungstherapeuten, Bewegungstherapeuten und Sozialpädagogen zeigen dabei in themenbezogenen Workshops konkrete Vorgehensweisen in spezifischen Situationen im Sinne eines Verhaltenstrainings für Eltern. Die Mutter nutzt den Aufenthalt zu mehreren Gesprächen mit den betreuenden Fachleuten und ist bereit, die von der Klinik vorgeschlagene Familientherapie zu beginnen.

Die Patientin als Hochrisikopatientin wurde an der Adipositas-Ambulanz einer Universitätsklinik angemeldet mit einem festen Termin bei der Entlassung zur regelmäßigen, zunächst 3-monatlichen Kontrolle der relevanten Parameter. Monika war aufgrund der Erfolge hoch motiviert und bereit, zu Hause die erlernten Verhaltensstrategien umzusetzen. Noch in der Klinik hatte sie Kontakt zu dem Schwimmverein in ihrer Nähe aufgenommen und sich angemeldet. Von der Ernährung her fühlt sie sich in der Lage, ihr Essverhalten selbst besser zu steuern, benötigt aber dabei die Unterstützung der Mutter. In der Adipositas-Ambulanz vor Ort werden dazu weitere Beratungen und Kontrollen erfolgen.

Der Hausarzt wurde über das Vorgehen informiert und war bereit, zwischen den Kontrollterminen an dem Zentrum, Monika zusätzlich weiter zu betreuen und zu unterstützen. Ihm wurden in einem Kurzarztbrief, der bei Entlassung mitgegeben wurde, die zuletzt erhobenen Befunde mitgeteilt mit der Bitte, die regelmäßigen Kontrollen an dem Zentrum zu begleiten. Bei der Vermittlung eines ersten Termins zur Familientherapie wollte er behilflich sein.

Im Rahmen der Berufsberatung wurde mit der Patientin vereinbart, einen Berufswahltest zu Hause durchzuführen und ein Praktikum in einem Büro, in dem keine langen Stehzeiten zu bewältigen sind, zu absolvieren.

Fast ein dreiviertel Jahr nach der Rehabilitation hat Monika ihr Gewicht weiter reduzieren können, sie wiegt jetzt 102 kg und fühlt sich sehr wohl dabei. Mit beigetragen zu ihrer positiven Einstellung hat auch, dass sie einen Freund gefunden hat, der sie in allen ihren Bemühungen unterstützt. Sie geht weiterhin regelmäßig in das Adipositas-Zentrum. Hier werden alle Werte kontrolliert, die bisher durch die Gewichtsreduktion normal geblieben sind.

Sie geht regelmäßig schwimmen bei ihrem Schwimmverein und hat dort auch ihren Freund kennengelernt. Die vom Hausarzt eingeleitete Familientherapie hat dazu geführt, dass sie sich wieder deutlich besser mit ihrer Mutter versteht, auch mit dem neuen Lebenspartner der Mutter kann sie jetzt gut umgehen. Sie hat ein Schnupperpraktikum in einem Büro absolviert und will nach Schulabschluss eine Ausbildung zur Bürokauffrau beginnen.

Insgesamt denkt sie gerne an den doch langen stationären Aufenthalt in der Klinik zurück und meint, dass damit eine entscheidende Änderung in ihrem Leben eingeleitet worden sei.

4.8 Pneumologische Rehabilitation

JÜRGEN FISCHER

4.8.1 Einführung

Epidemiologie

Die häufigsten Erkrankungen der Atmungsorgane sind die obstruktiven Lungenerkrankungen, insbesondere:

- chronische obstruktive Lungenkrankheit – COPD (Chronic Obstructive Pulmonary Disease)
- Asthma bronchiale.

Unter dem Sammelbegriff COPD werden die chronische Bronchitis und das Lungenemphysem zusammengefasst. Beim Asthma bronchiale ist das allergische, als sogenanntes extrinsisches Asthma, von dem nicht allergischen, dem sogenannten intrinsischen Asthma bronchiale zu unterscheiden.

Weltweit liegt die COPD an der 6. Stelle der Todesursachenstatistik mit der Prognose, dass sie im Jahre 2020 an der 3. Stelle dieser Statistik zu finden sein wird (Murray, Lopez, 1997).

Die Prävalenz der chronischen Bronchitis mit Husten und Auswurf wird in Deutschland auf 10–13 % geschätzt (Konietzko, Fabel, 2000). Der telefonische Gesundheitssurvey des Robert-Koch-Institutes von 2003 (Kohler, Ziese, 2004) weist einen Anteil von 8,2 % auf, wobei hier nur diejenigen berücksichtigt wurden, bei denen die Diagnose ärztlicherseits auch genannt wurde. Dies bedeutet, dass hier eher eine Unterschätzung der Häufigkeit vorliegt, da viele Patienten trotz klinischer Symptomatik wie Husten und Auswurf mit zunehmender Atemnot den Arzt nicht aufsuchen bzw. erst dann, wenn bereits eine schwere obstruktive Ventilationsstörung besteht. Die COPD ist auch die Ursache für eine sehr hohe Zahl von Arbeitsausfällen, die in einer Größenordnung von etwa 25 Millionen geschätzt wird. Die direkten und indirekten Kosten der Erkrankung werden mit 6–8 Milliarden Euro jährlich geschätzt (Wirtz, 2005).

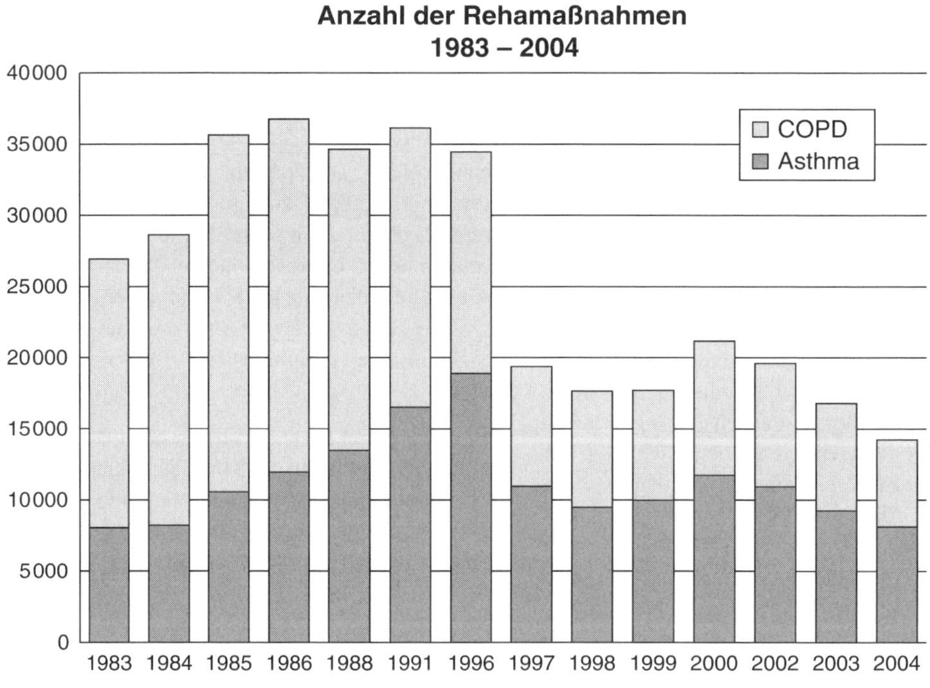

Abb. 4.8.1: Anzahl der Rehamaßnahmen

Die Anzahl der Rehabilitationsmaßnahmen, die über die gesetzliche Rentenversicherung durchgeführt werden, hat sich hingegen in den letzten 20 Jahren auf ein Drittel der Anzahl von 1985 reduziert (Abb. 4.8.1).

Die Prävalenz des Asthma bronchiale beträgt etwa 10 % bei der kindlichen und 5 % bei der erwachsenen Bevölkerung (Konietzko, Fabel, 2000). Die zunehmende Häufigkeit wird auf die Zunahme von allergischen Erkrankungen gegenüber Umweltallergenen zurückgeführt. So leiden in Deutschland ca. 13 % der kindlichen und 20 % der erwachsenen Bevölkerung unter allergischem Schnupfen. Für diese Problematik wurde ein bedeutsamer Ost-West-Unterschied festgestellt (Osten 11 %, Westen 17 %, Hermann-Kunz, 1999).

Bezüglich der Rehabilitationsmaßnahmen bei Patienten mit Asthma bronchiale hat sich in der Zeit von 1983–1996 eine kontinuierliche Zunahme von etwa 7 500 auf 19 000 pro Jahr gezeigt. Seit 1997 ist dieser Anteil bis heute auf ca. 10 000 zurückgegangen (Abb. 4.8.1).

Risikofaktoren

Merke!

Das inhalative Zigarettenrauchen stellt den Hauptrisikofaktor für die Entwicklung einer COPD dar. Etwa 85 % der Fälle werden in den Industrieländern ursächlich auf diese Inhalationsnoxe zurückgeführt.

Nach Fletcher und Peto (1977) lässt sich bei Rauchern ein deutlich höherer jährlicher Abfall des FEV_1-Wertes als bei Nichtrauchern ermitteln. Sie haben dieses in dem sogenannten Horse-Racing-Diagramm dargestellt.

Berufliche Belastung durch Inhalationsnoxen machen etwa 10 % und die allgemeine Luftverschmutzung etwa 5 % der Ursachen für die Entwicklung einer COPD aus. Auch endogene Faktoren, wie der sogenannte Alpha-1-Antitrypsinmangel, sind bei der Entwicklung eines Lungenemphysems von Bedeutung. Häufige akute Exazerbationen der COPD beschleunigen den Abfall der FEV_1 und damit die Progredienz der Erkrankung.

Beim Asthma bronchiale sind es vor allem inhalative Allergene, aber auch beruflich bedingte Inhalationsnoxen, die als ursächliche Risikofaktoren eine Rolle spielen.

In höherem Lebensalter sind vor allem nicht allergische Ursachen wie postinfektiöse Zustände nach Virusinfekten und chronische Infekte im Bereich der Nasennebenhöhlen oder im Bronchialsystem pathogenetisch von Bedeutung.

Behandlungskette

Die Entwicklung einer COPD verläuft über Jahrzehnte als eine progressive Erkrankung ab. Die anfänglich auftretenden Beschwerden wie morgendlicher Husten und Auswurf werden häufig verniedlicht und als sogenannter „Raucherhusten“ verharmlost.

Zunehmende Atemnot wird häufig mit zunehmendem Alter erklärt oder sogar überhaupt nicht wahrgenommen, so dass auch die Notwendigkeit einen Arzt aufzusuchen häufig erst bei fortgeschrittener Erkrankung eingesehen wird. Dies führt dazu, dass die Diagnose vom Hausarzt, Facharzt oder im Krankenhaus relativ spät gestellt wird. Hinzu kommt, dass die Limitation des Atemflusses, die sich z. B. in einer Verminderung der Einsekundenkapazität (FEV_1) ausdrückt, häufig gar nicht oder erst sehr spät festgestellt wird, da die Lungenfunktionsprüfung in Deutschland nur in knapp der Hälfte der Allgemeinarztpraxen überhaupt durchgeführt wird.

Merke!

Die Differenzierung zwischen Asthma bronchiale und COPD wird nach der klinischen Symptomatik und nach dem Ausfall der Lungenfunktionsprüfung mittels Reversibilitätstest vorgenommen. Die Reversibilität der obstruktiven Ventilationsstörung ist bei Patienten mit Asthma bronchiale nach Gabe von Bronchospasmolytika eher groß (FEV_1 > 200 ml oder ≥ 15 %), als dies bei der COPD der Fall ist (FEV_1 < 200 ml oder < 15 %).

Die Behandlung beider Erkrankungen erfolgt im Wesentlichen nach Leitlinien, die in den vergangenen Jahren von der Deutschen Atemwegsliga aufgestellt wurden (Deutsche Atemwegsliga, 1998, 2002). In Zukunft werden beide Erkrankungen im Rahmen von Disease-Management-Programmen mit den dazugehörigen nationalen Versorgungsleitlinien behandelt, die auch sehr differenziert die Behandlungskette sowohl für den akut medizinischen als auch für den rehabilitativen Bereich festlegt. Für beide Erkrankungen steht derzeit ein schweregradabhängiges, stufentherapeutisches Konzept zur Verfügung (Gemeinsamer Bundesausschuss, 2004).

Krankheitsfolgen

Die Krankheitsfolgen bestehen mit zunehmendem Schweregrad in einer Einschränkung der Aktivität und der Teilhabe am beruflichen und sozialen Leben. Basierend auf der fortschreitenden Schädigung der Körperstrukturen und -funktionen führen die Beschwerden zu einer Einschränkung der körperlichen Leistungsfähigkeit (z. B. Treppensteigen) und der Mobilität (z. B. Gehstrecke). Eine Einschränkung der Aktivitäten im Bereich der Selbstversorgung findet sich vor allem mit zunehmendem Alter und ausgeprägter Dauerobstruktion. Bei Patienten mit COPD kann sich zunehmend eine Gasaustauschstörung mit respiratorischer Insuffizienz im Sinne einer respiratorischen Partial- oder Globalinsuffizienz entwickeln. Im Rahmen der dann notwendig werdenden Langzeitsauerstofftherapie kommt es ebenfalls zu starker Einschränkung der Mobilität und des Bewegungsradius. Systemische Entzündungsprozesse betreffen neben der Lunge das Herz-Kreislauf-System, das Skelett und die Körpermuskulatur. Der erhöhte Energieverbrauch der Atemmuskulatur führt zu einer Dysbalance von Kalorienzufuhr und Verbrauch. Entzündung, Kaloriendefizit und atemnotbedingtes Schonverhalten bewirken einen Verlust von Körpermuskulatur bis zur pulmonalen Kachexie. Eine Abwärtsspirale wird induziert die zu Hilfs- und Pflegebedürftigkeit sowie Angst und Depression führt.

Rehabilitation

Indikation

Die Indikation zur Rehabilitation besteht, wenn trotz adäquater Behandlung körperliche und psychosoziale Krankheitsfolgen bestehen. Eine Behinderung der Aktivitäten und der Teilhabe am privaten, öffentlichen und beruflichen Leben wird durch die krankheitsbedingten Beschwerden hervorgerufen. Das Persistieren der asthmatischen Beschwerden oder der COPD-Symptome führt zur Gefährdung der Erwerbsfähigkeit, drohender Pflegebedürftigkeit und damit auch zur Notwendigkeit, neben einer angemessenen medikamentösen Behandlung rehabilitationsspezifische, nichtmedikamentöse Therapieverfahren einzusetzen.

Ziele

Die Linderung von Krankheitsfolgen und Verbesserung von Partizipation und Teilhabe am beruflichen und gesellschaftlichen Leben stehen als übergeordnete Ziele im Vordergrund der rehabilitativen Bemühungen.

Wie auch bei anderen Erkrankungen lassen sich für die medizinische Rehabilitation und Nachsorge bei Patienten mit Erkrankungen der Atmungsorgane vier Hauptzielbereiche differenzieren: somatische, funktionsbezogene, psychosoziale und edukative Therapieziele (Tab. 4.8.1).

Bei der Analyse von 572 COPD-Patienten wurden bei über 95 % somatische Therapieziele, bei 16 % funktionsbezogene, bei 60 % psychosoziale und bei 80 % edukative Therapieziele formuliert. In Abhängigkeit von den gemeinsam mit den Patienten vereinbarten Therapiezielen erfolgt auch die Therapieplanung. Neben der Optimierung der medikamentösen Therapie sind es physikalische Maßnahmen wie krankengymnastische Atemphysiotherapie mit und ohne Geräte, Einüben von Selbsthilfetechniken sowie balneophysikalische Maßnahmen, die verordnet werden. Im Bereich der Sport- und Bewegungstherapie erfolgt Sport mit angepasster Belastung im Sinne von Muskelaufbau und Kraftausdauertraining sowie die Koordination und Körperwahrnehmung.

Im Bereich der psycho- und verhaltenstherapeutischen Maßnahmen sind es die strukturierte verhaltenstherapeutische Raucherentwöhnung, der Umgang mit der Erkrankung, Überwindung von Angst- und Panikzuständen sowie Stressbewältigung und Erlernung von Coping-Strategien und soziale Integration, die hier neben Entspannungsverfahren erlernt werden.

Edukative Therapiemaßnahmen wie strukturierte COPD und Asthmaschulungsprogramme mit prak-

Tab. 4.8.1: Therapieziele bei chronischen obstruktiven Atemwegserkrankungen mit Codeziffern der ICF-Klassifikation.
b130: Funktionen des Schlafes, b440: Atmungsfunktionen, b450: weitere Atmungsfunktionen, b455: Funktionen der kardiorespiratorischen Belastbarkeit, b460: mit dem kardiovaskulären und Atemsystem verbundene Empfindungen, d230: die tägliche Routine durchführen, d450: Gehen, d455: sich auf andere Weise fortbewegen, d640: Hausarbeit erledigen, e110: Produkte und Substanzen für den persönlichen Gebrauch, e115: Produkte und Technologien zum persönlichen Gebrauch im täglichen Leben, e225: Klima

Therapieziele			
Somatisch	*Psychosozial*	*Funktionsbezogen*	*Edukativ*
Reduktion • des Auswurfs b440 • des Hustens b440 Besserung • der Atemnot b460 • der Sekretmobilisation b440 • der nächtlichen (pulmonalen) Symptomatik b440 • der Funktion der Atempumpe b440 • der Ventilationsstörung b440 • der respiratorischen Insuffizienz b440 • der kardialen Leistungsfähigkeit b455	Psychische Ebene: Besserung • der Ängstlichkeit b460 • der Befindlichkeit b460 • der Depressivität b460 • der Krankheitsbewältigung (Coping) d230 • des Selbstwertgefühls d230 Soziale Ebene: • berufliche Integration d230 • soziale Integration d230 • soziale Kompetenz d230	Basale Fähigkeiten: • Gehstrecke d450 • Schlafstörungen (Durchschlafen/Einschlafen) b134 • Selbstversorgung d230 • Fähigkeit Treppen zu steigen b455 • Vigilanz b134 Erweiterte Fähigkeiten: d640 • Haushaltsführung b455 • Ausübung von Hobbys b455 • Reisefähigkeit b455 • Ausübung sportlicher Aktivitäten b455	• Informationsstand über die Krankheit e115 • Notfallstrategien e115 • Techniken und Strategien zum Abbau von Risikoverhalten e110 • Spezielle therapeutische Techniken e225

tischen Übungen sowie soziale und berufliche Beratung, Ernährungsberatung sowie Technik- und Systemschulung runden das therapeutische Programm ab. Diese therapeutischen Maßnahmen werden in Abhängigkeit von den individuellen Therapiezielen bei den Patienten eingesetzt.

Wirksamkeit der pneumologischen Rehabilitation

Es sind in verschiedenen, weltweit erschienenen Leitlinien und Metaanalysen gesicherte Effekte der pneumologischen Rehabilitation mit zum Teil sehr hohen Evidenzgraden nachgewiesen (Lacasse et al., 1996; ACCP/AAC/VPR – Pulmonary Rehabilitation, 1997; Bergmann, 1997; American Thoracic Society, 1999; Fischer, Raschke, 2000; Gemeinsamer Bundesausschuss, 2004).

Mit dem Evidenzgrad A sind die Steigerung der körperlichen Leistungsfähigkeit, die Abnahme der Atemnot, die Steigerung der Lebensqualität und die Abnahme von COPD-assoziierter Angst und Depression aufgezeigt worden. Die Verbesserung von Kraft und Ausdauer der Armmuskeln bei gezieltem Training, Verbesserung der Atemmuskeln bei speziellem Training der Atemmuskulatur, insbesondere in Kombination mit allgemeinem körperlichen Training, sind auf dem Evidenzlevel B und die Besserung von psychischen Störungen und Förderung durch psychosoziale Intervention sind bisher nur mit dem Evidenzgrad C gesichert (Deutsche Atemwegsliga, 1998).

Mittels zielorientierter Ergebnismessung konnten für verschiedene Symptome und Beschwerden von Patienten mit Atemwegserkrankungen auch ein Jahr nach Rehabilitation noch hohe Effektstärken (> 0,8) nachgewiesen werden (Fischer, Raschke, 2000). Auch bezüglich der Reduktion von Arbeitsunfähigkeitstagen im Jahr nach der Rehabilitation im Vergleich zum Jahr vor der Rehabilitationsmaßnahme konnte bei Patienten mit mehr als 6 Wochen AU-Zeit im Mittel eine Abnahme um 81 Tage gezeigt werden. Auch Nachsorgeprogramme wie ambulante Lungensport-Programme weisen einen positiven Effekt auf und sind zur Sicherung des Rehabilitationserfolges sinnvoll einsetzbar (Wirtz, 2005).

4.8.2 Falldarstellung: Patient mit COPD

Aktuelle Beschwerden und funktionelle Einschränkungen

Atemwege
Seit mehr als 20 Jahren bestehen bei Herrn D. Beschwerden seitens der Atemwege. Sie äußern sich in zunehmender Atemnot, die jetzt schon bei geringer Belastung auftritt (Steigen einer Treppenetage). Darüber hinaus leidet Herr D. unter Husten mit weißem bis manchmal gelb gefärbtem Auswurf. Nächtliche Atembeschwerden werden verneint. Im Februar 2005 war es ihm besonders schlecht gegangen. Er war wegen der schweren Atemnot stationär behandelt worden. Dort wurde nach dem vorliegenden Entlassungsbericht eine infektexazerbierte COPD bei nicht optimaler Medikation angegeben.

Ein Test auf das Vorliegen eines Alpha-1-Antitrypsin-Mangels im Februar 1997, war unauffällig gewesen.

Verlauf der Lungenfunktion nach Aktenlage
Seit der 1. Rehabilitationsmaßnahme im November 1987 ist im weiteren Verlauf ein deutlicher Rückgang der Einsekundenkapazität (FEV_1) im Vergleich zum Sollwert festzustellen (Tab. 4.8.2). Ebenso zeigt sich im Verlauf von 18 Jahren eine deutliche Zunahme der Gasaustauschstörung mit zunehmender Hypoxämie und Hyperkapnie bis hin zur respiratorischen Globalinsuffizienz. Parallel kommt es zur Abnahme der körperlichen Leistungsfähigkeit, die 1987 noch 150 Watt betrug und 2005 noch eine Gehstrecke von 540 Metern innerhalb von 6 Min. aufweist. Der Abfall des Sollwertes der FEV_1 beträgt pro Jahr 35,0 ml, während er bei Herrn D. 61,6 ml, also das 1,75-fache, betrug.

Bewegungsapparat
Herr D. gibt an, seit 5 Jahren unter bewegungsabhängigen Schmerzen im Bereich der Lendenwirbelsäule zu leiden. Seit Juli 2003 leidet er zusätzlich unter einer Taubheit im Bereich des rechten Mittelfingers nach einem Maschinenunfall.

Anamnese

Eigen- und Familienanamnese
- Übliche Kinderkrankheiten
- 1974 Schultergelenksverletzung links, die manchmal zu Problemen beim Heben und Hochziehen von schweren Gegenständen führt
- Arbeitsunfall 2003
- Leistenbruch-OP rechts vor ca. 2 Jahren
- anamnestisch bekannte, medikamentös behandelte arterielle Hypertonie

Tab. 4.8.2: Rückgang der Einsekundenkapazität (FEV_1) im Vergleich zum Sollwert innerhalb von 18 Jahren am Beispiel eines Patienten mit COPD.

Alter in Jahren	FEV_1			PO_2 (mmHg)	PCO_2 (mmHg)	max. symptomlimitierte Leistung (W)
	Soll l	Ist l	(% Soll)			
39	3,4	2,0	58,9	75	36,0	150
46	3,25	1,5	46,2	74,5	38,4	125
49	3,17	1,4	44,2	65,1	38,6	90
53	2,88	1,1	38,2	63,8	46,1	75
55	2,82	1,1	39,0	65,6	45,7	75
57	2,77	0,89	32,1	61,2	50,5	540 m (6-Min.-Gehstrecke)

- bisher 5 Rehabilitationsverfahren (1987, 1994, 1997, 2001, 2003) mit gutem Erfolg absolviert.

Es sind keine wesentlichen familiären Erkrankungen bekannt.

Vegetative Anamnese

- Alter 56 Jahre, Größe 166 cm, Gewicht 55 kg (in den letzten 2 Jahren ca. 4 kg Gewichtsverlust)
- Appetit und Durst normal, unauffällige Defäkation, unauffällige Miktion, Nykturie
- Neigung zu Nachtschweiß, jedoch nicht zu Fieber oder Schüttelfrost
- Schlaf im Allgemeinen gut.

Allergieanamnese und Risikofaktoren

- Allergien sind keine bekannt. Ein Prick-Test wurde 1997 durchgeführt und war negativ ausgefallen. Außer Aquariumsfischen werden keine Haustiere gehalten.
- Risikoprofil: Seit ca. 36 Jahren etwa 20–25 Zigaretten täglich, dies entspricht etwa 40 Packungsjahren; gelegentlicher Alkoholkonsum; bei Aufnahme deutlich untergewichtig ohne eindeutige Hinweise für offensichtliche Fehlernährung; kein Medikamenten- oder illegaler Drogenabusus.
- Bewegungsmangel wurde bejaht, der Patient fühlt sich wegen seiner Atemwegserkrankung nicht besonders leistungsfähig.

Derzeitige Medikation

- kurzwirksames β_2-Mimetikum bei Bedarf (3–4-mal täglich)
- langwirksames Anticholinergikum (1-0-0-0)
- langwirksames β_2-Mimetikum in Kombination mit inhalativem Steroid (1-0-1-0)
- Ramipril 2,5 (1-0-0-0)
- Nevibolol ($^1/_2$-0-0-0)

Sozialanamnese

Der Patient ist verheiratet und hat vier erwachsene Kinder. Die soziale Sicherung erfolgt zurzeit mittels Krankengeld. Keine Rente, ein Rentenantrag ist geplant. Aufgrund der Lungenerkrankung und aufgrund von orthopädischen Beschwerden besteht ein anerkannter GdB von 50 mit dem Merkzeichen G. Die Partnerschaft verläuft harmonisch, das psychosoziale Umfeld ist ohne größere Spannungen.

Aktuelle Rehamotivation und Erwartungshaltung

Die Initiative zur stationären Rehabilitation ist auf eigenen Wunsch hin in Zusammenarbeit mit dem Hausarzt und mit Hilfe des medizinischen Dienstes der Krankenkasse erfolgt. Die zuletzt ausgeübte berufliche Tätigkeit sollte nicht weiterhin ausgeübt werden. Eine innerbetriebliche Umsetzung hält der Patient für nicht möglich.

Arbeits- und Berufsanamnese

Herr D. ist gelernter Schweißer, war von 1970–1973 Stahlarbeiter und ist seit 1973 als Metallschleifer in einem Stahlwerk beschäftigt. Er war entsprechend seiner eingeschränkten körperlichen Belastbarkeit umgesetzt worden.

Aktuell besteht seit Februar 2005 AU wegen COPD. Die AU-Zeiten im letzten Jahr: ca. 3 Monate.

Die vom Betrieb übersandte Arbeitsplatzbeschreibung umfasst im Wesentlichen folgende Tätigkeiten:

- Auflegen der Gussteile auf den Schleiftisch von Hand oder Kran
- Schleifen der Gussstücke nach Vorgaben gemäß Zeichnung
- Drehen und Wenden der Gussstücke in verschiedene Schleifpositionen
- Stapeln der Gussteile auf Paletten
- Reinhaltung des Arbeitsplatzes.

Den Angaben der Arbeitsplatzbeschreibung zufolge befindet sich der Arbeitsplatz in einer beleuchteten geschlossenen Werkshalle. Der Fußboden ist betoniert und die Halle im Winter beheizt. Die Arbeiten werden im Wechsel stehend und sitzend durchgeführt.

Aktuelles berufliches Anforderungsprofil

Herr D. arbeitet in Vollzeittätigkeit, die am Tage in zweifacher Wechselschicht (Früh- und Spätschicht) zu 38,5 Stunden/Woche verrichtet wird. Die Wochenenden sind nicht immer frei, an zwei Samstagen pro Monat wird gearbeitet. Der Weg zur Arbeit wird mit dem Pkw zurückgelegt.

Im Mittelpunkt der beruflichen Tätigkeit des Patienten steht das Arbeiten als Steuermann an einem Schleifautomat. Die körperliche Belastung wurde vom Patienten subjektiv als leicht eingestuft. Gelegentlich bestehen erhöhte Anforderungen an das Konzentrations- und Reaktionsvermögen. Zeitdruck wurde verneint. Die Arbeitshaltung erfolgt zu 90 % im Sitzen und zu etwa 10 % im Gehen, wobei dann auch Staubbelastung auftreten kann. Das Heben und Tragen von schweren Lasten kommt nie vor. Zwangshaltungen werden nicht eingenommen. An belastenden Umgebungseinflüssen wurden Lärm und starke Temperaturwechsel genannt. Stäuben ist der Patient im Vergleich zum Jahr 2003 stärker ausgesetzt. Dies führt zu Luftnot. Es müssen keine Fahrzeuge geführt werden, kein Treppensteigen, Steigen auf Leitern und Klettern auf Gerüste durchgeführt werden.

Der Arbeitsplatz ist sicher, das Arbeitsplatzklima gut. Die subjektive Belastung wurde als inzwischen überfordernd dargestellt. Insgesamt ist der Patient mit der Situation an seinem Arbeitsplatz zufrieden. Betriebsärztliche und arbeitsmedizinische Untersuchungen finden regelmäßig statt.

Befunde

Aufnahmebefund

- **Allgemeiner Zustand:** 56-jähriger, vorgealterter Patient in reduziertem Allgemein- und kachektischem Ernährungszustand, wach und voll orientiert, Entkleidungsdyspnoe, keine Unterschenkelödeme
- **Haut und sichtbare Schleimhäute**: gut durchblutet, kein Ikterus, keine Zyanose, fußpilztypische Hautveränderungen im Bereich des Zehenzwischenraums der 4. und 5. Zehe links, Narbe im Bereich des rechten Ellenbogengelenks (reizlos)
- **Kopf:** frei beweglich, kein Kalottenklopfschmerz, Nervenaustrittspunkte nicht druckdolent, Nasennebenhöhlen nicht klopfdolent, Nasenatmung subjektiv frei, Mund- und Rachenschleimhaut reizlos, Zunge leicht belegt, Gebiss vollprothetisch saniert, Tonsillen nicht vergrößert
- **Augen:** kein Exophthalmus, Visus mit Lesebrille korrigiert, Pupillen rund und isokor, direkte und konsensuelle Reaktion auf Licht regelrecht
- **Gehör:** normal
- **Hals:** keine Struma, keine obere Einflussstauung, keine vergrößerten Lymphknoten tastbar
- **Thorax:** symmetrisch, seitengleich beatmet, Lungengrenzen regelrecht, dorsobasale Atemverschieblichkeit bds. vermindert, sonorer bis hypersonorer Klopfschall, abgeschwächtes vesikuläres Atemgeräusch
- **Herz:** Herztöne rein, keine vitientypischen Geräusche, Herzaktion regelmäßig, kein Pulsdefizit, Herzfrequenz 74/Min., RR 130/90 mmHg
- **Abdomen:** Bauchdecken weich, Bruchpforten geschlossen, kein Druckschmerz, keine pathologischen Resistenzen tastbar, Leber und Milz nicht vergrößert tastbar, Nierenlager nicht klopfdolent, Darmgeräusche regelrecht
- **Gliedmaßen:** aktiv und passiv frei beweglich, keine Varikosis, Ulcera oder Narben. Fußpulse bds. gut tastbar
- **Wirbelsäule:** kein Klopfschmerz, keine Bewegungseinschränkung, keine groben Verbildungen. Fingerbodenabstand ca. 30 cm
- **ZNS:** keine Einschränkung der Sensibilität oder Motorik, Muskeldehnungsreflexe seitengleich auslösbar, Lasègue bds. negativ, Finger-Nase-Versuch bds. sicher
- **Psyche:** unauffällig, das Gespräch gestaltet sich offen und neutral, die anamnestischen Angabe des Patienten wirken authentisch.

Technische Untersuchungsbefunde

- Ganzkörperplethysmografische Untersuchung vor und nach Bronchospasmolyse mit β_2-Sympathikomimetikum: Es besteht eine schwere obstruktive Ventilationsstörung mit hochgradiger Einschränkung der FEV_1 auf 31,5 % des Solls bei ausgeprägter relativer Lungenüberblähung. In der Fluss-Volumen-Kurve ist kurz nach Erreichen des Peak-Flow ein rascher Abfall des exspiratorischen Atemflusses als Ausdruck von instabilen Atemwegen bei ausgeprägter COPD zu erkennen. Nach Bronchospasmolyse ist keine Reversibilität festzustellen. Im Verlauf der Rehabilitationsmaßnahme kommt es zu einer Zunahme der FEV_1 um 18,3 % auf 1,03 l.
- Blutgasanalyse in Ruhe und unter Belastung (6-Min.-Gehtest): Die Blutgasanalyse in Ruhe zeigt bei Aufnahme einen Sauerstoffpartialdruck von 57,7 mmHg und einen CO_2-Partialdruck von 46,5 mmHg als Ausdruck einer respiratorischen

Globalinsuffizienz. Unter Belastung nach 6-Min.-Gehtest leichte Zunahme des O_2-Partialdruckes auf 64,2 mmHg als Ausdruck einer Ventilations-Perfusions-Verteilungsstörung in Ruhe, die sich unter Belastung leicht bessert. Der gemessene HbCO-Wert im arteriellen Blut betrug bei fortgesetztem Nikotinabusus bis zu 8,6 Vol%.

Rehabilitationsdiagnosen und -ziele

Rehabilitationsdiagnosen

- COPD III nach GOLD
- Nikotinabusus (kumulativ ca. 40 Packungsjahre)
- anamnestisch bekanntes rezidivierendes Wirbelsäulensyndrom bei Degeneration (aktuell symptomarm)
- arterielle Hypertonie (medikamentös behandelt)
- anamnestisch bekannte Herzleistungsminderung (Ejektionsfraktion 40–50 %)

Rehabilitationsziele (mit dem Patienten abgestimmt)
somatische Therapieziele:

- Besserung der Atemnot und der Sekretmobilisation
- Reduktion des Hustens und des Auswurfs
- Besserung der kardiopulmonalen Leistungsfähigkeit

funktionale Therapieziele:

- Linderung der Beschwerden seitens des Bewegungsapparates
- Wiederholung der Kenntnis seines häuslichen Übungsprogramms (besser unter edukative Therapieziele)
- Trainieren wirbelsäulengerechten Verhaltens

edukative Therapieziele:

- Wiederholung der Kenntnisse über das Beherrschen von Techniken und Strategien zur Selbstkontrolle (z. B. Peak-Flow-Messung und Symptombeurteilung) sowie Beherrschen von speziellen therapeutischen Techniken (z. B. Inhalationstechniken und Verwendung von Dosieraerosolen)
- Verbesserung des Kenntnisstandes über die Krankheiten
- Gewichtszunahme
- Das Ziel „Nichtrauchertraining" wurde vom Patienten ausdrücklich nicht gewünscht.

Rehabilitationsverlauf

In der Blutgasanalyse in Ruhe fand sich wiederholt eine manifeste respiratorische Globalinsuffizienz im Sinne einer alveolären Hypoventilation bei erhöhtem HbCO-Wert als Ausdruck des fortgesetzten Nikotinabusus. Bei Durchführung des 6-Min.-Gehtests kam es zu einer leichten Zunahme des Sauerstoffpartialdrucks als Ausdruck einer Ventilations-Perfusions-Inhomogenität (Verteilungsstörung) in Ruhe. Unmittelbar vor Entlassung wurde in der Blutgasanalyse in Ruhe eine manifeste respiratorische Globalinsuffizienz dokumentiert. Ganzkörperplethysmografisch wurde wiederholt eine schwere obstruktive Ventilationsstörung bei Flusslimitierung der kleinen Atemwege und Lungenüberblähung im Sinne einer COPD III nach GOLD gesehen. In der CO-Diffusionkapazitätsmessung kam eine mittelschwere Beeinträchtigung der Diffusion (Gasaustauschstörung) zur Darstellung. Aufgrund der aktuell stark ausgeprägten klinischen Beschwerden und vor dem Hintergrund der genannten pneumologischen Funktionsparameter wurde eine Intensivierung der antiobstruktiven Medikation vorgenommen und zusätzlich ein Theophyllin-Präparat als Dauermedikation verordnet. Außerdem wurde zwecks Sekretmobilisation eine Therapie mittels VRP1-Flutter durchgeführt.

Aufgrund der Atemwegserkrankung nahm Herr D. an der Atemtherapie teil. Ziel war, antiobstruktive Verhaltensweisen einzuüben. Er wurde über die Erkrankung aufgeklärt, lernte Atemtechniken und atemerleichternde Körperhaltungen bei akuter Luftnot und bei Belastung, Hustentechniken und die richtige Handhabung der inhalativen Medikamente und Inhalationshilfen.

Bei der funktionellen Atemgymnastik, einer krankengymnastisch-physiotherapeutischen Gruppenbehandlung für schwer erkrankte Atemwegspatienten, erlernte der Patient eine verbesserte Atemwahrnehmung und Körperhaltung. Zudem wurden Atemtechniken und atemerleichternde Körperhaltungen unter Belastung eingeübt.

Zur Linderung der zurzeit nicht im Vordergrund stehenden Beschwerden des Bewegungsapparats hatten wir dem Patienten die Teilnahme an der Rückenschule und der Wirbelsäulengymnastik verordnet. Ziel war die Kräftigung der Bauch- und Rückenmuskulatur sowie die Dehnung verkürzter paravertebraler Muskeln. Im Rahmen der gymnastischen Übungsbehandlung/Rückenschule wurden der Aufbau und die Funktion der Wirbelsäule sowie rückengerechtes Verhalten im Alltag erläutert und Übungen zur Kräftigung/Dehnung der relevanten Muskelgruppen vermittelt. Ergänzt wurde die Behandlung durch Maßnahmen zur Detonisierung der verspannten Muskulatur in Form von Schlickpackungen und Massagen.

Zur Verbesserung der allgemeinen körperlichen Leistungsfähigkeit nahm der Patient an einem Ergometertraining teil.

Bei insgesamt grenzwertig-kachektischem Ernährungszustand verordneten wir Herrn D. Zwischenmahlzeiten.

Im Rahmen des Gesundheitsbildungsprogramms nahm Herr D. an Vorträgen zur gesunden Lebensführung, gesunden Ernährung, Sport und Gesundheit, Stress und Gesundheitsverhalten sowie an Informationsvorträgen zu den Erkrankungen teil.

Die Verlängerung des Heilverfahrens um eine Woche war aus medizinisch-therapeutischer Sicht indiziert und entsprach dem Ziel, die Leistungsfähigkeit des Versicherten zu verbessern und die Erwerbstätigkeit zu erhalten.

Rehabilitationsergebnis

Die bronchopulmonale Situation war während der Maßnahmen stabil mit geringer Besserung im Verlauf. Objektivierbar war dieses anhand der Verbesserung der respiratorischen Insuffizienz und der Verbesserung der Lungenfunktionsparameter. Der Patient gab vor Entlassung an, subjektiv etwas besser Luft zu bekommen. Das Bedarfsspray wurde nur noch gelegentlich benötigt und angewendet (zu Hause 3–4-mal pro Tag). Der Nikotinabusus ist nur geringfügig auf 20 Zigaretten täglich reduziert worden. Die Teilnahme am Raucherentwöhnungsprogramm war vom Patienten bereits im Aufnahmegespräch ausdrücklich nicht gewünscht worden. Herr D. äußerte Zweifel, Nikotinkarenz erreichen zu können. Empfehlenswert ist weitere fachärztliche pneumologische Betreuung.

Unter intensiver physikalischer Therapie waren die Beschwerden vonseiten des Bewegungsapparates günstig beeinflussbar. Herr D. vertiefte seine Kenntnisse über ein entsprechendes wirbelsäulengerechtes Übungsprogramm für zu Hause und wirbelsäulengerechtes Verhalten im Alltag.

Das Körpergewicht wurde während des vierwöchigen stationären Heilverfahrens trotz Zufuhr von Vollkost plus Zwischenmahlzeiten nicht erhöht.

Durch die Teilnahme an den Schulungen konnte Herr D. seine Kenntnisse über die Erkrankungen wiederholen, vertiefen und erweitern. Der Patient zeigte sich während des Heilverfahrens häufig motiviert und bei den Anwendungen kooperativ. Es bestand keine Diskrepanz zwischen den Befunden und den subjektiven Beschwerden des Patienten.

Herr D. äußerte sich insgesamt zufrieden mit dem Verlauf des Heilverfahrens, die Anwendungen wurden gut vertragen.

Sozialmedizinische Epikrise

Herr D. leidet unter einer COPD III nach GOLD bei Nikotinabusus, die einer umfangreichen antiobstruktiven Medikation bedarf. Daher sollte der Patient die Exposition gegenüber inhalativen Noxen und Irritanzien (Stäube, Gase, Dämpfe und Rauch) ebenso vermeiden wie zu Infekt prädisponierende Tätigkeiten mit häufigem Temperaturwechsel.

Aufgrund der Beschwerden und Befunde sind schweres Heben und Tragen von Lasten für den Patienten nicht geeignet. Mittelschwere körperliche Tätigkeiten sollten nur gelegentlich ausgeübt werden. Anhaltende Tätigkeiten in Zwangshaltungen sollten vermieden werden (kein ständiges Sitzen, Stehen, kein überwiegendes Gehen). Überwiegende Arbeiten in Kälte oder Nässe sollten vermieden werden.

Da der Patient die oben genannten Einschränkungen im Rahmen seiner aktuell ausgeübten beruflichen Tätigkeit als Schleifer im Stahlwerk zu den derzeitigen Bedingungen nicht ausreichend berücksichtigen kann, besteht für eine solche Tätigkeit ein Leistungsvermögen von weniger als 3 Stunden pro Tag. Bei Berücksichtigung der oben genannten Einschränkungen besteht auf dem allgemeinen Arbeitsmarkt ein Leistungsvermögen von 6 Stunden und mehr pro Tag für leichte körperliche Tätigkeiten. Dies entspricht auch der Selbsteinschätzung des Patienten.

Es erfolgte die Beratung nach dem Schwerbehindertenrecht. Dem Patienten wurden die wesentlichen Zusammenhänge des Antragsverfahrens vermittelt, ihm wurden die entsprechenden GdB-abhängigen Rechte und Nachteilsausgleiche vorgestellt und er erhielt einen entsprechenden Ratgeber.

Herr D. berichtet, dass er bei einem Stahlwerk in der Gießerei beschäftigt sei. Sein Arbeitsplatz sei leidensgerecht, wenn er innerhalb seiner Kabine bleibe. Betrete er die Werkshalle, sei er einer starken Inhalationsbelastung ausgesetzt mit Verstärkung der Dyspnoe, zusätzlich sind die Arbeitsanteile beim Einsatz an der Maschine deutlich schwerer zu beurteilen als die Arbeitsanteile in der Steuerkabine. Bisher habe er sich mit seinem Kollegen abgesprochen, der alle Tätigkeiten außerhalb der Kabine erledigt habe. Dieser stehe allerdings nicht mehr dauerhaft zur Verfügung. Nur in der bisherigen Form mit Unterstützung durch einen parallel arbeitenden Kollegen wäre die letzte Tätigkeit als leidensgerecht zu interpretieren. Hierzu sollte im Rahmen der innerbetrieblichen Arbeitsorganisation nach Möglichkeiten gesucht werden, um den Arbeitsplatz wieder wie früher zu gestalten und damit den Arbeitsplatz von Herrn D. zu erhalten.

Herr D. möchte zunächst ein Gespräch mit dem Betriebsrat führen und sein Anliegen vortragen. Sollten sich bei der entsprechenden Umgestaltung des Arbeitsplatzes Probleme ergeben, sollte ggf. zusätzlich das Integrationsamt eingeschaltet werden.

Medikation bei Entlassung:
- kurzwirksames β_2-Mimetikum als DA bei Bedarf
- langwirksames Anticholinergikum (1-0-0-0)
- langwirksames β_2-Mimetikum in Kombination mit einem inhalativen Steroid 50/250 μg (1-0-1-0)
- retardiertes Theophyllin 200 mg (1-0-0-0)
- retardiertesTheophyllin 350 mg (0-0-1-0)
- ACE-Hemmer 2,5 (1-0-0-0)
- Beta-Rezeptorenblocker (1/2-0-0-0)

Empfehlungen für die Weiterbehandlung:
- Nikotinkarenz
- pneumologische Betreuung und regelmäßige Grippeschutzimpfung
- Gewichtszunahme
- Fortsetzung des erlernten wirbelsäulengerechten Übungsprogramms für zu Hause und eines wirbelsäulengerechten Verhaltens im Alltag
- kardiologische Betreuung bei bekannter Herzleistungsminderung und arterieller Hypertonie
- Wiederholung des stationären Heilverfahrens im verkürzten Zeitintervall zum Erhalt der Leistungsfähigkeit
- zwischenzeitlich sollte ein regelmäßiges körperliches Training erfolgen entweder in einer wohnortnahen Lungensportgruppe oder als häusliches Trainingsprogramm.

Herr D. wurde bis zur Klärung des Einsatzbereiches in seinem Betrieb für arbeitsunfähig in die weitere ambulante Betreuung entlassen.

4.9 Psychosomatische Rehabilitation

Christoph Schmeling-Kludas

4.9.1 Einführung

Krankheitsspektrum

Die psychischen und psychosomatischen Erkrankungen sind in der 10. Revision der Internationalen Klassifikation der Krankheiten im Kapitel V (F) zusammengefasst (Dilling, Mombour, Schmidt, 2000). Zu ihnen gehören u. a. organische psychische Störungen (z. B. Demenzerkrankungen), psychische und Verhaltensstörungen durch psychotrope Substanzen (z. B. Alkoholabhängigkeit oder Drogensucht), Schizophrenien und verwandte Störungen, affektive Störungen (manische Erkrankungen, bipolare Störungen, Depressionen und Dysthymien), neurotische (z. B. Angststörungen), Belastungs- und somatoforme Störungen, Verhaltensauffälligkeiten in Verbindung mit körperlichen Störungen und Faktoren (z. B. Essstörungen) und Persönlichkeitsstörungen. Hinzu kommen Intelligenzminderung, Entwicklungsstörungen sowie Verhaltens- und emotionale Störungen mit Beginn in der Kindheit und Jugend.

Epidemiologie

Einer Übersicht von Zielke et al. zufolge rangieren Depressionen in der Bevölkerung von der Häufigkeit her an erster Stelle, gefolgt von Angststörungen, somatoformen Störungen, Essstörungen und Persönlichkeitsstörungen. Patienten mit diesen Erkrankungen nehmen das System der medizinischen Gesundheitsversorgung intensiver in Anspruch (z. B. Arztbesuche, stationäre Aufenthalte) als Patienten mit ausschließlich körperlichen Krankheitsbildern. Sie entwickeln häufiger eine Chronifizierung und ein damit zusammenhängendes „chronisches" Krankheitsverhalten. Die Zahlen verschiedener Krankenkassen zeigen, dass bei insgesamt zurückgehender Erkrankungshäufigkeit die Bedeutung psychischer und psychosomatischer Erkrankungen im Hinblick auf die Arbeitsunfähigkeit ständig zugenommen hat. Dies wird nicht nur auf eine Zunahme der Fallzahlen, sondern auch auf eine Verlängerung der durchschnittlichen Krankheitsdauer zurückgeführt (Zielke et al., 2004). Allein an depressiven Episoden erkranken innerhalb eines Jahres 8,8 % der 18- bis 65-Jährigen, weitere 4,5 % an einer Dysthymie und 1,3 % an einer bipolaren Erkrankung. Im Jahre 2000 waren akut depressiv erkrankte Patienten im Monat davor 10,9 Tage arbeitsunfähig gewesen und 30,8 % litten unter relevanten Einschränkungen der Arbeitsproduktivität. Bezüglich der gesamtgesellschaftlichen Kosten stehen depressive Erkrankungen nach den Herz-Kreislauf-Erkrankungen bereits an 2. Stelle (Linden, 2003).

Krankheitsfolgen

In der internationalen Klassifikation der Funktionsfähigkeit, Behinderung und Gesundheit (World Health Organization, 2004) sind in Kap. 1: „Mentale Funktionen" und Kap. 2: „Sinnesfunktionen und Schmerz" zahlreiche Funktionen aufgeführt, die aus klinischer Erfahrung durch psychische und psychosomatische Erkrankungen beeinträchtigt sein können, insbesondere globale psychosoziale Funktionen (b122), solche von Temperament und Persönlichkeit (b126) wie z. B. Extraversion, Umgänglichkeit, psychische Stabilität, Offenheit gegenüber neuen Erfahrungen oder Selbstvertrauen, Funktionen der psychischen Energie und des Antriebes (b130), des Schlafes (b134), der Aufmerksamkeit (b140), des Gedächtnisses (b144), emotionale Funktionen (b152) wie z. B. Affektkontrolle, Funktionen des Denkens (Denktempo, Form des Denkens usw., b160), höhere kognitive Funktionen (b164), die Selbstwahrnehmung und die Zeitwahrnehmung betreffende Funktionen (z. B. Selbstwahrnehmung, Körperschema; b180) oder Schmerz (b280). Im Einzelfall können gerade bei somatoformen Störungen auch Funktionen aus anderen Kapiteln eine Rolle spielen, z. B. beim Hyperventilationssyndrom Störungen der Atmungsfunktionen (b440) oder auch sexuelle Funktionen (b640). In der Rehabilitationsmedizin sind bei psychischen und psychosomatischen Erkrankungen vor allem die Funktionen bedeutsam, die sich auf das Konzentrations- und Reaktionsvermögen, das Umstellungs- und Anpassungsvermögen, die Verantwortung für Personen und Maschinen, Publikumsverkehr und die Überwachung und Steuerung komplexer Arbeitsvorgänge beziehen (Bundesversicherungsanstalt für Angestellte, 2001).

Behandlungsangebote für Patienten mit psychischen und psychosomatischen Störungen

Aus einer historisch einmaligen Entwicklung heraus ist das bundesdeutsche Versorgungssystem für psychische und psychosomatische Erkrankungen im Vergleich mit anderen Ländern stärker differenziert und von daher für die Patienten, aber auch für die im Gesundheitswesen Tätigen z. T. unübersichtlich.

Psychosomatische Grundversorgung

Die 1. Stufe stellt die psychosomatische Grundversorgung dar, da sie von niedergelassenen Ärzten, insbesondere Allgemeinmedizinern und hausärztlich tätigen Internisten, aber auch von Gynäkologen, Kinderärzten und anderen Fachärzten geleistet wird. Die psychosomatische Grundversorgung wird von den Krankenkassen vergütet. Der Erwerb der Qualifikation hierfür ist aktuell in den Weiterbildungsordnungen für die Facharztgebiete festgelegt.

Ambulante Psychotherapie

Die 2. Stufe umfasst die ambulante fachärztliche bzw. psychotherapeutische Versorgung. Ambulante Psychotherapie wird sowohl von approbierten psychologischen Psychotherapeuten wie auch von entsprechend weitergebildeten Ärzten (Facharzt für Psychosomatische Medizin und Psychotherapie) gewährleistet. Kurzzeittherapien (in der Regel bis 25 Std.) können auch von Fachärzten anderer Gebiete durchgeführt werden, wenn sie eine entsprechende Ausbildung absolviert haben. Auch die Fachärzte für Psychiatrie und Psychotherapie (auch die frühere Facharztbezeichnung Nervenarzt kann weitergeführt werden) bieten ambulante Psychotherapien an. In den psychiatrischen Kassenarztpraxen spielen in der Regel aber andere Interventionen, z. B. solche sozialpsychiatrischer oder psychopharmakologischer Art, eine größere Rolle. Ergänzend sei erwähnt, dass für Kinder und Jugendliche eigene Fachärzte bzw. Psychotherapeuten existieren (Facharzt für Kinder- und Jugendpsychiatrie und -psychotherapie bzw. ärztlicher oder psychologischer Kinder- und Jugendpsychotherapeut). Mit dem Psychotherapeutengesetz wurde erstmals auch eine nichtärztliche Berufsgruppe, nämlich die der Psychologischen Psychotherapeuten für die Versorgung zu Lasten der Krankenkassen zugelassen. Sie müssen hierfür im Anschluss an das Psychologiestudium eine psychotherapeutische Ausbildung absolvieren und werden dann approbiert.

Stationäre Psychotherapie

In der stationären Versorgung dominieren im Krankenhausbereich die Fachabteilungen für Psychiatrie und Psychotherapie (2002: 396 Abteilungen mit 53 196 Betten) gegenüber den Krankenhausabteilungen für Psychosomatische Medizin und Psychotherapie (81 Abteilungen mit 2996 Betten; Schulz et al., im Druck). Letztere existierten in Deutschland in kleinerer Zahl schon lange. Mit der Notwendigkeit zur Weiterbildung für den Facharzt für Psychosomatische Medizin und Psychotherapie haben die verschiedenen Bundesländer in unterschiedlichem Umfang Bettenabteilungen für dieses Fach neu eingerichtet, überwiegend an Großkrankenhäusern, um eine konsiliarische bzw. Liaisonversorgung von Patienten mit psychosomatischer Morbidität bzw. psychischer oder psychosomatischer Komorbidität sicherzustellen. Bezogen auf die Einwohnerzahl ist das Bundesland Schleswig-Holstein derzeit das bestausgestattete. Teilstationäre Angebote im Krankenhausbereich, sog. **Tageskliniken**, sind im Gebiet Psychiatrie und Psychotherapie häufig, im Gebiet Psychosomatische Medizin und Psychotherapie hingegen sehr selten vertreten.

Das geht Sie an!

Zwischen den Angeboten der Kliniken für Psychiatrie und Psychotherapie und solchen für Psychosomatische Medizin und Psychotherapie sind keine ganz scharfen Grenzen zu ziehen: Einigkeit besteht bei vielen Fachleuten darin, dass organisch bedingte psychische Störungen, Suchterkrankungen und Psychosen dem Gebiet der Psychiatrie und Psychotherapie, psychosomatische Funktionsstörungen (somatoforme Störungen), Essstörungen und Bewältigungsprobleme bei körperlichen Erkrankungen (z. B. Komorbidität von Herzinfarkt und Depression) der Psychosomatischen Medizin und Psychotherapie zuzuordnen sind. Des Weiteren lässt sich sagen, dass Patienten, bei denen schwerpunktmäßig eine psychopharmakologische Behandlung angezeigt ist, in die Psychiatrie eingewiesen werden sollten, während Behandlungen, bei denen von vornherein absehbar ist, dass vor allem ein intensives psychotherapeutisches Angebot erforderlich ist, in der Regel besser in psychosomatischen Kliniken erfolgen. Da aber z. B. gerade bei den sehr häufigen Depressionen beide Behandlungsansätze zum Zuge kommen sollten und auch in beiden Fachgebieten angeboten werden, ist für viele der Patienten aus dem Überschneidungsbereich (insbesondere affektive Störungen, neurotische und Belastungsreaktionen sowie Persönlichkeitsstörungen) eine eindeutige Zuordnung nicht möglich. Entscheidend sind daher oft die jeweiligen Spezialisierungen und Schwerpunktsetzungen in den einzelnen Kliniken beider Fachgebiete vor Ort.

Stationäre psychosomatische Rehabilitation

Weltweit einmalig ist schließlich das Angebot der stationären psychosomatischen Rehabilitation in Deutschland. Die psychosomatischen Fachkliniken, meist in einer Größe von 100 oder mehr Betten, bieten psychosomatische Heilverfahren in Trägerschaft der Rentenversicherer oder Krankenkassen mit einem Schwerpunkt psychotherapeutischer

Interventionen an. Die persönlichen Voraussetzungen der Patienten für die Gewährung einer solchen Rehamaßnahme unterscheiden sich nicht von denen anderer Fachgebiete wie z. B. der Kardiologie, Neurologie oder Onkologie. Im Gegensatz zu den anderen Fächern sind allerdings Anschlussheilbehandlungen in der Psychosomatik nicht etabliert, d. h. es werden nur **allgemeine Heilverfahren** angeboten, die ganz überwiegend aus dem niedergelassenen hausärztlichen oder fachärztlichen Bereich heraus (s. u., Fallbeispiel) oder von den Patienten selbst initiiert werden. Wie generell in der Rehabilitation ist eine solche Maßnahme an die Voraussetzung gebunden, dass eine relevante Gesundheitsstörung vorliegt, dass damit verbundene Einschränkungen der Funktionsfähigkeit die Erwerbsfähigkeit bedrohen bzw. bereits eingeschränkt oder aufgehoben haben und dass durch die psychosomatische Rehabilitationsmaßnahme zu erwarten ist, dass diese Einschränkungen reduziert werden können. Bei bereits berenteten Patienten kann es statt um die Erwerbsfähigkeit um die Fähigkeit zum selbstständigen Leben gehen (Kostenträger: Krankenkassen). Bundesweit wurden für die psychosomatische Rehabilitation (ohne Suchtrehabilitation) Anfang 2002 etwa 15 400 Betten vorgehalten und ca. 100 000 psychosomatische Heilverfahren (wieder ohne Suchtrehabilitation) mit etwa 38-tägiger Dauer durchgeführt (Schulz et al., im Druck). Einer aktuellen Auswertung des größten Rentenversicherungsträgers, der Bundesversicherungsanstalt für Angestellte, aus dem Jahre 2004 zufolge (Bundesversicherungsanstalt für Angestellte, 2005) wurden bei über 43 000 psychosomatischen Rehabilitanden folgende Diagnosen am häufigsten festgestellt (Entlassungsdiagnosen, Mehrfachnennungen möglich):

- bei 46 % neurotische (inklusive Angststörungen), Belastungs- und somatoforme Störungen (F40–F48)
- bei 44 % affektive Störungen (F30–F39), vor allem depressive Episoden und Dysthymia
- bei 4 % Verhaltensauffälligkeiten mit körperlichen Störungen und Faktoren (F50–F59)
- bei 4 % Persönlichkeits- und Verhaltensstörungen (F60–F69)
- bei 1 % Schizophrenie bzw. schizotype und wahnhafte Störungen (F20–F29).

Das Durchschnittsalter der Rehabilitanden betrug 45 Jahre, nur 24 % waren Männer. Neben einem häufigeren Vorkommen bestimmter Störungen bei Frauen dürfte für diese Geschlechterdifferenz auch eine Rolle spielen, dass Männer offenbar weniger bereit sind, psychotherapeutische Hilfe in Anspruch zu nehmen. Auslösend für die genannten Gesundheitsstörungen ist das gesamte Spektrum psychosozialer Belastungen. Dabei spielen berufliche Probleme eine zunehmende Rolle, etwa Erhöhung des Arbeitsdruckes, Umstrukturierungen, EDV-Veränderungen, angekündigte oder befürchtete Entlassungen, Mobbing und nicht zuletzt Arbeitslosigkeit. Am Durchschnittsalter der Rehabilitanden ist dabei ablesbar, dass an derartigen Herausforderungen auch Menschen scheitern, die ihren Beruf jahre- oder jahrzehntelang ausüben konnten, die also über insgesamt gute persönliche Ressourcen verfügen.

Die Abgrenzung zwischen Krankenhausbehandlung im Gebiet Psychosomatische Medizin und Psychotherapie und der psychosomatischen Rehabilitation ist auf den Einzelfall bezogen schwierig. Spektrum und Häufigkeit der Diagnosen unterscheiden sich kaum. Auch das Behandlungsangebot weist qualitativ weitgehende Übereinstimmungen auf und anders als in vielen anderen Fachgebieten durchdringt das biopsychosoziale Krankheitsmodell, von dem die Rehabilitation geprägt ist, auch die Krankenhausbehandlungen. Zusätzlich fällt es bei psychischen Störungen oft schwer, die Schädigungen und die daraus resultierenden Funktionsstörungen überhaupt zu trennen (z. B. bei einer Angststörung). Generell geht es in der Krankenhausbehandlung um die Behandlung von Krankheitszuständen, die im ambulanten Setting nicht beherrschbar sind, sei es aus Gründen der diagnostischen Unklarheit (betrifft im Wesentlichen komplexe Krankheitszustände wie z. B. das Vorliegen einer somatoformen autonomen Funktionsstörung des kardiovaskulären Systems bei gleichzeitig vorhandener koronarer Herzkrankheit) oder aus Gründen der körperlichen und/oder seelischen Stabilität (z. B. Unterschreiten eines kritischen Gewichtes bei Essstörungen oder Suizidalität). In der psychosomatischen Rehabilitation sollte hingegen eine diagnostische Abklärung möglichst bereits erfolgt und die Patienten sollten psychisch und körperlich so stabil sein, dass sie rehabilitationsfähig sind (in der Psychosomatik beinhaltet dies z. B. die Fähigkeit zur weitgehend selbstständigen Versorgung und zur selbstständigen Nutzung des therapeutischen Angebotes sowie in der Regel auch die Gruppenfähigkeit). Ferner geht es in der Rehabilitation im Wesentlichen darum, die durch eine Gesundheitsstörung ausgelösten Beeinträchtigungen der Funktionsfähigkeit zu reduzieren, insbesondere im Hinblick auf die Erwerbsfähigkeit. Im Versorgungsalltag der Krankenhausabteilungen ist entsprechend meist die ärztliche und die psychotherapeutische Versorgung wesentlich intensiver, insbesondere das Angebot an Einzelpsychotherapien, und es fehlen die für die psychosomatische Rehabilitation typischen berufsbezogenen Angebote wie z. B. entsprechend thematisch ausgerichtete Gruppen.

Merke!

Psychosomatische Rehabilitation bedeutet ein multimodales Angebot, das durch ein multiprofessionelles Team angeboten wird.

Im Mittelpunkt steht die Einzel- und Gruppenpsychotherapie, die von ärztlichen oder psychologischen Psychotherapeuten gewährleistet wird. Zugelassen sind die wissenschaftlich anerkannten Verfahren, d. h. die auf der Psychoanalyse aufbauenden psychodynamischen Psychotherapieformen, die Verhaltenstherapie und die Gesprächspsychotherapie. Daneben ist eine stationsärztliche Versorgung erforderlich, um im Rahmen der psychischen Erkrankungen vorkommende körperliche Symptome abzuklären und einzuordnen bzw. somatische Komorbiditäten adäquat mit zu diagnostizieren und zu behandeln. Auch die psychopharmakologische Behandlung spielt in der psychosomatischen Rehabilitation eine große Rolle, insbesondere die antidepressive Therapie bei den affektiven Störungen. In den meisten Kliniken kommt dem behandelnden Stationsarzt auch die koordinierende Funktion für den Rehabilitationsprozess insgesamt zu.

In der Psychosomatik sind ferner kreativtherapeutische Angebote insofern von Bedeutung, weil z. B. die Tanz-, Kunst- oder Musiktherapie manchen Patienten, denen ein sprachlicher Zugang zu den Hintergründen ihrer Erkrankung schwerfällt, alternative Verstehens- und Behandlungsmöglichkeiten bietet. Des Weiteren gibt es ein bewegungs- bzw. sporttherapeutisches und krankengymnastisches Angebot, wobei es um eine Verbesserung des allgemeinen Trainingszustands, bei vielen somatoformen Störungen aber auch um die Rückgewinnung des Vertrauens in den eigenen Körper geht. Eine aktive übende Behandlung mittels Krankengymnastik ist besonders für die zahlreichen zusätzlich vorhandenen Rückenprobleme von Bedeutung, unter denen viele psychosomatische Patienten im Rahmen ihrer allgemein gesteigerten Erregbarkeit bzw. Anspannung leiden. Hinzu kommen physikalische Therapiemaßnahmen (Entspannungsbäder, Massagen, Fango) und Entspannungsverfahren, die in der Regel von ärztlichen oder psychologischen Psychotherapeuten angeboten werden. Eine große Rolle spielen Sozial- und Berufsberatungen, um vorhandene Probleme im Beruf, daneben aber auch in anderen Lebensbereichen zu klären (z. B. Schuldenberatung).

Durch die bei jedem Patienten erforderliche Leistungsbeurteilung, die oft erhebliche Konsequenzen hat, geraten insbesondere Ärzte und Psychotherapeuten in die Doppelrolle von Behandler und Gutachter, was besondere Anforderungen für die Durchführung z. B. der Psychotherapie nach sich zieht (Schmeling-Kludas, Boll-Klatt, 2003).

Wirksamkeit der psychosomatischen Rehabilitation

Auch wenn die Ansicht verbreitet ist, dass Maßnahmen der naturwissenschaftlichen Medizin leichter überprüfbar sind als z. B. Psychotherapie, kann gesagt werden, dass die Datenlage zur Wirksamkeit gerade bei der psychosomatischen Rehabilitation sehr gut ist, besser als bei den meisten anderen Rehabilitationsindikationen. So konnten umfangreiche Studien der letzten Jahre und Jahrzehnte eine Verbesserung auf der Ebene der Gesundheits- und Funktionsstörungen nachweisen. Vergleicht man z. B. die Symptombelastung der Patienten vor der Rehabilitation mit der Symptombelastung ein halbes oder ein ganzes Jahr danach, so ist eine deutliche Reduktion (mittlere bis starke Effektstärken) feststellbar (Löschmann et al., 2005; Schulz,

Lang, Koch, 2003). Auch die ökonomische Wirksamkeit ist belegt: Eine umfangreiche im Jahre 2004 abgeschlossene Studie hierzu kam zu dem Ergebnis, dass psychosomatische Rehabilitationsmaßnahmen eine Kosten-Nutzen-Relation von 1 : 3,79 aufweisen. Die Investition von 1 € in die stationäre psychosomatische Reha erzeugt also eine Reduktion der Krankheitskosten und der Krankheitsfolgekosten (z. B. durch Arbeitsunfähigkeit, fehlende Beitragszahlungen bei Erkrankungen etc.) von 3,79 € (Zielke et al., 2004).

4.9.2 Falldarstellung: Patient in der psychosomatischen Rehabilitation

Selbstzweifel und Selbstvertrauen – Seele und Körper

Vorgeschichte

Anfang Mai 2004 sucht Herr H., ein 47 Jahre alter Speditionskaufmann aus Hannover, seinen Hausarzt auf, bei dem er seit 7 Jahren wegen eines Diabetes mellitus und einer arteriellen Hypertonie in Behandlung ist: Er fühle sich erschöpft und leide unter Schlafstörungen, da er sich um seinen Arbeitsplatz Sorgen mache. Die Situation im Betrieb habe sich zugespitzt und durch die Schlafstörungen verschärfe sich die Situation weiter. Er schaffe die Arbeit kaum noch. Der Hausarzt stellt einen erhöhten Blutzuckerwert (270 mg/dl) und einen erhöhten Blutdruckwert (160/95) fest, verschreibt ein Benzodiazepin-Präparat und bestellt den Patienten 10 Tage später erneut ein. Die Schlafstörungen, aber auch Blutzucker und Blutdruck sind nur geringgradig gebessert, so dass der Hausarzt den Patienten an einen Nervenarzt überweist. Seinen ersten Termin dort hat Herr H. 5 Wochen später, inzwischen ist es Mitte Juni geworden. In den vom Nervenarzt zweimal pro Woche angebotenen Gesprächen von jeweils etwa 20 Min. Dauer, berichtet der Patient, dass er am Arbeitsplatz gemobbt werde und die viele Arbeit kaum noch schaffe. Er sei in die Filiale nach Braunschweig versetzt worden, so dass er zusätzlich mehr fahren müsse. Ständig sei er mit Telefonaten beschäftigt, so dass er die ihm zugeteilten Vorgänge nicht, wie es erforderlich sei, abwickeln könne. Die Schlaftablette habe den Schlaf kaum gebessert, er leide unter einem starken Druckgefühl im Kopf, sei gereizt, lustlos und schnell erschöpft. Zunehmend komme es zu Konzentrationsstörungen und zu nervösen Magenbeschwerden. Sein Blutdruck schwanke, auch seien die Zuckerwerte nicht besonders gut.

Um nicht durch eine längerfristige Benzodiazepin-Verschreibung einer Sucht Vorschub zu leisten, stellt der Nervenarzt die Schlafmedikation auf ein niederpotentes Neuroleptikum um. Weder durch das Medikament noch durch die Gespräche erfährt der Patient aber nachhaltige Erleichterung. Schließlich wird er ab Mitte Juli mit der Diagnose „Mittelschwere depressive Episode" krankgeschrieben. Der Nervenarzt empfiehlt dem Hausarzt die Einleitung eines psychosomatischen Heilverfahrens. Er trägt damit der Tatsache Rechnung, dass die ambulanten Möglichkeiten nicht ausreichen, die Situation von Herrn H. zu bessern. Eine Rehabilitationsmaßnahme über den Rentenversicherer hält der Nervenarzt deswegen für angezeigt, weil es aus seiner Sicht nicht nur um die Behandlung eines Krankheitszustands, sondern vor allem auch um den Erhalt des Arbeitsplatzes und die Behandlung der Einschränkungen der Erwerbsfähigkeit geht. Aus hausärztlicher Sicht sollten in der Rehabilitation zusätzlich der Diabetes mellitus und die Hypertonie neu eingestellt werden, die sich vermutlich in Wechselwirkungen mit der psychischen Situation verschlechtert haben. Ein weiteres Argument ist, dass der Patient 10 Jahre vorher bereits einmal durch ein psychosomatisches Heilverfahren in einer Rehabilitationsklinik eine deutliche Besserung erfahren hat.

Ende Juli 2004 beantragt der Hausarzt beim zuständigen Rentenversicherer ein psychosomatisches Heilverfahren. Als Diagnosen führt er ein Stresssyndrom und Schlaflosigkeit auf, zusätzlich den bekannten Diabetes mellitus und den arteriellen Hypertonus. Er beschreibt den Patienten als „total ausgepowert, depressiv und von Kopfschmerzen geplagt". Als Belastungsfaktoren nennt er Mobbing am Arbeitsplatz, der klinisch-diagnostische Befund lautet: depressiv und kraftlos. Zwei Monate später, Ende September, erhält der Patient den Bescheid, dass eine medizinische Rehabilitation für die Dauer von voraussichtlich 6 Wochen bewilligt wurde. Ausschlaggebend für die Wahl der Klinik war u. a., dass dort auch eine Rehabilitationsabteilung für Herz-Kreislauf-Erkrankungen vorhanden ist, so dass der arterielle Hypertonus, aber auch der Diabetes mellitus adäquat mitbehandelt werden können. Am 26.10.2004 trifft Herr H. in der Klinik ein.

Anamnese und Befunde

Noch am Aufnahmetag wird Herr H. vom zuständigen Stationsarzt untersucht: Er schildert die bereits aufgeführten Beschwerden, d. h. eine allgemeine Erschöpfung, seine Schlafstörungen, Völlegefühl im Magen, ein Gefühl zunehmenden Kopfdruckes sowie jetzt auch eine depressive Verstimmung. Er erhole sich kaum noch, wenn er frei oder Urlaub habe. Auf gezieltes Befragen berichtet er zusätzlich davon, dass er aufgrund eines seit Geburt bestehenden Schielfehlers auf dem linken Auge nur noch eine Sehkraft von 5 % aufweise. Der Schielfehler sei erst im 17. Lebensjahr operativ korrigiert worden. Sowohl die arterielle Hypertonie als auch der Diabetes mellitus seien vor 9 Jahren entdeckt worden. Der Diabetes mellitus, ein Typ-2-Diabetes bei Adipositas, sei zunächst mit Tabletten, seit einem halben Jahr aber mit Insulin behandelt worden. Seit der Entdeckung dieser Erkrankungen rauche er nicht mehr.

Risikofaktoren
Im Hinblick auf Risikofaktoren berichtet der Patient, die Blutdruckwerte hätten unter einem ACE-Hemmer zuletzt bei um die 150/90 gelegen, manchmal auch höher. Die Zuckerwerte hätten teilweise bis 270 mg/dl gereicht. Er behandle sich selbst nach den Ergebnissen eigener Messungen, habe aber wohl aus „Wurschtigkeit" vermehrt geschlampt und mit dem Essen gesündigt. Es bestehe des Weiteren eine Hypercholesterinämie. An Alkohol konsumiere er 2 bis 3 Gläser Wein abends, um die Wirkung seiner Schlaftabletten zu steigern und zur Ruhe zu kommen.

Sozialanamnese
Herr H. lebe seit 11 Jahren in homosexueller Partnerschaft mit einem 3 Jahre jüngeren Mann zusammen. Dieser betreibe in Hannover ein Restaurant, sei vor 9 Jahren dorthin gezogen, nachdem man sich vor 11 Jahren in einem Urlaub in Norwegen kennengelernt habe.

Die Eltern des Herrn H. lebten noch und seien, soweit er wisse, gesund. Die homosexuelle Partnerschaft sei von ihnen inzwischen akzeptiert, ebenso von seiner 3 Jahre älteren Schwester.

Vegetative Anamnese
Im Verlauf des letzten Jahres habe sein Appetit zugenommen trotz häufiger auftretenden Völlegefühls. Von Kindheit an bereits übergewichtig, habe er in diesem Zeitraum noch einmal 7 kg zugelegt. Er leide seit einem halben Jahr zunehmend unter Einschlaf- und Durchschlafstörungen. Kopfschmerzen bestünden mit abendlicher Betonung ebenfalls seit dieser Zeit nahezu täglich. Durch gezieltes Nachfragen werden eine Migräne ausgeschlossen und ein Spannungskopfschmerz gesichert. Schmerzmittel habe Herr H. aber nicht eingenommen. Ein Schmerztagebuch zu führen, wurde dem Patienten nicht vorgeschlagen: Zum einen war ein Rückgang im Rahmen der erwarteten allgemeinen Besserung zu erhoffen, zum anderen sollte die Aufmerksamkeit nicht vermehrt auf den Kopfschmerz gerichtet werden.

Körperliche Untersuchung
Die körperliche Untersuchung ergibt, abgesehen von einem deutlichen Übergewicht (116 kg bei 180 cm Körpergröße = Body Mass Index von 36) an Kopf, Hals, Thorax, Lungen, Herz, Abdomen, Nierenlagern, Lymphknoten und Extremitäten unauffällige Befunde, Blutdruck 155/90, mittelgradige Verspannungen im Nackenbereich. Bei der neurologischen Untersuchung sind Hirnnerven, Koordination, Sensibilität, Trophik und Tonus, Kraftgrad, Motilität, Stand und Gang sowie Untersuchung auf Tremor unauffällig. Der übliche Reflexstatus ist seitengleich ohne pathologische Reflexe. Der Arzt notiert einen depressiven Gesamteindruck.

Befunde weiterer Untersuchungen
- **Eingangslabor:** Blutzuckerwert: 258 mg/dl, HbA1c ist auf 8,4 deutlich erhöht, Cholesterin 273 mg/dl mit einem HDL-Anteil von 52 mg/dl. Das übrige Routinelabor inkl. des TSH-Basalwertes ist unauffällig.

- **Aufnahme-EKG:** diskrete ST-Streckensenkungen bzw. Abflachungen in den Ableitungen II, III und AvF, sonst o. B.
- **Echokardiografie:** mäßige linksventrikuläre Hypertrophie, ansonsten o. B.
- **Blutdruckwerte:** in den ersten Tagen zwischen 145 und 175 systolisch, sowie 80 und 95 diastolisch.

Durchführung der psychosomatischen Rehabilitation

Rehabilitationsspezifische Diagnostik

In der Verteilungskonferenz der Klinik wird am Tag nach der Aufnahme für den Patienten im Rahmen der in der Klinik praktizierten differenziellen Indikationsstellung (Boll-Klatt et al., 2005) eine tiefenpsychologisch arbeitende Psychotherapeutin mit besonderen Erfahrungen bei der Behandlung von Patienten mit der Thematik „Mobbing" ausgewählt. Der Patient hat sich eine weibliche Therapeutin gewünscht, wofür aus Sicht des aufnehmenden Stationsarztes zusätzlich spricht, dass der Patient sich mit einem männlichen Vorgesetzten in einen nun schon länger währenden Konflikt verstrickt zu haben schien. Die Psychotherapeutin führt die psychotherapeutische Diagnostik durch:

Tiefenpsychologisches Erstinterview

Der Patient berichtet spontan, er fühle sich in seiner Spedition unter Druck gesetzt, in die Enge getrieben. Er habe das Gefühl, dass er dort nicht mehr erwünscht sei, dass man ihn loswerden wolle, was er nicht verstehe, da er immer sehr gute Arbeitsleistungen geliefert habe und auf einen Bereich, die Versendung von Gütern in den Nahen Osten, spezialisiert sei, den kein anderer so schnell übernehmen könne. Im Rahmen von Umstrukturierungen habe man ihn von Hannover nach Braunschweig versetzt. Dort sei die für sein Aufgabengebiet erforderliche Logistik nicht ausreichend vorhanden. Er müsse deswegen ständig mit Kollegen in der Zentrale telefonieren, um sich notwendige Detailinformationen zu verschaffen. Er habe die Unsinnigkeit der Verlegung seines Arbeitsplatzes angesprochen, sei damit aber bei den Vorgesetzten auf Granit gestoßen. Eine anders spezialisierte Kollegin, die wie er versetzt worden sei, sehe die Situation genauso. So habe man untereinander eine gewisse Solidarität entwickelt und versucht, die unsinnige Umstrukturierung rückgängig zu machen. Dabei sei er seinem unmittelbaren Vorgesetzten gegenüber sehr laut geworden. Da sich die Geschäftsleitung „keinen Millimeter" bewegt habe, gehe er nun davon aus, dass man ihn auf diesem Wege loswerden wolle. Fachlich und wirtschaftlich sei jedenfalls die jetzige Arbeitsstruktur unsinnig, auch die Geschäftsleitung wisse das. Die Anstrengungen am Arbeitsplatz würden vor allem durch die geschilderten unsinnigen Umstände hervorgerufen. Aufgrund seines Schielfehlers und der daraus resultierenden Sehschwäche strenge ihn außerdem die Bildschirmarbeit stark an. Inzwischen habe er auch das Gefühl, er werde aufgrund seiner Einstellung und offen geäußerten Kritik von Kollegen gemieden. Offenbar wolle man mit ihm als Außenseiter nichts zu tun haben.

Auf Nachfrage der Psychotherapeutin, ob er derartige Außenseitersituationen von früher her kenne, berichtet der Patient nach kurzem Nachdenken, dass er wegen seines Schielens und seines Übergewichts schon als Kind gehänselt worden sei, zumal er den dazu unglücklich passenden Namen Hunger trage. Er habe sich als Außenseiter gefühlt, was sich noch verstärkt habe, als ihm klar geworden sei, dass er homosexuell sei. Dies habe er so richtig erst mit 19 Jahren realisiert und seinen Eltern erst spät mitgeteilt, worauf diese jedoch überraschenderweise relativ verständnisvoll reagiert hätten. Kurz nachdem er vor 11 Jahren seinen Lebenspartner kennen gelernt habe, sei in der Firma ein Kollege wegen seiner offen geäußerten Homosexualität zunehmend gehänselt worden. Er habe Mitgefühl gehabt, sei dem Kollegen aber auch nicht zur Seite gestanden, da er wegen seiner eigenen Situation Angst gehabt habe. Dieser habe schließlich die Firma verlassen. Danach habe er beschlossen, sich in der Firma nicht zu outen. Die Situation habe ihn sehr belastet, eine psychosomatische Kur habe ihm damals aber gut geholfen. Auf die Frage nach den Zielen für die stationäre Maßnahme äußert sich der Patient unentschieden: Er könne sich nach den aktuellen Mobbing-Erfahrungen in der Firma, in der er nun schon seit 28 Jahren tätig sei, nicht vorstellen, dorthin zurückzukehren, schon gar nicht an die Zweigstelle in Braunschweig. Andererseits habe ihm der Rat eines Freundes, er solle doch die Rente beantragen, einen Schock versetzt. Arbeiten wolle er auf jeden Fall, wie es gehen könne, sei ihm unklar, da er die Aussichten, eine neue Stelle zu finden, nicht zuletzt aufgrund seiner Erkrankungen und seines Alters nicht unbedingt positiv sehe. Auf gezieltes Nachfragen ergeben sich keine Symptome im Sinne einer zusätzlichen Essstörung.

Berufliche Anamnese
Nach dem Realschulabschluss absolvierte Herr H. eine Lehre zum Speditionskaufmann, z.T. in der Firma, in der er immer noch tätig ist. Zunehmend spezialisierte er sich auf Transporte in den Nahen Osten, womit er eine gewisse Sonderstellung erreicht hatte. Seit Juli ist er krankgeschrieben. Aufgrund des Diabetes mellitus und der Sehminderung besteht ein Grad der Behinderung von 30%.

Auszug aus der biografischen Anamnese
Er habe eine 3 Jahre ältere Schwester, beide Eltern seien fleißig und arbeiteten viel. Möglicherweise aufgrund seines Schielens sei er von der Mutter verwöhnt worden, der Vater sei häufig auf Montage gewesen. Die Mutter habe ihn sehr zugewandt und schonend behandelt, dem Vater sei er wohl zu weich gewesen. Der Vater habe über sich nie viel gesprochen. Er wisse jedoch, dass die Eltern sehr bedauerten, keine Enkelkinder zu bekommen, da seine Schwester alleinstehend sei und er homosexuell. Wie schon angedeutet, habe er sich trotz guter Noten in der Schule als Außenseiter gefühlt, er sei gehänselt worden und habe sich immer mehr zurückgezogen. Trotz guter Leistungen in seiner Spedition sei er auch dort mehr für sich. Über die Lebenspartnerschaft hinaus bestehe ein kleiner Freundeskreis mit eher intensiven Beziehungen. Wichtig seien für ihn auch die Kontakte zu seiner Schwester und zu beiden Eltern. Als Ressourcen des Patienten wurden somit insgesamt seine gute intellektuelle Leistungsfähigkeit, sein Durchhaltevermögen, seine Flexibilität und seine Fähigkeit zu stabilen sozialen Beziehungen deutlich. Auf gezieltes Nachfragen ergeben sich mindestens zwei depressive Episoden in der Vorgeschichte: mit 24 Jahren nach Trennung von einem Partner sowie vor 11 Jahren (s.o.).

Psychischer Befund
Der Patient tritt zunächst ernst und zurückhaltend auf. Er öffnet sich aber rasch und berichtet offen und differenziert über die Krankheitsentwicklung. Dabei wirkt er sehr unter Druck, angespannt, sehr um eine distanzierte, sachliche Darstellung bemüht. Deutlich werden eine gewisse Ratlosigkeit und der Wunsch nach Klärung und Lösung. Selbstreflexions- und Introspektionsfähigkeit sind gegeben. Die Stimmung ist deutlich niedergedrückt, der Antrieb erscheint gemindert, entsprechend sind Mimik und Psychomotorik verändert. Herr H. berichtet über Schlafstörungen, Völlegefühl im Abdomen und ein Druckgefühl im Kopf. Von ihm erwähnte Konzentrations- und Gedächtnisstörungen werden im Kontakt nur ansatzweise deutlich. Auf Befragen werden des Weiteren die Unfähigkeit sich zu freuen und Zukunftsängste angegeben.

Überlegungen zur Psychodynamik
Die Umstrukturierungen in der Firma haben bei dem Patienten das Gefühl des Abgeschobenwerdens ausgelöst, zuletzt bis hin zum Gefühl, in einer Außenseiterposition zu sein, und dem Verdacht, man wolle ihn loswerden. Dies reaktiviert kindliche Erfahrungen von Gehänselt-, Ausgegrenzt-, Nicht-Anerkannt-Werden wegen seines Schielfehlers und seines Übergewichts, später wegen seiner Homosexualität. Diese Erfahrungen haben offenbar Selbstwertzweifel stärkeren Ausmaßes hinterlassen, die durch gute schulische und berufliche Leistungen nicht ausreichend kompensiert werden konnten.

Fragebogendiagnostik
Das in der Klinik routinemäßig ausgegebene Brief Symptom Inventory, BSI (Derogatis, 2000), das Symptome psychischer Störungen erfragt, ergibt einen erhöhten Wert für die Gesamtbelastung durch Symptome, einen stark erhöhten Wert für Depressivität, einen deutlich erhöhten Wert für Unsicherheit im Sozialkontakt, mäßig erhöhte Werte für Somatisierung und paranoides Denken und unauffällige Werte für Zwanghaftigkeit, Ängstlichkeit, Aggressivität/Feindseligkeit, phobische Angst und Psychotizismus (Kap. 1.5).

Rehabilitationsdiagnosen und Funktionsstörungen

Somit ergeben sich folgende Rehabilitationsdiagnosen:

- mittelgradige depressive Episode im Rahmen einer rezidivierenden Störung (F 33.1), die angegebene Schlafstörung wird nicht als zusätzliche Störung codiert
- Spannungskopfschmerz (G 44.2)
- Diabetes mellitus ohne Komplikationen, Neueinstellung erforderlich (E 11.9)
- Essentielle Hypertonie mit beginnender Linksherzhypertrophie (I 10)
- Sehschwäche des linken Auges (H 54.5) als Folge eines angeborenen Schielfehlers
- Adipositas (E 66)
- Hypercholesterinämie (E 78.0).

Als wesentliche diesen Erkrankungen zuzuordnende Funktionsstörungen sind Einschränkungen der Konzentrationsfähigkeit, des Antriebes und Durchhaltevermögens, der Stimmung sowie von Aufmerksamkeit und Gedächtnis zu verzeichnen. Dabei ist ein besonders enger Zusammenhang mit der vom Patienten am Arbeitsplatz erlebten Demotivierung anzunehmen. Die körperliche Leistungsfähigkeit scheint durch die schlechte Einstellung der arteriellen Hypertonie und des Diabetes mellitus, durch die Adipositas und durch Trainingsmangel etwas beeinträchtigt. Mit psychischen und vermutlich auch körperlichen Zuflüssen ist ferner die Regulation des Selbstwertes im Sinne von Selbstwertzweifeln beeinträchtigt. Eine Zuordnung zu den einzelnen Kategorien des ICF (s. o.) scheint klinisch nicht erforderlich.

Abstimmung von Therapiezielen

Der aufnehmende Stationsarzt hatte mit dem Patienten das Ziel einer Verbesserung der Einstellung der arteriellen Hypertonie und des Diabetes mellitus vereinbart. Es sollten eine mäßige Gewichtsreduktion eingeleitet und der körperliche Trainingszustand verbessert werden. Zusätzlich sollten die durch Verspannungen der Nackenmuskulatur ausgelösten Schmerzen dort und im Kopfbereich gebessert werden.

Die Psychotherapeutin schlug dem Patienten vor, seine „Mobbing-Probleme“ am Arbeitsplatz und seine von ihm empfundene Außenseiterposition näher zu beleuchten, auch vor dem Hintergrund seiner diesbezüglichen Erfahrungen als Kind und Jugendlicher. Der Patient war damit einverstanden. Bewusst verzichtete die Therapeutin zu diesem Zeitpunkt darauf, das ihr sinnvoll erscheinende Ziel einer Reflexion der Rückkehrmöglichkeiten an den Arbeitsplatz bzw. eines diesbezüglichen Motivationsaufbaus zu thematisieren, da sie den Eindruck hatte, der Patient müsse sich erst in seiner „Opferrolle“ anerkannt fühlen, bevor er sich anders mit der beruflichen Perspektive beschäftigen könne.

Therapieplanerstellung

Ärztlicherseits wurde eine kalorienreduzierte (1800 kcal pro Tag) Diabetikerkost in einem Umfang von 12 BE angesetzt, die auch cholesterinreduziert war. Die intensivierte Insulin-Therapie wurde beibehalten, es wurde jedoch ein Abgleich der Blutzucker-Selbstmessungen mit den Ergebnissen des klinikeigenen Labors durchgeführt. Nachdem in den ersten Tagen ständig erhöhte Blutdruckwerte gemessen wurden, wurde die diesbezügliche Medikation verändert (Erhöhung der Dosis des ACE-Hemmers). Wegen der nun schon länger als ein halbes Jahr anhaltenden und rezidivierend aufgetretenen Depression wurde als Antidepressivum Mirtazapin gegeben, das auch eine Schlaf anstoßende und Schmerz distanzierende Wirkung hat. Zu beachten war dabei, ob in diesem Fall als unerwünschte Nebenwirkung eine Appetitsteigerung auftreten würde, was im Verlauf dann aber nicht eintrat. Dem Patienten wurde ein Sportprogramm auf dem 50-Watt-Niveau mit zwei Terminen pro Tag verordnet, das in der 2. Hälfte des Aufenthalts auf 75 Watt gesteigert wurde. Wegen der Nackenverspannungen wurde der Patient der „Schulter-Nacken-Gruppe“ der Krankengymnastik zugeteilt, nachdem die krankengymnastische Erstdiagnostik den Befund des Stationsarztes bestätigt hatte. Außerdem wurden zur Linderung der Verspannungen im Nackenbereich Fango-Packungen verordnet. Ferner sollte der Patient – wie die meisten – ein Entspannungsverfahren erlernen, in diesem Fall die Progressive Muskelrelaxation nach Jacobson.

Die Psychotherapeutin plante – wie es dem psychotherapeutischen Routineangebot der Klinik entsprach – ein 50-minütiges Einzelgespräch pro Woche mit dem Patienten. Aus jeweils aktuellem Anlass wurden im Verlauf später dreimal kurzfristig 30-minütige Zusatztermine vereinbart. In Absprache mit dem Patienten erfolgte des Weiteren eine Zuweisung zu der Gruppe „Arbeit und Beruf", die dreimal wöchentlich über 90 Min. stattfindet. Da das entscheidende berufsbezogene Problem bei Herrn H. seine arbeitsplatzbezogene Motivation und damit zusammenhängende Funktionseinschränkungen waren, schien diese Gruppentherapie sowohl geeignet wie auch ausreichend zu sein. Ein tätigkeitsbezogenes Training oder eine Belastungserprobung, wie sie in manchen psychosomatischen Kliniken angeboten werden, schien in diesem Fall nicht erforderlich zu sein, da aus psychotherapeutischer Sicht die Bearbeitung des auch biografisch determinierten Konfliktes entscheidend war.

Wie routinemäßig alle Patienten der Klinik wurde Herr H. ferner zu den Stationsvollversammlungen (Soziotherapie) eingeladen und auf das Abend- und Freizeitprogramm der Klinik und ihrer Umgebung aufmerksam gemacht. Ihm wurde erläutert, dass er bei Fragen, Problemen, oder wenn es ihm schlecht gehe, das psychosomatische Pflegepersonal in Anspruch nehmen könne (was nicht erforderlich wurde). Er nahm wöchentlich an einem psychoedukativen Patientenseminar teil, in dem in 8-wöchigem Zyklus wiederkehrende Themen zur Psychosomatik und zur Psychotherapie behandelt werden.

Rehabilitationsprozess in der Klinik

Einzelpsychotherapie

Die weiteren Gespräche in der Einzelpsychotherapie ergaben für die Arbeitsproblematik folgenden Hintergrund: Ab Oktober 2003 war es in der überregional tätigen Spedition von Herrn H. zu Umstrukturierungen gekommen: Die zentrale Geschäftsstelle in Hannover wurde um bestimmte Bereiche, die Filialen zugeschlagen wurden, verkleinert. Hiervon war auch das Gebiet von Herrn H., der Transport von Gütern in den Nahen Osten, betroffen. Aufgrund der politischen Verhältnisse dort bestanden unterschiedliche und komplizierte Regelungen für unterschiedliche Arten von Gütern. Je nach politischer Situation änderten sich die Grenzbestimmungen. Insofern arbeitete Herr H. in einem eigenen Spezialgebiet, in das lediglich eine weitere Kollegin einigermaßen eingearbeitet war. Andererseits war er auf Zugriffe in zahlreiche andere Abteilungen in der Zentrale angewiesen, u. a. weil die unterschiedlichsten Transportformen (LKW, Schiffstransporte usw.) benutzt werden mussten. Herr H. war deswegen von Anfang an völlig gegen die Versetzung eingestellt. Hinzu kamen die Autofahrten vom Wohnort in die Filiale, die etwa 40 Min. pro Strecke in Anspruch nahmen und Herrn H. wegen seines einäugigen Sehens besonders nachts anstrengten. Im Geschäftsalltag kam hinzu, dass seine Geschäftspartner weiterhin in der Zentrale anriefen und es bis zur Krankschreibung von Herrn H. nicht gelungen war, hierfür eine aus seiner Sicht alltagstaugliche Logistik bereitzustellen. Entsprechend war sein Arbeitstag von ständigen Telefonaten gekennzeichnet, einerseits um Geschäftspartner zurückzurufen, andererseits um notwendige Informationen aus den verschiedenen Abteilungen der Zentrale zu bekommen bzw. die notwendigen Vorgänge in Gang zu setzen.

Zunächst verbindlich, wurde er gegenüber den Vorgesetzten und der Geschäftsführung in der Wortwahl und Art der Argumentation immer deutlicher. Er erlebte deren konsequente Haltung zunehmend als Missachtung und Ausgrenzung, und schließlich tauchte der Verdacht auf, dass es gar nicht um eine aus Firmensicht sinnvolle Umstrukturierung gehe, sondern um den Versuch, ihn nach 28 Jahren Betriebszugehörigkeit loszuwerden.

Die bereits im Erstgespräch hergestellte Verbindung zu biografisch frühen Ausgrenzungserfahrungen aufgrund seines Schielfehlers, seines Übergewichtes als Kind und später seiner Homosexualität konnte nun weiter vertieft werden. In zwei Gesprächen standen diese Erfahrungen und die traurigen und ärgerlichen Affekte über die von anderen erfahrene Ausgrenzung und die daraus resultierende Einsamkeit ganz im Vordergrund. Gleichzeitig konnte Herr H. auch seine dadurch ausgelösten Selbstwertzweifel, ja z. T. Selbstanklagen, thematisieren, die sich aktuell hauptsächlich aus der Tatsache, homosexuell zu sein, speisten. Als Folge outete er sich in der Therapiegruppe, erfuhr dort viel Verständnis für seine Situation und war durch diesen Erfolg sehr erleichtert.

Die in der Eingangsdiagnostik schon vermuteten Ressourcen einer hohen intellektuellen Leistungsfähigkeit, Flexibilität und eines guten Durchhaltevermögens wurden ebenfalls deutlicher: Herr H. hatte trotz seiner schwierigen Situation immer gute schulische Leistungen gebracht, seine Ausbildung mit Bravour gemeistert und beherrschte offenbar sein besonders schwieriges Spezialgebiet in der Spedition sehr gut. Während der Rehabilitationsmaßnahme teilte ein Arbeitskollege telefonisch mit, man wünsche ihm in der Firma alles Gute und erwarte händeringend seine Rückkehr, da er unentbehrlich sei. Dies trug zur Veränderung der emotionalen Einstellung von Herrn H. zu seinem Arbeitsplatz bei: Zunächst hatte er sich eine Rückkehr dorthin überhaupt nicht mehr vorstellen können. In der Chefarztvisite, die nach $2^1/_2$ Wochen stattfand, wurde Herrn H. mitgeteilt, dass die zu erwartende Besserung der Depression eine Beurteilung als leistungsfähig nach sich ziehen werde, dass er also keine Aussicht auf Rente habe. Und er wurde gefragt, welche Chancen er aus seiner Sicht habe, einen anderen Arbeitsplatz zu finden. Unter dem Druck der Realitäten, als 47-jähriger Speditionskaufmann keineswegs sicher sein zu können, einen vergleichbaren und wohnortnahen Arbeitsplatz wiederzubekommen, rang er sich dann nach und nach durch, sich auf eine Rückkehr vorzubereiten und „gegen die Firma zu wappnen". In der Einzeltherapie konnte Herr H. nun lebensgeschichtlich frühere Erfahrungen von Abgelehnt- und Nicht-Anerkannt-Werden mit seinen aktuellen Gefühlen, in der Firma missachtet zu werden, in Zusammenhang bringen, wodurch er emotional entlastet war. Die Schlafstörungen waren rückläufig, die Stimmung, Konzentration und die übrigen Depressionssymptome waren verschwunden oder deutlich gebessert, wozu vermutlich auch das Antidepressivum (Mirtazapin) beitrug.

Verlauf in der Gruppe

Herr H. nahm während 5 Wochen 3-mal wöchentlich an der problemorientierten Gruppe zum Thema „Arbeit und Beruf" teil. Der geschilderte Verlauf gibt zugleich einen Einblick in die Arbeitsweise dieser Gruppe. Er profitierte zu Beginn insbesondere von dem offenen Austausch mit ähnlich betroffenen Mitpatienten, erlebte einen hohen Grad an Entlastung, nicht allein einer als Mobbing empfundenen Situation ausgesetzt zu sein. Es überwogen dabei zunächst Klagen und Schilderungen aus einer Opferposition heraus, eigene Anteile am Zustandekommen der Konflikte wurden nicht wahrgenommen. Dabei äußerte Herr H. Wünsche nach Berentung und wollte dieser Situation nicht wieder ausgesetzt werden, sondern krankgeschrieben bleiben. Diese Einstellung konnte vor dem Hintergrund sozialmedizinischer Informationen im Rahmen der Gruppentherapie und nach den Informationen auf der Chefarztvisite auf eine realistischere Basis gestellt werden. Als Folge hielt der Patient auch in der Gruppe den Wunsch nach Berentung nicht mehr aufrecht. Das Bewusstmachen von gelungenen Lebensleistungen und von Ressourcen stärkten zugleich das Selbstwertgefühl des Patienten, ermutigten ihn, andere Lösungsmöglichkeiten in Betracht zu ziehen. Konkrete Informationen und Hilfestellungen, auch übende Rollenspiele zur besseren Abgrenzung und einem anderen Umgang mit den Konflikten ermöglichten es Herrn H., eine Rückkehr in den beruflichen Alltag zunehmend realistisch ins Auge zu fassen. Ausschlaggebend dafür waren positive Aspekte des Arbeits- und Berufslebens, z. B. die Anerkennung, die er erfahren hatte, aber auch Stolz auf die eigene Ausbildung und Leistungsfähigkeit. Ein weiterer sehr wichtiger und stimmungsverbessernder Aspekt für Herrn H. war die Anregung zum Aufbau von Ausgleichsaktivitäten und vermehrten Sozialkontakten. Vor diesem Hintergrund schöpfte er Hoffnung, auch mit beruflich schwierigen Situationen besser umgehen zu können, wenn gleichzeitig privater Ausgleich und Regeneration möglich werden. Das Identifizieren von Lebensbereichen, in denen Selbstbestimmung mehr im Vordergrund stand als in den Arbeitszusammenhängen, bekam hierbei großes Gewicht. Zusätzlich konnte sich Herr H. im Rahmen von Übungen zusätzliche Kompetenzen zur Konfliktbewältigung und Konfliktgestaltung erwerben. Er wurde sich seiner eher indirekt vorwürflichen und gekränkten Umgangsweise mit Konflikten zunehmend bewusst. Als Folge wurde es erstmals möglich, auch eigene Anteile an der Zuspitzung der Konflikte am Arbeitsplatz zu reflektieren. Die geschilderten Themen bzw. inneren Prozesse wurden dabei parallel in der Einzeltherapie vertieft.

Medizinisch-somatischer Verlauf

Nach Abschluss der Eingangsmessungen wurde bezüglich des Blutdrucks die antihypertensive Medikation durch Erhöhung des zuvor verabreichten ACE-Hemmers intensiviert. Eine Langzeit-Blutdruckmessung vor Entlassung zeigte nun eine gute Blutdruckeinstellung. Einen ähnlichen Verlauf nahm die diabetische Stoffwechsellage, die sich bei Blutzucker-Ausgangswerten von bis zu 270 mg% ebenfalls normalisierte. Die Selbstmessungen der Blutzuckerwerte stimmten mit den Laborergebnissen recht gut überein. Herr H. erwies sich diesbezüglich als gut informiert. Er nahm im Verlauf des stationären Aufenthaltes um 3,8 kg ab und wollte diesen Prozess fortsetzen, wobei seine Diätkenntnisse durch eine Diätberatung noch einmal aufgefrischt wurden. Entlassungs-Cholesterin-Wert: 232 mg/dl. Zur Besserung trug sicherlich auch das Sportprogramm bei, das Herr H. mit zunehmender Freude ausübte. Es bestand aus Schwimmen, Nordic Walking, Ballspiel in der Gruppe sowie Ergometertraining, d. h. es handelte sich überwiegend um Ausdauertraining, wovon ebenfalls positive Effekte auf Blutdruck und Diabetes mellitus, aber auch auf die depressive Verstimmung zu erwarten sind. Schließlich konnten die Kopf- und Nackenschmerzen durch die Übungsbehandlung in der Schulter-Nacken-Gruppe, verbunden mit Fango und der progressiven Muskelrelaxation, aber möglicherweise auch durch das Antidepressivum reduziert werden.

Rehabilitationsergebnis

Von der somatischen Seite her waren die Blutdruck- und die Blutzuckerwerte zuletzt bereits weitgehend normalisiert. Die Verspannungen im Nackenbereich zeigten sich bei der körperlichen Untersuchung gebessert, die Kopfschmerzen und das Völlegefühl im Bauch waren nach Angaben des Patienten deutlich rückläufig. Herr H. hatte sein Gewicht auf 112 kg reduziert.

Aus psychotherapeutischer Sicht war die ursprünglich mittelschwer ausgeprägte Depression ebenfalls erheblich gebessert. Alle eingangs festgestellten Funktionseinschränkungen waren normalisiert: Antrieb, Durchhaltevermögen, Konzentration, Gedächtnis, gute Stimmung und die Möglichkeit, Freude zu empfinden, waren zurückgekehrt. Die Schlafstörungen waren wie die Zukunftsängste deutlich reduziert. Die besprochene Rückkehr an den alten Arbeitsplatz wirkte nicht nur von der erreichten Motivation des Patienten, sondern auch wegen der beschriebenen Verbesserung des Befindens realisierbar. Die Entlassung konnte deswegen auch als arbeitsfähig erfolgen, wobei der Patient noch 3 Tage Urlaub bis zum folgenden Wochenende nehmen wollte, um sich zu Hause wieder einzugewöhnen.

Sozialmedizinische Leistungsbeurteilung

Entsprechend den Formularen der Rentenversicherer wurde der Patient für seine letzte Tätigkeit als Speditionskaufmann als vollschichtig (6 Std. und mehr) leistungsfähig entlassen. Des Weiteren sind ein positives und ein negatives Leistungsbild für den allgemeinen Arbeitsmarkt zu erstellen. Im positiven Sinne wäre der Patient nach Einschätzung der Klinik vollschichtig leistungsfähig für körperlich mittelschwere bis schwere Arbeiten, die überwiegend im Stehen oder im Gehen und ständig im Sitzen verrichtet werden könnten. Von der Arbeitsorganisation wären Tages- und Früh- bzw. Spätschichttätigkeiten möglich. Das negative Leistungsbild lautete wie folgt: Aus Gründen des arteriellen Hypertonus und des Diabetes mellitus sollte Nachtschichttätigkeit zum langfristigen Erhalt der Erwerbsfähigkeit als Gefährdungs- und Belastungsfaktor vermieden werden. Bei den Sinnesorganen sind die durch das einäugige Sehen bedingten Einschränkungen zu nennen. Ein möglichst optimal auflösender, großer Bildschirm für die PC-Arbeit wäre hierfür die geeignete Lösung.

Das vierstufige Kreismodell der Rehabilitation (sog. RehabCycle) mit **Assessment** (Diagnostik von Gesundheitsstörungen, Funktionsstörungen, dahinter liegenden Problemen und Ressourcen), **Assignment** (Einleitung von Maßnahmen z. B. eines psychosomatischen Heilverfahrens), **Intervention** (Durchführung der Maßnahmen) und **Evaluation** (Bewertung der Effekte) war somit mehrfach durchlaufen worden (vgl. Kap. 1.8): Der Hausarzt hatte aufgrund seiner Einschätzung eine Schlaf anstoßende Therapie eingeleitet, diese durchgeführt und als nicht ausreichend bewertet. In einem zweiten Kreislauf hatte der Nervenarzt zusätzlich berufliche Hintergründe und Probleme erhoben, mit den Gesprächen auch eine zusätzliche Behandlung eingeleitet, die Medikation verändert, bei der Evaluation festgestellt, dass die Maßnahmen nicht ausreichten und ein psychosomatisches Heilverfahren eingeleitet. In der Klinik wurden ein erneutes umfassenderes Assessment durchgeführt, eine tiefenpsychologische Einzel- und Gruppentherapie und zahlreiche weitere Maßnahmen eingeleitet, durchgeführt und evaluiert, mit dem Ergebnis einer deutlichen Besserung (ein problemorientiertes Vorgehen mit ähnlichen Stufen wird nicht nur in der Rehabilitation, sondern z. B. auch in der Pflegeplanung oder im Rahmen einer integrierten medizinischen Versorgung angewandt [vgl. Schmeling-Kludas, 2005]).

Einleitung und Vorbereitung der Nachsorge
Dem Patienten wurde zu einer ambulanten Psychotherapie geraten mit tiefenpsychologischem Ansatz, von dem er in der Klinik gut profitiert hatte. Er wurde informiert, wie er vor Ort, z. B. über seine Krankenkasse, einen geeigneten Psychotherapeuten finden könnte. Eine Gruppennachsorge, wie sie für die psychosomatische Rehabilitation im Sinne des sog. Hannover-Modells existiert (über ein halbes Jahr wöchentliche Gruppensitzungen mit psychoedukativem Schwerpunkt) wurde nicht für erforderlich bzw. geeignet gehalten.

Ein halbes Jahr später
Für den hier vorgelegten Fallbericht wurde der Patient ein halbes Jahr nach Entlassung telefonisch kontaktiert. Herr H. berichtete, dass er wie geplant seine Arbeit wieder aufgenommen habe. Von den weiterlaufenden Umstrukturierungsmaßnahmen könne er sich derzeit besser distanzieren, obwohl seine Arbeitsbedingungen noch einmal deutlich verschlechtert worden seien. Er gerate aber nicht mehr aus der Fassung und fühle sich durch intensivere Kontakte zu Arbeitskollegen besser unterstützt. Er habe das Nordic Walking regelmäßig weiter betrieben und sei am Wochenende körperlich aktiv. Darauf führe er zurück, dass seine Zuckerwerte weiterhin deutlich gebessert seien. Insgesamt sei er mit den Veränderungen in seiner Lebensführung recht zufrieden. Das verordnete Antidepressivum habe bereits vor 4 Wochen wieder abgesetzt werden können. Im Hinblick auf die angeratene Psychotherapie sei er noch auf der Suche, bislang sei es noch nicht zu Gesprächen gekommen.

Abschließende Bewertung der Rehabilitationsmaßnahme

Die Erwerbsfähigkeit von Herrn H. war durch verschiedene Funktionsstörungen seelischer und körperlicher Art verloren gegangen. Auslösesituation hierfür war eine Arbeitsplatzproblematik auf dem Boden einer vorbestehenden Vulnerabilität, die auf belastende Kindheitserfahrungen zurückzuführen war. Ein multimodales Therapieangebot mit Diät, antihypertensiver und antidepressiver Medikation, Sport, Krankengymnastik, physikalischer Therapie, einem Entspannungsverfahren, Soziotherapie, Psychoedukation sowie Einzel- und Gruppenpsychotherapie konnte in 6 Wochen den Zustand nachhaltig verbessern. Die Psychotherapie konzentrierte sich dabei unter Berücksichtigung biographischer Bezüge auf den Arbeitsplatzkonflikt.

Literatur

ACCP/AAC/VPR – Pulmonary Rehabilitation: Guidelines Panel Pulmonary Rehabilitation. Chest 1997, 112: 1363–1399.

Affleck G., Tennen H., Keefe F.J., Lefebvre J.C., Kashikar-Zuck S., Wright K., Starr K., Caldwell D.S.: Everyday life with osteoarthritis or rheumatoid arthritis: independent effects of disease and gender on daily pain, mood, and coping. Pain 1999, 83: 601–9.

American Thoracic Society: Pulmonary Rehabilitation. Am. J. Respir. Crit. Care Med. 1999; 159: 1666–1682.

Angenendt, J., Stieglitz, R.-D.: Psychoedukation, Patientenratgeber und Selbsthilfemanuale. Klinik und Therapie. In M. Berger (Hrsg.): Psychische Erkrankungen. 2. Aufl., Elsevier, München 2004; 279–297.

Antonovsky, A.: Zur Entmystifizierung der Gesundheit. Deutsche erweiterte Herausgabe von A. Franke, Dgvt-Verlag, Tübingen 1997.

AOK-Bundesverband (Hrsg.): Krankheitsartenstatistik 2003. Arbeitunfähigkeits- und Krankenhausfälle nach Krankheitsarten, Alter, Dauer. 2004.

Arbeitsgemeinschaft Adipositas im Kindes- und Jugendalter: Leitlinien zur Adipositas im Kindes- und Jugendalter; 2004; unter www.a-g-a.de oder http://Leitlinien.net.

Arbeitsgemeinschaft Bevölkerungsbezogener Krebsregister in Deutschland: Krebs in Deutschland. 4. Aufl., Saarbrücken, 2004.

Arbeitsgemeinschaft der Wissenschaftlichen Medizinischen Fachgesellschaften: Sozialmedizinische Leistungsbeurteilung bei koronarer Herzkrankheit – Leitlinien für den beratungsärztlichen Dienst der Deutschen Rentenversicherung Bund – (Erstellungsdatum: Juli 2001 – Überarbeitung: Februar 2005). Düsseldorf, unter www.uniduesseldorf.de/WWW/AWMF/ll/074-003.htm.

Arbeitsgruppe Geriatrisches Assessment: Geriatrisches Basisassessment. Handlungsanleitungen für die Praxis. 2. Aufl., MMW Medizin Verlag, München, 1997.

Ärztliche Zentralstelle Qualitätssicherung (ÄZQ): Nationale Versorgungsleitlinie Diabetes mellitus Typ 2, 2002; unter www.azq.de.

Aschner, B.: Lehrbuch der Konstitutionstherapie. 10. Aufl., Hippokrates, Stuttgart, 2000.

Assendelft; WJJ, Morton SC, Yu Emily I, Suttorp MJ, Shekelle PG: Spinal manipulative therapy for low back pain. The Cochrane Database of Systematic Reviews 2005 (3).

Bach, M., Hofmann, W., Nikolaus, T., Arbeitsgruppe Geriatrisches Assessment (AGAST) (Hrsg.): Geriatrisches Basisassessment, Handlungsanleitungen für die Praxis. MMV Medizin Verlag, München, 1995.

Badtke, G., Mudra, I.: Neuraltherapie, Lehrbuch und Atlas. 2. Aufl., Urban und Fischer, München, 1998.

Baker, N., Tickle-Degnen, L.: The effectiveness of physical, psychological, and functional interventions in treating clients with multiple sclerosis: a meta-analysis. Am J Occup Ther 2001; 55(3): 324–331.

Barop, H.: Lehrbuch und Atlas der Neuraltherapie nach Huneke. Hippokrates, Stuttgart, 1996
Barth, J., Bengel, J.: Interventionen zur Raucherentwöhnung bei kardiovaskulären Erkrankungen. VAS, Frankfurt, 2003.
Basler, H.-D., Franz, C., Kröner-Herwig, B., Rehfisch, H.-P. (Hrsg.): Psychologische Schmerztherapie: Grundlagen, Diagnostik, Krankheitsbilder, Behandlung. 4. Aufl., Springer, Berlin, 2004.
Baum, A., Anderson, B. L. (Hrsg.): Psychosocial interventions and cancer. APA, Washington, 2002.
Beck, L., Busche, T., Mau, W.: Vernetzung der ambulanten medizinischen Rehabilitation mit Maßnahmen zum Erhalt der Erwerbstätigkeit und zur beruflichen Wiedereingliederung bei Patienten mit Dorsopathien. In: Müller-Fahrnow, W., Hansmeier, T., Karoff, M. (Hrsg.): Wissenschaftliche Grundlagen der medizinisch-beruflich orientierten Rehabilitation. Assessments – Interventionen – Ergebnisse. Pabst Science Publishers, Lengerich, 2006; 344-351.
Becker, N.: Epidemiologie von Tumoren. In: Schmoll, H.-J., Höffken, K., Possinger, K. (Hrsg.): Kompendium Internistische Onkologie. Springer, Berlin 1999: 173–215.
Bengel, J., Helmes, A.: Rehabilitation. In: Perrez, M., Baumann, U. (Hrsg.): Lehrbuch Klinische Psychologie – Psychotherapie. 3.Aufl., Huber, Bern, 2007.
Bengel, J., Herwig, J.: Gesundheitsförderung in der Rehabilitation. In: Weber, H. (Hrsg.): Psychologische Gesundheitsförderung – Diagnostik und Prävention. Hogrefe, Göttingen 2003; 707–724 .
Bergelt, C. (Hrsg.): Individuelle Rehabilitationsziele in der stationären onkologischen Rehabilitation. Roderer, Regensburg, 2002.
Bergmann, K. Fischer, C.J., Schmitz, M., Petermann, F., Petro, W.: Die stationäre Rehabilitation für Erwachsene. Zielsetzung – Diagnostik und therapeutische Standards – Forschungsbedarf. Pneumologie 1997; 51: 523–532.
Biefang, S., Potthoff, P., Schliehe, F. (Hrsg.): Assessmentverfahren für die Rehabilitation. Hogrefe, Göttingen, 1999.
Bircher-Benner, M.: Ordnungsgesetze des Lebens. Bircher-Benner-Verlag, Bad Homburg, 1999.
Biskup, M., Uhlemann, T., Gärtner, U.: Veränderung körperlicher Beschwerden und Belastungen von Tumorpatienten nach stationärer onkologischer Rehabilitation. Praxis der klinischen Verhaltensmedizin und Rehabilitation1994; 28: 219–229.
Bjarnason-Wehrens, B. Mayer-Berger, W., Meister, E. R., Baum, K., Hambrecht R., Gielen, S.: Recommendations for resistance exercise in cardiac rehabilitation. Recommendations of the German Federation for Cardiovascular Prevention and Rehabilitation. European Journal of Cardiovascular Prevention and Rehabilitation 2004; 11: 352–361.
BKK Bundesverband: BKK Gesundheitsreport 2004: Gesundheit und sozialer Wandel. Essen 2004; www.bkk.de/bkk//psfile/downloaddatei/28/Bkk_Ge_rep41ad75d8a1652.pdf.
Blatt, O.: Zusammenarbeit der gesetzlichen Renten- und Krankenversicherung in der ambulanten Rehabilitation. Vortrag beim Diskussionsforum zum Pilotprojekt „Qualitätssicherung der ambulanten medizinischen Rehabilitation". Berlin 2004; unter www.deutsche-rentenversicherung-bund.de → Qualitätssicherung in der Deutschen Rentenversicherung → Gemeinsame Projekte der Rentenversicherung und der Krankenversicherung → Weitere Informationen.
Borchelt, M., Vogel, W., Steinhagen-Thiessen, E.: Das Geriatrische Minimum Data Set (Gemidas) der Bundesarbeitsgemeinschaft der Klinisch-Geriatrischen Einrichtungen e. V. als Instrument der Qualitätssicherung in der stationären Geriatrie. Z. Gerontol. Geriat., 1999; 32: 11–23.
Bowling, A.: Measuring Disease. Open University Press, 2001.
Bowling, A.: Measuring Health. Open University Press, 1997.
Brähler, E. Holling, H., Leutner, D., Petermann, F.: Handbuch psychologischer und pädagogischer Tests. Band 1 und 2, Hogrefe, Göttingen, 2002.
Brandt, T., Dichgans, J., Diener, H.-C. (Hrsg.): Therapie und Verlauf neurologischer Erkrankungen, 4. Aufl., Kohlhammer Stuttgart, 2003.
Brennecke, R. (Hrsg.): Lehrbuch Sozialmedizin: Hans Huber, Bern, 2004.

Brinkhaus, B., Witt, C.M., Jena, S., Linde, K., Streng, A., Wagenpfeil, S., Irnich, D., Walther, H.U., Melchart, D., Willich S.N.: Acupuncture in patients with chronic low back pain: a randomized controlled trial. Arch Intern Med 2006; 166(4): 450–457.

Britz, B., Siegfried, W., Ziegler, A., Lamertz, C.: Rates of psychiatric disorders in a clinical study group of adolescents with extreme obesity via a population based study. Int J Obes 2000; 24: 1707–1714.

Bronfort, G., Bouter, L. M.: Responsiveness of general health status in chronic low back pain: a comparison of the COOP charts and the SF-36. Pain 1999; 83(2): 201–209.

Brosseau, L. Milne S, Wells G, Tugwell P, Robinson V, Casimiro L,: Efficacy of continuous passive motion following total knee arthroplasty: a metaanalysis. J Rheumatology 2004; 31(11): 2251–2264.

Brosseau L, Yonge KA, Robinson V, Marchand S, Judd M, Wells G, Tugwell P. Thermotherapy for treatment of osteoarthritis. The Cochrane Library 2003; Art. No.: CD004522. DOI: 10.1002/14651858.CD004522.

Bruckenberger, E.: Herzbericht. 2003; unter http://www.herzbericht.de.

Bührlen, B., Gerdes, N., Jäckel, W. H.: Entwicklung und psychometrische Testung eines Patientenfragebogens für die medizinische Rehabilitation (IRES 3). Rehabilitation 2005; 44: 63–74.

Bührlen, B., Jäckel, W. H.: Teilstationäre orthopädische Rehabilitation: Therapeutische Leistungen, Behandlungsergebnis und Kosten im Vergleich zur stationären Rehabilitation. Die Rehabilitation 2002; 41: 148–159.

Bullinger, M., Kirchberger, I.: SF-36 Fragebogen zum Gesundheitszustand – Handanweisung. Hogrefe, Göttingen, 1998.

Bundesanstalt für Straßenwesen (2000): Begutachtungsleitlinien zur Kraftfahrereignung (No. 02/M 115), unter www.bast.de/htdocs/veroeffentlichung/kurzfass/m115.htm.

Bundesarbeitsgemeinschaft für Rehabilitation (Hrsg.): Arbeitshilfe für die Rehabilitation von Schlaganfallpatienten (Nr. 4). Frankfurt/Main 1998; unter www.bar-frankfurt.de → Arbeitshilfen.

Bundesarbeitsgemeinschaft für Rehabilitation (Hrsg.): Gemeinsames Rahmenkonzept für die Durchführung stationärer medizinischer Maßnahmen der Vorsorge und Rehabilitation für Kinder und Jugendliche. Frankfurt/Main 1998; unter www.bar-frankfurt.de → Empfehlungen.

Bundesarbeitsgemeinschaft für Rehabilitation (Hrsg.): Empfehlungen zur Neurologischen Rehabilitation von Patienten mit schweren und schwersten Hirnschädigungen in den Phasen B und C. Frankfurt/Main 1999; unter www.bar-frankfurt.de → Empfehlungen.

Bundesarbeitsgemeinschaft für Rehabilitation (Hrsg.): Rahmenvereinbarung „Rehabilitationssport und das Funktionstraining“. Frankfurt/Main 2003; unter www.bar-frankfurt.de → Empfehlungen.

Bundesarbeitsgemeinschaft für Rehabilitation (Hrsg,): Arbeitshilfe für die stufenweise Wiedereingliederung in den Arbeitsprozess (Nr. 8), Frankfurt/Main 2004a; unter www.bar-frankfurt.de → Arbeitshilfen.

Bundesarbeitsgemeinschaft für Rehabilitation (Hrsg.): Rahmenempfehlungen zur ambulanten Rehabilitation bei muskuloskeletalen Erkrankungen. Frankfurt/Main 2000c; unter www.bar-frankfurt.de → Empfehlungen, siehe auch Fassung 2005a.

Bundesarbeitsgemeinschaft für Rehabilitation (Hrsg.): Rahmenempfehlungen zur ambulanten neurologischen Rehabilitation. Frankfurt/Main 2000b; unter www.bar-frankfurt.de → Empfehlungen, aktualisierte Fassung 2005.

Bundesarbeitsgemeinschaft für Rehabilitation (Hrsg.): Gemeinsame Empfehlung über die Ausgestaltung des in § 14 bestimmten Verfahrens (Gemeinsame Empfehlung zur Zuständigkeitserklärung in der Fassung vom 8. November 2005. Inkrafttreten 1. Mai 2003). Frankfurt/Main 2004c; unter www.bar-frankfurt → Gemeinsame Empfehlungen.

Bundesarbeitsgemeinschaft für Rehabilitation (Hrsg.): Rahmenempfehlungen zur ambulanten Rehabilitation bei muskuloskelettalen Erkrankungen, Frankfurt/Main 2005a; unter www.bar-frankfurt.de → Empfehlungen (s. BAR 2000c).

Bundesarbeitsgemeinschaft für Rehabilitation (Hrsg.): Gemeinsame Empfehlung nach § 13 Abs. 2 Nr. 3 SGB IX, in welchen Fällen und in welcher Weise die Klärung der im Einzelfall anzustrebenden Ziele und des Bedarfs an Leistungen schriftlich festzuhalten ist (Gemeinsame Empfehlung „Teilhabeplan" vom 16. Dezember 2004. Inkrafttreten 1. Dezember 2004.). Frankfurt/Main 2004b; unter www.bar-frankfurt.de → Gemeinsame Empfehlungen.

Bundesarbeitsgemeinschaft für Rehabilitation (Hrsg.): Gemeinsame Empfehlung über die nahtlose, zügige und einheitliche Erbringung von Leistungen zur Teilhabe nach § 12 Abs. 1 Nr. 1–3 i. V. m. § 13 Abs. 1, Abs. 2 Nr. 5 SGB IX (Gemeinsame Empfehlung „Einheitlichkeit/Nahtlosigkeit") vom 22. März 2004. Inkrafttreten 1. April 2004, Frankfurt/Main 2004d; unter www.bar-frankfurt.de → Gemeinsame Empfehlungen.

Bundesarbeitsgemeinschaft für Rehabilitation (Hrsg.): Gemeinsame Empfehlung zur Verbesserung der gegenseitigen Information und Kooperation aller beteiligten Akteure nach § 13 Abs. 2 Nr. 8 und 9 SGB IX. vom 22. März 2004. Inkrafttreten 1. April 2004, Frankfurt/Main 2004e; unter www.bar-frankfurt.de → Gemeinsame Empfehlungen.

Bundesarbeitsgemeinschaft für Rehabilitation (Hrsg.): Gemeinsame Empfehlung über die Ausgestaltung des in § 14 bestimmten Verfahrens (Gemeinsame Empfehlung zur Zuständigkeitserklärung) in der Fassung vom 22. März 2004. Inkrafttreten 1. Mai 2003, i.d.F. v. 8.11.2005, Frankfurt/Main 2004; unter www.bar-frankfurt.de → Gemeinsame Empfehlungen.

Bundesarbeitsgemeinschaft für Rehabilitation (Hrsg.): Rehabilitation und Teilhabe. Wegweiser für Ärzte und andere Fachkräfte der Rehabilitation. Deutscher Ärzte-Verlag, Köln, 2005.

Bundesärztekammer: Verletzungen und deren Folgen – Prävention als ärztliche Aufgabe (Texte und Materialien zur Fort- und Weiterbildung – Band 23). Köln 2001; unter www.bundesaerztekammer.de/page.asp?his=1.117.1501.1512.1523.

Bundesausschuss der Ärzte und Krankenkassen: Arbeitsunfähigkeits-Richtlinien (Neufassung). Bundesanzeiger 2004; 61: 6501.

Bundesministerium für Arbeit und Sozialordnung (Hrsg.): SGB IX Rehabilitation und Teilhabe behinderter Menschen. Berlin, 2001.

Bundesministerium für Gesundheit und Soziale Sicherung: Nachhaltigkeit in der Finanzierung der Sozialen Sicherungssysteme, Bericht der Kommission, Berlin, 2003; unter www.bmas.bund.de/BMAS/Navigation/Soziale-Sicherung/berichte,did=105578.html.

Bundesministerium für Gesundheit und Soziale Sicherung: Anhaltspunkte für die ärztliche Gutachtertätigkeit im sozialen Entschädigungsrecht und nach dem Schwerbehindertenrecht (Teil 2 SGB IX). Berlin 2004; unter www.uwendler.de/ahp.htm.

Bundesministerium für Wirtschaft und Arbeit: Unfallverhütungsbericht Arbeit (UVB Arbeit). Berlin, 2005; unter www.bmwa.bund.de.

Bundesverband der Arzneimittel-Hersteller e. V.: Marktbedeutung von Phytopharmaka und Akzeptanz in der Bevölkerung. Bonn 2006; unter www.bah-bonn.de/arzneimittel/index.html

Bundesversicherungsanstalt für Angestellte (Hrsg.): AHB-Anschlussheilbehandlung. Berlin 2005; 13. Auflage, 5/2005.

Bundesversicherungsanstalt für Angestellte (Hrsg.): Der ärztliche Reha-Entlassungsbericht. Leitfaden zum einheitlichen Entlassungsbericht in der medizinischen Rehabilitation der gesetzlichen Rentenversicherung. 2. Aufl., Berlin 2001; unter www.drv-bund.de → Sozialmedizin und Forschung → Sozialmedizin → Sozialmedizinische Begutachtung.

Bundesversicherungsanstalt für Angestellte (Hrsg.): Leitlinien zur Rehabilitationsbedürftigkeit bei Stoffwechsel- und gastroenterologischen Krankheiten sowie Adipositas. Berlin 2003; unter www.drv-bund.de → Sozialmedizin und Forschung → Sozialmedizin → Sozialmedizinische Begutachtung.

Bundesversicherungsanstalt für Angestellte (Hrsg.): Berichte zur Qualitätssicherung der BfA. Berlin 2005; Rehabilitandenstruktur 2004 – Klinik bezogene Auswertungen.

Bundesversicherungsanstalt für Angestellte (Hrsg.): Klassifikation therapeutischer Leistungen in der stationären medizinischen Rehabilitation. 4. Aufl., Berlin 2000 (neue Ausgabe 2007); unter www.drv-bund.de → Sozialmedizin und Forschung → Klassifikationen).

Bundesversicherungsanstalt für Angestellte (Hrsg.): Gesundheitstrainingsprogramm der BfA – Indikationsbezogene Curricula für die medizinische Rehabilitation. Eigenverlag, Berlin 2003.

Buß, F. J.: System der gesamten Armenpflege (3 Bde.). Freiburg 1843–46.

Carlson, M., Fanchiang, S. P., Zemke, R., Clark, F.: A metaanalysis of effectiveness of occupational therapy for older persons. Am J Occup Ther 1996; 50(2): 89–98.

Casimiro, L. Brosseau, L., Robinson, V., Milne, S., Judd, M., Wells, G., Tugwell, P., Shea, B.: Therapeutic ultrasound for the treatment of rheumatoid arthritis. The Cochrane Database of Systematic Reviews 2005 (3).

Cibis, W., Hüller, E.: Die sozialmedizinische Begutachtung. In: Verband Deutscher Rentenversicherungsträger (Hrsg.): Sozialmedizinische Begutachtung für die gesetzliche Rentenversicherung. Springer, Berlin – Heidelberg – New York 2003; 79–127.

Cieza, A., Ewert, T., Ustun, B., Chatterji, S., Konstansjek, N., Stucki, G.: Development of ICF Core Sets for patients with chronic conditions. J Rehabil Med 2004; 36: 186–188.

Clade, H.: Frührehabilitation: Mehr Klarheit bei der rechtlichen Zuordnung. Deutsches Ärzteblatt 2005; 102(50): A-3526.

Cole, T. J.: The LMS method for constructing normalized growth standards. Eur J Clin Nutr 1990 ; 44(1) : 45–60.

Daltroy, L. H., Larson, MG., Eaton, HM., Phillips, CB., Liang, MH.: Discrepancies between self-reported and observed physical function in the elderly: the influence of response shift and other factors. Soc Sci Med. 1999; 48: 1549–61.

Danner, H. W.: Stufenweise Wiedereingliederung mit begleitender Rehabilitation – Innovation und Flexibilisierung in der Rehabilitation. In: Deck, R., Glaser-Möller, N., Mittag, O. (Hrsg.): Rehabilitation und Nachsorge. Bedarf und Umsetzung. Verlag Hans Jacob, Lage 2004.

DCCT Research Group: The effect of intensive treatment of diabetes on the development and progression of long-term complications in insulin-dependent diabetes mellitus. N Engl J Med 1993; 329: 977–986.

Deane, K. H. O., Ellis-Hill, C., Playford, E. D., Ben-Shlomo, Y., Clarke, C. E.: Occupational therapy for Parkinsońs disease. The Cochrane Database of Systematic Reviews 2005 (2).

Delbrück, H., Haupt, E. (Hrsg.): Rehabilitationsmedizin: ambulant, teilstationär, stationär. 2. Aufl., Urban und Schwarzenberg, München, 1998.

Delbrück, H., Haupt, E.: Grundlagen der Rehabilitation. In: Haupt, E. (Hrsg.): Rehabilitationsmedizin. Urban und Schwarzenberg, München 1996; 15–23.

Derogatis, L. R.: Brief Symptom Inventory (Kurzform der SCL-90-R) – Deutsche Version. Beltz Test GmbH, Göttingen, 2000.

Deutsche Atemwegsliga, Deutsche Gesellschaft für Pneumologie: Asthmatherapie bei Kindern und Erwachsenen. Med. Klein. 1998; 93: 639–650.

Deutsche Atemwegsliga, Deutsche Gesellschaft für Pneumologie: Leitlinie der Deutschen Atemwegsliga und der Deutschen Gesellschaft für Pneumologie zur Diagnostik und Therapie von Patienten mit chronisch obstruktiver Bronchitis und Lungenerkrankung (COPD). Pneumologie 2002; 56: 704–738.

Deutsche Diabetes Union (2005): Deutscher Gesundheitsbericht: Diabetes. Kirchheim, 2006; unter www.diabetes.uni-duesseldorf.de/download/DDU_Gesundheitsbericht.pdf.

Deutsche Gesellschaft für Medizinische Rehabilitation: Stellungnahme zur Einführung der DRG-Vergütungspositionen für die Frührehabilitation im Krankenhaus, 2004; unter www.degemed.de/pdf/Stellungnahme-Frueh-Reha.pdf.

Deutsche Gesellschaft für Physikalische Medizin und Rehabilitation: Ergebnisse der Konsensuskonferenz Fachgebiet Physikalische und Rehabilitative Medizin – Begriffe und Definitionen. Phys Rehab Kur Med 1998; 8(2): V7–V16.

Deutsche Rentenversicherung Bund: VDR Statistik Rehabilitation des Jahres 2004. Berlin, 2005.

Deutsche Vereinigung für die Rehabilitation Behinderter (DVfR): Rehabilitation vor Pflege, Deutsche Vereinigung für die Rehabilitation Behinderter (DVfR), Heidelberg, 2002.

Deutscher Hausärzteverband e. V. und AOK-Bundesverband: Hausarzt Handbuch – Das Handbuch zum Disease-Management-Programm (DMP) KHK. Umsetzung von DMP in der Hausarztpraxis. MED.-KOMM. Verlag, München, 2004.

Deutsches Institut für Medizinische Dokumentation und Information: ICF – Internationale Klassifikation der Funktionsfähigkeit, Behinderung und Gesundheit. Köln, 2004.

Deutsches Institut für Medizinische Dokumentation und Information: Operationen- und Prozedurenschlüssel (OPS) – Version 2006, unter www.dimdi.de.

Deutsches Institut für Normung: DIN EN ISO 9000. Qualitätsmanagementsysteme – Grundlagen und Begriffe (ISO 9000: 2000). Beuth, Berlin, 2000.

Diener, H. C., Hacke, W. (Hrsg.): Leitlinien für Diagnostik und Therapie in der Neurologie. 3. Aufl., Thieme, Stuttgart, 2005.

Dietsche, S., Bürger, W., Morfeld, M., Koch, U.: Struktur- und Prozessqualität im Vergleich verschiedener Versorgungsformen in der orthopädischen Rehabilitation. Die Rehabilitation 2002, 41(2/3): 103–111.

Dilling, H., Mombour, W., Schmidt, M. H. (Hrsg.): Internationale Klassifikation psychischer Störungen. ICD-10 Kap. V (F). Klinisch-diagnostische Leitlinien. 4. Aufl., Hans Huber, Bern – Göttingen – Toronto, 2000.

DLR-Projektträger des BMBF Deutsche Rentenversicherung (Hrsg.): Rehabilitationswissenschaftliche Forschungsverbünde. Bonn, 1998.

Dodt, B., Peters, A., Hèon-Klin, V., Matthis, C., Raspe A., Raspe, H.: Reha-Score für Typ-2-Diabetes mellitus: ein Instrument zur Abschätzung des Rehabilitationsbedarfs. Rehabilitation 2002; 41: 237–248.

Donabedian, A.: The role of outcomes in quality assessment and assurance. Quality Review Bulletin 1992; 11: 356–360.

Dowdy, S. W., Dwyer, K. A., Smith, C. A., Wallston, K. A.: Gender and psychological well-being of persons with rheumatoid arthritis. Arthritis Care Res. 1996; 9: 449–56.

Eckert, H.: Qualitätsmanagement in Rehabilitationskliniken in der Bundesrepublik Deutschland – Eine stratifizierte repräsentative Studie zum Stand der Umsetzung. Rehabilitation 2001; 40 (6): 337–345.

Egner, U., Gerwinn, H., Schliehe, F.: Das bundesweite Reha-Qualitätssicherungsprogramm der gesetzlichen Rentenversicherung – Erfahrungen aus einem mehrjährigen Umsetzungsprozess. Zeitschrift für Ärztliche Fortbildung und Qualitätssicherung 2002; 96 (1): 4–9.

Ehlert, U. (Hrsg.): Verhaltensmedizin. Springer, Berlin, 2003.

Empfehlung des Gemeinsamen Bundesausschusses für ein DMP chronisch obstruktive Atemwegserkrankungen. www.g-ba.de.

Escalante, A., del Rincon, I.: How much disability in rheumatoid arthritis is explained by rheumatoid arthritis? Arthritis Rheum. 1999; 42: 1712–21.

European Foundation for Quality Management: Das EFQM-Modell für Excellence – Öffentlicher Dienst und soziale Einrichtungen. EFQM, Brüssel, 1999.

Ewert, T., Cieza, A., Stucki, G.: ICF in der Rehabilitation. Phys Med Rehab Kuror 2002; 12: 157–162.

Faller, H.: Patientenschulung: Konzept und Evaluation. Praxis Klinische Verhaltensmedizin und Rehabilitation 2001; 14: 97–106.

Farin, E., Gerdes, N., Jäckel, W.H., Follert, P., Klein, K., Glattacker, M.: Qualitätsprofile von Rehabilitationskliniken als Modell der Qualitätsmessung in Einrichtungen des Gesundheitswesens. Gesundheitsökonomie und Qualitätsmanagement 2003; 8: 191–204.

Farin, E., Engel, E.-M., Dimou, A., Jäckel, W. H.: Die Erwartungen von Rehabilitations- und Vorsorgeeinrichtungen an externe Qualitätssicherungsmaßnahmen. Phys Med Rehab Kuror 2004; 14: 73–81.

Fischer, J., Raschke, F.: Zielorientierte Messung von kurz-, mittel- und langfristigen Effekten in der pneumologischen Rehabilitation. Pneumologie 2000; 54: 458–463.

Fletcher, C. M., Peto, R.: The natural history of chronic airflow obstruction. BMJ 1977; 1: 1645–1648.

Flor, H., Hahlweg, K., Birbaumer, N. (Hrsg.): Anwendungen der Verhaltensmedizin. 4. Aufl., Hogrefe, Göttingen, 2001.

Freivogel, S., Hummelsheim, H.: Qualitätskriterien und Leitlinien für die motorische Rehabilitation von Patienten mit Hemiparesen. Aktuelle Neurologie 2003; 30: 401–406.

Fromme, C., Warschburger, P.: Das Adipositastraining mit Kindern und Jugendlichen: kurzfristige und längerfristige Effekte. Kindheit und Entwicklung 2000; 9(2): 84–93.

Frommelt, P., Grotzbach, H. (Hrsg.): Neuro-Rehabilitation, Grundlagen, Praxis, Dokumentation. Wien: Black Well Wissenschafts-Verlag, Berlin, 1999.

Fuchs, H.: Medizinische Leistungen zur Rehabilitation und integrierten Versorgung. Rehabilitation 2004; 43, 325–334.

Furlan, A. D., Brosseau, L., Imamura, M., Irvin, E.: Massage for low-back pain. The Cochrane Database of Systematic Reviews 2005 (3).

Gaede, P.: Multifactorial Intervention and Cardiovascular Disease in Patients with Type 2 Diabetes. N Engl J Med 2003; 348: 383–393

Gemeinsamer Bundesausschuss: Empfehlungen des Gemeinsamen Bundesausschusses nach § 91 Absatz 4 SGB V gemäß § 137 f Absatz 2 SGB V „Anforderungen" an die Ausgestaltung von strukturierten Behandlungsprogrammen für Patienten mit chronischen obstruktiven Atemwegserkrankungen. Siegburg, 2004.

Gemeinsamer Bundesausschusses: Richtlinien des Gemeinsamen Bundesausschusses über Leistungen zur medizinischen Rehabilitation (Rehabilitations-Richtlinien). Bundesanzeiger 2004; 63: 6769.

Gerdes, N., Best, S., Jäckel, W. H.: Akutbehandlung – Frührehabilitation – Anschlussrehabilitation. Vorschlag zu einem 3-Phasen-Modell bei Implantation einer Endoprothese an Hüfte oder Knie. Phys Med Rehab Kuror 2004; 14: 179–186.

Gerdes, N., Bührlen, B., Lichtenberg, S., Jäckel, W. H. (Hrsg.): Rehabilitationsnachsorge: Analyse der Nachsorgeempfehlungen und ihrer Umsetzung.: Roderer, Regensburg, 2005.

Gerdes, N., Jäckel, W. H.: Der IRES-Fragebogen für Klinik und Forschung. Rehabilitation 1995; 34: XIII–XXIV.

Gerdes, N., Weis, J.: Zur Theorie der Rehabilitation. In: Bengel, J., Koch, U. (Hrsg.): Grundlagen der Rehabilitationswissenschaften. Springer, Berlin, 2000; 41–68.

Gerkens, K., Schliehe, F., Steinke, B. (Hrsg.): Handbuch Rehabilitation und Vorsorge. 10. Aufl., Asgard-Verlag, Sankt Augustin, 2005.

Goldstein, F. C., Strasser, D. C., Woodard, J. L., Roberts, V. J.: Functional outcome of cognitively impaired hip fracture patients on a geriatric rehabilitation unit. J. Am. Geriatr. Soc. 1997; 45: 35–42.

Gostomczyk, J. G. (Hrsg.): Angewandte Sozialmedizin. Handbuch für Weiterbildung und Praxis. ecomed Verlagsgesellschaft, Landsberg, 2001.

Grigoleit, H., Schliehe, F., Wenig, M. (Hrsg.): Handbuch Rehabilitation und Vorsorge. Asgard, Sankt Augustin, 1998.

Guyatt, G. H., Feeney, D. H., Patrick, D. L.: Measuring Health-Related Quality of Life. Ann. Internal Med. 1993; 118: 622–629.

Haaf, H. G., Volke, E., Schliehe, F.: Neue Vergütungs- und Versorgungsformen und ihre Auswirkungen auf die Rehabilitation. Rehabilitation 2004; 43: 312–324.

Hager, K., Weitkamp, P.: Langzeitergebnisse hüftoperierter geriatrischer Patienten. Rehabilitation 1998; 37: 128–133.

Hahnemann, S.: Versuch über ein neues Prinzip zur Auffindung der Heilkräfte der Arzneisubstanzen, nebst einigen Blicken auf die bisherigen. Hufelands Journal, II. Band, Drittes Stück, 1796; 391-439.

Hahnemann, S.: Organon der Heilkunst. 6. Aufl., Haug, Suttgart, 1999.

Haisch, J., Braun, S., Böhm, B. O.: Optimierung der Blutzuckereinstellung von Typ-II-Diabetikern durch ein psychologisch fundiertes Motivationstraining – Ein neues Behandlungskonzept. Praxis der Klinischen Verhaltensmedizin und Rehabilitation 1995; 8: 236–243.

Härter, M., Reuter, K., Schretzmann, B., Hasenburg, A., Aschenbrenner, A., Weis, J.: Komorbide psychische Störungen bei Krebspatienten in der stationären Akutbehandlung und medizinischen Rehabilitation. Rehabilitation 2000; 39: 317–323.

Härter, M., Baumeister, H., Reuter, K, Wunsch, A., Bengel, J.: Epidemiologie komorbider psychischer Störungen bei Rehabilitanden mit muskuloskelettalen und kardiovaskulären Erkrankungen. Rehabilitation 2002; 41: 367–74.

Härter, M., Bengel, J.: Psychische Beeinträchtigungen und Störungen bei Patienten mit Herz-Kreislauf-Erkrankungen – Epidemiologie und Implikationen für die medizinische Rehabilitation und Nachsorge. In: Strauß, B. (Hrsg.): Psychotherapie in der Medizin. Jahrbuch der Medizinischen Psychologie. Hogrefe, Göttingen 2002; 23–42.

Hauner, H.: Prävalenz des Diabetes mellitus in Deutschland 1998–2001, Sekundärdatenanalyse der Versichertenstichprobe der AOK Hessen/KV Hessen. Dtsch Med Wschr 2003; 128: 2632–2637.

Haupt, E.: The KID Study III: Impact of inpatient rehabilitation on the metabolic control of type 1 and type 2 diabetics – a one-year follow up. Exp Clin Endocrin Diabetes 1996; 104: 420–430.

Haupt, E.: The KID Study IV: Effects of inpatient rehabilitation on the frequency of glucose self-monotoring, quality of further primary care, on time being unable to work and on everyday psychic strain of type 1 and type 2 diabetics – a one-year follow up. Exp Clin Endocrin Diabetes 1997; 105: 21–31.

Heon-Klin, V., Raspe, H.: Zur Epidemiologie der Rehabilitationsbedürftigkeit. In: Bengel, J., Koch, U. (Hrsg.): Grundlagen der Rehabilitationswissenschaften. Springer, Berlin – Heidelberg – New York 2000; 87-102.

Herdt, J., Schäfer, H., Geigges, W., Herrmann, J. M.: Rehabilitation von Patientinnen mit Brustkrebs im Rahmen eines ganzheitlichen Behandlungskonzeptes – Erste Ergebnisse zu Veränderungsprozessen. DVR-Schriften 1996; 6: 264–265.

Hermann, C., Buss, U., Snaith, R. P.: HADS-D: Hospital Anxiety and Depression Scale – Deutsche Version. Ein Fragebogen zur Erfassung von Angst und Depressivität in der somatischen Medizin. Huber, Bern, 1995.

Hermann-Kunz, E.: Häufigkeit allergischer Krankheiten in Ost-Westdeutschland. Gesundheitswesen 1999; 61: 100–105.

Herschbach, P., Heinrich, G., Oberst, U.: Lebensqualität in der Nachsorge. Eine Evaluationsstudie in der Fachklinik für Onkologie und Lymphologie, Bad Wildungen-Reinhardshausen. Praxis der klinischen Verhaltensmedizin und Rehabilitation 1994; 28: 241–251.

Hoberg, E., Stockinger, J., Bestehorn, K., Wegscheider K. für die HANSA-Studiengruppe: Verbesserung des Risikofaktorenprofils durch drei halbtägige Auffrischungskurse innerhalb des ersten Jahres nach kardiologischer Rehabilitation – Ergebnisse der HANSA-Studie. Z Kardiol 2002; 91 [Suppl 5]: 141.

Hoeppner-Stamos, F.: Chronische Erkrankungen im Jugendalter. Juventa, Weinheim, 1999.

Hohmann, J.: Gesundheits-, Sozial- und Rehabilitationssysteme in Europa. Huber, Bern 1998.

Hondras, M. A., Linde, K., Jones, A. P.: Manual therapy for asthma. The Cochrane Database of Systematic Reviews 2005 (3).

Hummelsheim, H. (Hg.): Neurologische Rehabilitation: Springer, Stuttgart, 1998.

Hüppe, A., Raspe, H.: Die Wirksamkeit stationärer medizinischer Rehabilitation in Deutschland bei chronischen Rückenschmerzen: eine systematische Literaturübersicht 1980–2001. Rehabilitation 2003; 42: 143–154.

Hüppe, A., Raspe, H.: Zur Wirksamkeit von stationärer medizinsicher Rehabilitation in Deutschland bei chronischen Rückenschmerzen: Aktualisierung und methodenkritische Diskussion einer Literaturübersicht. Rehabilitation 2005; 44: 24–33.

Inouye, S. K.: Delirium in hospitalized older patients. Clin. Geriatr. Med. 1998; 14: 745–764.

Institut für Qualitätssicherung in Prävention und Rehabilitation an der Sporthochschule Köln (iqpr), PRVE-Prävention und Rehabilitation zur Verhinderung von Erwerbsminderung. Köln 2004.

Jäckel, W. H., Beyer, W. F., Droste, U. ; Engel, M.; Genth, E., Pott, H. G.; Schmidt, K. L: Memorandum zur Lage und Entwicklung der Rehabilitation bei Rheumakranken. Z Rheumatol. 1996; 55: 410–422.

Jäckel, W. H., Beyer, W. F., Droste, U., Engel, J.-M., Genth, E., Kohlmann, T., Kriegel, W., Mau, W., Pott, H.-G., Rehberg, W., Sangha, O., Schmidt, K., Wassenberg, S., Zink, A.: Outcome-Messung bei muskuloskelettalen Krankheiten: Vorschlag für ein Core-Set von Instrumenten zum Einsatz in der Rehabilitation. Z Rheumatol. 2001; 5: 342–51.

Jäckel, W. H., Farin, E.: Qualitätssicherung in der Rehabilitation: Wo stehen wir heute? Rehabilitation 2004; 43: 271–283.

Jäckel, W. H., Korsukèwitz, C.: Leitlinien in der medizinischen Rehabilitation. Rehabilitation 2003; 42: 65–66.

Jiang, W., Kuchibhatla, M., Cuffe, M.S., Christopher, E.J., Alexander, J.D., Clary, G.L.; Blazing, M.A., Gaulden, L.H., Califf, R.M., Krishnan, R.R., O'Connor, C.M.: Prognostic Value of Anxiety and Depression in Patients With Chronic Heart Failure. Circulation 2004; 110: 3452–3456.

Jungnitsch, G.: Schulungs- und Trainingsprogramme für Patienten mit chronischer Polyartritis. In: Petermann, F. (Hg.): Patientenschulung und Patientenberatung. Ein Lehrbuch. Hogrefe, Göttingen 1997; 347–374.

Kassenärztliche Bundesvereinigung: Neufassung der Arbeitsunfähigkeitsrichtlinien. Deutsches Ärzteblatt 2004; 5: 242–245.

Kassenärztliche Bundesvereinigung (Hg.): Einheitlicher Bewertungsmassstab (EBM) – Leistungen der Physikalischen und Rehabilitativen Medizin. 1. Aufl., Deutscher Ärzteverlag, Köln, 2005.

Kassenärztliche Bundesvereinigung: Neufassung der Arbeitsunfähigkeitsrichtlinien. Deutsches Ärzteblatt 2004; PP, 5: 242–245.

Kerner, W.: Klassifikation und Diagnose des Diabetes mellitus. Deutsches Ärzteblatt 1998; 95: C-2216–2220.

Kleinfeld, A., Barth, T., Reiland, M.: Externe Qualitätssicherung der medizinischen Rehabilitation im Bereich der gesetzlichen Krankenversicherung. Zeitschrift für Ärztliche Fortbildung und Qualitätssicherung 2002; 96: 11–16.

Kleinhans, M.: Asthmaschulung in der stationären Rehabilitation. Antiobstruktives Training. Praxis der Klinischen Verhaltensmedizin und Rehabilitation 1995; 8: 156–166.

Kneipp, S.: Meine Wasserkur/So sollt ihr leben. Ehrenwirth-Verlag, Bergisch-Gladbach 2002.

Knörzer, J., Presl, R., Stern, H., Müller-Fahrnow, W., Hansmeier, Th., Landau, K., Brauchler, R., Sinn-Behrendt, A., Bopp, V.: Orientierender Überblick über Strukturen, Inhalte, erste Studienergebnisse zur medizinisch-berufsorientierten Rehabilitation für orthopädische Rehabilitanden. DRV-Schriften 2005; Band 59: 264–266.

Kobelt, A., Schmid-Ott, G., Künsebeck, H.W., Grosch, E., Hentschel, J., Malewski, P., Lamprecht, F.: Bedingungen erfolgreicher ambulanter Nachsorge nach stationärer psychosomatischer Rehabilitation. Praxis Klinische Verhaltensmedizin und Rehabilitation 2000; 52: 16–23.

Koch, U., Assmann, P., Heckl, U., Becker, S.: Expertise Krebsrehabilitation in der Bundesrepublik Deutschland im Auftrag des Verbands Deutscher Rentenversicherungsträger. Unveröffentlichter Abschlussbericht, Freiburg 1994.

Koch, U., Gerdes, N., Jäckel, W., Müller-Fahrnow, W., Raspe, H.-H., Schian, H.-M.: Verbundforschung Rehabilitationswissenschaften. Vorschlag zu einer Förderinitiative. DRV-Schriften 1995; 7–8: 491–513.

Koch, U., Bengel, J.: Rehabilitation. In: Schwarzer, R. (Hrsg.): Gesundheitspsychologie. Enzyklopädie der Psychologie. 1. Aufl., Hogrefe, Göttingen 2005; 565-584.

Koch, U., Gundelach, C., Tiemann, F., Mehnert, A.: Teilstationäre onkologische Rehabilitation – Ergebnisse eines Modellprojekts. Rehabilitation 2000; 39: 363–372.

Koch, U., Morfeld, M.: Weiterentwicklungsmöglichkeiten der ambulanten Rehabilitation in Deutschland. Rehabilitation 2004; 43(5): 284–295.

Koch, U., Weis, J. (Hrsg.): Krankheitsbewältigung bei Krebs und Möglichkeiten der Unterstützung. Schattauer, Stuttgart, 1998.

Kohler, M., Ziese, T.: Telefonischer Gesundheitssurvey des Robert-Koch-Institutes zu chronischen Krankheiten und ihren Bedingungen. Beiträge zur Gesundheitsberichterstattung des Bundes Robert-Koch-Institut Berlin, 2004.

Kohlmann, T., Schmidt, C. O.: Epidemiologie des Rückenschmerzes. In: Hildebrandt, J., Müller, G., Pfingsten, M. (Hrsg.): Lendenwirbelsäule. Ursachen, Diagnostik und Therapie von Rückenschmerzen. Elsevier Urban und Fischer, München; 2005; 3–13.

Kolenda, K.-D.: Rehabilitation – derzeitiger Stand und weitere Entwicklung. Schleswig-Holsteinisches Ärzteblatt 2005; 11: 57–63.

Konietzko, N., Fabel, H. (Hrsg.): Weißbuch Lunge: Defizite, Zukunftsperspektiven, Forschungsansätze. Zur Lage und Zukunft der Pneumologie in Deutschland. Thieme, Stuttgart, 2000.

Köpke, K.-H.: Nachsorgemaßnahmen der Rentenversicherung. Eine Bestandsaufnahme im Auftrag der LVA Schleswig-Holstein. Lübeck – Hamburg, 2004.

Korsukèwitz, C.: Medizinische Rehabilitation – ihr Stellenwert in der Langzeitbetreuung des Diabetikers. Med. Welt 2001; 9: 255–258.

Korsukèwitz, C., Rose, S., Schliehe, F.: Zur Bedeutung von Leitlinien in der Rehabilitation. Rehabilitation 2003; 42: 67–73.

Krauth, C., Rieger, J., Mau, W., Bräuer, W., Schwartz, F.W.: Gesundheitsökonomische Evaluation der langfristigen Auswirkungen eines Schulungsprogramms für Patienten mit chronischer Polyarthritis. In: Petermann, F. (Hrsg.): Prädikation, Verfahrensoptimierung und Kosten in der medizinischen Rehabilitation. 2. Aufl., Roderer, Regensburg, 2005; 275–289.

Krauth, C., Grobe, T., Hoopmann, M., Schwartz, F.W., Walter, U.: Rückenschmerz: Krankheitskosten und Einsparpotenziale präventiver Interventionen. In: Hildebrandt, J., Müller, G., Pfingsten, M. (Hrsg.): Lendenwirbelsäule. Ursachen, Diagnostik und Therapie von Rückenschmerzen. Elsevier Urban und Fischer, München 2005; 14–25.

Kretschmer, E.: Körperbau und Charakter. 26. Aufl., Springer, Berlin – Heidelberg – New York 1977.

Krischke, N. R., Niebrügge, S., Petermann, F.: Stationäre onkologische Rehabilitation: Veränderung der Lebensqualität, Programmerwartung und -beurteilung von Krebspatienten. Praxis der Klinischen Verhaltensmedizin und Rehabilitation 1996; 35: 186–193.

Kromeyer-Hauschild, K.: Aktuelle Aspekte der Gewichtsentwicklung bei Kindern und Jugendlichen. Pädiatrische Praxis 2004; 64: 371–378.

Kromeyer-Hauschild, K., Wabitsch, M., Kunze, D., Geller, F., Geiß, H. C., Hesse, V., von Hippel, A., Jaeger, U., Johnsen, D., Korte, W., Menner, K., Müller, G., Müller, J. M., Niemann-Pilatus, A., Remer, T., Schaefer, F., Wittchen, H.-U., Zabransky, S., Zellner, K., Ziegler, A., Hebebrand, J.: Perzentile für den Bodymass-Index für das Kindes- und Jugendalter unter Heranziehung verschiedener deutscher Stichproben. Monatsschr Kinderheilkd 2001; 149: 807–818.

Lacasse, Y., Wong, E., Guyatt, G. H., King, D., Cook, D. J., Goldstein, R. S.: Meta-analysis rehabilitation in chronic obstructive pulmonary disease. Lancet 1996; 348: 1115–1119.

Langer, H. E., Ehlebracht-König, I., Josenhans, J.: Evaluation des Patientenschulungskurses „chronische Polyarthritis". DRV-Schriften 1998; 3: 239–264.

Langosch, W., Budde, H.-G., Linden, W.: Psychologische Interventionen zur koronaren Herzerkrankung. VAS, Frankfurt 2003.

Leape, L. L., Brennan, T.A., Laird, N., Lawthers, A.G., Localio, A.R., Barnes, B.A., Hebert, L., Newhouse, JP, Weiler, P.C., Hiatt, H.: The nature of adverse events in hospitalized patients. Results from the Harvard Medical Practice Study II. N. Engl. J.Med. 1991; 324: 377–384.

Legg, L., Drummond, A.: Occupational therapy for problems in activities of daily living after stroke. Cochrane Database of Systematic Reviews: Reviews 2006 ; Issue 4 John Wiley & Sons , Ltd Chichester, UK DOI: 10 1002/14651858 CD00. 2006 ; Ref ID: 2224.

Leistner, K., Stier-Jarmer, M., Berleth, B., Braun, J., König, E., Liman, W., Lüttje, D., Meindl, R., Pientka, L., Weber, G., Stucki, G.: Frührehabilitation im Krankenhaus – Definition und Indikation. Ein Ergebnisbericht der Methodengruppe Frührehabilitation im Krankenhaus. Rehabilitation 2005; 44: 165–175.
Leistner, K., Bublitz, T.: Geriatrische Rehabilitation in der Bundesrepublik Deutschland: Versorgungspolitische und strukturelle Aspekte aus Sicht der gesetzlichen Krankenversicherung (GKV). Rehabilitation 2004; 43: 296–303.
Leitfaden zum einheitlichen Entlassungsbericht in der medizinischen Rehabilitation der gesetzlichen Rentenversicherung (2001). www.deutsche-rentenversicherung.de → Sozialmedizin und Forschung → Sozialmedizin → Sozialmedizinische Begutachtung.
Linde, K., Streng, A., Jürgens, S., Hoppe, A., Brinkhaus, B., Witt, C., Wagenpfeil, S., Pfaffenrath, V., Hammes, M., Weidenhammer, W., Wilich, S.N., Melchart, D.: Acupuncture for patients with migraine: a randomized controlled trial. JAMA 2005; 293 (17), 2118–2125.
Linden, M.: Epidemiologie und Therapie depressiver Störungen. Zeitschrift für Psychosomatische Medizin und Psychotherapie 2003; 49 (4): 333–345.
Lindesay, J., Rockwood, K., Rolfson, D.: The epidemiology of delirium. In: Lindesay, J., Rockwood, K., Macdonald, A. (eds.): Delirium in old age. Oxford University Press, Oxford 2002; 27–50.
Lorig, K., Lubeck, D., Kraines, R.G., Seleznick, M., Holman, H.R.: Outcomes of self-help education for patients with arthritis. Arthritis Rheum. 1985: 28: 680–685.
Löschmann, C., Steffanowski, A.; Schmidt, J.; Wittmann, W.W.; Nübling, R.: Evidenz stationärer psychosomatischer Rehabilitation – Ergebnisse der MESTA-Studie. DRV-Schriften 2005; 59: 438–440.
Lotz, R.: Von der „Krüppelfürsorge“ zur Rehabilitation von Menschen mit Behinderung. Deutsche Vereinigung für die Rehabilitation Behinderter (DVFR), Heidelberg, 1999.
Lübke, N., Meinck, M., von Renteln-Kruse, W.: Der Barthel-Index in der Geriatrie. Eine Kontextanalyse zum Hamburger Einstufungsmanual. Z. Gerontol. Geriat. 2004; 37: 316–326.
LVA: Die Berufsunfähigkeits- und Erwerbsunfähigkeitsrenten. Informationsreihe Rentenversicherung, 1991; Heft 3.
Marinesse, I., Kiosz, D.: Fünfjährige Nachuntersuchung von adipösen Kindern und Jugendlichen nach Teilnahme an einer stationären Reha-Maßnahme. Präv Rehab 2001; 13 (4): 128–133.
Mast, M., Aerne, G.: Langzeiterfolge ambulanter und stationärer Rehabilitation adipöser Kinder und Jugendlicher. Prävention und Rehabilitation 2003; 15 (1): 24–33.
Mau, W., Bornmann, M., Weber, H., Weidemann, H. F., Hecker, H., Raspe, H.H.: Prediction of permanent work disability in a follow-up study of early rheumatoid arthritis: results of a tree structured analysis using RECPAM. Br J Rheumatol. 1996; 35: 652–659.
Mau, W., Bornmann, M., Weber, H.: Arbeitsunfähigkeit im ersten Jahr der chronischen Polyarthritis. Ein Vergleich mit Pflichtmitgliedern der gesetzlichen Krankenversicherung. Z Rheumatol. 1997; 56: 1–7.
Mau, W., Bornmann, M., Weber, H., Weidemann, H.-F.: Defizite rehabilitativer Maßnahmen im Verlauf der frühen chronischen Polyarthritis. Z Rheumatol. 1996; 55: 223–29.
Mau, W., Bräuer, W.: Sozialmedizinische Langzeitprognose und Inanspruchnahme von Leistungen zur Rehabilitation von Patienten mit chronischer Polyarthritis. In: Petermann, F. (Hrsg.): Prädikation, Verfahrensoptimierung und Kosten in der medizinischen Rehabilitation. 2. Aufl., Roderer, Regensburg, 2005; 227–274.
Mau, W., Merkesdal, S., Busche, T., Bauer, J.: Prognose der sozialmedizinischen Entwicklung ein Jahr nach teilstationärer oder stationärer Rehabilitation wegen Dorsopathie. Rehabilitation 2002; 41: 160–166.
Mau, W., Zeidler, H.: Verlauf und Prognose der chronischen Polyarthritis. Versicherungsmedizin 1999; 51: 115–121.
Mau, W., Zeidler, H.: Spondylopathien: Spondylitis ankylosans. In: Zeidler, H., Hiepe, F., Zacher, J. (Hrsg.): Interdisziplinäre klinische Rheumatologie, 2. Auflage. Springer, Berlin – Heidelberg – New York 2007.

Mau, W., Zink, A.: Epidemiologie rheumatischer Erkrankungen. In: Assoziation für orthopädische Rheumatologie (ARO) (Hrsg.): Rheumaorthopädie. Steinkopff, Darmstadt 2005, 10–20.

Maydell, B. B. v., Ruland, F. (Hrsg.): Sozialrechtshandbuch (SRH). 3. Aufl., Nomos Verlagsgesellschaft, Baden-Baden 2003.

Medizinischer Dienst der Spitzenverbände der Krankenkassen e. V. (MDS): Begutachtungs-Richtlinie „Rehabilitation und Vorsorge“ Richtlinie im Sinne des § 282 Satz 3 SGB V. Essen, 2005.

Meier-Baumgartner, H. P., Pientka, L., Anders, J.: Die Effektivität der postakuten Behandlung und Rehabilitation älterer Menschen nach einem Schlaganfall oder einer hüftgelenksnahen Fraktur. Eine evidenz-basierte Literaturübersicht des Zeitraums 1992–1998. Bd. 215, Schriftenreihe des Bundesministeriums für Familie, Senioren, Frauen und Jugend, Kohlhammer, Stuttgart, 2002.

Melchart, D., Streng, A., Hoppe, A., Brinkhaus, B., Becker-Witt, C., Wagenpfeil, S., Hammes, M., Hummelsberger, J., Irnich, D., Pfaffenrath, V., Weidenhammer, W., Willich, S.N., Linde, K.: Acupuncture in patients with tension-type headache: randomised controlled trial. BMJ 2005; 331 (7513): 376–382.

Merkesdal, S., Ruof, J., Schöffski, O., Bernitt, K., Zeidler, K, Mau, W.: Indirect medical costs in early rheumatoid arthritis. Composition and changes in indirect costs within the first three years of RA. Arthritis Rheum. 2001 ; 44: 528–534.

Merkesdal, S., Ruof, J., Mittendorf, T., Mau, W,. Zeidler, H.: Gesundheitsökonomische Forschung im Bereich der chronischen Polyarthritis. Z Rheumatol. 2002 ; 61: 21–29.

Merkesdal, S., Bernitt, K., Busche, T., Bauer, J., Mau, W.: Gegenüberstellung der Krankheitskosten im Jahr vor und nach stationärer und ambulanter Rehabilitation bei Personen mit Dorsopathien. Rehabilitation 2004; 43: 83–89.

Milz, F.: Ausleitende Verfahren. In: Schmiedel, V., Augustin, M. (Hrsg.): Leitfaden Naturheilkunde. 4. Aufl., Urban und Fischer, München – Jena, 2003; 97–135.

Mittag, O.: Patientenschulung in der kardiologischen Rehabilitation. In: Petermann, F. (Hrsg.): Patientenschulung und Patientenberatung. Ein Lehrbuch. 2. Aufl., Hogrefe, Göttingen 1997; 315–333.

Möller, J.: Europäisches Anerkennungsprogramm für Qualität. Gesundheitsökonomie und Qualitätsmanagement 2002; 7: 101–105.

Morfeld, M., Bürger, W., Dietsche, S., Koch, U.: Subjektive Bewertung der Behandlungsangebote in stationärer und ambulanter orthopädischer Rehabilitation. Die Rehabilitation 2002; 41 (2/3): 112–118.

Morgan, V. R., Mathison, J. H., Rice, J. C., Clemmer, D. I.: Hospital falls: a persistent problem. Am. J. Publ. Health 1985; 75: 775–777.

Moyer, C. A., Rounds, J., Hannum, J. W.: A meta-analysis of massage therapy research. Psychol Bull 2004; 130 (1): 3–18.

Müller-Fahrnow, W., Hansmeier, T. Karoff, M. (Hrsg.): Wissenschaftliche Grundlagen der medizinisch-beruflichen Rehabilitation. Assessments, Interventionen, Ergebnisse. Pabst, Lengerich 2006.

Müller-Nordhorn, J., Kulig, M., Binting, S., Völler, H., Gohlke, H., Linde, K., Willich, S.N., PIN Study Group: Change in quality of life in the year following cardiac rehabilitation. Qual Life Res. 2004; 13 (2): 399–410.

Murphy, S., Tickle-Degnen, L.: The effectiveness of occupational therapy-related treatments for persons with Parkinsońs disease: a meta-analytic review. Am J Occup Ther 2001; 55 (4): 385–392.

Murray, C. J., Lopez, A. D.: Global mortality, disability and the contribution of risk factors: Global Burden of Disease Study. Lancet 1997; 349: 1436–1442.

Must, A., Jaques, P.F., Dallal, G.E., Bajema, C.J., Dietz, W.H.: Long-term morbidity and mortality of overweight adolescents. A follow-up of the Harvard Growth Study of 1922 to 1935. N Eng J Med 1992; 327: 1350–1355.

Muthny, F. A.: Freiburger Fragebogen zur Krankheitsverarbeitung: Manual. Beltz Test, Weinheim 1989.

Muthny, F. A., Bermejo, I., Böhmelt, A. H., Koch, U.: Somatopsychische Störungen – Psychotherapie mit körperlich Kranken. In: Schneider, W. (Hrsg.): Lehrbuch der Psychotherapie und Psychosomatischen Medizin. Schattauer, Stuttgart 2002; 482–495.

Neuderth, S., Vogel, H.: Fachtagung zum Thema „Berufsbezogene Maßnahmen im Rahmen der medizinischen Rehabilitation vom 25.–26.1.2000 in Würzburg. Rehabilitation 2000; 39 : 239–241.

Neun, H.: Rehabilitation bei psychosomatischen Erkrankungen. In: Haupt, E. (Hrsg.), Rehabilitationsmedizin. Urban und Schwarzenberg, München 1996; 507–548.

Nikolaus, T.: Das geriatrische Assessment – Aktueller Erkenntnisstand hinsichtlich der Eignungskriterien (Diskrimination, Prädiktion, Evaluation, Praktikabilität). Z. Gerontol. Geriat. 2001; 34 (Suppl. 1): I/36–I/42.

Nikolaus, T.: Geriatrisches Assessment; Grundlagen. In: Nikolaus, T. (Hrsg.): Klinische Geriatrie. Springer, Berlin – Heidelberg, 2000; 161–188.

Nosper, M., Hock, G., Hardt, R.: Stationäre Behandlung von Schlaganfallpatienten in geriatrischen und neurologischen Rehabilitationseinrichtungen (Teil II: Ergebnisse). Euro. J. Ger. 2003; 5: 72–80.

Oliver, D., Daly, F., Martin, F. C., McMurdo, M. E. T.: Risk factors and risk assessment tools for falls in hospital in-patients: a systematic review. Age Ageing 2004; 33: 122–130.

Osiri, M., Welch, V., Brosseau, L., Shea, B., McGowan, J., Tugwell, P., Wells, G.: Transcutaneous electrical nerve stimulation for knee osteoarthritis. The Cochrane Database of Systematic Reviews 2005 (3).

Paeger, A.: Bewertung der Qualität nach EFQM. In: von Eiff, W. (Hrsg.): Krankenhaus-Betriebsvergleich. Controlling-Instrumente für das Krankenhaus-Management. Luchterhand, Neuwied, 2003; 6–27.

Patzelt, C., Weber, A.: Teilhabe am Arbeitsleben durch Prävention und medizinische Rehabilitation – Ergebnisse einer Tagung des Forschungsverbundes Rehabilitationswissenschaften Sachsen-Anhalt, Mecklenburg-Vorpommern am 25./26.03.2004. Rehabilitation 2004; 43: 179–183.

Perski, A., Osuchowski, K., Andersson, L., Sanden, A., Feleke, E., Anderson, G.: Intensive rehabilitation of emotionally distressed patients after coronary by-pass grafting. Journal of Internal Medicine 1999; 246: 253–263.

Petch, M. C.: Driving and heart disease. Prepared on behalf of the Task Force. Eur Heart J 1998; 19: 1165–1177.

Petermann, F. (Hg.): Patientenschulung und Patientenberatung. Ein Lehrbuch. Hogrefe, Göttingen 1997.

Petermann, F.: Veränderungen in klinisch-psychologischen Kennwerten. In: Arbeitsgemeinschaft für Krebsbekämpfung Nordrhein-Westfalen (Hrsg.): Stationäre Rehabilitation bei Mamma-, Magen- und Prostatakarzinom.: Roderer, Regensburg, 2002; 163–193.

Pfingsten, M., Müller, G.: Vom Symptom zur Krankheit. In: Hildebrandt, J., Müller, G., Pfingsten, M. (Hrsg.): Lendenwirbelsäule. Ursachen, Diagnostik und Therapie von Rückenschmerzen. Elsevier Urban und Fischer, München, 2005; 55–65.

Pinholt, E. M., Kroenke, K., Hanley, J.F., Kussman, M.J., Twyman, P.L., Carpenter, J.L.: Functional assessment of the elderly. A comparison of standard instruments with clinical judgement. Arch. Intern. Med. 1987, 147: 484–488.

Poskitt, E. M.: Defining childhood obesity: the relative body mass index (BMI). European Childhood Obesity group. Acta Paediatr 1995; 84 (8): 961–963.

Pösl, M.: Evaluation of the World Health Organization Disability Assessment Schedule II (WHO DAS II) – German Version: Disability in Patients with Musculoskeletal Diseases, Cardiovascular and General Internal Diseases, Stroke, Breast Cancer and Depressive Disorder, in Medizinische Fakultät. 2004, Ludwig-Maximilians-Universität München: München http://edoc.ub.uni-muenchen.de/archive/00002533/.

Proctor, M. L., Hing, W., Johnson, T. C., Murphy, P. A.: Spinal manipulation for primary and secondary dysmenorrhoea. The Cochrane Database of Systematic Reviews 2005 (3).

Proctor, T. J., Mayer, T. G., Gatchel, R. J., McGeary, D. D.: Unremitting health-care-utilization outcomes of tertiary rehabilitation of patients with chronic musculoskeletal disorders. J-Bone-Joint-Surg-Am 2004; 86: 62–69.

Projektgruppe Rehabilitation des Regionalen Kooperativen Rheumazentrums Hannover e. V.: Medizinische Rehabilitation von Patienten mit chronischer Polyarthritis oder Spondarthritiden. Informationen und Empfehlungen der Projektgruppe Rehabilitation des Regionalen Kooperativen Rheumazentrums Hannover e. V. Orthopäde 2000; 29: 994–998.

Prosiegel, M.: Qualitätskriterien und Standards für die Diagnostik und Therapie von Patienten mit neurologischen Schluckstörungen. Neurogene Dysphagien - Leitlinien 2003 der DGNKN. Neurol Rehabil 2003; 9: 157-81.

Prosiegel, M., Böttger, S., Schenk, T., König, N., Marolf, M., Vaney, C., Garner, C., Yassouridis, A.: Der Erweiterte Barthel-Index (EBI) – eine neue Skala zur Erfassung von Fähigkeitsstörungen bei neurologischen Patienten The extended Barthel Index (EBI): A new scale for the assessment of disability in neurological patients. Neurologie und Rehabilitation 1996; 2 (1): 7–13.

Protz, W., Gerdes, N., Maier-Riehle, B., Jäckel, W. H.: Therapieziele in der medizinischen Rehabilitation. Rehabilitation 1998; 37: 24–29.

Raspe, H., Sulek, C., Hèon-Klin, V., Matthis, C., Igl, G.: Zur Feststellung von Bedarf an medizinischen Rehabilitationsleistungen unter erwerbstätigen Mitgliedern der Gesetzlichen Rentenversicherung. Gesundheitswesen 2001; 63: 49–55.

Raspe, H., Hèon-Klin, V.: Zur empirischen Ermittlung von Rehabilitationsbedarf. Die Rehabilitation 1999; 38 (Suppl. 2): 76–79.

Raspe, H., Hüppe, A., Matthis, C.: Theorien und Modelle der Chronifizierung: Auf dem Weg zu einer erweiterten Definition chronischer Rückenschmerzen. Schmerz 2003; 17: 359–366.

Raspe, H., Matthis, C., Croft, P., O'Neill, T.: Variation in back pain between countries: the example of Britain and Germany. SPINE 2004; 29: 1017–1021.

Raspe, H., Zillessen, E.: Medizinische Rehabilitation bei Kranken mit einem Diabetes mellitus Typ 2 – Hinweise für Ärzte zur Indikationsstellung (im Kontext strukturierter Behandlungsprogramme). Rehabilitation 2003; 42: 124–126.

Ravens-Sieberer, U., Redegeld, M., Bullinger, M.: Quality of life after in-patient rehabilitation in children with obesity. Int J Obes Relat Metab Disord 2001: 63–65.

Reinehr, T., Brylak, K., Alexy, U., Kersting, M., Andler, W.: Predictors to success in outpatient training In obese children and adolescents. Int J Obes 2003; 27: 1087–1092.

Reinehr, T., Wabitsch, M.: Erfassung aller Behandlungseinrichtungen für Kinder und Jugendliche mit Adipositas in Deutschland. Monatsschrift Kinderheilkd 2003; 151: 757–761

Robert-Koch-Institut (Hrsg.): Multimorbidität in Deutschland, Stand – Entwicklung – Folgen. Berlin, 2003.

Robinson, V. A., Brosseau, L., Casimiro, L., Judd, M., Shea, B., Wells, G., Tugwell, P.: Thermotherapy for treating rheumatoid arthritis. The Cochrane Database of Systematic Reviews 2005 (3).

Rompe, G., Erlenkämper, A.: Begutachtung der Haltungs- und Bewegungsorgane.: Thieme, Stuttgart – New York 2004.

Rosak, C.: Angewandte Diabetologie. 4. Aufl. UNI-MED, Bremen, 2005.

Rose, S., Irle, H., Korsukèwitz, C.: Orthopädische Rehabilitation der BfA – Stand und Perspektiven. Deutsche Angestellten Versicherung 2002; 11.

Rost, J.: Lehrbuch Testtheorie Testkonstruktion. Verlag Hans Huber, Bern – Göttingen – Toronto – Seattle, 1996.

Roth, S., Ehlebracht-König, I., Bönisch, A., Hirschler, G., Thiel, M. & Mau, W.: Verlauf der Berufsplanung für Patienten mit Erkrankungen der Bewegungsorgane nach berufsorientierter medizinischer Rehabilitation. DRV-Schriften 2005; Band 59: 266–268.

Roth, S., Seidel, E.: Gesetzliche Grundlagen der Rentenversicherung. In: Verband Deutscher Rentenversicherungsträger (Hrsg.): Sozialmedizinische Begutachtung für die gesetzliche Rentenversicherung. Springer, Berlin – Heidelberg – New York, 2003; 3–28.

Rubenstein, L. Z., Josephson, K. R.: The epidemiology of falls and syncope. Clin. Geriatr. Med. 2002; 18: 141–158.

Rubenstein, L. Z., Wieland, D., Bernabei, R.: Geriatric assessment technology: the state of the art. Editrice Kurtis, Milano, 1995.

Ruof, J., Hülsemann, J L, Mittendorf, T., Handelmann, S., von der Schulenburg, J. M., Zeidler, H., Merkesdal, S.: Costs of rheumatoid arthritis in Germany: a micro-costing approach based on healthcare payer's data sources. Ann Rheum Dis. 2003; 62: 544–549.

Sachverständigenrat für die Konzertierte Aktion im Gesundheitswesen: Gutachten 2000/2001 des Sachverständigenrates für die Konzertierte Aktion im Gesundheitswesen – Bedarfsgerechtigkeit und Wirtschaftlichkeit, Band III Über-, Unter- und Fehlversorgung (Drucksache). Berlin: Deutscher Bundestag 2001; unter www.svr-gesundheit.de → Gutachten.

Sachverständigenrat für die Konzertierte Aktion im Gesundheitswesen: Gutachten 2000/2001 des Sachverständigenrates für die Konzertierte Aktion im Gesundheitswesen – Bedarfsgerechtigkeit und Wirtschaftlichkeit, Band I Zielbildung, Prävention, Nutzerorientierung und Partizipation (Drucksache Nr. 14/5660). Berlin, 2001; Deutscher Bundestag, unter www.svr-gesundheit.de → Gutachten.

Sachverständigenrat zur Begutachtung der Entwicklung im Gesundheitswesen: Gutachten 2005 des Sachverständigenrates zur Begutachtung der Entwicklung im Gesundheitswesen. Koordination und Qualität im Gesundheitswesen, Berlin, 2005; unter www.svr-gesundheit.de → Gutachten.

Schächinger, H.: Herz-Kreislauf-Erkrankungen. In: Ehlert, U. (Hrsg.): Verhaltensmedizin. Springer, Berlin, 2003; 225-263.

Schilcher, H., Kammerer, S.: Leitfaden Phytotherapie. 2. Aufl., Urban und Fischer, München, 2003.

Schlicht, W., Kanning, M., Bös, K.: Psychosoziale Interventionen zur Beeinflussung des Risikofaktors Bewegungsmangel. VAS, Frankfurt, 2003.

Schliehe, F., Haaf, H. G.: Zur Effektivität und Effizienz der medizinischen Rehabilitation. Deutsche Rentenversicherung 1996; 10–11: 666–689.

Schmeling-Kludas, C., Boll-Klatt, A.: Rechtliche Grundlagen der psychosomatischen Rehabilitation. Auswirkungen auf die Psychotherapeut-Patient-Beziehung. Psychotherapeut 2003; 48 (4): 255–259.

Schmeling-Kludas, C.: Ärztliches Handeln im Sinne einer integrierten Inneren Medizin. In: Schmeling-Kludas, C. (Hrsg.): Psychosomatisches Kompendium der Inneren Medizin. Leitfaden für Internisten und praktisch tätige Ärzte. Hans Marseille Verlag, München, 2005; 101–108.

Schmiedel, V., Augustin, M.: Handbuch Naturheilkunde. Haug, Stuttgart, 1997.

Schmiedel, V., Augustin, M.: Leitfaden Naturheilkunde. 4. Aufl., Urban und Fischer, München – Jena, 2003.

Schönle, P. W.: Frühe Phasen der neurologischen Rehabilitation: Differenzielle Schweregradbeurteilung bei Patienten in der Phase B (Frührehabilitation) und in der Phase C (Frühmobilisation/Postprimäre Rehabilitation) mit Hilfe der Frühreha-Bartes-Indexes (FRB). Neurol. Rehbil 1996; 1: 21–25.

Schönle, P. W., Kattein, R., Brüggemann, S., Klosterhuis, H.: Aktueller Stand der rehabilitativen Versorgung von Patienten nach Schlaganfall. Rehabilitation 2004; 43 (4): 187–198.

Schulz, H., Barghaan, D., Harfst, T., Koch, U.: Psychotherapeutische Versorgung.: Robert-Koch-Institut, Berlin (im Druck).

Schulz, H., Lang, K., Koch, U.: Effect sizes in inpatient psychotherapy – Impact of diagnoses, sociodemographic and social-medical variables. Vortrag, 34th Annual Meeting of the Society for Psychotherapy Research, Weimar, 2003.

Schumacher, J., Klaiberg, A., Brähler, E. (Hrsg.): Diagnostische Verfahren zu Lebensqualität und Wohlbefinden. Diagnostik für Klinik und Praxis. Hogrefe, Göttingen, 2003.

Schuntermann, M.: Grundsatzpapier der Rentenversicherung zur Internationalen Klassifikation der Funktionsfähigkeit, Behinderung und Gesundheit (ICF) der Weltgesundheitsorganisation (WHO). DRV-Schriften 2003; 1–2: 52–59.

Schuntermann, M. F.: Einführung in die ICF. Grundkurs – Übungen – offene Fragen. ecomed, Landsberg/Lech, 2005.

Schüssler, G.: Bewältigung chronischer Krankheiten. Konzepte und Ergebnisse.: Vandenhoek und Ruprecht, Göttingen, 1993.

Schwartz, F. W. et al. (Hrsg.): Das Public Health Buch. 2. Aufl., Urban und Fischer, München, 2003.

Schwiersch, M., Stepien, J., Schröck, R.: Veränderung der Lebensqualität von Tumorpatientinnen und -patienten nach stationärer onkologischer Rehabilitation. Die psychosoziale Situation zu Beginn und am Ende eines stationären Heilverfahrens sowie ein Jahr danach. Praxis der klinischen Verhaltensmedizin und Rehabilitation 1994; 28: 230–240.

Seger, W., Cibis, W., Hagen, T., Harai, G., Heipertz, W., Hüller, E., Korsukèwitz, C., Krasney, O. E., Leistner, K., Leupold, M., Niedeggen, A., Rohwetter, M., Schian, H.-M., Schuntermann, M. F., Steinke, B., Stolz, M.: Trägerübergreifende Aspekte der Begutachtung nach dem SGB IX. Gesundheitswesen 2003; 65: 603–611.

Seidler, E.: Historische Elemente des Umgangs mit Behinderung. In: Stegie, R. (Hrsg.): Handbuch der Rehabilitationspsychologie. Springer, Berlin, 1988; 3–19.

Selye, H.: Einführung in die Lehre vom allgemeinen Adaptationssyndrom. Thieme-Verlag, Stuttgart, 1953.

Smidt, N., de Vet, H. C., Bouter, L. M., Dekker, J.: Effectiveness of exercise therapy: a best-evidence summary of systematic reviews. Aust J Physiother 2005; 51 (2): 71–85.

Sniehotta, F. F., Scholz, U., Schwarzer, R., Behr, H., Fuhrmann, B., Kiwus, U., Völler, H. Long-Term Effects of Two Psychological Interventions on Physical Exercise and Self-Regulation After Coronary Rehabilitation. Int J Behav Med 2005;12 (4):244-255.

Sommer, G., Fydrich, T.: Entwicklung und Überprüfung eines Fragebogens zur sozialen Unterstützung (F-SOZU). Diagnostica 1991; 37 (2): 160–178.

Sozialgesetzbuch Fünftes Buch (SGB V) – Gesetzliche Krankenversicherung – zuletzt geändert durch Artikel 9 des Gesetzes vom 26. Mai 2005 (BGBl. I S. 1418). Rechtsstand 1. Juni 2005.

Sozialgesetzbuch IX (2005): unter www.sozialgesetzbuch-bundessozialhilfegesetz.de/.

Sozialgesetzbuch Neuntes Buch (SGB IX) – Rehabilitation und Teilhabe behinderter Menschen. Zuletzt geändert durch Artikel 4 des Gesetzes vom 27. April 2005 (BGBl. I S. 1138). Rechtsstand 1. Mai 2005.

Sozialgesetzbuch Sechstes Buch (SGB VI) – Gesetzliche Rentenversicherung – zuletzt geändert durch Artikel 21 des Gesetzes vom 22. April 2005 (BGBl. I S. 1106). Rechtsstand 1. Juli 2005.

Sozialgesetzbuch V (Rechtsstand 1. Juni 2005): Gesetzliche Krankenversicherung – zuletzt geändert durch Artikel 9 des Gesetzes vom 26. Mai 2005 (BGBl. I S. 1418).

Sozialgesetzbuch VI (Rechtsstand 1. Juli 2005): Gesetzliche Rentenversicherung – zuletzt geändert durch Artikel 21 des Gesetzes vom 22. April 2005 (BGBl. I S. 1106).

Sozialministerium Baden-Württemberg: Geriatrisches Reha-Assessment Baden-Württemberg 1995. Ergebnisse einer multizentrischen Studie. Stuttgart, 1996.

Stachow, R., Sailer, C. Tiedjen, U. Sievers, K., Westenhöfer J.: Langfristige Ergebnisse einer stationären Rehabilitation wegen Adipositas bei Kindern und Jugendlichen. Eine Katamnese über 2 bis 5 Jahre. Verhaltenskorrelate erfolgreicher Gewichtsstabilisierung nach der stationären Rehabilitation von adipösen Kindern und Jugendlichen. Kinder und Jugendmedizin 2004; 4: 215–221.

Statistisches Bundesamt (Hrsg.): Gesundheitsbericht für Deutschland. Metzler-Poeschel, Stuttgart, 1998.

Statistisches Bundesamt (Hrsg.): Datenreport 2002. Bonn: Bundeszentrale für politische Bildung, 2002.

Statistisches Bundesamt (Hrsg.): Gesundheitsbericht für Deutschland. Kurzfassung unter www.gbe-bund.de/isgbe_vdok/pdf/GBFD98KD.pdf (2.9.2005). Statistisches Bundesamt. Verlag Metzler-Poeschel, Stuttgart, 1998.

Steiner, W. A., Ryser, L., Huber, E., Uebelhart, D., Aeschlimann, A., Stucki, G.: Use of the ICF Model as a Clinical Problem-Solving Tool in Physical Therapy and Rehabilitation Medicine. Physical Therapy 2002; 82: 1098–1107.

Steultjens, E.M.J., Dekker, J., Bouter, L.M., van Schaardenburg, D., van Kuyk, M.A.H., van den Ende, C.H.M. : Occupational therapy for rheumatoid arthritis. Cochrane Database of Systematic Reviews 2005 (2).

Stewart, B.W., Kleihues, P.: World Cancer Report. IRAC Press, Lyon 2003.

Stier-Jarmer, M., Pientka, L., Stucki, G.: Frührehabilitation in der Geriatrie. Phys. Med. Rehab. Kuror. 2002; 12: 190–202.

Stineman, M. G., Hamilton, B. B., Granger, C. V., Escarce, J. J., Goin, J. E., Williams S. V.: Four methods for characterizing disability in the formation of function related groups. Arch Phys Med Rehabil 1994; 75 (12): 1277–1283.

Streibelt, M., Hansmeier, T., Müller-Fahrnow, W.: Effekte berufsbezogener Behandlungselemente in der orthopädischen Rehabilitation der Rentenversicherung – Ergebnisse einer randomisierten Verlaufsstudie. Rehabilitation 2006; 45: 161-171.

Stuck, A. E., Siu, A.L., Wieland, G.D., Adams, J., Rubenstein, L.Z.: Comprehensive geriatric assessment: a meta-analysis of controlled trials. Lancet 1993; 342: 1032–1036.

Stuck, A. E., Walthert, J.M., Nikolaus, T., Bula, C.J., Hohmann, C., Beck, J.C.: Risk factors for functional status decline in community-living elderly people: A systematic literature review. Soc. Sci. Med. 1999; 48: 445–469.

Stucki, G. Stier-Jarmer, M., Gadomski, M., Berleth, B., Smolenski, U.C.: Konzept zur indikationsübergreifenden Frührehabilitation im Akutkrankenhaus. Phys Med Rehab Kuror 2002 ; 12 : 134–145.

Symmons, D., Turner, G., Webb, R., Asten, P., Barrett E., Lunt, M., Scott D., Silman A.: The prevalence of rheumatoid arthritis in the United Kingdom: new estimates for a new century. Rheumatology 2002; 41: 793–800.

Teichmann, J. V.: Onkologische Rehabilitation: Evaluation der Effektivitat stationarer onkologischer Rehabilitationsmaßnahmen. [Oncological rehabilitation: evaluation of the efficiency of inpatient rehabilitation]. Rehabilitation 2002; 41 (1): 53–63.

Tiedjen, U., Petermann, F., Sievers, K., Stachow, R.: Langfristige Effekte der Adipositastherapie in der stationären Rehabilitation von Kindern und Jugendlichen. Kindheit und Entwicklung 2000; 9 (2): 94–101.

Tonne, C., Schwartz, J., Mittleman, M., Melly, S., Suh H., Goldberg, R.: Long-term survival after acute myocardial infarction is lower in more deprived neighborhoods. Circulation 2005; 111: 3063–3070.

Trögner, J., Tümena, T., Schramm, A., Heinrich, R., Sieber, C., und GiB-DAT-Gruppe: Geriatrie in Bayern-Datenbank (GiB-DAT): Patientenstrukturen und Ergebnisse der geriatrischen Rehabilitation. Eine erste statistische Analyse von Benchmarking-Parametern (Teil II). Z. Gerontol. Geriat. 2006; 38.

Tschuschke, V.: Psychologisch-psychotherapeutische Interventionen bei onkologischen Erkrankungen. Psychotherapeut 2003; 48: 100–108.

Uhlemann, T., Biskup, M.: Medizinische, funktionelle und psychosoziale Rehabilitation. In: Koch, U., Weis, J. (Hrsg.): Krankheitsbewältigung bei Krebs.: Schattauer, Stuttgart, 1998; 291–308.

UKPDS Group: Effect of intensive blood glucose control with metformin on complications in overweight patients with type 2 diabetes (UKPDS 34). Lancet 1998a: 854–865.

UKPDS Group: Intensive blood glucose control with sulfonylureas or insulin compared with conventional treatment and risk of complications in patients with type 2 diabetes (UKPDS 33). Lancet 1998b: 837–853.

Ulman, K.: Treatment. In: Muskin, P. R. (Hrsg.): Psychosocial treatment for medical conditions: principles and techniques. Tylor & Francis, New York 2003; 407–428.

United Nations: The Standard Rules on Equalization of Opportunities. New York 1994; unter http://portal.unesco.org/education/en/ev.php-URL_ID=20865&URL_DO=DO_TOPIC&URL_SECTION=201.html.

van den Berg, F. (Hg.), Angewandte Physiologie, Band 5; Komplementäre Therapien verstehen und integrieren. Georg Thieme-Verlag, Stuttgart, 2005.

van der Windt, D., van der Heijden, G.J.M.G., van den Berg, S.G.M., ter Riet, G., de Winter, A.F., Bouter, L.M.: Ultrasound therapy for musculoskeletal disorders: a systematic review. Pain 1999; 81: 257–271.

van Tulder, M., Malmivaara, A., Esmail, R., Koes, B.: Exercise therapy for low back pain. Cochrane-Database-Syst-Rev. 2000; 2.

Verband Deutscher Rentenversicherungsträger: Rahmenkonzept und indikationsspezifische Konzepte zur medizinischen Rehabilitation von Kindern und Jugendlichen in der gesetzlichen Rentenversicherung. DRV-Schriften 1998; 8.

Verband Deutscher Rentenversicherungsträger: Therapieziel-Katalog; Somatische Indikationsbereiche, 1999; unter www.drv-bund.de.

Verband Deutscher Rentenversicherungsträger: Der ärztliche Reha-Entlassungsbericht, Leitfaden zum einheitlichen Entlassungsbericht in der medizinischen Rehabilitation der gesetzlichen Rentenversicherung, 2001; unter www.drv-bund.de → Sozialmedizin und Forschung → Qualitätssicherung.

Verband Deutscher Rentenversicherungsträger: Rahmenkonzept zur Nachsorge. Frankfurt/Main, 2001; unter www.drv-bund.de → Sozialmedizin und Forschung → Konzepte.

Verband Deutscher Rentenversicherungsträger: VDR Statistik Rehabilitation des Jahres 2003 (Band 150). Frankfurt/Main, 2004.

Verband Deutscher Rentenversicherungsträger: VDR Statistik Rehabilitation des Jahres 2004 (Band 154). Frankfurt/Main, 2005.

Verband Deutscher Rentenversicherungsträger: VDR-Statistik Rentenzugang des Jahres 2004. Frankfurt/Main 2005.

Verband Deutscher Rentenversicherungsträger (Hrsg.): Sozialmedizinische Begutachtung für die gesetzliche Rentenversicherung (6. Aufl.). Springer, Berlin – Heidelberg, 2003.

Verband Deutscher Rentenversicherungsträger (VDR): Reha-Maßnahmen bei Diabetes mellitus (Abschlussberichte – Band III Arbeitsbereich „Rehabilitationskonzepte" Teilband 2 Abschnitt II.6). Frankfurt/Main, 1991; unter www.drv-bund.de → Sozialmedizin und Forschung → Konzepte.

Verband Deutscher Rentenversicherungsträger (Hrsg.): Aktiv Gesundheit fördern. Schattauer, Stuttgart, 2000.

Verhagen, A. P., de Vet, H.C., de Bie, R.A., Kessels, A.G., Boers, M., Knipschild, P.G.: Balneotherapy for rheumatoid arthritis. The Cochrane Database of Systematic Reviews 2005 (3).

Vogel, H.: Rehabilitation und Behandlung chronischer Krankheiten am Beispiel des Diabetes mellitus. Pabst, Lengerich, 2002.

Völler, H., Hahmann, H., Gohlke, G., Klein, B., Rombeck, S., Binting, S.N., Willich, S.: Auswirkung stationärer Rehabilitation auf kardiovaskuläre Risikofaktoren bei Patienten mit koronarer Herzerkrankung. Dtsch Med Wochenschr 1999; 124: 817–823.

Völler H, Klein G, Gohlke H, Dovifar C, Bintings S, Willich SN.: Sekundarprävention Koronarkranker nach stationärer Rehabilitation (Effects of in-hospital rehabilitation on cardiovascular risk factors in patients with coronary heart disease). Dtsch Med Wschr 2000; 125: 1457–61.

Völler, H., Bestehorn, K., Wegscheider, K.: ROG-study: control of blood pressure and lipid profil in routine cardiovascular rehabilitation. Eur Heart J 2003; 24 (Suppl): 3311.

Von Karsa, L. (Hrsg.): Sekundäre Prävention (Krebsfrüherkennung).: Springer, Berlin 1999

von Renteln-Kruse, W.: Epidemiologische Aspekte der Morbidität im Alter. Z. Gerontol. Geriat. 2001; 34 (Suppl. I): 10–15.

von Renteln-Kruse, W.: Medizin des Alterns und des alten Menschen. Steinkopff, Darmstadt 2004a.

von Renteln-Kruse, W.: Stürze älterer Menschen – Diagnostik und Therapie. Dtsch. Med. Wochenschr. 2004b; 129: 880–883.

von Renteln-Kruse, W., Ebert, D.: Merkmale hospitalisierter geriatrischer Patienten – zwei Kohorten im Vergleich unter Verwendung des Screenings der Arbeitsgemeinschaft Geriatrisches Assessment (AGAST). Z. Gerontol. Geriat. 2003; 36: 223–232.

von Renteln-Kruse, W., Krause, T.: Sturzereignisse stationärer geriatrischer Patienten – Ergebnisse einer 3-jährigen prospektiven Erfassung. Z. Gerontol. Geriat. 2004; 37: 9–14.

von Renteln-Kruse, W., Rösler, A.: Geriatrisches Assessment. In: Günnewig, T., Erbguth, F. (Hrsg.): Praktische Neurogeriatrie. Kohlhammer, Stuttgart, 2006.
Wabitsch, M.: Adipositas bei Kindern und Jugendlichen in Deutschland. Monatsschrift für Kinderheilkunde 2004a; 152: 832–833.
Wabitsch, M.: Kinder und Jugendliche mit Adipositas in Deutschland – Aufruf zum Handeln. Bundesgesundheitsblatt 2004b; 47: 251–255.
Wabitsch, M., Braun, U., Heinze, E., Muche, R., Mayer, H., Teller, W., Fusch, C.: Body composition in 5–18-years-old obese children and adolescents before and after weight reduction as assessed by deuterium dilution and bioelectrical impedance analysis. Am J Clin Nutr 1996; 64: 1–6.
Wabitsch, M. Kunze, D., Keller, E.: Adipositas bei Kindern und Jugendlichen in Deutschland. Fortschr. der Medizin 2002; 120: 99–106.
Walter, U.: Bevölkerungsbezogene und individuelle Prävention. Strategien und Wirksamkeit. Internist 2004; 45: 148–156.
Weis, J. Lebensqualität als Erfolgskriterium in der stationären onkologischen Rehabilitation. In: Bullinger, M., Siegrist, J., Ravens-Sieberer, U. (Hrsg.): Lebensqualitätsforschung aus medizinpsychologischer und -soziologischer Perspektive. Hogrefe, Göttingen, 2000; 43–58.
Weis, J., Blettner, G., Schwarz, R.: Psychoonkologische Versorgung in Deutschland: Qualität und Quantität. Zeitschrift für Psychosomatische Medizin 2000; 46: 4–17.
Weis, J.: Leben nach Krebs. Huber, Bern, 2002.
Welter, F. L., Schönle, P. W. (Hrsg.): Physikalische und Rehabilitative Medizin, Naturheilverfahren. Gustav Fischer, Stuttgart, 1997.
Welti, F.: Behinderung und Rehabilitation im sozialen Rechtsstaat. Mohr Siebeck, Tübingen, 2005.
Wenigmann, M.: Phytotherapie – Arzneipflanzen, Wirkstoffe, Anwendung. Urban und Fischer, München, 1999.
Werner, G., Klimczyk, K., Rude, J. (Hrsg.): Physikalische und Rehabilitative Medizin, Naturheilverfahren (Checkliste) (2. Aufl.). Thieme: Stuttgart, 2000.
Westhoff, G.: Handbuch psychosozialer Messinstrumente. Hogrefe, Göttingen, 1993.
WHO (Hrsg.): ICF, International Classification of Functioning, Disability and Health. 2001.
WHO (Hrsg.): Ottawa-Charta for Health Promotion. Ottawa: World Health Organization 1986; unter www.who.dk/AboutWHO/Policy/20010827_2.
WHO (Hrsg.): World Health Report 1998 – Life in the 21st century. A vision for all (Report of the Director-General). World Health Organization, Genf 1998; unter www.who.int/whr/1998/en/index.html.
WHO (Hrsg.): ICF – Internationale Klassifikation der Funktionsfähigkeit, Behinderung und Gesundheit. Final Draft: Deutschen Institut für Medizinische Dokumentation und Information, 2004; unter www.DIMDI.de.
WHO (Hrsg.): ICF – International Classification of Functioning, Disability and Health. Genf, 2001.
WHO (Hrsg.): Preamble to the Constitution of the World Health Organization. International Health Conference, New York, 1946.
WHO (Hrsg.): International Classification of Impairments, Disabilities, and Handicaps. Genf, 1980.
Wirtz, H. R.: Chronische Bronchitis, COPD. Internist 2005; 46: 175–194.
Witt, C., Brinkhaus, B., Jena, S., Weber, K., Linde, K., Streng, A.: Acupuncture in patients with osteoarthritis of the knee: a randomised trial. Lancet 2005; 366 (9480): 136–143.
Yeung, E. W., Yeung, S. S.: A systematic review of interventions to prevent lower limb soft tissue running injuries. Br J Sports Med 2001; 35 (6): 383–389.
Yusuf, S., Ounpuu, S., Dans, T.: Effect of potentially modifiable risk factors associated with myocardial infarction in 52 countries (the INTERHEART study): case-control study. Lancet 2004; 364: 937–952.
Zellweger, M. J., Osterwalder, R. H., Langewitz, W., Pfisterer, M. E.: Coronary artery disease and depression. Eur Heart J. 2004; 25 (1): 3–9.

Zielke, M., Borgart, E.-J., Carls, W., Herder, F., Lebenhagen, J., Leidig, S., Limbacher, K., Meermann, R., Reschenberg, I., Schwickerath J.: Ergebnisqualität und Gesundheitsökonomie verhaltensmedizinischer Psychosomatik in der Klinik. Pabst Science Publishers, Lengerich 2004.

Zink, A.: Methodische Aspekte der Gesundheitsökonomie. Z Rheumatol. 2004; 63: 369–71.

Zink, A., Huscher, D., Westhoff, G.: Versorgungsforschung im Kompetenznetz Rheuma – Was leistet sie für die Verbesserung der Versorgung? Z Rheumatol. 2002; 61: 3–12.

Stichwortverzeichnis

A

B